J. M. Connor, M. A. Ferguson-Smith

Leitfaden der Humangenetik

Übersetzt von
Andreas Schwarzkopf

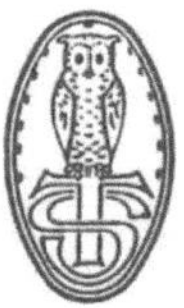

Steinkopff Verlag Darmstadt

Titel der englischen Originalausgabe:
Essential Medical Genetics
second edition/Blackwell Scientific Publications

CIP−Titelaufnahme der Deutschen Bibliothek

Connor, J.M.:
Leitfaden der Humangenetik / J.M. Connor ; M.A. Ferguson-
Smith. Übers. von Andreas Schwarzkopf. – Darmstadt :
Steinkopff, 1988
   Einheitssacht.: Essential medical genetics ⟨dt.⟩

  ISBN-13: 978-3-642-72402-2   e-ISBN-13: 978-3-642-72401-5
  DOI: 10.1007/978-3-642-72401-5

NE: Ferguson-Smith, M.A.:

Gesamtherstellung: Druckhaus Beltz, Hemsbach

Vorwort der Autoren

Die drei Jahre, die seit Erscheinen der ersten Auflage verstrichen sind, haben eine kontinuierliche Vermehrung des Wissens um genetische Ursachen von Krankheit und Gesundheit gebracht. Die Menge der geklonten menschlichen Gene hat sich verdreifacht, noch größer war der Zuwachs an gekoppelten DNS-Markern, die für die Diagnostik genetisch bedingter Erkrankungen wie zystische Fibrose, verschiedene Formen von Muskeldystrophie, polyzystische Nieren des Erwachsenentyps, Retinoblastom, Huntington-Krankheit, Hämoglobinopathien, Hämophilie und viele anderer benutzt werden können. So war es unvermeidlich, daß diese neue Auflage an Umfang zunahm; dennoch wurde mit Hilfe des Verlages die ursprüngliche Absicht, eine preiswerte, aber umfassende Darstellung der modernen humangenetischen Praxis in Klinik und Labor zu geben, beibehalten. Insbesondere zeigen wir den zunehmenden Einsatz molekularbiologischer Methoden in der Humangenetik an Beispielen aus unserer täglichen Praxis. Die Gliederung der ersten Auflage wurde übernommen, weiterführende Literatur am Ende jedes Kapitels sowie ein Anhang über Wahrscheinlichkeitsrechnung ergänzt. Der Text wurde völlig neu überarbeitet, über 100 Abbildungen wurden ergänzt oder ausgetauscht. Die Kapitel über Molekulargenetik (Kapitel 2, 12, und 13) wurden neu geschrieben, um neue Erkenntnisse zu Geschlechtsbestimmung, DNS-»Fingerabdrücken«, molekularen Mechanismen der Krebsentstehung und zur Anwendung von Gensonden bei der genetischen Beratung aufzunehmen. Erneut haben wir auf die zentrale Rolle der normalen menschlichen Genkarte für das Verständnis der Humangenetik hingewiesen. Viele nützliche Hinweise von Kollegen und Studenten wurden eingearbeitet. Wir hoffen, auch für diese Auflage solch positiven Reaktionen wie für die erste verzeichnen zu können.

Januar 1987

J.M. Connor
M.A. Ferguson-Smith

Vorwort zur englischen Erstauflage

Den meisten Erkrankungen des Menschen liegt offensichtlich auch eine genetische Komponente zu Grunde. Daher ist für alle medizinischen Praktiker die Kenntnis humangenetischer Zusammenhänge essentiell. Noch vor kurzer Zeit konnte dieses Wissen nur autodidaktisch erworben werden, mittlerweile aber ist das Fach Humangenetik fester Bestandteil medizinischer und zahnmedizinischer Studiengänge. Dieses Buch soll den Bedarf der Studenten nach einer preiswerten, aber umfassenden Darstellung der Basisprinzipien und klinischen Anwendung von Humangenetik decken. Wir hoffen auch, daß dieses Buch Ärzten, die ihr Studium vor der Einführung der Humangenetik als Studienfach abgeschlossen haben, von Wert sein wird.

Der Text ist, unseren vorklinischen und klinischen Vorlesungen entsprechend, in zwei Teile geteilt. Seit 1963 werden diese Vorlesungen gehalten und gemäß dem dramatischen Zuwachs an Wissen über die Vererbung von Krankheiten, deren Therapie und Prävention weiterentwickelt. Die Humangenetik wurde seitdem vom rein theoretischen Spezialgebiet zum klinischen Fach.

Wir haben, wo immer dies möglich war, Beispiele menschlicher Erkrankungen zur Darstellung der Basisprinzipien gewählt und uns bemüht, Anwendungen dieser Prinzipien in der medizinischen Praxis aufzuzeigen, wie wir sie auf Grund unserer täglichen Erfahrungen in den Kliniken und Labors des »West of Scotland Regional Genetics Service« lehren. Auch haben wir hinzugefügt, was wir für die humangenetische Praxis für wichtig hielten und, wo nötig, auf weiterführende Texte zu Gebieten, die den Leser vielleicht besonders interessieren, verwiesen.

Ungeachtet des schnellen Fortschritts sind viele Gebiete der Humangenetik noch unzureichend erforscht und verstanden. Wir stellen neue Erkenntnisse vor, aber verweisen – und dies ist in einem Lehrbuch unüblich – auch auf Gebiete, die weiterer Erforschung bedürfen. So hoffen wir, die von Studenten häufig vertretene Meinung, daß auf diesem Gebiet – wie oft auch gegenüber allen anderen Sparten der Medizin geäußert – nichts mehr zu entdecken sei, zu entkräften.

Vorwort des Übersetzers

Die Humangenetik, eine Wissenschaft, die in den letzten Jahren rasche Fortschritte macht, gewinnt auch in Deutschland ständig an klinischer Bedeutung. Obwohl genetische Dispositionen für die häufigsten Todesursachen des Menschen – ischämisches Herzversagen und Krebs – längst erkannt sind und genetisch bedingte Mißbildungen einen großen Anteil an der Säuglingssterblichkeit haben, ist die Humangenetik im Medizinstudium und in den Prüfungen ein »kleines« Nebenfach. Manchem wird die Beschäftigung mit diesem Fach durch Diskussionen über ethische Probleme verleidet, die gerade in Deutschland und leider oft genug mit mangelnder Sachkenntnis geführt werden.

Dieses Buch stellt in didaktisch ansprechender Form die wesentlichen Grundlagen und Methoden der Humangenetik dar und zeigt, wie molekularbiologische Methoden zur Diagnostik und Prophylaxe genetisch bedingter Erkrankungen eingesetzt werden können. Ein klinischer Teil erläutert die Symptomatik genetisch bedingter Erkrankungen und gibt Wiederholungsrisiken für Eltern und Verwandte Betroffener an.

Das Buch wendet sich nicht nur an Medizinstudenten, für die ein Abschnitt mit Fragen zur Lernkontrolle beigefügt ist, sondern auch an Ärzte, deren Patienten um genetische Beratung bitten und an den interessierten Laien, der sich mit dem »Problem Humangenetik« auseinandersetzen möchte.

Soweit nötig wurde eine Angleichung des Textes an deutsche Verhältnisse vorgenommen. Wie in anderen relativ jungen Fachgebieten werden auch in der deutschen Literatur häufig einfach die englischen Fachausdrücke übernommen. Ich habe versucht, in der Übersetzung soweit wie möglich deutsche Ausdrücke zu verwenden. Die Terminologie ist aber oft nicht einheitlich, so daß ich einen Ausdruck auswählen mußte. Im Zweifelsfall kann das umfangreiche Glossar am Ende des Buches helfen.

Für Anregungen zur Verbesserung der Darstellung bin ich stets dankbar.

Juli 1988

A. Schwarzkopf

Danksagung der Autoren

Wir möchten vielen Menschen, die zur Entstehung dieses Buches beigetragen haben, danken:
Viktor McKusick, bei dem wir beide die Grundlagen der Humangenetik erlernten.
Unseren Kollegen vom Duncan Guthrie Institut, die uns halfen, unsere Klinik und Labors einzurichten, insbesondere Nabeel Affara, David Aitken, Elisabeth Boid, Marie Ferguson-Smith, David Goudie, John Tolmie und John Yates für ihre wertvollen Hinweise zum Manuskript.

Dankbar sind wir für die freundlichen Genehmigungen zur Reproduktion der folgenden Abbildungen:
Abb. 2.11 und 2.12: Nabeel Affara
Abb. 3.2–3.5, 5.5, 5.6, 14.11, 14.13, 14.14, 14.16: Elisabeth Boyd
Abb. 3.12: dem Herausgeber der »Birth Defects Original Article Series«
Abb. 3.13: dem Herausgeber von »Annales de Genetique«
Abb. 3.14: Peter Pearson
Abb. 4.2, 4.3, 4.10, 5.8: dem Herausgeber von »Excerpta Medica«
Abb. 4.7, 5.3d: A. C. Chandley
Abb. 5.3b, 5.3c: dem Herausgeber des »Journal of Medical Genetics«
Abb. 5.14: N. Saadallah und M. Hulten
Abb. 5.15, 5.16: dem Herausgeber von »Cytogenetics and Cell Genetics«
Abb. 6.10: James Galt
Abb. 7.3, 14.3: Douglas Wilcox
Abb. 7.8: George Lanyon
Abb. 8.8: Karger Verlag
Abb. 11.6: A. J. Jeffreys
Abb. 14.5: Blackwell Scientific Publications
Abb. 14.15: J. Devlin
Abb. 15.5: John Tolmie
Abb. 15.13: John Stephenson
Abb. 17.12, 18.5a: Rachel Connor
Abb. 17.20: Robin Winter
Abb. 17.22: Heather May
Abb. 18.1–18.4: Marie Ferguson-Smith
Abb. 18.5b–18.8a: Margaret McNay
Abb. 19.1–19.2: Nick Wald

Inhaltsverzeichnis

1 Geschichte und Perspektiven der Humangenetik

Humangenetik ist das Studium der Vererbung und Veränderung des Menschen. Die medizinische Genetik setzt die Prinzipien der Humangenetik in die klinische Praxis um. Obwohl den Menschen zu allen Zeiten bewußt war, daß Individuen sich unterscheiden und Kinder ihren Eltern ähnlich sind, wurden die wissenschaftlichen Grundlagen für diese Beobachtungen erst in den letzten 150 Jahren gelegt. Die klinische Anwendung dieses Wissens ist sogar noch jünger: Die größten Fortschritte wurden hier in den letzten 25 Jahren gemacht (Tabelle 1.1)

Tabelle 1.1. Vererbung menschlicher Merkmale durch ein einzelnes Gen

	1966	1971	1975	1978	1982	1986
Autosomal-dominant	269 (+568)	415 (+528)	583 (+635)	736 (+753)	934 (+893)	1172 (+1029)
Autosomal-rezessiv	237 (+294)	365 (+418)	466 (+481)	521 (+596)	588 (+710)	610 (+810)
X-gebunden	68 (+51)	86 (+64)	93 (+78)	107 (+98)	115 (+128)	124 (+162)
Total	574 (+913)	866 (+1010)	1142 (+1194)	1364 (+1447)	1637 (+1731)	1906 (+2001)
Total + ()	1487	1876	2336	2811	3368	3907

Die Zahlen in Klammern beziehen sich auf zur Zeit nicht genau identifizierte oder bestätigte Genloci.

Die Mendel-Gesetze

Vor Mendels Forschungen glaubte man, daß sich die Eigenschaften der Eltern in ihren Nachkommen einfach vermischen. Diese Annahme war akzeptabel für die Vererbung kontinuierlicher, quantitativer Merkmale wie z.B. Körperlänge und Intelligenz, gab jedoch keine Erklärung für die Verteilung diskontinuierlicher, qualitativer Merkmale in einer Familie, wie sie zum Beispiel bei Hämophilie oder Albinismus vorliegt.

Gregor Mendel (1822–1884), ein österreichischer Mönch, studierte die Vererbung einzelner klar definierter, kontrastierender Eigenschaftenpaare am Beispiel der Gartenerbse. Dabei kam er zu drei grundlegenden Schlüssen:

1. Uniformitätsregel

Vererbte Charakteristika sind durch Paare von »Vererbbarkeitselementen« (heute als Gene bezeichnet) determiniert. Nach Kreuzung zweier reinerbiger Rassen, die sich in nur einem Allel unterscheiden, sind alle Nachkommen (F-1-Generation) genotypisch und phänotypisch gleich.

2. Spaltungsregel

Die beiden »Partner« eines Genpaares (die Allele) werden während der Reproduktion getrennt und auf verschiedene Gameten verteilt. Dies führt in der F-2-Generation zu ungleichen Phäno- und Genotypen im Verhältnis 1:2:1.

3. Neukombination der Gene

Kombiniert man reinerbige Rassen mit zwei oder mehr Allelen, so werden diese voneinander unabhängig vererbt.

Obwohl Mendel seine Erkenntnisse bereits 1865 demonstrierte und veröffentlichte, wurde die Bedeutung seiner Entdeckungen erst Anfang des 20. Jahrhunderts erkannt, als drei Pflanzenzüchter, De Vries, Correns und Tschermak, Mendels Beobachtungen unabhängig voneinander bestätigten.

Chromosomale Basis der Vererbung

1839 etablierten Schleiden und Schwann die Lehre von den Zellen als Grundeinheiten des Lebens. Die Übertragung von Erbgut durch Spermium und Ei wurde 1860 erkannt. Haeckel, der beobachtet hatte, daß das Spermium zum größten Teil aus Kernmaterial besteht, postulierte die Verantwortlichkeit des Zellkerns für die Vererbung. Flemming identifizierte 1877 Chromosomen im Kern, und 1903 entdeckten Sutton und Boveri unabhängig voneinander die Übereinstimmung des Verhaltens der Chromosomen während der Gametenproduktion mit dem der »Vererbungseinheiten« Mendels. So wurden die Chromosomen als Träger der Gene identifiziert. Zu diesem Zeitpunkt war bereits bekannt, daß Chromosomen aus Proteinen und Nukleinsäuren bestehen, nicht aber, welcher dieser Bestandteile nun das Vererbungsmaterial darstellt.

Chemische Grundlage der Vererbung

Bei Pneumokokken unterscheidet man zwei genetisch differente Stämme mit den folgenden Merkmalen:

1. von rauhem Aussehen der Kolonie auf Nährboden, ohne Kapsel, nicht virulent und
2. von glattem Aussehen, mit Kapsel, virulent.

Griffith gab 1928 zu lebenden Bakterien des rauhen Typs hitzeabgetötete Bakterien des glatten Typs und stellte fest, daß einige der rauhen in die glatte, virulente Form übergingen. Avery, McLeod und McCarthy wiederholten dieses Experiment 1944 und konnten nachweisen, daß Nukleinsäure für die Transformation verantwortlich war. Damit war die Nukleinsäure als Träger der Erbinformation identifiziert. Diese Erkenntnis löste intensives Interesse an der Struktur der Nukleinsäuren aus, welches dann 1953 zur Entdeckung der Doppelhelixstruktur der Desoxyribonukleinsäure (DNS) durch Watson und Crick führte.

Chromosomenaberrationen beim Menschen

Seit 1890 ist ein menschliches Chromosom bekannt, das nicht immer einen Partner besitzt (als akzessorisches Chromosom bezeichnet). Aufbauend auf dieser Beobachtung entwarfen Wilson und Stevens 1905 das Muster der Geschlechtschromosomen beim Menschen. Zu dieser Zeit vermutete man noch 48 Chromosomen in jeder menschlichen Körperzelle; erst 1956 konnten Tjio und Levan nachweisen, daß die normale menschliche Chromosomenzahl 46 beträgt. 1959 wurde von Lejeune et al. mit der Trisomie 21 die erste menschliche Chromosomenstörung entdeckt; bald folgten weitere Erkenntnisse, und 1970 waren bereits über 20 Chromosomenaberrationen bekannt. Im Jahr 1970 erzielte Fortschritte in der Untersuchung der Chromosomenbanden ermöglichten das Erkennen auch kleinerer Aberrationen, so daß 1980 bereits mehr als 50 verschiedene Chromosomenanomalien und zahlreiche zusätzliche Normvarianten bekannt waren.

Vererbung menschlicher Merkmale durch ein einzelnes Gen

Die Kenntnis bestimmter Erbkrankheiten, die in Familien immer wieder auftreten, ist nicht neu. Im jüdischen Talmud, entstanden im 5. Jahrhundert v. Chr., wird bestimmt, daß Jungen aus Familien mit Hämophilie von der Beschneidung zu befreien sind. Der Mechanismus der Vererbung und damit die Ursache für die beobachteten Vererbungsmuster innerhalb von Familien lag jedoch bis zum 20. Jahrhundert im Dunkeln.

1902 veröffentlichte der Londoner Arzt Sir Archibald Garrod (1858–1936) seine Untersuchung über Alkaptonurie. Bei dieser seltenen Erkrankung tritt eine Arthritis auf, und der Harn färbt sich an der Luft schwärzlich. Er entdeckte, daß 3 von 11 Elternpaaren seiner Patienten Blutsverwandte waren und folgerte in Zusammenarbeit mit William Bateson (1861–1926), daß es sich um einen rezessiven Mendel-Erbgang handeln müsse, mit den Patienten als homozygoten Trägern des rezessiven Gens. Damit war die erste Krankheit entdeckt worden, deren Vererbung als durch ein einzelnes Gen bestimmt interpretiert werden konnte. Garrod vermutete weiter, daß die Alkaptonurie nur ein Extrembeispiel biochemischer Variation beim Menschen darstellt und daß auch klinisch weniger auffällige Varianten zu erwarten sind. 1908 zeigten Ottenburg und Epstein, daß die Blutgruppen ebenfalls dem Mendel-Erbgang folgen, und 1911 schrieb E. W. Wilson dem X-Chromosom das Gen für Farbenblindheit zu. Er führte damit die erste Genchromosomenzuordnung beim Menschen durch.

In der folgenden Zeit konnte eine ganze Reihe weiterer Merkmale diesem Vererbungsmuster zugeordnet werden. Sie wurden von V. A. McKusick am Johns Hopkins Hospital (USA) katalogisiert (Tabelle 1.1). Heutzutage sind mehr als 3900 Merkmale mit diesem Erbgang bekannt. Wiederholt wurde beobachtet, daß verschiedene Gendefekte ein ähnliches klinisches Bild hervorrufen können (genetische Heterogenität). Garrods Vorhersage der Variabilität auf biochemischer Ebene wurde durch Veränderungen auf der DNS-Ebene weitgehend bestätigt.

Die durch dominante Gene hervorgerufenen Schäden betreffen meist Struktur- oder Transportproteine. Rezessiv vererbte Krankheiten wie die Alkaptonurie haben oft Enzymdefekte als Ursache. Pauling hatte 1949 ein abnormes Hämoglobin im Verdacht, Ursache der Sichelzellenanämie zu sein; dies konnte 1956 von Ingram bestätigt werden, der eine Punktmutation auf der DNS entdeckte, die die Polypeptidsequenz des Hämoglobins veränderte. Dies war der erste Beweis dafür, daß eine Mutation in einem Strukturgen zu einer Veränderung der Aminosäuresequenz führen kann. 1959 waren lediglich zwei abnormale Hämoglobine bekannt; mittlerweile beträgt ihre Zahl 325. 1948 konnte Gibson den ersten Enzymdefekt bei einer autosomal-rezessiv vererbten Krankheit (NADH-abhängige Methhämoglobinreduktase bei Methhämoglobinämie) nachweisen.

1959 waren 5 Enzymdefekte bekannt, heute sind es 200. Jedoch ist bei etwa 85% der menschlichen »Einzelgendefekte« das Polypeptidprodukt noch immer unbekannt.

Ein weiterer Fortschritt wurde in der Zuordnung der Gene zu einzelnen Chromosomen erzielt. Eine Zuordnung zum X-Chromosom durch die Beobachtung der typischen Vererbungsmuster ist recht einfach. Das erste autosomale Gen, das einem bestimmten Ort zugeordnet werden konnte, war das Gen für den Aufbau von Thymidinkinase auf Chromosom 17, lokalisiert von Weiss und Green 1967 durch Chromosomenaufteilung im Mensch-Maus-Hybriden. 1968 folgte die Bestimmung der Duffy-Blutgruppen auf Chromosom 1 durch R. Donahue. Andere Techniken erlaubten die Zuordnung von mehr als 384 autosomalen Genen, die zusammen mit den 130 dem X-Chromosom zugewiesenen Einzelgenen ca. 13% der bekannten durch ein einzelnes Gen definierten menschlichen Merkmale repräsentieren.

Die Fähigkeit, DNS in vitro zu verändern – als Gentechnologie bezeichnet – hat eine kurze, aber spektakuläre Geschichte. 1970 wurde das erste sequenzspezifische Restriktionsenzym entdeckt und das erste Gen (Alanin-Transfer-RNS der Hefe) in vitro synthetisiert. Die ersten rekombinierten DNS-Moleküle wurden 1972 erzeugt, 1977 folgte erstmals das Klonen eines menschlichen Gens (Chorionsomatomammotrophin). 1985 konnten bereits 249 menschliche Gene geklont werdent, dazu über 550 DNS-Segmente (von denen die Hälfte häufige DNS-Sequenzvariationen, die als Restriktionsfragmentlängenpolymorphismen (RFLPn) bezeichnet werden, erkennt). 1977 wurde auch das erste Protein (Somatostatin) gentechnologisch erzeugt, gefolgt 1979 von Insulin. 1982 wurde das erste so erzeugte Produkt (Impfstoff gegen Schweinediarrhoe) kommerziell vertrieben.

Multifaktorielle Vererbung

Sir Francis Galton (1822–1911), ein Halbcousin 1. Grades von Darwin, beobachtete quantitative menschliche Eigenschaften wie Intelligenz und Körperbau. Die Vererbung dieser Merkmale schien nicht mit den Mendel-Gesetzen übereinzustimmen. So entstand eine heftige Auseinandersetzung zwischen den Befürwortern Mendels auf der einen und Anhängern der Lehre Galtons auf der anderen Seite. Schließlich vereinte ein Statistiker, R. A. Fischer (1890–1962), die streitenden Parteien, indem er zeigte, daß dieses Vererbungsmuster auf eine Vielzahl von Genpaaren zurückzuführen ist, jedes mit geringem, doch additivem Effekt. Diskontinuierliche Merkmale mit multifaktorieller Vererbung, wie etwa kongenitale Mißbildungen, konnten durch das Schwellenkonzept erklärt werden: Zum Auftreten des Merkmals kommt es nur, wenn das genetische Potential eine gewisse Schwelle überschreitet. Viele menschliche Eigenschaften sind auf diese Weise determiniert, und fast immer findet eine Interaktion zwischen Faktoren der Umwelt und genetischer Anlage statt.

Die Isolierung der Strukturgene erlaubt erste Ansätze zur Analyse der genetischen Komponenten einiger dieser multifaktoriellen Erkrankungen, besonders bei ischämischer Herzkrankheit und Diabetes mellitus.

Klinische Anwendung

Genetisch bedingte Krankheiten gewinnen im Spektrum der Krankheiten in unserer Gesellschaft zunehmend an Bedeutung, nachdem Infektionen weitgehend kontrolliert werden können und die moderne Medizin und Pflege es ermöglichen, erbkranke Kinder am Leben zu erhalten, die früher kurz nach der Geburt verstorben wären. Dies führte zu einer erhöhten Nachfrage nach genetischer Beratung und Screeningtests zur Erkennung sowohl von Trägern von Erbkrankheiten als auch von Risikoschwangerschaften.

Schon 1910 führte C. B. Davenport vom Eugenics Record Office im Staate New York genetische Beratungen durch. Die erste britische Klinik mit genetischer Beratung wurde 1946 in London, Great Ormond Street, von John Fraser Roberts eröffnet. Heute ist die genetische Beratung in allen Ländern eine feste Institution.

Neben der korrekten Einschätzung der Risiken in einer Familie muß die genetische Beratung Möglichkeiten einer sicheren Fortpflanzung aufzeigen. Wichtige Fortschritte wurden bei der pränatalen Diagnostik in Verbindung mit der Möglichkeit einer selektiven Abtreibung erzielt. Die pränatale Diagnostik gibt Paaren mit hohem Risiko für ernste genetische Erkrankungen Sicherheit und ermöglicht vielen Müttern, die vorher durch das hohe Risiko abgeschreckt wurden, gesunde Kinder zu haben.

Die erste Amniozentese wurde 1966 durchgeführt, pränatale Diagnostik innerhalb des ersten Trimesters gibt es seit 1982. Zur Zeit ist eine pränatale Diagnostik für alle chromosomalen Aberrationen, mehr als 80 durch ein einzelnes Gen determinierter Erkrankungen und viele schwere kongenitale Mißbildungen, z. B. Spina bifida, möglich.

Trotz aller Fortschritte kann bisher ein defektes Gen weder repariert noch ersetzt werden. Jedoch ermöglicht die Gentechnologie die Synthese einiger wichtiger Proteine, z. B. von Wachstumshormon, Insulin und Interferon. Darüber hinaus wird sie zur Trägeridentifikation und pränatalen Diagnostik für eine steigende Zahl von Einzelgendefekten genutzt.

Die Mehrheit aller Paare weiß nichts über ein eventuell bestehendes Risiko, bis sie ein krankes Kind bekommen. Entsprechend steigt das Interesse an pränatalen Screeninguntersuchungen wie z. B. die Messung des Alphafetoproteins im mütterlichen Serum zur Entdeckung von Neuralrohrdefekten und anderen Mißbildungen sowie die Amniozentese für chromosomale Aberrationen bei älteren Müttern. Das Neugeborenenscreening auf Phenylketonurie und einige andere Erkrankungen, bei denen frühe Diagnostik und Therapie eine normale Entwicklung ermöglichen, wurde 1961 eingeführt. In Zukunft ist eine Ausweitung des pränatalen, neonatalen und präkonzeptionellen Bevölkerungsscreenings zu erwarten.

Tabelle 1.2. Bedeutende Fortschritte in der Humangenetik

Jahr		
1839	Theorie von den Zellen	Schleiden und Schwann
1859	Evolutionstheorie	Darwin
1865	Vererbungslehre	Mendel
1877	Beobachtung der Chromosomen	Flemming
1900	Entdeckung des AB0-Blutgruppensystems	Landsteiner
1902	Biochemische Variation (Alkaptonurie)	Garrod
1903	Chromosomen als Genträger	Sutton, Boveri
1908	Vererbung des AB0-Systems geklärt	Ottenburg und Epstein
1910	Erste Genberatungsstelle in USA	Davenport
1911	Gekoppelte Gene bei Drosophila	Morgan
1911	Erste Zuordnung eines Gens zu einem menschlichen Chromosom	Wilson
1927	Mutagenität der Röntgenstrahlen erkannt	Muller
1928	Transformation durch DNS (Pneumokokken)	Griffith
1940	Konzept der Polymorphie	Ford
1944	Entdeckung der Rolle der DNS	Avery
1946	Mutagenität von Röntgenstrahlen	Muller
1946	Erste Genberatungsstelle in Großbritannien	Roberts
1947	Übertragbare Elemente	McClintock
1949	Sexchromatin (Barrkörperchen)	Barr
1953	Struktur der DNS erkannt	Watson und Crick
1956	Aminosäuresequenz des Hb-S (Sichelzellenanämie)	Ingram
1956	Menschliche Chromosomenzahl: 46	Tijo und Levan
1959	Erste chromosomale Aberration (Trisomie 21)	Lejeune
1960	Pränatale Geschlechtsbestimmung	Riis und Fuchs
1960	Chromosomenanalyse aus Blut	Moorehead
1961	Screening auf Stoffwechselkrankheiten	Guthrie
1961	X-Chromosom-Inaktivierung (Lyonisierung)	Lyon
1961	Genetischer Code entschlüsselt	Nierenberg
1968	Erste pränatale Chromosomenanalyse	Breg und Steel
1968	Erste Zuordnung eines autosomalen Gens zum Chromosom	Weiss und Green
1970	Verhütung der Rhesusisoimmunisation	Clark
1970	Bande der Chromosomen	Caspersson
1970	Erstes Gen in vitro synthetisiert	Khorana
1972	AFP-Test	Brock
1973	Zuordnung bestimmter Erkrankungen zu einem bestimmten HLA-Typ	Terasaki
1977	Somatostatin gentechnologisch hergestellt	Itakura
1978	Erste DNS-Diagnostik	Kan
1979	In-vitro-Fertilisation	Edwards und Steptoe
1979	Insulin gentechnologisch hergestellt	Goeddel
1982	Erstes durch Genveränderung hergestelltes Produkt auf dem Markt	
1985	DNS-»Fingerabdrücke«	

Zusammenfassung

Das in letzter Zeit rapide gewachsene Wissen um genetische Ursachen von Gesundheit und Krankheit blieb nicht ohne Auswirkungen auf Wissenschaft und Klinik (Tabelle 1.2). Das Studium seltener genetischer Störungen führte zu besserem Verständnis der normalen Physiologie: Ein Großteil unserer heutigen Kenntnis von Stoffwechselwegen beruht auf diesen Forschungen.

Entsprechend ist zu vermuten, daß durch Untersuchungen von angeborenen Mißbildungen und genetisch bedingtem Krebs unser Verständnis für Gewebeentwicklung und -differenzierung wachsen wird.

Betroffenen Familien kann durch verbesserte genetische Beratung und zunehmende Möglichkeiten in Therapie und Prävention geholfen werden. Für die Zukunft ist Fortschritt nicht nur hier, sondern auch bei pränatalem und präkonzeptionellem Screening und im Bereich der Prävention zu erwarten. Dies dürfte zu einer Reduktion genetisch bedingter Erkrankungen führen, zum Nutzen der betroffenen Familien ebenso wie der Gesellschaft im ganzen.

Weiterführende Literatur

Cori GT, Cori CF (1952) Glucose-6-phosphatase of liver in glycogen storage disease. J Biol Chem 199:661–667

Donahue RP, Bias WB, Renwick JH, McKusick VA (1968) Probable assignment of the Duffy blood group locus to chromosome 1 in man. Proc Natl Acad Sci USA 6:949–955

Garrod AE (1902) The incidence of alkaptonuria: a study in chemical individuality. Lancat 2:1616–1620

Ingram VM (1956) A specific chemical difference between the globins of normal human and sickle cell anaema haemoglobin. Nature 178:792–794

Lejeune J, Gautier M, Turpin R (1959) Etude des chromosomes somatiques de neuf infants mongoliens. Acad Sci Paris 248:1721–1722

McKusick VA (1986) Mendelian inheritance in man. Catalogs of autosomal dominant, autosomal recessive and X-linked phenotypes 7. Edition. The John Hopkins University Press. Baltimore

Mendel G (1865) Experiments in plant hybridization

Steele MW, Breg WR (1966) Chromosome analysis of human amniotic fluid cells. Lancet 1:383–385

Tijo HJ, Levan A (1956) The chromosome number of man. Hereditas 42:1–6

Watson D, Crick FHC (1953) Molecular structure of nucleid acids – a structure for desoxyribose nucleid acid. Nature 171:373–378

2 Physiologische Grundlagen der Vererbung

Struktur der Nukleinsäuren

Beim Menschen ist, wie bei anderen Organismen auch, die Nukleinsäure Träger der Erbinformation. Sie hat eine auf diese Aufgabe optimal zugeschnittene Struktur.

Zwei Haupttypen der Nukleinsäuren sind bekannt: DNS (Desoxyribonukleinsäure) und RNS (Ribonukleinsäure). Deren Makromoleküle bestehen aus organischen Stickstoffbasen, die an einem »Rückgrat« aus Zuckerphosphaten aufgehängt sind (Abb. 2.1). Der Zucker in der DNS ist die Desoxyribose, bei der RNS handelt es sich um Ribose (Abb. 2.2). Bei den Basen unterscheidet man Purine und Pyrimidine: In der DNS finden sich zwei Purinbasen, Adenin (A) und Guanin (G) und die beiden Pyrimidine Cytosin (C) und Thymin (T). Letzteres ist in der RNS durch Uracil (U) ersetzt. Die Basen sind am ersten Kohlenstoffatom (1′) jedes Zuckermoleküls angelagert, die Phosphatgruppe verbindet die 3′- und 5′-Hydroxylgruppen. Jede Einheit aus Zucker, Phosphat und Base wird als Nukleotid bezeichnet.

Ein DNS-Molekül besteht aus zwei Nukleotidketten, die, korkenzieherartig im Uhrzeigersinn umeinander geschlungen, eine Doppelhelix mit zehn Nukleotiden in

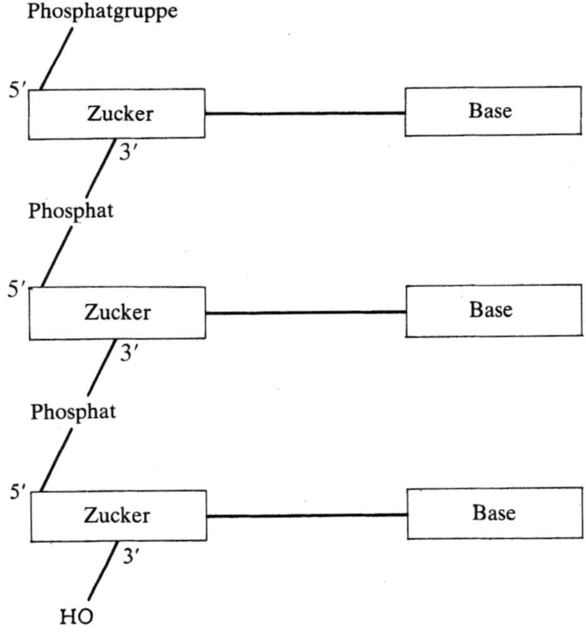

Abb. 2.1. Struktur der Nukleinsäuren (oben das 5′-Ende, unten das 3′-Ende dieses Moleküls)

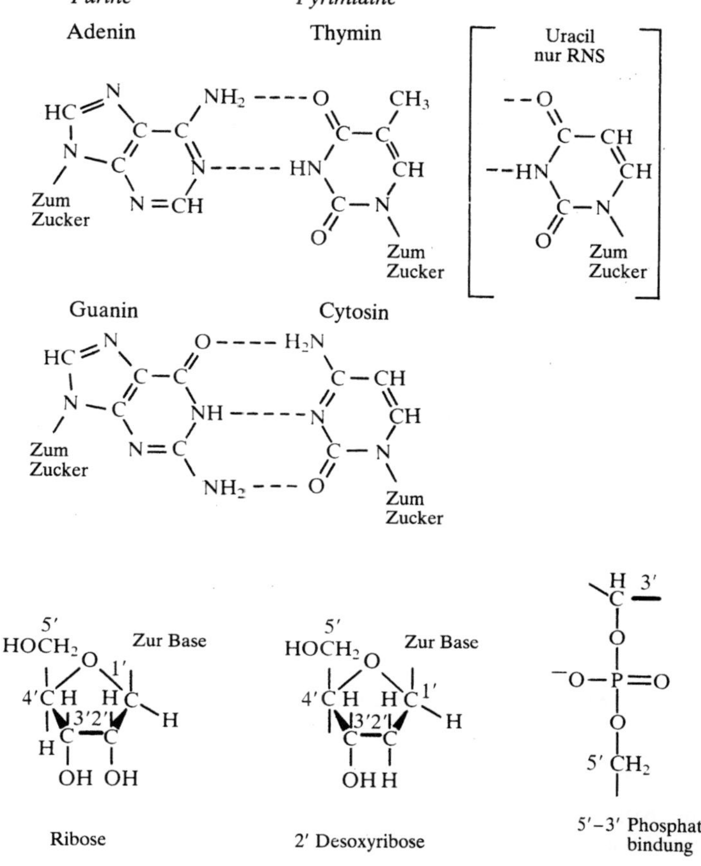

Abb. 2.2. Chemische Struktur der Purine, Pyrimidine, Ribose, Desoxyribose und der 5′-3′-Phosphatbindung. Die Wasserstoffbrückenbindung zwischen Adenin und Thymin (oder Uracil) und Guanin sowie Cytosin sind eingezeichnet.

jeder Windung bilden (Abb. 2.3). Die Ketten verlaufen gegenläufig und werden durch Wasserstoffbrücken zwischen den Basen A der einen Kette und T der anderen sowie entsprechend zwischen den Basen C und G zusammengehalten. Diese Bindungen sind hochspezifisch, obwohl in seltenen Fällen abweichende Paarungen entstehen können. Da die A=T- und G=C-Paarungen obligat sind, müssen die korrespondierenden Ketten zusammenpassen. Zeigt z. B. ein Strang die Reihenfolge ATGA, muß der komplementäre Strang die Reihenfolge TACT aufweisen; daraus folgt, daß das Verhältnis A:T und G:C jeweils 1:1 beträgt (Chargraff-Gesetz). Das Verhältnis (A+G):(C+G) dagegen variiert in den Organismen beträchtlich: Höhere Tiere und Pflanzen haben einen (A+T)-Überschuß, beim Menschen liegt das Verhältnis bei 1,4:1.

Der haploide Chromosomensatz (23 Chromosomen) des Menschen besteht aus 3000 Millionen Basenpaaren oder 3 Millionen Kilobasen (1 Kilobase (kb) = 1000 Basenpaare) DNS, die entrollt eine Länge von 1,74 m ergeben würden.

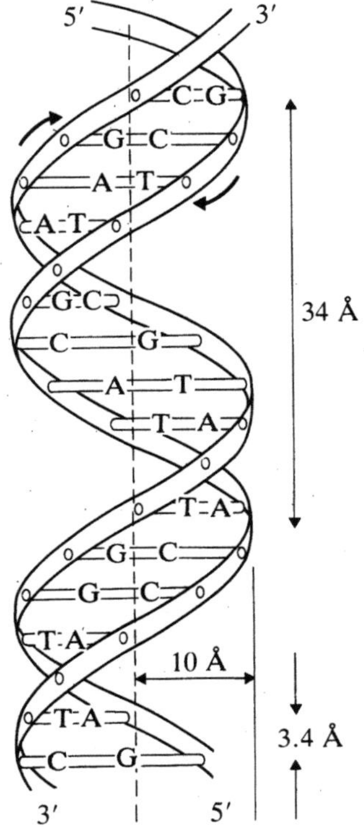

Abb. 2.3. Modelle der Doppelhelix

Schätzungsweise sind 50000 menschliche Strukturgene in der DNS kodiert. Jedes Strukturgen besitzt eine Kopie im haploiden Genom. Bei einer durchschnittlichen Gengröße von 10 Kilobasen würden insgesamt 500000 Kilobasen (kb) benötigt, weniger als 17% der tatsächlich vorhandenen DNS. Ein großer Teil des Restes besteht aus repetitiver DNS, die mäßig (mehrere Hundert Kopien) oder stark (viele Tausend Kopien) repetitiv sein kann. Sie kann verteilt oder als »Cluster«, also als Anhäufung, auftreten. Mäßig repetitive DNS kodiert einige funktionelle Gene in vielfachen Kopien, etwa ribosomale RNS (300–400 Kopien) und Histongene. Stark repetitive DNS dagegen (etwa 10% der Gesamt-DNS) wird nicht transkribiert; ihre Funktion ist nicht bekannt. Eine Gruppe der stark repetitiven DNS, als Alu-Familie bezeichnet, besteht aus ca. 500000 Kopien einer Sequenz aus 300 Basenpaaren, die über das gesamte Genom verteilt sind und etwa 4% der Gesamt-DNS umfassen. Die Alphoid-Familie stark repetitiver DNS stellt weitere 4% der menschlichen DNS und erscheint in kurzen »Tandemwiederholungen« in der Nähe der Zentromere aller Chromosomen, besonders aber in den Chromosomen 1, 9, 16 und Y.

Die RNS unterscheidet sich in den folgenden Eigenschaften von der DNS:

1. Sie enthält Ribose anstelle der Desoxyribose.
2. Uracil (U) ersetzt das Thymin.
3. Die RNS ist nur einsträngig.
4. Beim Menschen ist nur ein DNS-Typ bekannt, gegenüber vier Typen RNS (Tabelle 2.1).

Tabelle 2.1. Typen der RNS

Typ	Vorkommen	Bemerkungen
Boten-RNS (Messenger-RNS/mRNS)	Kern und Zytoplasma	Länge variabel, Basensequenz komplementär zu abgelesener (transskribierter) DNS, 1% der gesamten RNS in der Zelle. Halbwertszeit 7–24 h
Transfer-RNS (tRNS)	Zytoplasma	Form haarnadelförmig, ca. 40 Typen, spezifisch für eine Aminosäure, jeweils 70–90 Nukleotide
Ribosomale RNS (rRNS)	Ribosomen und Nukleolus	Ca. 80% der gesamten RNS, Synthese und Lagerung in den Nukleoli
Heterogene RNS (HnRNS)	Kern	Hohes Molekulargewicht, Vorstufe der mRNS

Funktion der Nukleinsäuren

Nukleinsäuren haben zwei Hauptfunktionen: Sie sind Anweisung für jede Proteinsynthese und müssen diese Information korrekt von einer zur anderen Generation weitergeben.

Proteine, gleichgültig, ob sie Strukturkomponenten, Enzyme, Transportmoleküle, Hormone oder Rezeptoren sind, bestehen alle aus einer bestimmten Sequenz von Aminosäuren. Zwanzig Aminosäuren sind bekannt, und ihre Reihenfolge bestimmt Form und Funktion des Proteins, dessen Bestandteil sie sind. Die Bauanleitung für alle Proteine ist in der DNS kodiert; ein DNS-Stück, das ein bestimmtes Protein kodiert, ist per definitionem dessen Gen. Die Größe der Gene wechselt in Abhängigkeit von ihrem Proteinprodukt (Tabelle 2.2).

Tabelle 2.2. Beispiele für Gene und ihre Proteinprodukte

Protein	Aminosäureanzahl	Gentragendes Chromosom	Gengröße in Basenpaaren (ca.)	Anzahl kodierender Regionen jedes Gens
Alphaglobulin	141	16	850	3
Betaglobulin	146	11	1600	3
Kollagen Typ I (Alpha-1-Kette)	1000	17	18000	51
Kollagen (Alpha-2-Kette)	1000	7	39000	52
Insulin	51	11	1430	1
Alpha-1-Antitrypsin	394	14	10000	5
Gerinnungsfaktor IX	415	X	34000	8
Gerinnungsfaktor VIII	2332	X	186000	26
LDL-Rezeptor	839	19	45000	18

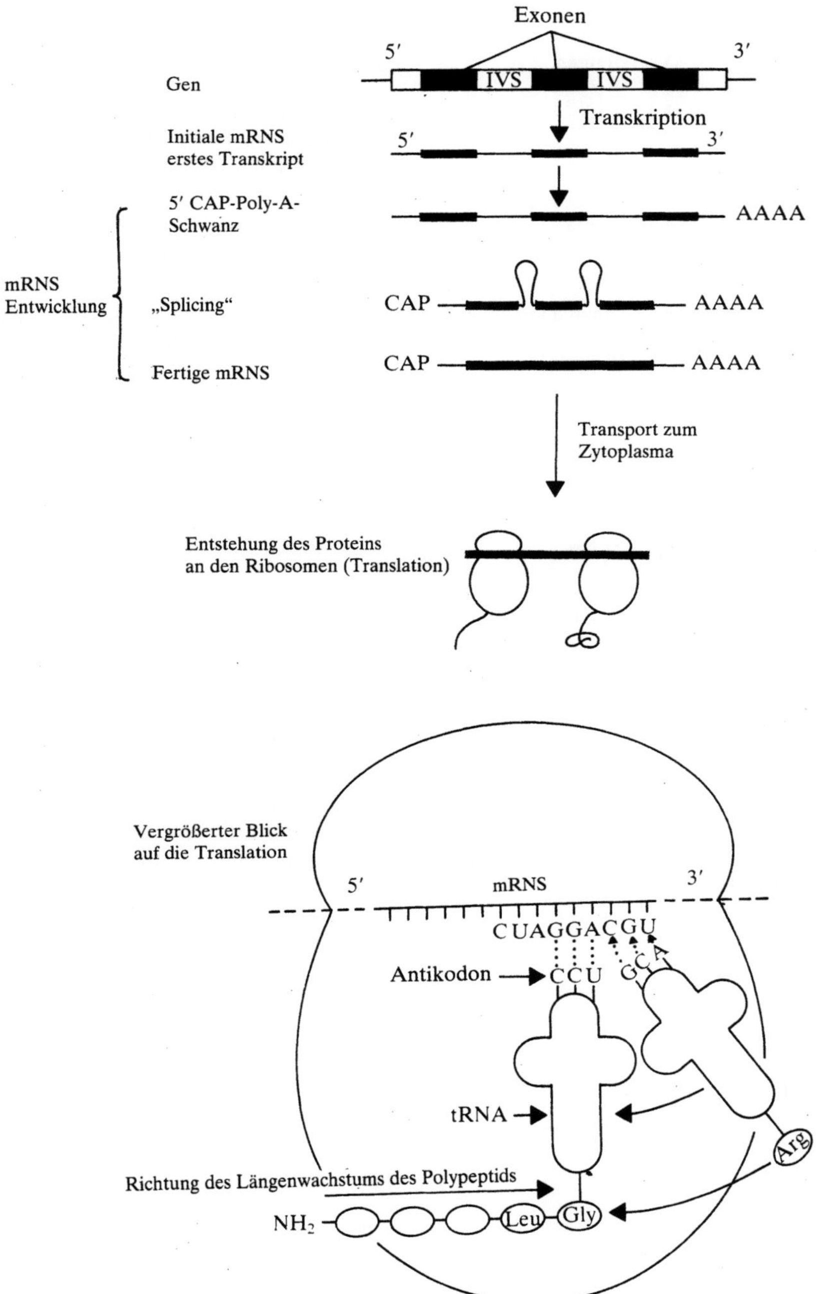

Abb. 2.4. Transkription, Weiterverarbeitung der mRNS und Translation. Wie üblich ist das 5'-Ende der mRNS links dargestellt.

Je drei Basenpaare der DNS, Triplet genannt, kodieren eine Aminosäure. Da jede Base (A, C, G, T) jeden Platz im Triplet einnehmen kann, resultieren 4^3 (64) mögliche Kombinationen oder Kodone. Die Kodone für jede Aminosäure sind in Tabelle 2.3 angegeben, und zwar hier jeweils für die Boten-RNS, so daß man sich das entsprechende DNS-Stücdk komplementär vorstellen muß.

Alle Aminosäuren, außer Methionin und Tryptophan, werden durch mehrere Kodone kodiert und in das Protein eingebaut; daher wird der Kode als degeneriert bezeichnet. Drei der 64 Kodone (UAA, UGA, UAG) brechen die Synthese einer Kette ab, sie sind Kettenterminatoren. Das Kodon AUG (Methionin) dient als Startsignal für die Proteinsynthese. Mit wenigen Ausnahmen ist der Kode für alle Lebewesen identisch.

Die erste Stufe der Proteinsynthese ist die Transkription. Im Bereich des Gens, das transkribiert werden soll, weichen die beiden DNS-Stränge auseinander. Einer der Stränge fungiert als Vorlage, und unter dem Einfluß des Enzyms RNS-Polymerase (Abb. 2.4) bildet sich ein komplementärer Strang, Boten- oder Messenger-RNS genannt. Die Transkription schreitet vom 5'- zum 3'-Ende fort, bis ein Kettenterminator erreicht wird. Nach einigen Modifikationen diffundiert die mRNS ins Zytoplasma, und die DNS-Stränge schließen sich wieder.

Der nächste Schritt findet im Plasma statt und wird als Translation bezeichnet. Jedes mRNS-Molekül wird an ein oder mehrere Ribosomen angehängt. Diese bewegen sich nun vom 5'- zum 3'-Ende; hierbei wird jedes Kodon von einer entsprechenden Transfer-RNS »gelesen« und eine passende Aminosäure in das neu entstehende Protein eingebaut.

Ein durchschnittliches Protein enthält ca. 300 Aminosäuren, die mit 900 Basenpaaren kodiert werden könnten. Die Gene umfassen aber mehr Basenpaare, als man angesichts ihres Produktes erwarten würde.

Tabelle 2.3. Beispiele für DNS-Mutationen

DNS-Basensequenz	RNS-Sequenz	Aminosäuresequenz	Kommentar
CAA TTC CGA CGA	GUU AAG GCU GCU	Val-Lys-Ala-Ala	Normale Sequenz
CAA TTT CGA CGA	GUU AAA GCU GCU	Val-Lys-Ala-Ala	Punktmutation ohne Änderung der Aminosäuresequenz
CAA CTC CGA CGA	GUU GAG GCU GCU	Val-Glu-Ala-Ala	Punktmutation mit Änderung, Ersatz einer Aminosäure
CAA ATC CGA CGA	GUU UAG GCU GCU	Val-stop	Punktmutation mit vorzeitigem Kettenabbruch
CAA TCC GAC GA	GUU AGU CUG CU	Val-Arg-Leu	Blockmutation nach Deletion
CAA TTT CCG ACG A	GUU AAA GGC UGC	Val-Lys-Gly-Cys	Blockmutation nach Insertion

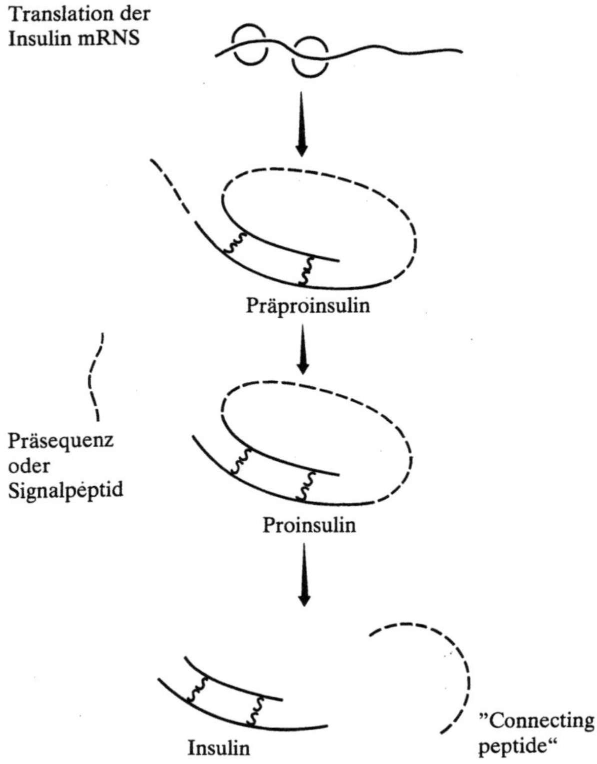

Abb. 2.5. Modifikation des Insulins nach der Translation

Drei Faktoren bewirken diesen Überschuß:

1. zwischengeschaltete Sequenzen, sogenannte Intronen
2. eine nach der Synthese stattfindende Modifikation der Proteine und
3. Sequenzen zur Regulation der Synthese.

Die große Mehrheit der Gene besteht aus proteinkodierenden und nichtproteinkodierenden, 10–10000 Basenpaare umfassenden Sequenzen, den Exonen und Intronen. Die Funktion der Intronen ist nicht bekannt. Die initial erzeugte mRNS ist zunächst eine Kopie des gesamten Gens (einschließlich Intronen und flankierende Sequenzen), doch bevor sie ihren Weg ins Zytoplasma antritt, werden die den Intronen entsprechenden Passagen herausgeschnitten. So erklärt sich, warum die Länge der mRNS initial das 2–3fache der eigentlichen Botschaft beträgt.

Sequenzen um die Koppelungsstellen von Exonen und Intronen fungieren als Schnittstellen für spleißende Enzyme. Ein Intron beginnt charakteristischerweise mit der Basenkombination GT (5′-Ende) und endet mit AG (3′-Ende). Entfällt die Entfernung der Intronen (Spleißung), so resultiert entweder ein abnormes oder gar kein Protein. Die Histone, Aktin und das Interferongen enthalten keine Intronen, sind aber die einzigen bisher bekannten Ausnahmen beim Menschen.

.Während des Transports im Zytoplasma ist das 5′-Ende der mRNS normalerweise mit einem »Cap« (7-Methylguanosin) blockiert, am 3′-Ende befindet sich ein »Poly-A-

14

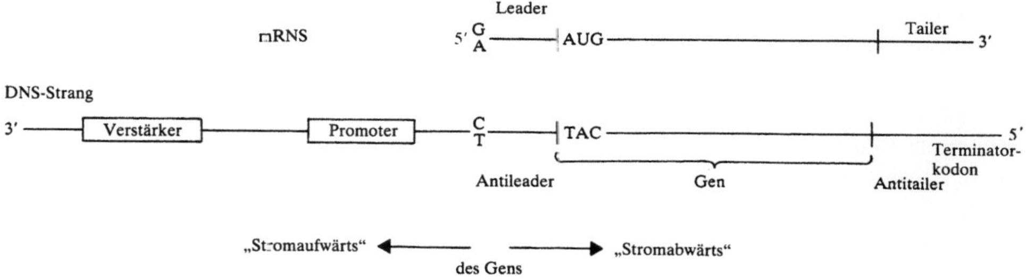

Abb. 2.6. Darstellung der an der Regulation der Transkription beteiligten Sequenzen („Leader" und „Tailer" sind nicht transkribierte Steuersignale)

Schwanz« mit 100–200 Aminosäuren (As). Viele Proteine liegen nach der ribosomalen Translation noch nicht in der Endform vor, ein Beispiel ist das Insulin. Dessen mRNS enthält den Kode für ein 110 As umfassendes »Präproinsulin«, dessen erste 24 As (Signalpeptid) den Schlüssel für den Weg in das endoplasmatische Retikulum darstellen. Hier erfolgt die Abspaltung des Signalpeptids, Proinsulin ist entstanden. Als nächstes wird eine Sequenz von 35 As, das C-Peptid (connecting peptide), in der Mitte der Proinsulinkette herausgetrennt, so daß eine A-Kette (21 As) und eine B-Kette (30 As) zurückbleiben, die, verbunden durch bereits im ersten Schritt gebildete Disulfidbrükken, das Endprodukt darstellen (Abb. 2.5).

Jede Stufe in der Produktion eines Proteins ist von grundlegender Bedeutung, da die Funktion vieler Proteine von der Exaktheit ihres dreidimensionalen Aufbaus abhängig ist. Dieser wiederum ist determiniert durch die Aminosäurefrequenz und die nach der Translation erfolgenden Modifikationen.

Genregulation

Zwar tragen alle Zellen eines Körpers das gleiche Genom, die Differenzierung der Zellen und des Gewebes machen es aber notwendig, immer nur bestimmte Gene zu transkribieren; außerdem muß eine Zelle auf die wechselnden Anforderungen in der Proteinsynthese reagieren können.

Zusätzlich zu den Kettenterminatorkodonen scheinen bestimmte Bezirke in jedem Gen sowie auf den benachbarten DNS-Segmenten eine wichtige Rolle in der Regulation der Transkription und damit der Proteinsynthese zu spielen. Boten-RNS wird vom 5′ zum 3′-Ende transkribiert, daher ist der Anfang eines Gens stets zum 3′-Ende eines DNS-Stranges hin ausgerichtet (Stromrichtung, Abb. 2.6). »Stromaufwärts« liegt der Promoter, der an der Anlagerung der DNS-Polymerase an den DNS-Strang beteiligt ist. Promoter variieren zwar in ihrer Sequenz, haben aber einen gemeinsamen Bauplan. Viele Promoter besitzen ein Element, das als TATA-Box oder Goldberg-Hogness-Box bezeichnet wird, mit der Sequenz TATAAA, 25 bis 30 Basenpaare »stromaufwärts«. Weiter oben befinden sich oft ein oder mehrere Promoterelemente mit den Sequenzen

15

CCAAT und GGGCGG. Einige promoterspezifische Transkriptionsfaktoren konnten inzwischen isoliert werden, jeder spezifisch für einen bestimmten Promoter. Wird der Faktor gebunden, aktiviert sich die Transkription.

Die Aktivität vieler Promoter wird durch steigernde Regulatoren (Effektoren) gesteuert, die sich zwar immer auf demselben DNS-Molekül befinden, aber 1000 oder mehr Basenpaare »stromauf- oder abwärts« des Promoters liegen können. Manche dieser Effektoren sind gewebsspezifisch, andere vermitteln eine Transkription bestimmter Gene als Antwort auf Steroidhormone.

Das erste Nukleotid des nichtkodierenden Signals für die mRNS ist üblicherweise ein Purin; die erste Aminosäure der Polypeptidkette ist normalerweise das Methionin, auch wenn sie eventuell in folgenden Syntheseschritten wieder entfernt wird.

Am 5'-Ende des Gens signalisiert die Sequenz AATAA offenbar den Anschlußpunkt für den Poly-A-Schwanz; die Terminatoren (UAA, UGA, UAG) bewirken die Dissoziation der RNS-Polymerase.

Auch die weitere Verarbeitung der mRNS scheint reguliert zu sein. Das Calcitoningen z.B. kodiert den Calcitoninvorläufer, durch eine andere Spleißung kann jedoch ein verwandtes Neuropeptid erzeugt werden. Die Kontrolle dieses Vorgangs ist noch unbekannt, genau wie die Bedeutung der DNS-Methylierung. Wird das Cytosin an der 5'-Seite vor Guaninresten nicht zu 5-Methylcytosin methyliert, hängt das mit der Genaktivierung zusammen und umgekehrt. Es ist nicht klar, ob dies die Regulation auslöst oder nur ein Nebeneffekt eines bisher unbekannten Regulationsvorganges ist.

DNS-Reduplikation

Mit jeder Zellteilung muß eine exakte Verdoppelung (Reduplikation) der DNS stattfinden. Dazu teilen sich die beiden Stränge an einigen Punkten, und jeder Strang bildet die

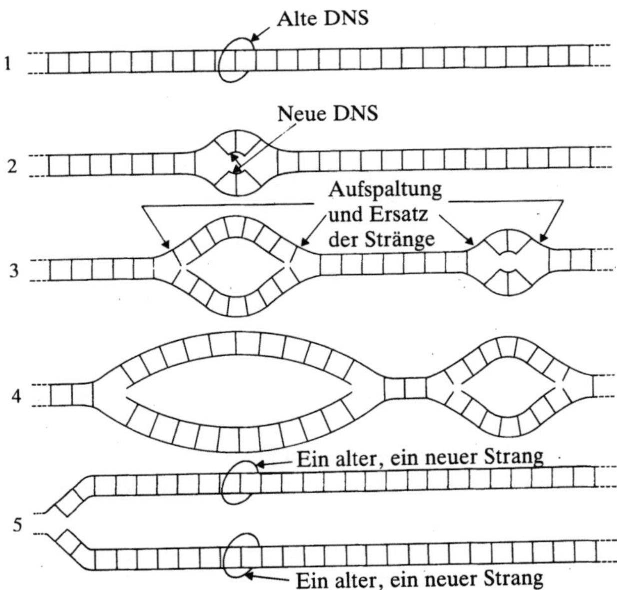

Abb. 2.7. Initiation der Reduplikation

16

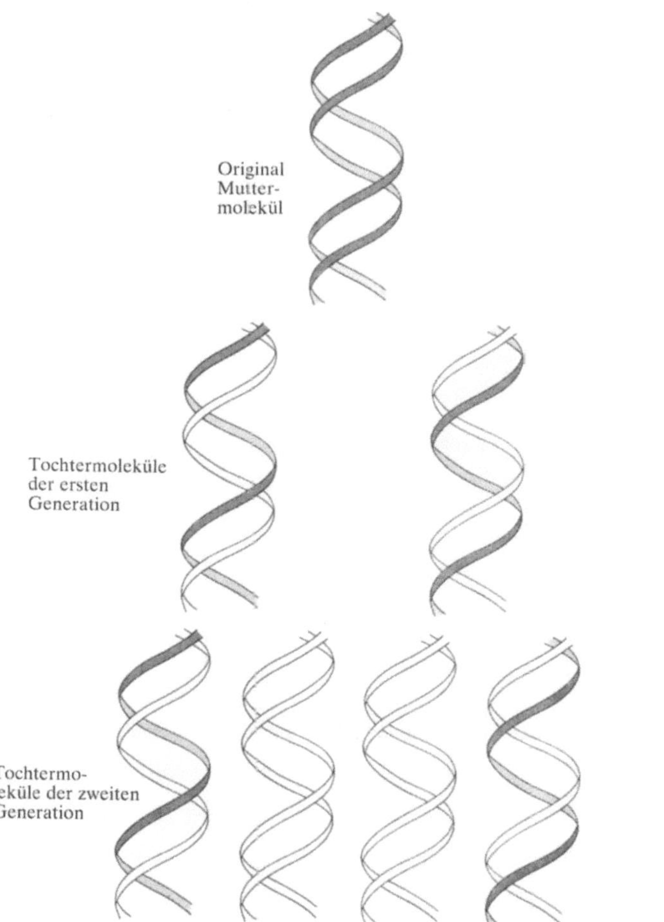

Abb. 2.8. Semikonservative Reduplikation

Vorlage, nach der der jeweils fehlende Partner durch Zusammenbau freier Nukleotide (Abb. 2.7) resynthetisiert wird. Die Verbindung der Nukleotide erfolgt unter dem Einfluß des Enzyms DNS-Polymerase; Wasserstoffbrücken verbinden den neuen mit dem Vorlagestrang. Die Reduplikation schreitet vom Startpunkt aus in beide Richtungen fort, bis die beiden neuen Stränge der DNS komplett sind. Dieser Vorgang wird als »semikonservative« Reduplikation bezeichnet, da jeweils ein Strang der Vorlage auch in der neu entstandenen Doppelhelix erhalten bleibt (Abb. 2.8).

Dies kann effektvoll an einer über zwei Generationen wachsenden Zellkultur demonstriert werden, die in einem Nährmedium mit dem Thyminanalogon Bromdesoxyuridin (BrdU) gezogen wird: Neu gebildete DNS-Stränge enthalten BrdU, das am Ende der beiden Teilungen nur noch in den ursprünglichen Originalsträngen fehlt. Bei nun folgender Differentialfärbung färben sich die BrdU-Stränge nicht an, so daß die Chromosomen ein harlekinartiges Aussehen annehmen, mit einem hellen und einem dunklen Strang (Abb. 2.9). (Diese Technik kann zur Prüfung der mutagenen Potenz von Chemikalien eingesetzt werden, indem Veränderungen des Schwesterchromatids ermittelt werden – eine Form eines Mutagenitätstests.)

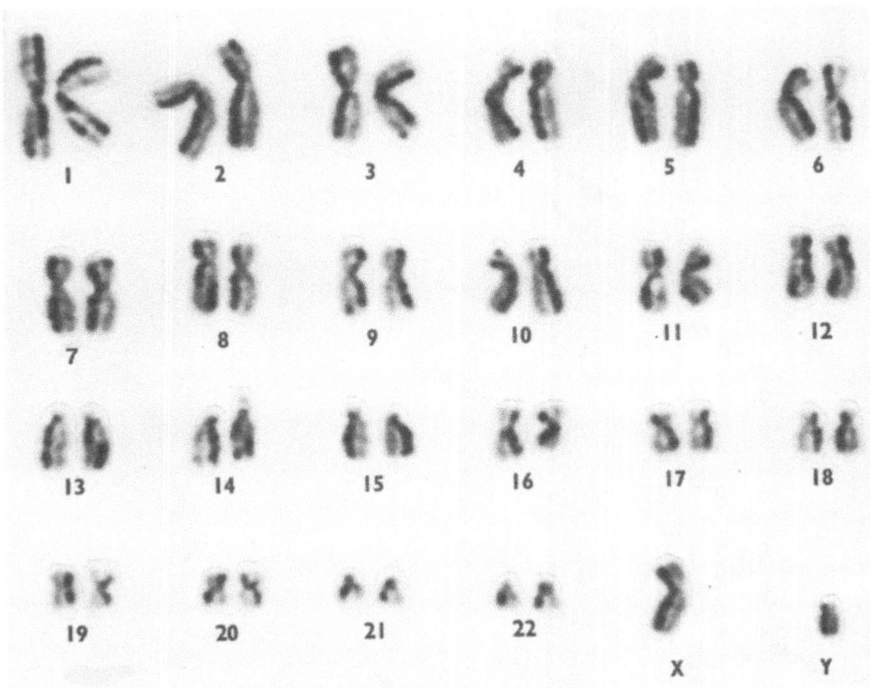

Abb. 2.9. Harlekin-Chromosomen nach BrdU-Exposition der Zellen und Differentialfärbung

Mutation

Normalerweise erfolgt die Reduplikation absolut korrekt, aber Irrtümer, »Mutationen« können vorkommen. Jeder dieser Fehler wird weitergegeben, bis eine gegenläufige Mutation eintritt. Die Veränderung eines oder mehrerer Kodonen kann eine Änderung der Aminosäuresequenz und damit der Struktur und Funktion des betroffenen Proteins nach sich ziehen. Drei Typen von Mutation werden beobachtet:

1. Punktmutation,
2. Insertion,
3. Deletion.

Unter Punktmutation versteht man die Ersetzung einer Nukleotidbase durch eine andere. Das muß keine Folgen haben, denn dank der Degeneration des Kodes kann das neue Triplet immer noch die gleiche Aminosäure kodieren (25%). Es kann aber auch eine andere Aminosäure in die Sequenz eingebaut werden (Tabelle 2.3), oder die Transkription endet vorzeitig, weil ein Kettenterminator entstanden ist (5%). In den restlichen 70% der Fälle kommt es zur Bildung eines veränderten Proteins mit möglicherweise veränderter Funktion und/oder veränderter Elektrophoresegeschwindigkeit (33%).

18

Insertion oder Deletion eines Basenpaares verschiebt generell den Ablesetakt der Transkription, so daß auf der mRNS eine Nonsens-Botschaft entsteht. Diese Mutationen werden als Blockmutationen (»frame shift«) bezeichnet. Die meisten Mutationen sind dem Lichtmikroskop nicht zugänglich; nehmen Insertion und Deletion aber sichtbare Ausmaße an, so spricht man von chromosomalen Aberrationen (siehe Kapitel 4).

Die meisten Mutationen der DNS treten spontan und ohne erkennbare Ursache auf. Bestimmte Faktoren, etwa mutagene Chemikalien und ionisierende Strahlen lassen die Mutationsrate ansteigen. In Abwesenheit einer solchen Noxe beträgt diese 1 Basenpaar pro 10^9–10^{10} reduplizierter Basenpaare. Methylierte Cytosinreste sind stärker mutationsgefährdet, da durch ihre Desaminierung Thymin entsteht. das von den DNS-Reparaturmechanismen nicht erkannt werden kann. Diese Reparaturmechanismen bestehen aus einer Reihe enzymatischer Schritte, die Thymindimere (eine Folge von UV-Exposition) herausschneiden und getrennte DNS-Stränge wieder vereinen können.

Gentechnologie

Der Begriff Gentechnologie umfaßt ein weites Feld von Labortechniken zur Manipulation von Nukleinsäuren. Viele dieser Techniken führen zu neuen Kombinationen vererbbaren Materials. Den wichtigsten Fortschritt auf diesem Gebiet bildete die Entdeckung bakterieller Restriktionsenzyme (Restriktionsendonukleasen), die die DNS in einer vorhersehbaren Weise schneiden. Diese Enzyme sind bei Mikroorganismen weit verbreitet und ein wichtiger Schutz vor der Inkorporation fremder DNS. Mehr als 400 verschiedene Endonukleasen sind bekannt, und mehr als 100 sind im Handel erhältlich. Jedes dieser Enzyme trägt seinen Namen entsprechend dem Organismus, von dem es erstmals isoliert wurde und schneidet die DNS ausschließlich an einer bestimmten DNS-Sequenz, der Schnittstelle, die meist 4–6 Basenpaare umfaßt (Abb. 2.10).

Name	Herkunft	Schnittstelle	Resultat
*Eco*RI	*Escherichia coli*	↓ –G–A–A–T–T–C– –C–T–T–A–A–G– ↑	A–A–T–T–C– –G G– –C–T–T–A–A
*Taq*I	*Thermus aquaticus*	↓ –T–C–G–A– –A–G–C–T– ↑	C–G–A– –T T– –A–G–C
*Sma*I	*Serratia marcescens*	↓ –C–C–C–G–G–G– –G–G–G–C–C–C– ↑	–C–C–C G–G–G– –G–G–G C–C–C–

Abb. 2.10. Restriktionsenzyme und ihre Schnittstellen

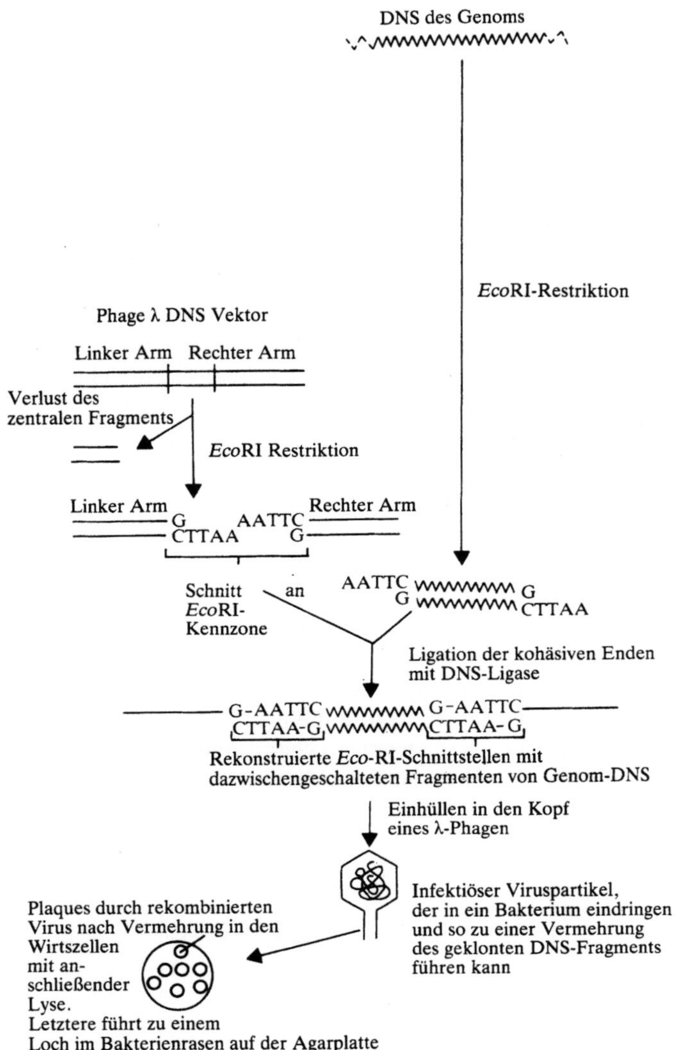

Abb. 2.11. Darstellung zweier Alternativen beim DNS-Klonen. Zur Vereinfachung ist jeweils nur ein DNS-Fragment dargestellt, in der Praxis würden zur Erstellung einer Bibliothek viele DNS-Fragmente gleichzeitig geklont werden.

Die herausgeschnittenen Sequenzen können glatte oder kohäsive Enden haben. Das Enzym EcoRI z. B. schneidet die DNS an jedem Punkt, der die Sequenz GAATTC aufweist. Das Affenvirus 40 besitzt nur einen einzigen solchen Punkt auf seinem einzelnen Ringchromosom, Escherischia coli, ein Bakterium, etwa 1000 und der Mensch etwa eine Million. Würde man also menschliche DNS mit EcoRI behandeln, so erhielte man etwa eine Million Fragmente, zwar von unterschiedlicher Länge, aber alle mit der gleichen Basensequenz an den überlappenden Enden am kohäsiven Ende. Wenn

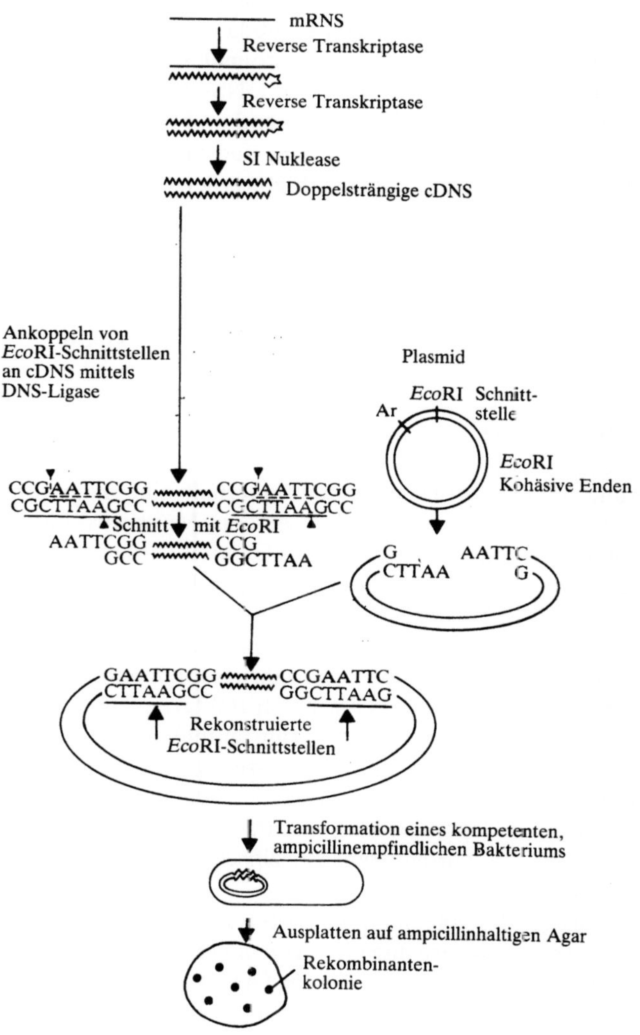

gewünscht, können Fragmente mit der gleichen Basensequenz an den überlappenden Enden mittels einer DNS-Ligase wieder zusammengefügt werden.

Klonen von DNS-Fragmenten

Diese Technik dient zur Herstellung vieler Kopien eines oder mehrerer DNS-Fragmente (als Klonen oder Amplifikation bezeichnet), die zuvor durch den Einsatz von Restriktionsenzymen gewonnen wurden.

Der erste Schritt besteht in der Isolierung der gewünschten DNS-Sequenz (wie im folgenden Abschnitt beschrieben). Den nächsten Schritt bildet das Einfügen der Sequenz in einen Klonvektor, z. B. den Bakteriophagen Lambda oder ein bakterielles Plasmid. Sowohl das Plasmid wie auch die viralen Vektoren können sich im befallenen Bakterium (meist E. coli) autonom reduplizieren. Wenn die DNS-Sequenz (als Insert bezeichnet) und der Klonvektor mit derselben Restriktionsendonuklease geschnitten wurden, ist die Basensequenz ihrer freien Enden identisch, und mittels einer DNS-Ligase kann ein DNS-Hybridmolekül daraus zusammengefügt werden (Abb. 2.11). Die rekombinierten Vektoren werden einer passenden Kultur von E. coli zugeführt; die Bakterien nehmen den Vektor in Gegenwart von Kalziumchlorid schnell auf. Die rekombinierte DNS wird dann synchron mit der bakteriellen DNS reproduziert und kann nach Isolation der Vektor-DNS und erneuten Ausschnitt durch die Originalendonuklease sowie Abteilung des Inserts durch Elektrophorese von der Vektor-DNS zurückgewonnen werden.

Isolation einer spezifischen DNS-Sequenz

Das Problem der Identifizierung einer spezifischen Sequenz innerhalb einer komplexen Mixtur von DNS-Stücken kann auf mehrere Arten gelöst werden. Meist wird mit der Einrichtung einer DNS-Bibliothek begonnen: Die DNS eines Genoms wird mit Restriktionsenzymen in multiple Fragmente geschnitten, die gewonnenen Fragmente werden wie oben beschrieben geklont. Im Idealfall wird jedes Fragment erfolgreich in einen Vektor eingebaut, in der Praxis gelingt die Rekombination jedoch bei weniger als 50%. Daher müssen, um eine vollständige Repräsentation zu gewährleisten, mehrere Bibliotheken angelegt werden. Zur Anlage von Bibliotheken wird der Bakteriophage Lambda einem Plasmid meist vorgezogen, da er größere Fragmente aufnehmen kann. Das Klonen von Genom-DNS kann durch den Einsatz eines fluoreszenzgesteuerten Zellsortierers (FACS), der die Chromosomen nach DNS-Gehalt sortiert, vereinfacht werden, da das Chromosom mit dem gesuchten Genom so leicht separiert werden kann. Diese Methode wird inzwischen eingesetzt, um chromosomenspezifische Bibliotheken aller menschlichen Chromosomen einzurichten.

Alternativ kann eine Bibliothek aus komplementärer DNS (cDNS) erstellt werden. Dazu wird ein Gewebe gewählt, in dem das gesuchte Gen, von möglichst wenig anderen Genen begleitet, besonders häufig vorkommt. Aus diesem Gewebe wird Messenger-RNS isoliert; durch Einwirken des Enzyms Reverse Transkriptase entsteht zunächst ein einzelner Strang der komplementären DNS, später ein Doppelstrang (siehe Abb. 2.11). Dieser wird nach Zugabe von EcoRI-Kopplern in einen Klonvektor eingebaut. Da in der mRNS die Intronen fehlen, fehlen diese auch in der cDNS, desgleichen die flankierenden Regulatursequenzen.

Die Gewinnung eines bestimmten rekombinierten Vektors aus einer DNS- oder cDNS-Bibliothek ist mit verschiedenen Techniken möglich. Die Technik mit der größten Effizienz ist die Verwendung eines passenden Oligonukleotids. Ist die Aminosäuresequenz eines Teils des gesuchten Gens oder gar des ganzen Proteinproduktes bekannt, kann daraus auf die dazugehörige Nukleotidsequenz geschlossen werden (Tabelle 2.4). Da allerdings der genetische Kode für einige Aminosäuren mehrere Kodone enthält, müssen für eine Aminosäuresequenz verschiedene mögliche Nukleotidsequenzen in Betracht gezogen werden.

Tabelle 2.4. Der genetische Kode (Kodone wie in der Boten-RNS, die entsprechenden DNS-Kodone sind komplementär)

1. Base	2. Base				3. Base
	U	C	A	G	
U	UUU phe	UCU ser	UAU tyr	UGU cys	U
	UUC phe	UCC ser	UAC tyr	UGC cys	C
	UUA leu	UCA ser	UAA stop	UGA stop	A
	UUG leu	UCG ser	UAG stop	UGG try	G
C	CUU leu	CCU pro	CAU his	CGU arg	U
	CUC leu	CCC pro	CAC his	CGC arg	C
	CUA leu	CCA pro	CAA gln	CGA arg	A
	CUG leu	CCG pro	CAG gln	CGG arg	G
A	AUU ile	ACU thr	AAU asn	AGU ser	U
	AUC ile	ACC thr	AAC asn	AGC ser	C
	AUA ile	ACA thr	AAA lys	AGA arg	A
	*AUG met	ACG thr	AAG lys	AGG arg	G
G	GUU val	GCU ala	GAU asp	GGU gly	U
	GUC val	GCC ala	GAC asp	GGC gly	C
	GUA val	GCA ala	GAA glu	GGA gly	A
	GUG val	GCG ala	GAG glu	GGG gly	G

Abkürzungen der Aminosäuren:

ala	Alanin	leu	Leucin
arg	Arginin	lys	Lysin
asn	Asparagin	met	Methionin
asp	Asparaginsäure	phe	Phenylalanin
cys	Cystein	pro	Prolin
gln	Glutamin	ser	Serin
glu	Glutaminsäure	thr	Threonin
gly	Glycin	try	Tryptophan
his	Histidin	tyr	Tyrosin
ile	Isoleucin	val	Valin

Andere Abkürzungen:
stop   Kettenterminator

* Startkodon für die Proteinsynthese

Kurze Oligonukleotidsequenzen (10–20 Basenpaare) können nach der Synthese radioaktiv markiert werden, anschließend heften sie sich an die korrespondierenden Sequenzen in der DNS-Bibliothek und identifizieren diese. Einige der DNS-Fragmente aus der Bibliothek stammen von Strukturgenen oder enthalten diese (intragene Sequenzen), andere stammen von Passagen zwischen den Genen (intergene Sequenzen).

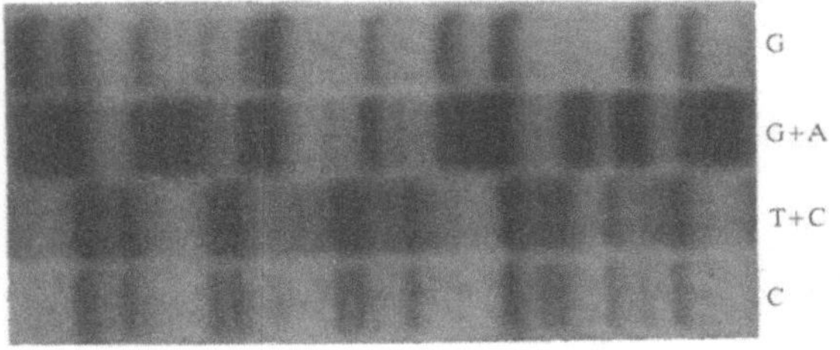

Abb. 2.12. Autoradiogramm zur DNS-Sequenzierung. Die Nukleotide jeder Bande sind angezeigt, abgelesen wird von unten nach oben. Hier die Sequenz GAGCCG

Ermittlung der DNS-Basensequenz

Die Basensequenz isolierter DNS-Fragmente kann auf zwei Arten ermittelt werden: mit der Dideoxymethode nach Sanger oder der Spaltung nach Maxam und Gibbert. Abbildung 2.12 zeigt ein Beispiel für letztere Technik.

Identifikation der Restriktionsfragmentlängenpolymorphismen (RFPLn)

Alle 200–500 Basenpaare unterscheidet sich die DNS-Sequenz eines Chromosomenpaares. Diese Differenzen betreffen in der Regel nur ein einziges Basenpaar und sind innerhalb eines Intronen oder intergenetischer DNS ohne klinische Bedeutung. DNS-Variationen im Exon eines Gens können zu einem veränderten Genprodukt (und damit zur Krankheit) führen, aber auch asymptomatisch bleiben. Diese DNS-Variationen sind so häufig und weit verbreitet, daß sie ideale Marker zum Aufspüren der ihnen benachbarten Gene bei Familienstudien sind.

Abbildung 2.13 zeigt zwei Teile des Gens für den Gerinnungsfaktor IX aus zwei verschiedenen X-Chromosomen. Das linke Gen besitzt drei Schnittstellen für das Restriktionsenzym Taq1, das rechte dagegen vier, mit einer Variationsschnittstelle in einem Intron. Als Sonde (Testsequenz) dient ein 2,5 Kilobasen (kb) umfassendes Fragment des insgesamt 34 kb großen Gens, der komplementäre Bezirk ist eingezeichnet. Nach der Digestion der DNS mit dem Enzym entsteht ein konstantes 5,3-kb-Fragment jedes Gens sowie ein 1,8-kb-Fragment des linken und ein 1,3-kb-Fragment des rechten Gens. Die beiden Gene für den Faktor IX können also nach Digestion mit Taq1 unterschieden werden – ein Beispiel intragenetischer Restriktionsfragmentlängen-Polymorphismen. Auf direktem Weg kann dieser Unterschied allerdings nicht festgestellt werden. Nach der Digestion von 5–10 μg DNS eines Patienten werden die Fragmente durch Gel-Elektrophorese getrennt und übere einen die DNS bindenden Filter geleitet (Southern blotting). In diesem Stadium sind die DNS-Fragmente doppelsträngig, durch Versetzen mit starker Alkalilösung werden sie einsträngig. Anschließend wird die p^{32} radioaktiv markierte Sonde zugesetzt und kann das ihr komplementäre Stück identifizieren (Hybridisation). Ungebundene Sondensubstanz wird weggewaschen, und die radioaktiven Banden werden autoradiographisch identifiziert (Abb. 2.14).

Abbildung 2.15 zeigt das Ergebnis eines solchen Experiments. Eine Frau besitzt auf ihren beiden X-Chromosomen zwei Kopien des Faktor-IX-Gens. Die Frau in unserem Beispiel ist heterogen (1,8/1,3 kb), hätte aber auch homozygot (1,3/1,3 oder 1,8/1,8) für eines der Fragmente sein können. Im Gegensatz dazu besitzt der Mann nur ein X-

Chromosom und damit nur ein Gen mit entweder einem 1,3- oder 1,8-kb-Fragment. Die Mitglieder der Familie in Abb. 2.15 sind unauffällig; ein Sohn, aber nicht der andere, hat das Faktor-IX-Gen seines Großvaters geerbt. Der gleiche Marker kann auch zur Verfolgung eines defekten Faktor-IX-Gens (Bluter vom Typ Hämophilie B) in einer Familie verwendet werden.

Gelegentlich ändert eine Punktmutation, die eine Krankheit hervorruft, auch die Schnittstelle eines Restriktionsenzyms und damit das Fragmentmuster.

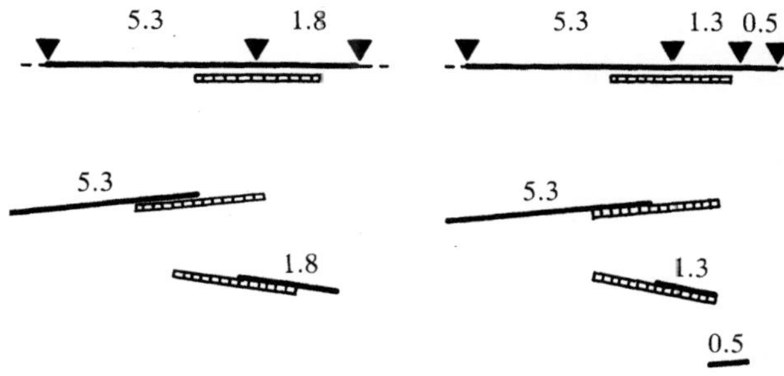

Abb. 2.13. Darstellung des intragenetischen Restriktionsfragmentlängenpolymorphismus bei Gerinnungsfaktor IX. (Pfeile zeigen die Schnittstellen von Taq1, die DNS-Sonde ist gestreift. Längenangaben der Fragmente in Kilobasen)

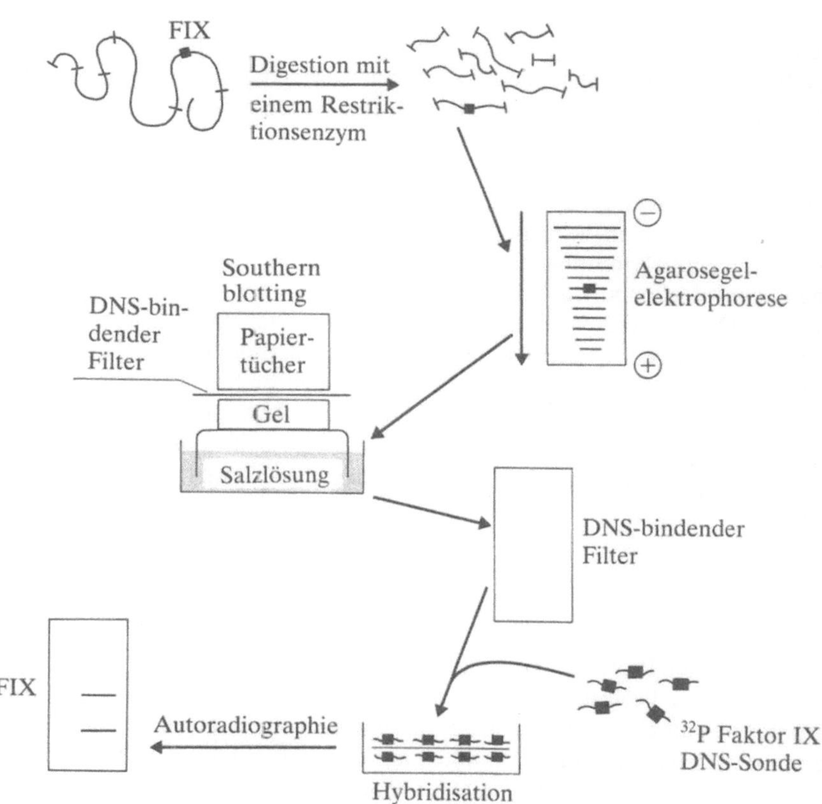

Abb. 2.14. Schnitte bei der Identifizierung eines Restriktionsfragmentlängenpolymorphismus

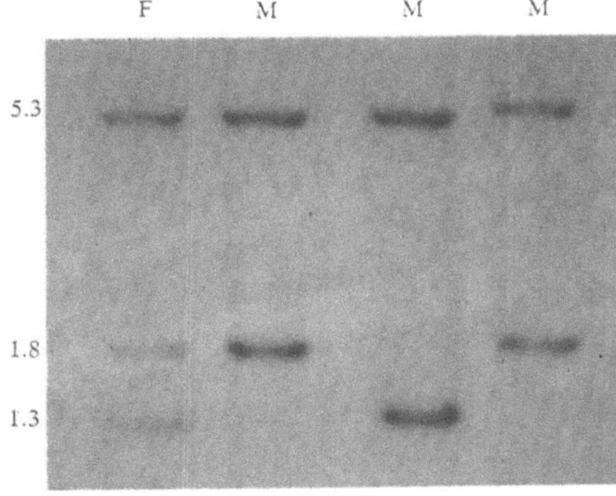

Abb. 2.15. Autoradiograph eines intragenetischen RFLP beim Gerinnungsfaktor IX. (Das Geschlecht jedes Probanden ist angegeben, Fragmentlängenangaben in Kilobasen)

Bei anderen genetischen Erkrankungen fehlt das entsprechende Gen, und der Nachweis erfolgt durch das Ausbleiben der Hybridisation mit einer bestimmten Testsequenz.

Schließlich kann eine Punktmutation auch direkt durch eine spezifische Oligonukleotidsequenz aufgedeckt werden. Alle diese Techniken werden heute zur Erkennung von Trägern und zur pränatalen Diagnostik von Einzelgendefekten eingesetzt (siehe Kapitel 12).

Auch ein weiterer Typ der DNS-Variation kann als Marker für benachbarte Gene verwendet werden: Hierbei liegen zwischen zwei Schnittstellen für ein Restriktionsenzym duplizierte Sequenzen in verschiedener Anzahl (Tandemwiederholungen); was gelegentlich als Längenpolymorphismus bezeichnet wird, im Gegensatz zu den oben beschriebenen Schnittstellenpolymorphismen.

Digestion der DNS mit diesem Enzym führt also zu variablen Fragmentlängen in Abhängigkeit von den dazwischengeschalteten Tandemwiederholungen. Diese hypervariablen Regionen (HVR) werden nach dem in Abb. 2.14 gezeigten Prinzip identifiziert und sind wegen ihrer Variabilität sehr nützliche Marker. HVRn existieren auf einer Seite des Alphaglobinclusters (siehe Abb. 12.2) und auf der 5'-Seite des Insulingens; sie können auch durch Minisatellitsonden beim Vaterschaftsnachweis entdeckt werden (siehe Kapitel 11).

Proteinbioerzeugung

Insulin ist eines der ersten Proteine, das auf gentechnologischem Weg hergestellt werden konnte. Die cDNS des Proinsulins wurde aus einer RNS-Bibliothek des Pankreas (Bauchspeicheldrüse) durch eine Oligonukleotidsequenz isoliert. Da diese cDNS keine flankierenden Steuerregionen enthielt, mußten auf dem rekombinierten Plasmid auch die Steuerregionen des Gens für bakterielle β-Galaktosidase inkorporiert werden, um eine Expression des Gens zu erreichen. Mit diesem Plasmid transfizierte Bakterien erzeugen große Mengen Proinsulin, das in gereinigter Form durch enzymatische

26

Abspaltung des C-Peptids zu Insulin wird. Ähnliche Methoden werden zur Herstellung von menschlichem Wachstumshormon, Urokinase, Interleukin, Interferon und verschiedenen Impfstoffen eingesetzt.

Weiterführende Literatur

Davies KE (1981) The application of DNA recombinant technology to the analysis of the human genome and genetic disease. Hum Genet 58:351–357
Davies KE (1986) Human genetic diseases: a practical approach. IRL Press, Oxford
Emery AEH (1984) An introduction to recombinant DNS. John Wiley & Sons, Chichester
Goodenough U (1984) Genetics, 3rd edition. Blackwell Scientific Publications, Oxford
Old RW, Primerose SB (1985) Principles of gene manipulation, 3rd edition. Blackwell Scientific Publications, Oxford
Williamson R (1981–1983) Genetic engeneering, Volumes I–IV. Academic Press, London

3 Chromosomen

Die Chromosomen (griech.: chromos = Farbe, soma = Leib) tragen ihren Namen wegen ihrer Fähigkeit, bestimmte Farben aufzunehmen. Sie sind in allen kerntragenden Zellen vorhanden und enthalten die DNS mit ihrer Erbinformation. Wie die DNS mit ihren sauren und basischen Proteinen im Chromosom angeordnet ist, ist bisher nicht endgültig geklärt.

Das Grundgerüst bildet die elementare Chromatinfibrille, 110 Å im Durchmesser, bestehend aus sich wiederholenden Einheiten, die als Nukleosome bezeichnet werden. Jedes der Nukleosome besteht aus 8 Histonmolekülen, um die die DNS 1¾mal geschlungen ist (Abb. 3.1). Ein Histonmolekül verbindet jeweils die Strecke DNS über 2

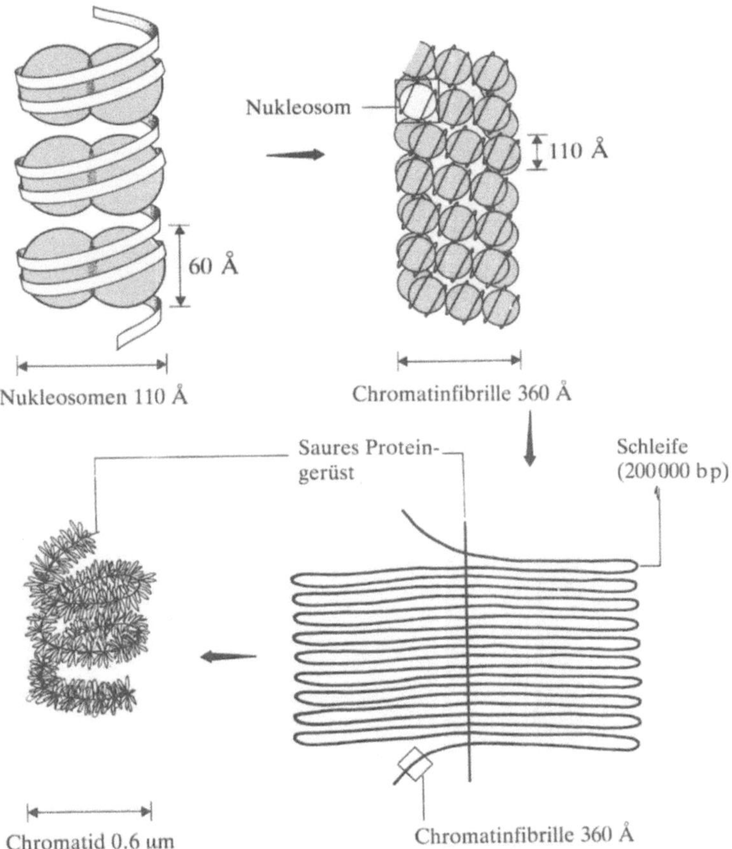

Abb. 3.1. Mögliche Anordnung der DNS und ihres assoziierten Proteins in Nukleosom, Chromatinfibrille und Chromatid

Nukleosomen. Die in der Elementarfibrille verbundenen Nukleosomen sind wiederum in sich zu der 360 Å im Durchmesser messenden Chromatinfibrille verschlungen, die bei der Betrachtung von Chromosomen unter dem Elektronenmikroskop sichtbar ist. Metaphasenchromosomen besitzen eine Zentralfibrille aus saurem Protein, an die die Chromatinfibrille über sich wiederholende Sequenzen geknüpft ist. Es entstehen Chromatinschleifen (Laemli-loops), jede enthält etwa 200000 Basenpaare, die von der Zentralfibrille abstehen und den Körper des Chromosoms bilden, das sogenannte Chromatid, 0,6 µm im Durchmesser. Die Details sind noch unklar, jedenfalls erlaubt diese kompakte Form den Transport der DNS während der Zellteilung. Nach der Zellteilung dehnt sich das Chromosom wieder aus, und die Transskription geht weiter.

Jede Spezies besitzt einen Chromosomensatz in charakteristischer Anzahl und Form. Dieser wird als der Karyotyp der Spezies bezeichnet, ein Begriff, der aber auch für die photographische Darstellung von gefärbten Chromosomen, nach abnehmender Größe geordnet, gebraucht wird. Die Herstellung eines Karyotyps wird als Karyotypisieren bezeichnet.

Karyotypisieren

Beim Menschen können die Chromosomen besonders leicht in peripheren Blutlymphozyten studiert werden, jedoch können nahezu alle wachsenden Gewebe, einschließlich Knochenmark, Hautfibroblasten, Zellen aus der Amnionflüssigkeit und Chorionvilli dazu verwendet werden.

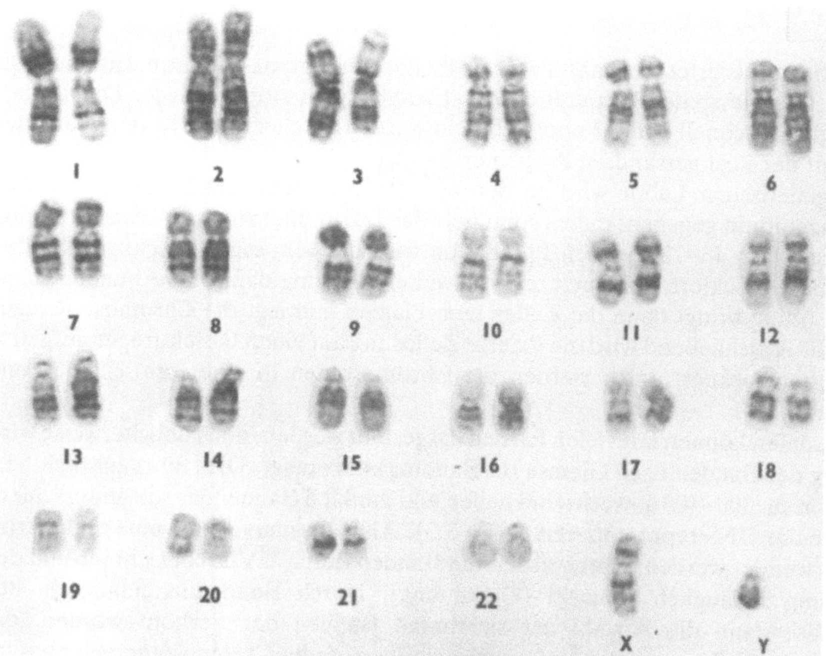

Abb. 3.2. Normaler menschlicher Karyotyp, männlich (Giemsa-Färbung, ca. 300 Banden)

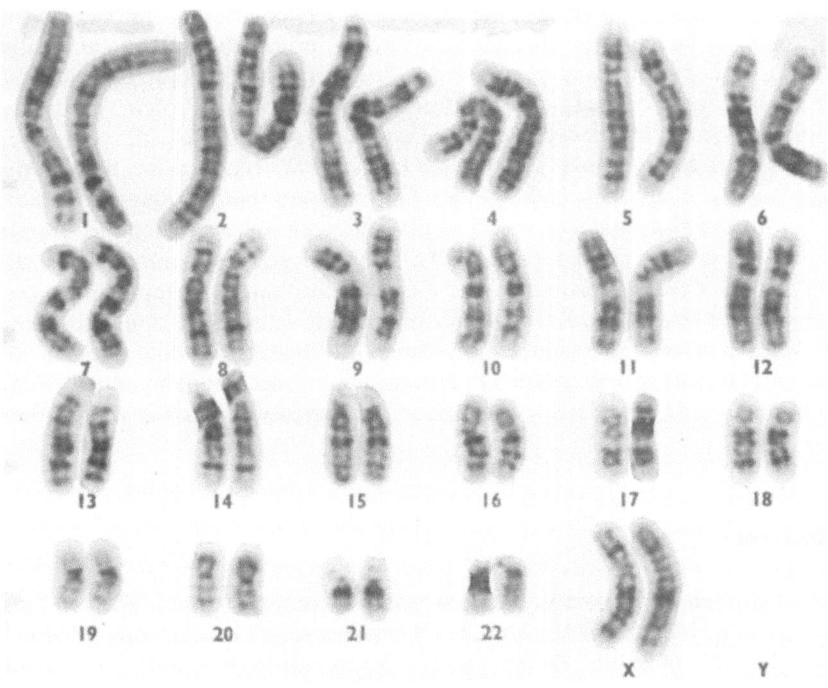

Abb. 3.3. Normaler menschlicher Karyotyp, weiblich (Giemsa-Färbung, 800–1000 Banden)

5–10 ml heparinisiertes Venenblut werden hierzu benötigt; das Heparin vermeidet die Gerinnung, die die spätere Separation der Lymphozyten stören würde. Die Proben sollten möglichst schnell in das Labor gebracht werden, doch können Karyotypen auch noch aus mit der Post versandten Proben erstellt werden.

Im zytogenetischen Labor wird zu den aus der Blutprobe gewonnenen Kulturen Phytohämagglutinin gegeben; dieses stimuliert die T-Lymphozyten zur Transformation und Teilung. Nach 48–72 Stunden Inkubation wird das Mitosegift Colchizin, das den Spindelapparat blockiert, zugesetzt und die weitere Teilung damit unterbunden. Eine hypotone Lösung bringt dann die Zellen zum Platzen und legt die Chromosomen zur Fixation frei. Abschließend wird die fixierte Zellösung auf einen Objektträger aufgetragen und luftgetrocknet; dabei werden die Chromosomen in einer optischen Ebene ausgebreitet.

Chromosomen können mit vielen Farben dargestellt werden, doch üblicherweise wird die Färbung der Banden nach Giemsa (G-Banding) bevorzugt. Dies führt zur Sichtbarmachung von ca. 300–400 abwechselnd hellen und dunklen Banden, die die unterschiedliche Dichte der DNS repräsentieren (Abb. 3.2). Als Alternative kann eine Quinakrinfärbung verwendet werden. Hier werden die Banden durch UV-Licht sichtbar und der Untersuchung zugänglich gemacht (Q-Banding). Durch Bandendarstellung in der Prometaphase kann die Anzahl der sichtbaren Banden noch erhöht werden, die Genauigkeit der Untersuchung wird so noch gesteigert. Jedes Chromosomenpaar besitzt ein eigenes, unverwechselbares Bandenmuster (Abb. 3.3). Andere Methoden der

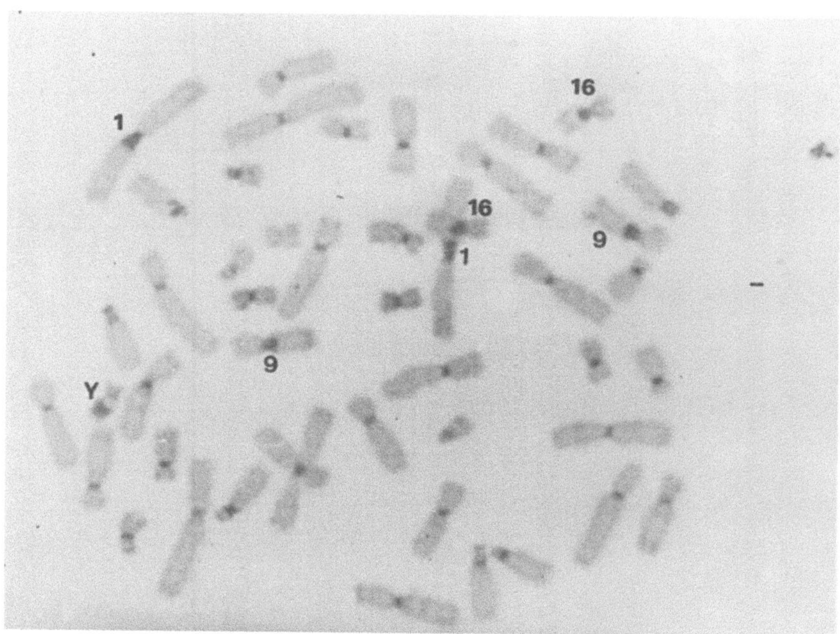

Abb. 3.4. Normaler Karyotyp des Mannes (C-Banding)

Chromosomenfärbung erlauben noch weitere Untersuchungen: So können die repetitve DNS in der Nähe des Zentromers besonders der Chromosomen 1, 9, 16 und des langen Y-Arms (C-Banding, Abb. 3.4), Organisationsbezirke des Nukleolus in den Satellitenstielen akrozentrischer Chromosomen (Silber-NOR-Färbung, Abb. 3.5) und der BrdU-Einbau in das sich spät teilende X-Chromosom selektiv dargestellt werden. Einige Labors benutzen routinemäßig das R-Banding (Reverse banding): Hier färben sich die Chromosomen genau gegenläufig zum G-banding, bedingt durch Erhitzen in einer salzhaltigen Pufferlösung vor der Färbung nach Giemsa, ein besonders nützliches Verfahren, wenn Telomere an der Aberration beteiligt sind.

Der normale menschliche Karyotyp

Abbildung 3.3 zeigt einen normalen, weiblichen Karyotyp mit 46 Chromosomen, die nach abnehmender Größe zu 23 homologen Paaren geordnet sind. Man unterscheidet Autosomen – Nr. 1–22 – und die Geschlechtschromosomen oder Gonosomen – hier zwei X-Chromosomen, da es sich ja um einen weiblichen Karyotyp handelt. Je 22 Autosomen und ein Gonosom stammen von jedem der beiden Elternteile. Im männlichen Karyotyp findet sich statt einem der beiden X-Chromosomen ein kleineres Y-Chromosom (siehe Abb. 3.2). Letzteres stammt neben 22 Autosomen obligat vom Vater.

Jedes Chromosom hat eine schmale »Taille«, die als Zentromer bezeichnet wird. Hier setzen bei der Zellteilung die Spindelfasern, die die beiden Chromatide an die zwei Pole der Spindel ziehen, an. Die Position dieses Zentromers ist für bestimmte Chromosomen charakteristisch, so daß drei Gruppen unterschieden werden können:

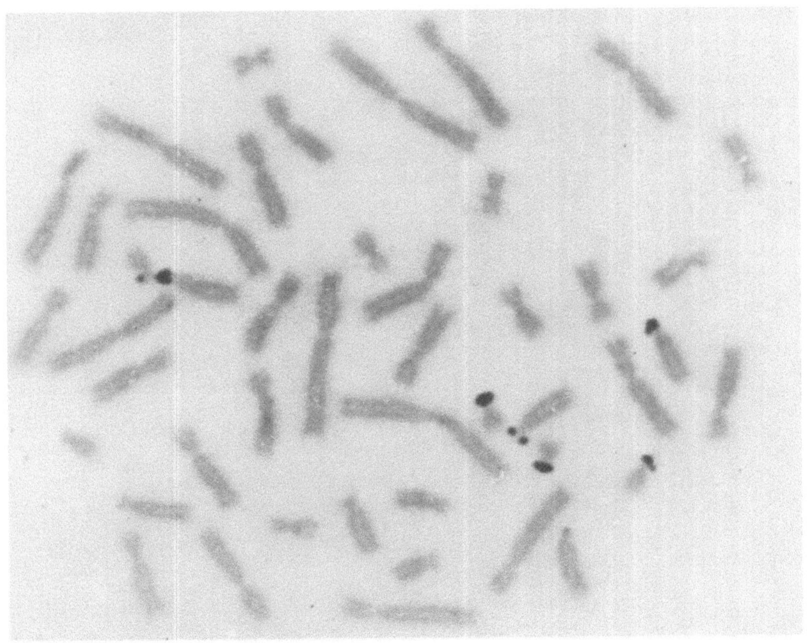

Abb. 3.5. Normaler Karyotyp des Mannes (Silber-NOR-Färbung)

1. metazentrisch: das Zentromer sitzt in der Mitte des Chromosoms,
2. akrozentrisch: das Zentromer sitzt am Ende des Chromosoms,
3. submetazentrisch: das Zentromer sitzt irgendwo zwischen Mitte und Ende.

Jedes Chromosom hat einen langen und einen kurzen »Arm«, der kurze wird mit p (frz. petit), der lange mit q bezeichnet. Die Spitze jedes Armes wird Telomer genannt.

Die Chromosomen 1, 3, 16, 19 und 20 gehören zu den mehr oder weniger metazentrischen, 13, 14, 15, 21, 22 und Y zu den akrozentrischen, der Rest zu den submetazentrischen Chromosomen. Die ribosomalen Gene für die 28S- und 18S-Einheiten befinden sich auf den kurzen Armen der Chromosomen 13–15, 21 und 22. Metaphasische Chromosomen sind in diesen Bereichen oft nicht kondensiert, da sie an der Organisation der Nukleoli beteiligt sind. So erscheinen die Enden der kurzen Arme als »Satelliten«, durch kurze Stiele, sekundäre Einschnürungen, vom Rest des Chromosoms getrennt (siehe Abb. 3.5).

Moderne Bandenfärbungen erlauben die präzise Identifizierung jedes Chromosoms. Ehe dies möglich war, wurden einander in Form und Größe ähnliche Chromosomen in 7 Gruppen, A–G, eingeordnet.

Karyotypen werden heue nach der Pariser Nomenklatur mit einigen kurzen Symbolen beschrieben, und zwar in der Reihenfolge:

1. Gesamtzahl der Chromosomen,
2. Muster der Gonosomen,
3. Aufzählung eventueller Abnormalitäten.

32

Tabelle 3.1. Symbole für die Karyogrammauswertung

p	kurzer Arm
q	langer Arm
pter	Spitze des kurzen Armes
qter	Spitze des langen Armes
cen	Zentromer
h	Heteromorphie
del	Deletion
der	Abkömmling einer Chromosomenumlagerung
dic	dizentrisch
dup	Duplikation
i	Isochromosom
ins	Insertion
inv	Inversion
mat/pat	mütterlichen Ursprungs/väterlichen Ursprungs
r	Ringchromosom
t	Translokation
/	Mosaikbildung
+/−	vor der Chromosomennummer: Verlust oder Überschuß des gesamten Chromosoms
+/−	nach der Chromosomennummer: Teilverlust oder -gewinn

Nach dieser Nomenklatur hätte eine normale Frau den Karyotyp 46, XX; ein ebensolcher Mann 46, XY. In Tabelle 3.1 sind noch andere allgemein übliche Symbole aufgeführt. Darüber hinaus existiert ein standardisiertes Nummernsystem für die beim G-Banding sichtbaren Banden, das eine exakte Beschreibung chromosomaler Bruchstellen erlaubt und zur Beschreibung von Genorten in der Chromosomenkarte dient (Abb. 3.6).

Jedes Chromosom dieses Idiogramms wird in eine Anzahl von Chromosomenregionen aufgeteilt, wobei die Enden, Zentromere und auffallende G-Banden als Wegweiser benutzt werden. Das Zentromer unterteilt das Chromosom in kurze (p) und lange (q) Arme. Die meisten Arme werden durch auffallende G-Banden in zwei oder mehr Regionen unterteilt, diese wiederum nach der Anzahl der sichtbaren Banden. So ist beispielsweise die Bande Xp 21.2 auf dem kurzen Arm (p) des X-Chromosoms, Region 2, Bande 1, Subbande 2 zu finden.

Flow-Karyotypen (Histogramme)

Die Technik der Flow-Zytometrie kann zur Messung des DNS-Gehaltes von einzelnen Chromosomen, die mit einer Geschwindigkeit von 2000 Chromosomen pro Sekunde den Laserstrahl eines fluoreszenzgesteuerten Zellsortierers (FACS) passieren, eingesetzt werden. Zuerst wird die Zellsuspension mit fluoreszierendem Medium (meist Ethidiumbromid = 3,8 Diamino-5-ethyl-6-phenylathredinbromid) gefärbt. Anschließend wird die durch den Laserstrahl hervorgerufene Fluoreszenz in einem Photoverstärker gesammelt und in einem Computer gespeichert. Nach einigen Minuten sind genug brauchbare Messungen zur Erstellung eines Histogramms gesammelt (Abb. 3.7), die Chromosomen nach steigendem DNS-Gehalt gruppiert. Viele Chromosomen zeigen unterschiedliche Spitzenwerte (Peaks). Der Median jedes Peaks erlaubt eine exakte und reproduzierbare

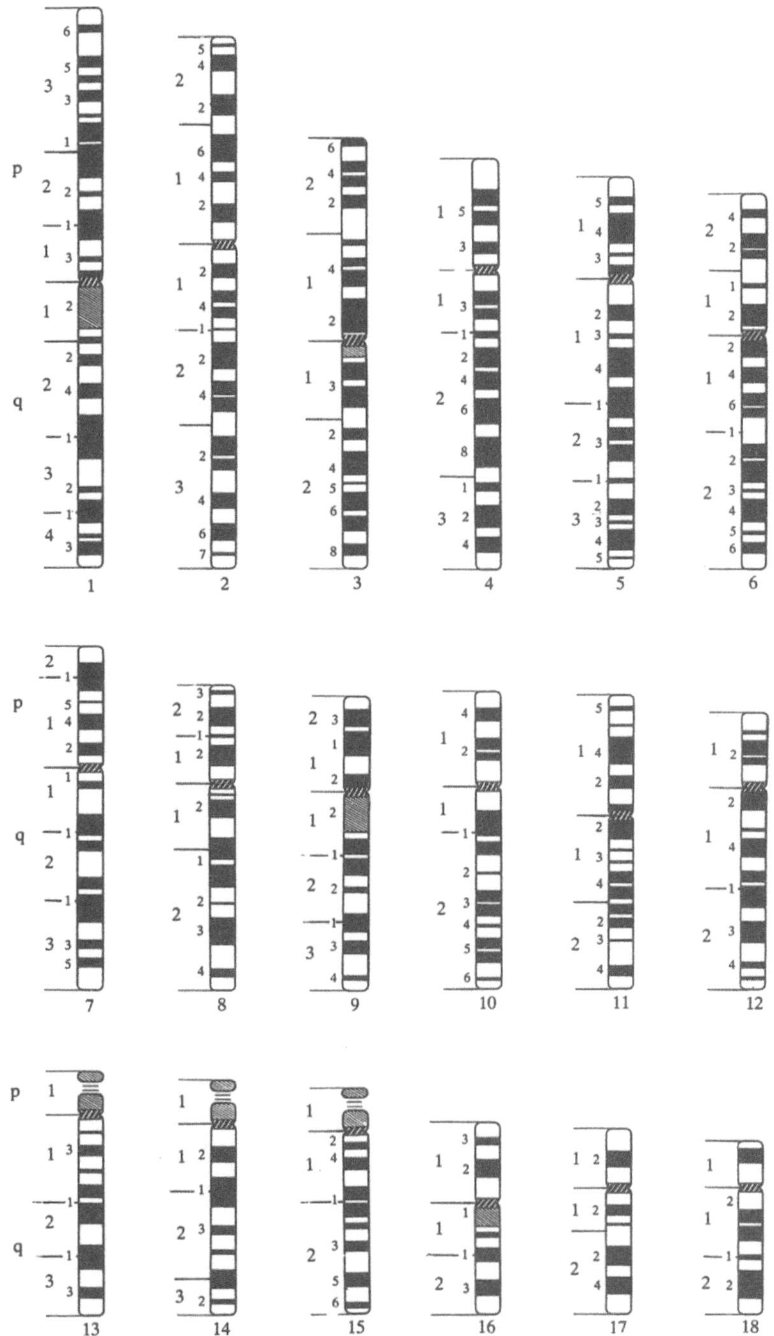

Abb. 3.6. Menschliches Idiogramm (nur die auffälligeren Banden sind numeriert)

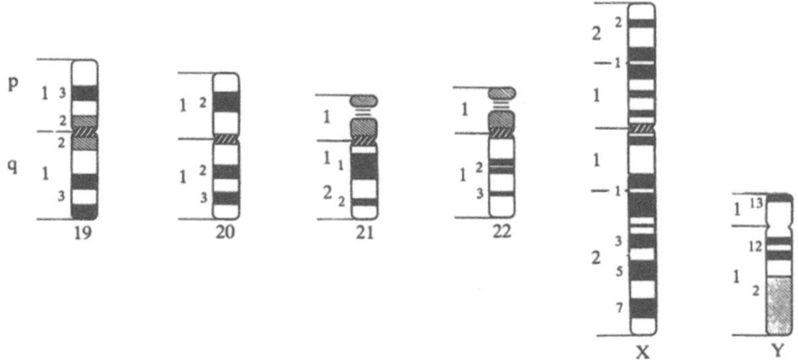

Abb. 3.6. Menschliches Idiogramm (nur die auffälligeren Banden sind numeriert)

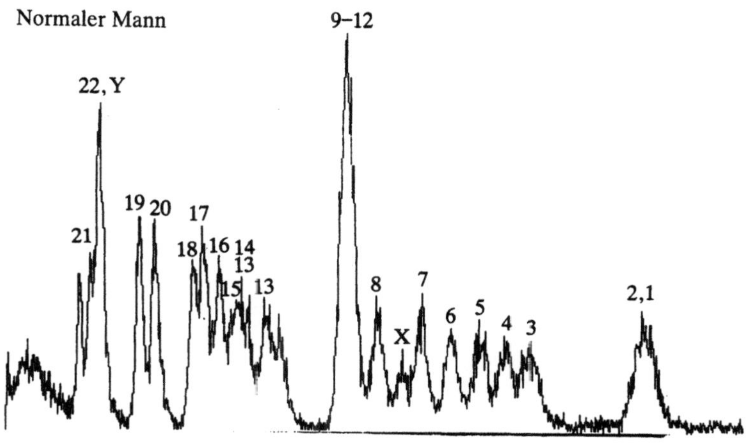

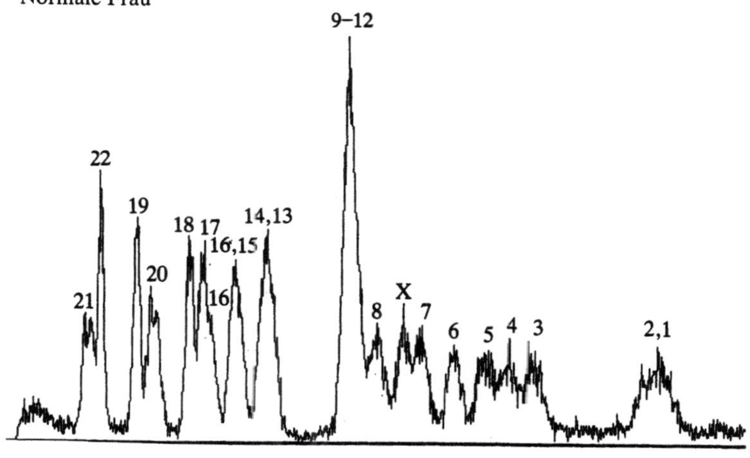

Abb. 3.7. Flowkaryotypen eines normalen Mannes und einer normalen Frau. Die Peaks entsprechen individuellen Chromosomenpaaren oder Chromosomengruppen, wie eingezeichnet.

Messung des relativen DNS-Gehaltes eines Chromosomenpaares. Die Fläche unter jedem Peak repräsentiert die relative Anzahl der Chromosomen in jeder Gruppe.

Wie Abb. 3.7 zeigt, unterscheiden sich die Karyotypen von Männern und Frauen deutlich durch die Fläche unter dem Peak der X-Chromosomen; bei Frauen ist der Peak doppelt so groß wie bei Männern.

Diese Technik dient zur Feststellung von Variationen einzelner Chromosomen sowie chromosomaler Aberrationen (siehe Abb. 3.11). Da FACS die Chromosomen nach ihrem DNS-Gehalt sortieren kann, können Einzelchromosomen oder Chromosomengruppen für die spätere Erstellung einer Chromosomenbibliothek gesammelt werden.

Heteromorphie der Chromosomen

Detaillierte DNS-Messungen durch Flow-Zytometrie oder Mikrodensitometrie zeigen bei allen Chromosomen individuelle Unterschiede im DNS-Gehalt, die vererbt werden. Das Y-Chromosom zeigt die meisten Variationen, das X-Chromosom erscheint am stabilsten. Die auffälligsten Unterschiede im Erscheinungsbild der Chromosomen können bei nahezu 30% der Bevölkerung bereits unter der Ölimmersionslinse erkannt werden. Diese Abweichungen werden als Heteromorphie bezeichnet und sind Beispiele für genetische Polymorphismen (siehe Kapitel 10). Die Größenpolymorphie betrifft im wesentlichen die repetitive DNS; die Variationsgrade entsprechen einer Normalverteilung. Mit Ausnahme der Bruchstelle auf Xq geht keine dieser Variationen mit klinischen Auffälligkeiten einher.

4 Hauptgruppen der chromosomalen Heteromorphie sind bekannt:

1. Größe des Yq,
2. Ausmaß des zentromernahen Heterochromatins,
3. Satellitenpolymorphie,
4. Bruchstellen.

1. Größe des Yq

Der lange Arm des Y-Chromosoms ist am häufigsten einer Längenvariation unterworfen. 10% aller Männer besitzen ein längeres oder kürzeres Y als üblich (Abb. 3.8). Der lange Y-Arm enthält repetitive DNS, die nicht transkribiert wird, und fluoresziert unter UV-Licht, wenn er mit Farbstoffen wie Quinakrin eingefärbt wird. Diese Fluoreszenz kann in einem Interphasekern beobachtet werden und wird dem Y-Chromatin zugeschrieben (Abb. 3.9).

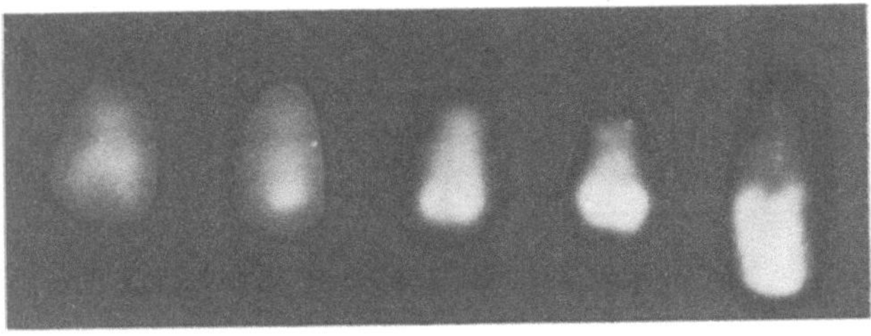

Abb. 3.8. Polymorphie des Yq

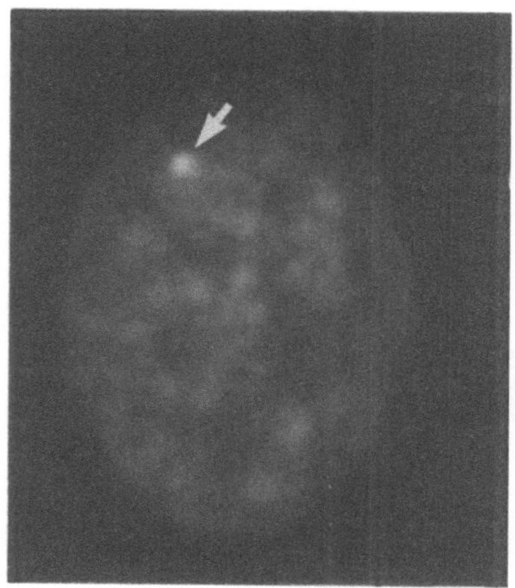

Abb. 3.9. Fluoreszierendes Y-Chromatin

2. Masse des zentromernahen Heterochromatins

Polymorphien hier betreffen relativ häufig die Chromosomen 1, 9 und 16. Abbildung 3.10 zeigt eine große Heterochromatinansammlung am Zentromer von Chromosom 16; dieses Merkmal trat bei mehreren gesunden Mitgliedern einer Familie auf. Abbildung 3.11 zeigt den Flow-Karyotyp einer Person mit dieser Heteromorphie.

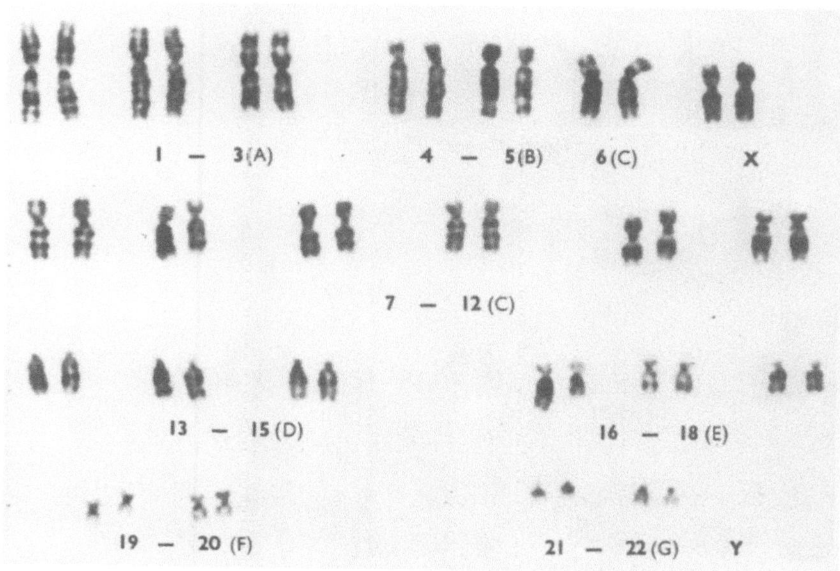

Abb. 3.10. Polymorphie des zentromernahen Heterochromatins bei Chromosom 16 (16 qh +)

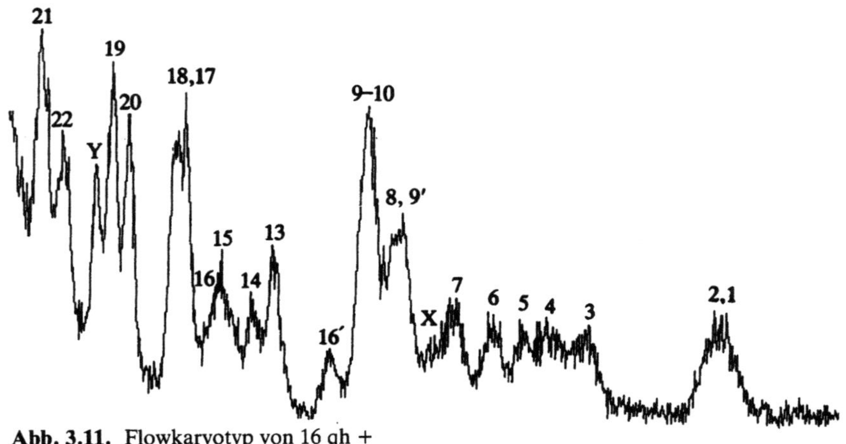

Abb. 3.11. Flowkaryotyp von 16 qh +

3. Satellitenpolymorphie

Variationen in der Größe der Satelliten und in der Intensität ihrer Färbung (Q-Banding) kann bei den akrozentrischen Chromosomen 13, 14, 15, 21 und 22 beobachtet werden. Viele dieser Unterschiede betreffen die repetitive DNS, jedoch kommen auch Varietäten in der Anzahl der ribosomalen Gene vor. Durch Unterschiede im DNS-Gehalt hervorgerufene verschiedene Größen können als Ergebnis einer Fehlpaarung im Bereich repetitiver DNS während der Meiose gedeutet werden. Dies wird oft als »ungleiches Crossing-over« bezeichnet (siehe Kapitel 5, Abb. 5.10). Abbildung 3.12 zeigt eine Tandemwiederholung unter Einbeziehung einer Region für Nukleolusorganisation.

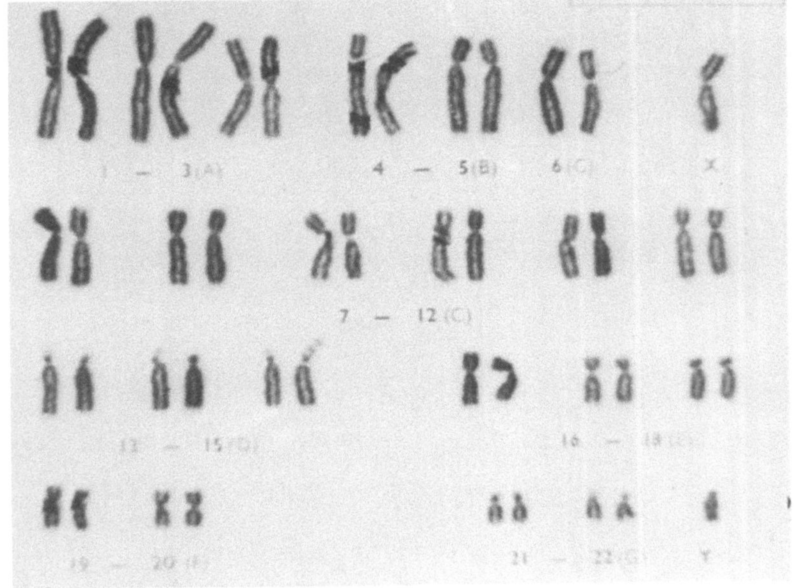

Abb. 3.12. Satellitenduplikation bei Chromosom 15 (Acetoorceinfärbung)

4. Bruchstellen

Einschnürungen außerhalb des Zentromers, die gelegentlich beobachtet werden, können zum Teil für Chromosomenbrüche verantwortlich sein. Solche Bruchstellen treten bei 2q13, 6q23, 9q32, 12q13, 20p11 und Xq27 auf (Abb. 3.13; siehe auch Abb. 14.11).
Artifiziell können sie durch Zugabe von Folsäureantagonisten in das Kulturmedium hervorgerufen werden. Nur die Bruchstelle Xq27 ist kombiniert mit klinischen Symptomen: Sie ist ein Marker für X-chromosomal gebundenen Schwachsinn.

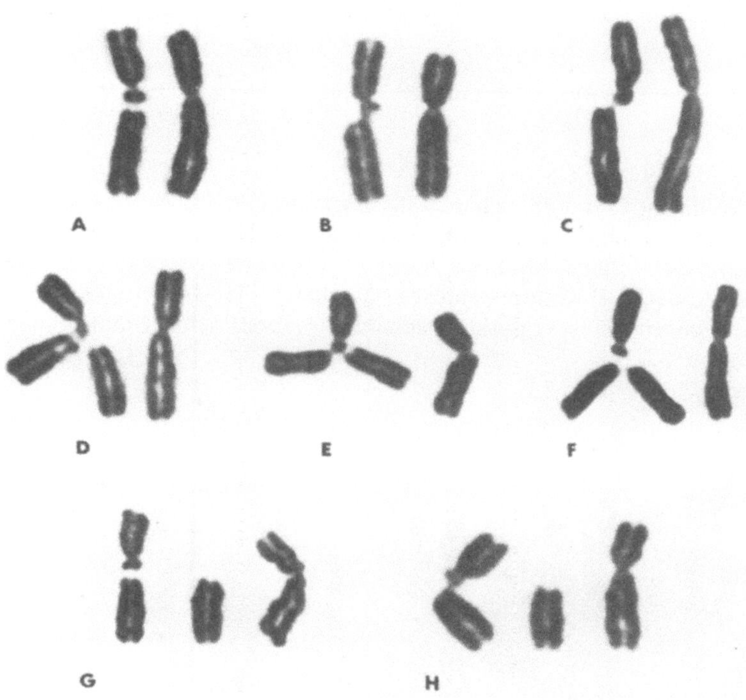

Abb. 3.13. Bruchstelle auf Chromosom 2 (2 qh'). A: Als Lücke zu sehen; B, C: Chromatid bricht an der Lücke; D–F: Triade, erzeugt durch Bruch in der vorangegangenen Teilung und Nichtübertragung des distalen Teils auf die Tochterzelle; G, H: azentrische Bruchstücke nach Chromatidbrüchen

Chromosomen in anderen Spezies

Die Chromosomen erscheinen in allen menschlichen Rassen gleich. Bei den Primaten gleichen sich die X-Chromosomen in Größe und Bandenmuster in bemerkenswerter Weise. Andere Chromosomen unterscheiden sich deutlich; die Variationen in Anzahl und Erscheinungsbild der Chromosomen entsprechen dem Zeitpunkt, zu dem sich die Spezies in der Evolution entwickelte (Tabelle 3.2).

Tabelle 3.2. Chromosomen bei verschiedenen Tier- und Pflanzenspezies

Spezies	Zahl der Chromosomen	Geschätzte Anzahl der Strukturgene
Mensch	46	50000
Gorilla	48	—
Maus	40	30000
Hund	78	—
Goldfisch	94	—
Drosophila	8	5000
E. coli	1	5000
Mais	10	—
Gartenerbse	14	—

Schimpanse, Gorilla und Orang-Utan haben 48 Chromosomen, die Autosomen dieser Affen sind denen des Menschen ähnlich mit Ausnahme des Humanchromosoms 2, das sich scheinbar nach Aufteilung der Spezies aus zwei akrozentrischen Affenchromosomen entwickelte (Abb. 3.14). Interessanterweise scheint die Bruchstelle auf dem menschlichen Chromosom 2 die Verbindungsstelle der früheren Affenchromosomen zu markieren (siehe Abb. 3.13).

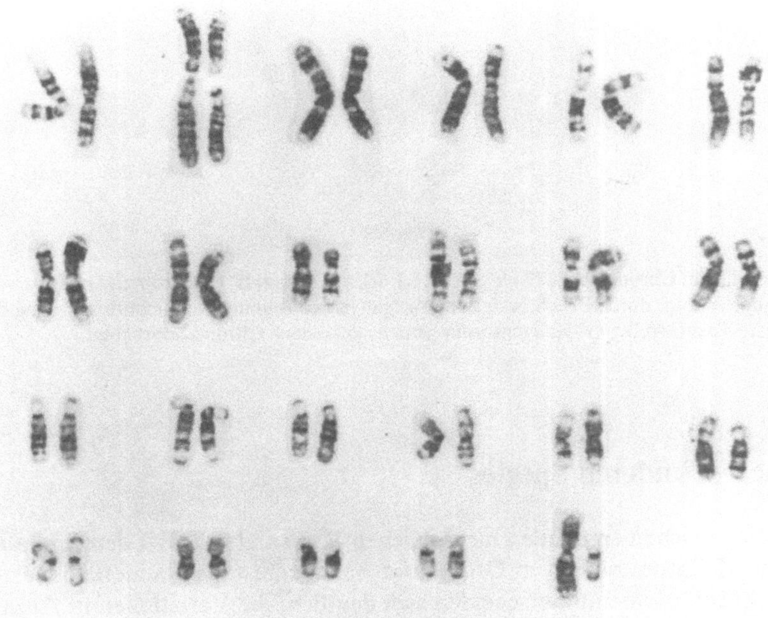

Abb. 3.14. Normales Karyogramm eines Gorillas

Mitochondriale Chromosomen

Menschliche Mitochondrien besitzen eigene Chromosomen. In jedem Mitochondrium befinden sich etwa 10 kreisförmige DNS-Doppelhelices. Diese reduplizieren sich selbst und enthalten in ihren 16 569 Basenpaaren Gene für 22 Transfer-RNSn, zwei Typen ribosomaler RNS und 13 Peptide, die Untereinheiten des umfangreichen Stoffwechsels der oxidativen Phosphorylierung sind. Die menschliche mitochondriale DNS unterscheidet sich durch abweichende Erkennungskodone für einige Aminosäuren (z. B. UGA für Tryptophan anstatt Kettenabbruch) von der DNS im Zellkern; es ist noch ungeklärt, wie diese Variationen entstanden sind. Da die Mitochondrien im Zytoplasma liegen, werden sie im Ei von der Mutter auf alle Kinder vererbt (maternale Vererbung).

Mitose

Die Mitose ist eine Form der Zellteilung, bei der aus einer Zelle zwei identische Tochterzellen entstehen. Diese mitotische Teilung findet in allen embryonalen Geweben statt und setzt sich verlangsamt in den meisten Geweben des Erwachsenen fort, mit Ausnahme einiger Gewebeformen, z. B. den Neuronen. Die Mitose ist von entscheidender Wichtigkeit für Gewebeform und -zustand. Bakterien können sich alle 20 Minuten einer Mitose unterziehen, in kultivierten Säugetierzellen findet der Zyklus etwa alle 24 Stunden statt. Die mitotische Teilung selbst dauert allerdings nur 20 Minuten bis eine Stunde, die DNS-Synthese oder -Reduplikation dagegen 6–8 Stunden (Abb. 3.15).

Fünf Stufen der Mitose können beobachtet werden (Abb. 3.16):

1. Interphase,
2. Prophase,
3. Metaphase,
4. Anaphase,
5. Telophase.

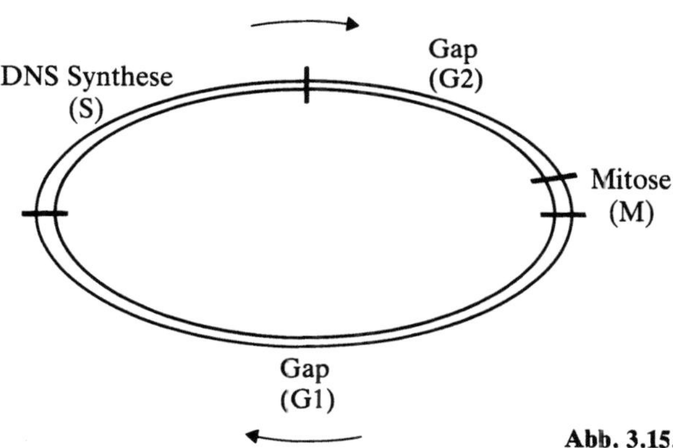

Abb. 3.15. Diagramm des Zyklus der Zellteilung

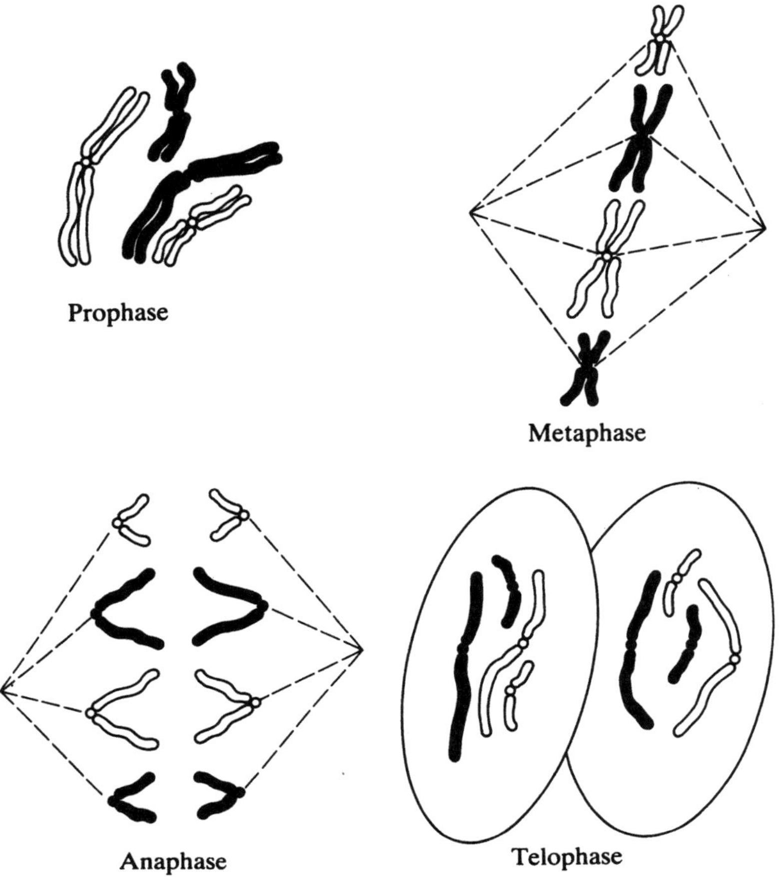

Abb. 3.16. Diagramm der Mitose an zwei repräsentativen Chromosomenpaaren. Chromosomen des einen Elternteils weiß, des anderen schwarz

1. Interphase

Eine Zelle, die sich gerade nicht aktiv teilt, befindet sich in der Interphase, die die Perioden Gap 1, S (DNS-Synthese) und Gap 2 des Zellzyklus umfaßt. In dieser Phase erscheint das Kernmaterial relativ homogen. Die DNS-Reduplikation findet in der S-Phase statt, so daß der Kern in der Periode G2 die doppelte Menge an diploider DNS enthält wie in G1. Jedes Chromosom hat seine eigene Geschwindigkeit der DNS-Synthese, einige Segmente beginnen früher mit der Reduplikation, andere später. Das inaktivierte X-Chromosom ist immer das letzte, das seine Reduplikation beendet. Bereitet sich die Zelle auf die Teilung vor, so verdichten sich die Chromosomen und werden sichtbar.

2. Prophase

Diese Phase beginnt, wenn die Chromosomen sichtbar werden. Jedes Chromosom besteht dann aus einem Paar langer, dünner, parallel angeordneter Stränge oder Schwesterchromatiden, die im Zentromer vereinigt sind. Sogenanntes »Crossing over« – Überkreuzungen der Schwesterchromatiden mit Austausch von genetischem Material, kann in dieser Stufe vorkommen. Bromdesoxyuridin (BrdU) kann zum Nachweis des Crossing over herangezogen werden (Abb. 3.17). Die Kernmembran verschwindet, die Zentriole teilt sich, und ihre beiden Teile beginnen in die entgegengesetzten Zellpole zu wandern.

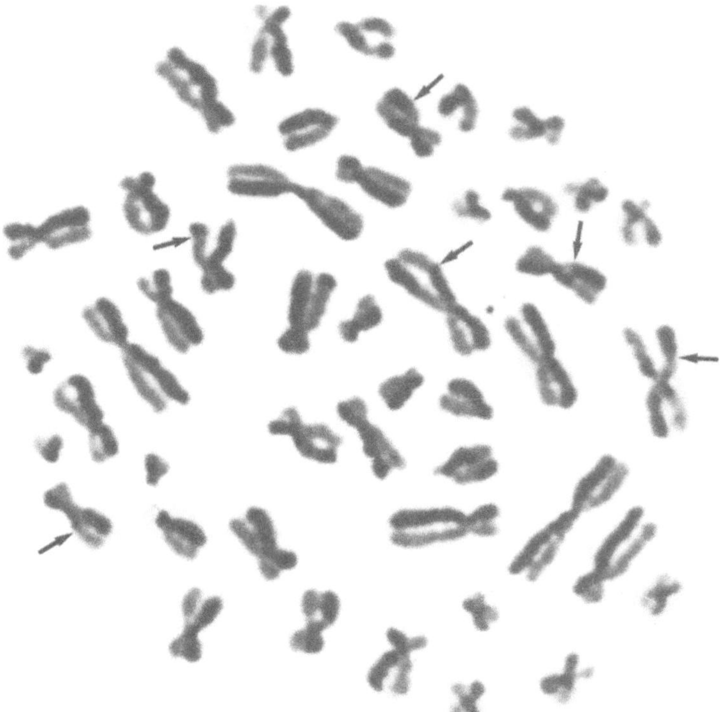

Abb. 3.17. Austausch von Teilen der Schwesterchromatiden (Pfeil)

3. Metaphase

Die Metaphase beginnt, wenn Chromosomen ihre maximale Spiralform erreicht haben. Sie reihen sich am Zelläquator auf, und die Spindel formt sich aus. Die akrozentrischen Chromosomen wirken zu diesem Zeitpunkt durch ihre Satelliten oft buschig. Die Spindel besteht aus Proteinmikrotubuli und verbindet die beiden Zentriolen mit dem Zentromer jedes Chromosoms.

4. Anaphase

Die Anaphase setzt ein, wenn die Zentromere sich teilen und die Schwesterchromatiden sich trennen; jede wird später zu einem Chromosom einer der Tochterzellen. Die Spindelfasern kontrahieren und ziehen die Tochterchromosomen, mit dem Zentromer voran, zu den Zellpolen.

5. Telophase

Diese Phase beginnt, wenn die Tochterchromosomen die Zellpole erreicht haben. Das Zytoplasma teilt sich, die Zellwand bildet sich aus, und die Chromosomen beginnen, sich zu entflechten. Zu diesem Zeitpunkt bildet sich auch die Kernmembran erneut.

So entstehen in der Mitose zwei Tochterzellen mit gleichem Genmaterial. Somatische Rekombination durch Austausch von Segmenten homologer Chromosomen und daraus resultierendem homozygoten Auftreten eines Genortes, der in den anderen Körperzellen heterozygot vorliegt, kommt selten vor (Abb. 3.18). Dies könnte jedoch ein entscheidender Schritt für die Entstehung einiger Krebsformen sein (siehe Kapitel 12).

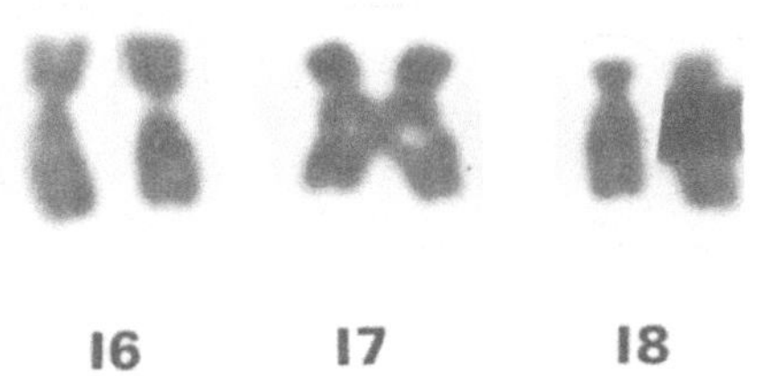

Abb. 3.18. Chiasmaformation in einer Körperzelle

Weiterführende Literatur

Harris P, Boyd E, Young BD, Ferguson-Smith MA (1984) Determination of DNA content of human chromosomes by flow cytometrie. Cytogenet Cell Genet 41:14–21
ISCN (1985) An international system for human cytogenetic nomenclature. Cytogenet Cell Genet
Sutherland GR, Hecht F (1985) Fragile sites on human chromosomes. Oxford University Press, Oxford

4 Gametogenese

Die Gameten, haploide Zellen, die sich zur Zygote, der ersten Zelle eines neuen Lebens, vereinen, reifen in den Gonaden, den Eierstöcken bzw. Hoden. Der diploide Chromosomensatz der Körperzelle wird hier halbiert; so erhält die Gamete von jedem Chromosomenpaar einen Partner. Diese Reduktion wird durch die Meiose oder Reifeteilung erreicht. Wird das haploide Ei dann durch das gleichfalls haploide Spermium befruchtet, so addieren sich die Sätze zu einem diploiden Satz – ein neues Wesen mit vollständigem Chromosomensatz kann sich entwickeln. Die meiotische Teilung erfolgt nur in den Gonaden; sie ist daher weniger gut erforscht als die Mitose. Der Hoden ist einer Biopsie leichter zugänglich als der Eierstock; dies erklärt, warum die meisten Erkenntnisse über die Meiose am männlichen Beispiel gewonnen werden. Dazu kommt, daß bei der Frau die Prophase zum größten Teil bereits während der Embryonalentwicklung abgeschlossen wird und somit nur beim Fetus untersucht werden kann.

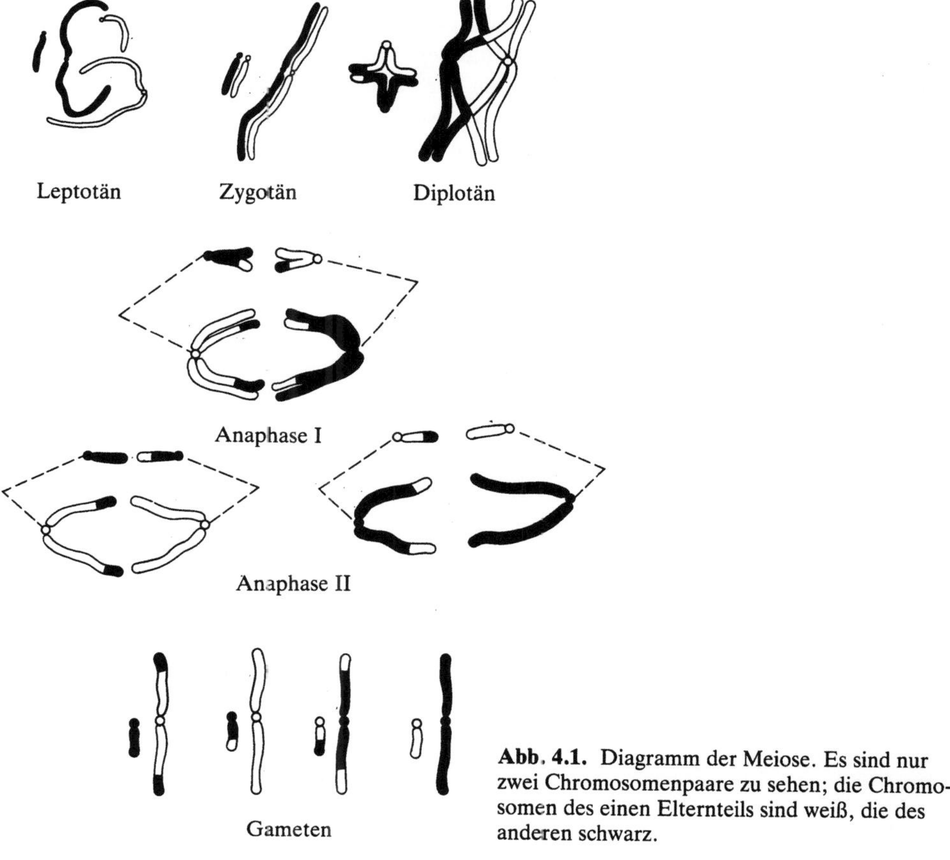

Abb. 4.1. Diagramm der Meiose. Es sind nur zwei Chromosomenpaare zu sehen; die Chromosomen des einen Elternteils sind weiß, die des anderen schwarz.

Meiose

Die Meiose besteht aus zwei Teilungsschritten, der ersten und der zweiten Reifeteilung (Abb. 4.1). Die DNS wird dabei nur einmal vor der ersten Teilung redupliziert.

Erste meiotische Teilung (Reifeteilung)

Die Prophase der ersten Reifeteilung ist komplexe; sie kann in fünf Stufen unterteilt werden:

1. Leptotän (fadenförmige Chromosomen),
2. Zygotän (Paarung der Chromosomen),
3. Pachytän (Verdichtung der Chromosomen),
4. Diplotän (doppeltes Erscheinen),
5. Diakinese (Auseinanderweichen der Chromosomen).

Das Leptotän beginnt mit dem ersten Erscheinen der Chromosomen (Abb. 4.2). In diesem Stadium besteht jedes Chromosom aus einem Paar Schwesterchromatiden mit dazwischenliegendem Material, das als laterales Element bezeichnet wird. (Die Reduplikation findet während der S-Periode der prämeiotischen Interphase statt.) Homologe Chromosomen legen sich im Zygotän paarweise zusammen (Synapsis) und werden durch den synaptonemischen Komplex eng miteinander verbunden (Abb. 4.3 und 4.4). X- und Y-Chromosomen nehmen nicht am Zyklus der anderen teil: Sie werden frühzeitig in einem Sexvesikel zusammengefaßt. Dies ist möglicherweise nötig, um Crossing over, Austausch von Teilen, zwischen den nicht paarenden Segmenten dieser beiden Chromo-

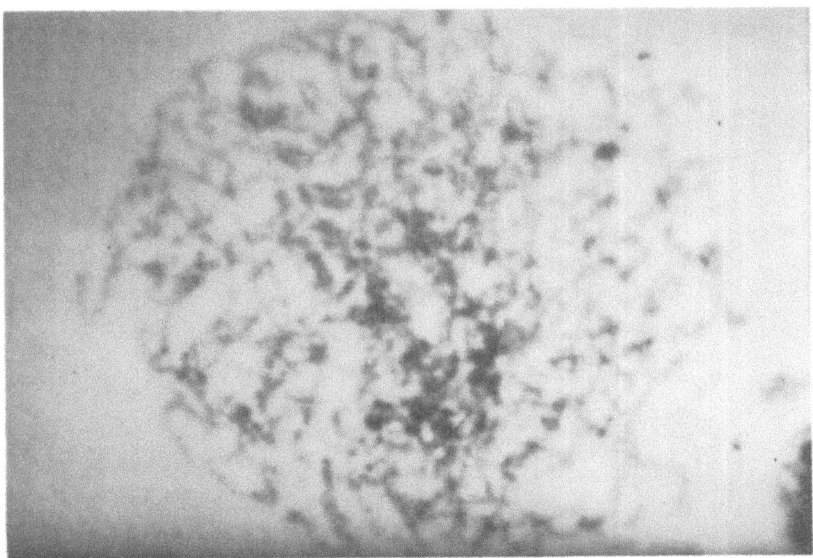

Abb. 4.2. Primäre Spermatozyte des Menschen im Leptotän

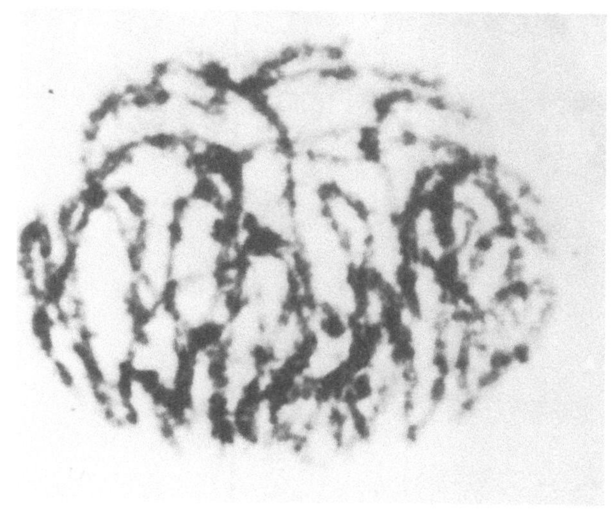

Abb. 4.3. Zygotän

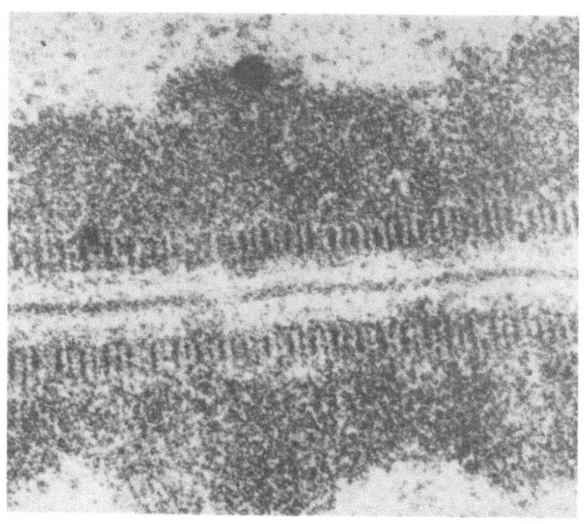

Abb. 4.4. EM-Photographie des
synaptonemalen Komplexes

somen zu verhindern. Das Pachytän ist die Hauptphase der chromosomalen Verdichtung; dabei entspricht das meiotische Chromomermuster den Banden der Mitose (Abb. 4.5). Jedes Chromosom besitzt nun zwei Chromatidstränge, so daß jedes Paar in der Meiose aus vier Strängen – der Tetrade – besteht (Abb. 4.6). In dieser Phase erhalten die akrozentrischen Chromosomen ihre Satelliten, vielleicht durch die Synapse homologer (repetitiver) Sequenzen auf nicht homologen Chromosomen oder durch ihre Beteiligung an der Organisation des Nukleolus. Das Diplotän ist beim Menschen sehr kurz und nur schwer zu beobachten. Hier beginnen sich die Chromosomen jedes Paares zu trennen.

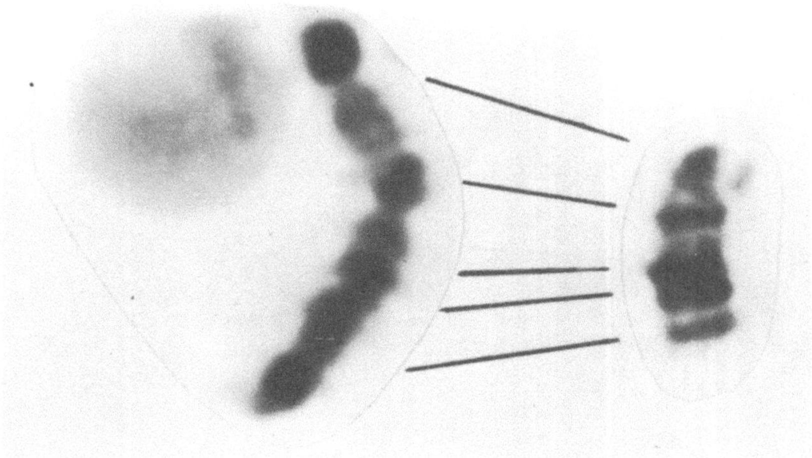

Abb. 4.5. Homologie der Bandenmuster für Meiose- (links) und Mitosechromosomen (hier Chromosom 13). Zu beachten der vom kurzen Arm des Bivalents stammenden Nukleolus.

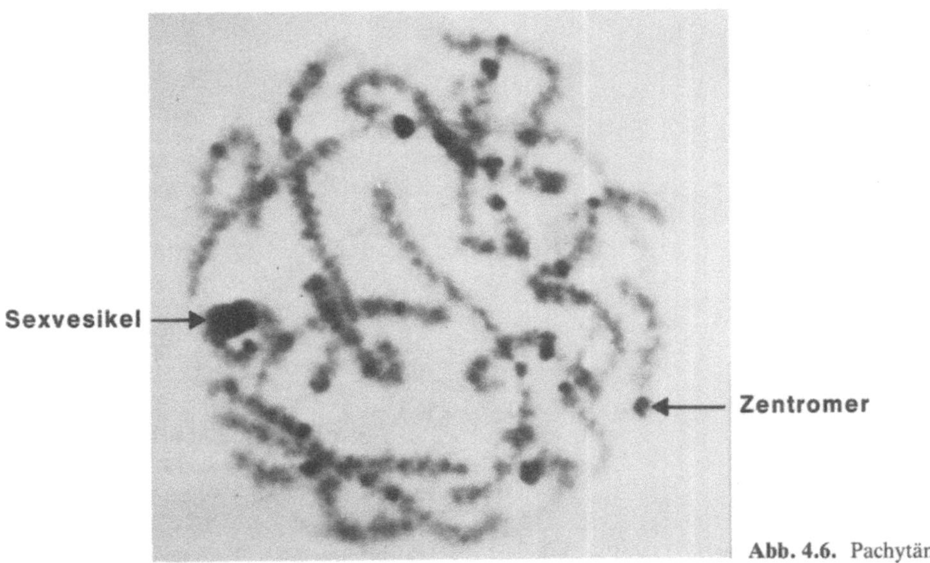

Abb. 4.6. Pachytän

Dennoch bleiben die Zentromere intakt und die beiden Chromatidstränge jedes Chromosoms beieinander. Während der Längsteilung treten die beiden Partner jedes Paares an einigen Stellen, sogenannten Chiasmata, in Kontakt (Abb. 4.7). Hier findet das Crossing over, der Austausch von Genmaterial zweier homologer Chromosomen durch Überkreuzung der Chromatiden, Bruch und Befestigung am Gegenüber statt (Abb. 4.8). Chromatide, die einen Austausch vorgenommen haben, werden als »rekombiniert« bezeichnet. Durchschnittlich sind ca. 52 Chiasmata in einer männlichen menschlichen Zelle zu beobachten.

48

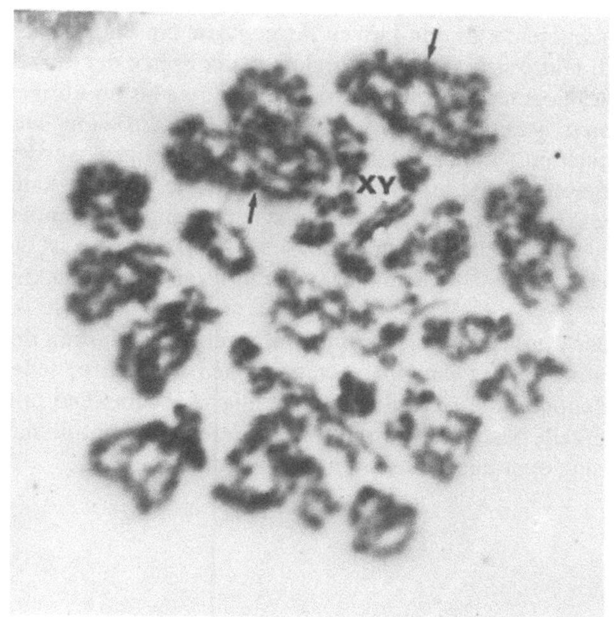

Abb. 4.7. Frühe Diakinese. Man beachte die häufigen Chiasmata.

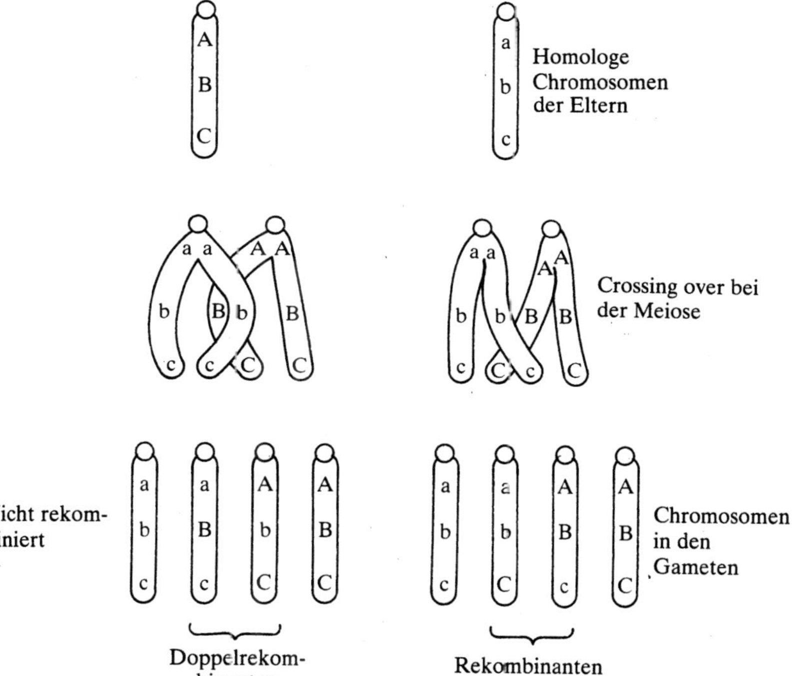

Abb. 4.8. Darstellung des Crossing over

Im Diplotän öffnet sich das Sexvesikel, die Chromosomen X und Y werden sichtbar, verbunden durch feine Paarungssegmente an den kurzen Armen, die ein Hinweis auf Homologie dieser Regionen sind. Diese sich paarende Region an der Spitze der kurzen Arme wird als pseudoautosomales Segment bezeichnet, da hier, anders als im übrigen Teil der X- und Y-Chromosomen, während der Meiose regelmäßig Crossing over stattfinden, wie beim Mann beobachtet. Sequenzen, die in dieser Region liegen, werden eher autosomal als geschlechtsgebunden vererbt. Die X-Y-paarende Region kann besonders gut in elektronenmikroskopischen Aufnahmen des synaptonemalen Komplexes nach Färbung mit Silbernitrat dargestellt werden (Abb. 4.9). Die Diakinese ist die Endstufe der Prophase, in der sich die Chromosomen enger spiralisieren und so dunkler eingefärbt werden können.

Die Metaphase beginnt mit der Auflösung der Kernmembran und Wanderung der Chromosomen an den Zelläquator. In der Anaphase trennen sich die Paare, jeder Partner wandert zu einem der Zellpole, die Verteilung ist zufällig. Anschließend teilt sich das Zytoplasma. Jede Tochterzelle besitzt 23 Chromosomen, deren Chromatide sich nur durch die während des Crossing over ausgetauschten Stücke unterscheiden.

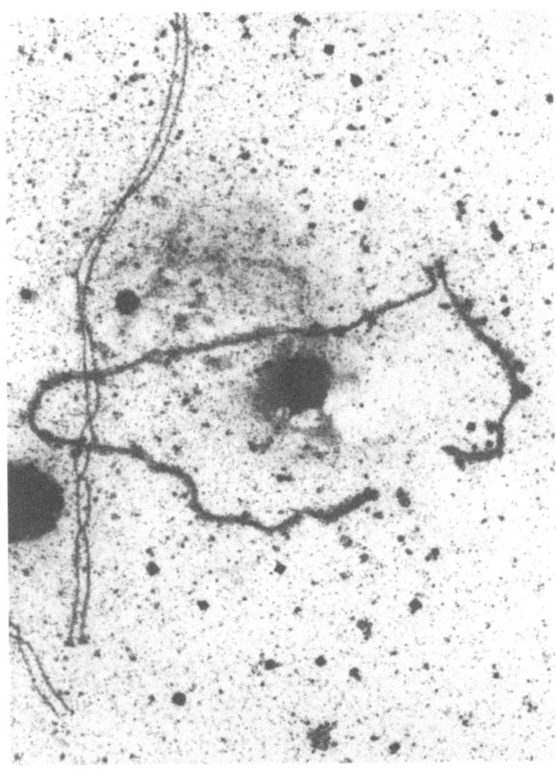

Abb. 4.9. EM-Photographie des Sexbivalents im Pachytän. X-Chromosom (rechts) und Y-Chromosom (links) sind durch ihr paarendes Segment verbunden (oben). (Mit freundlicher Genehmigung von A. C. Chandley)

50

Zweite Reifeteilung

Die zweite Teilung folgt der ersten ohne Interphase. Sie ähnelt der Mitose, denn die Zentromere teilen sich jetzt, und die Schwesterchromatide wandern an die entgegengesetzten Zellpole. Die Chromosomen sind allerdings dichter spiralisiert als in der Mitose. Ausnahmen sind die Geschlechtschromosomen X und Y, dies mag auf die Tatsache zurückzuführen sein, daß sie, abgesehen von den Spitzen ihrer kurzen Arme, an der Rekombination nicht teilnehmen (Abb. 4.10).

So unterscheidet sich die Meiose von der Mitose in mehreren Punkten, die in Tabelle 4.1 zusammenfassend dargestellt sind. Da die Chromosomen in der Meiose zufällig verteilt werden, resultieren 2^{23} oder 8 388 608 mögliche Chromosomenkombinationen in Ei oder Spermium. Für die Zygote, aus beiden kombiniert, ergibt das 2^{46} mögliche Kombinationen. Damit nicht genug: Diese Zahl wird durch die in der Meiose stattfindenden Crossing over noch erhöht. Nimmt man durchschnittlich ein Crossing over pro Chromosom an und eine 10%ige Differenz der mütterlichen und väterlichen Allele, so erhöht das die Zahl möglicher Kombinationen für die Zygote auf 6×10^{43}. Dies ist mehr als jemals Menschen existiert haben und ein eindrucksvoller Beweis unserer genetischen Individualität.

Die Meiose hat drei wichtige Konsequenzen:

1. Gameten enthalten immer nur ein Chromosom von jedem homologen Paar.
2. Väterliche und mütterliche Homologe werden zufällig verteilt.
3. Crossing over garantiert Individualität durch Erhöhung der genetischen Variabilität.

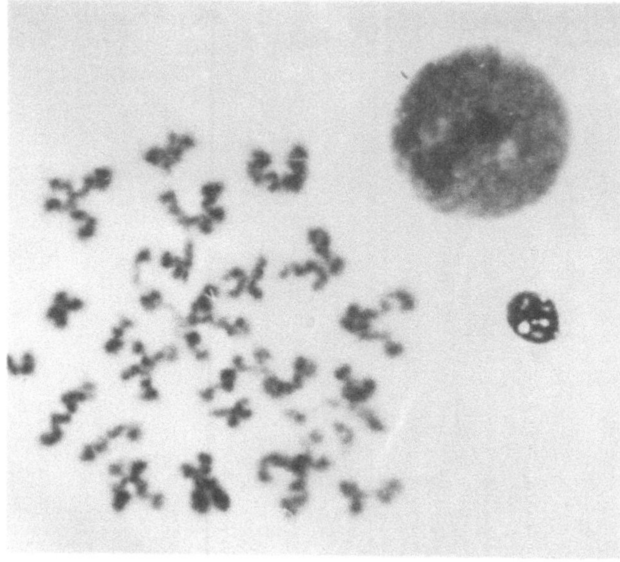

Abb. 4.10. Metaphase der zweiten Reifeteilung; zu sehen ist ein einzelnes kondensiertes X-Chromosom.

Tabelle 4.1. Vergleich von Mitose und Meiose

	Mitose	Meiose
Ort	in allen Geweben	nur die Gonaden
Zeit	lebenslang	nach der Pubertät beim Mann, blockiert bis zur Pubertät bei der Frau
Ergebnis	diploide Tochterzellen	haploide Gameten

Spermatogenese

Die Spermatogenese findet in den Tubuli seminiferi des Mannes vom Zeitpunkt der vollen sexuellen Reife an statt (Abb. 4.11). In der Peripherie der Tubuli sind die Spermatogonen angesiedelt; einige von ihnen sind sich selbst regenerierende Stammzellen, andere nehmen an der Spermienbildung teil. Die primäre Spermatozyte entstammt einem solchen Spermatogon. In der ersten Reifeteilung entstehen zwei sekundäre Spermatozyten mit je 23 Chromosomen. Diese bilden durch schnellen Vollzug der zweiten Reifeteilung je zwei Spermatide. Ohne weitere Teilung findet dann die Reifung zum Spermium statt, das in das Tubulusinnere entlassen wird. Die Reifung eines solchen Spermiums dauert etwa 75 Tage.

Normaler Samen enthält 50–100 Millionen Spermien/ml. Die Samenproduktion geht, wenn auch später reduziert, bis ins hohe Alter hinein weiter; die Gesamtproduktion eines Lebens zählt ca. 10^{12} Spermien. Die häufige Reduplikation erhöht das Risiko einer Mutation, entsprechend treten Genmutationen bei Kindern älterer Männer in zunehmender Häufigkeit auf.

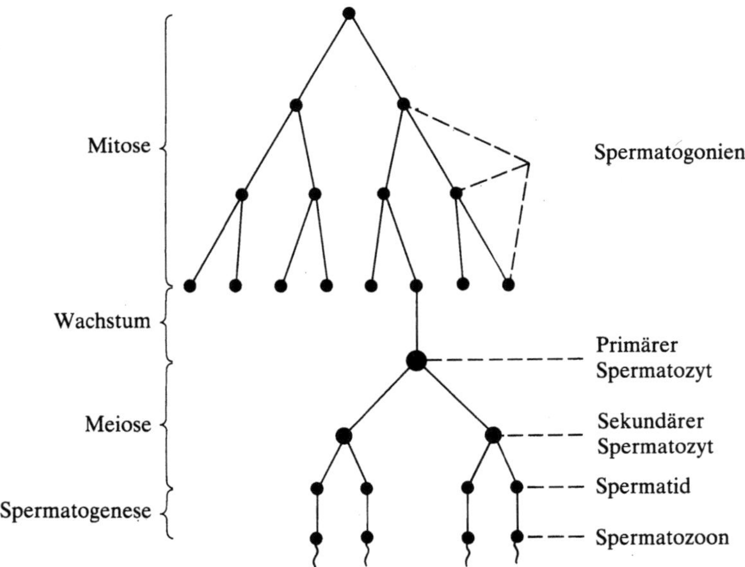

Abb. 4.11. Darstellung der Spermatogenese

52

Oogenese

Im Gegensatz zur Spermatogenese ist die Oogenese zum Zeitpunkt der Geburt weitgehend abgeschlossen. Die Oogonien, entwickelt aus den primordialen Germinativzellen, sind die Zentralzellen der Follikel. Etwa im dritten pränatalen Monat werden aus den Oogonien primäre Oozyten, von denen einige die Prophase der ersten Reifeteilung erreichen. In dieser Phase verbleiben sie bis zur sexuellen Reife der Frau. Diese Stagnation der Entwicklung in der Prophase wird als Diktiotän bezeichnet. Die erste Reifeteilung wird dann beendet, wenn der entsprechende Follikel reift und seine Oozyte in die Tube (Eileiter) entläßt. So kann die Vervollständigung der ersten Reifeteilung bei der Frau über 40 Jahre dauern.

In der ersten Reifeteilung wird das Zytoplasma mengenmäßig ungleich geteilt: Die Oozyte erhält einen großen Anteil, die andere Tochterzelle einen kleineren; damit wird sie zum Polkörperchen (Abb. 4.12). Die zweite Reifeteilung findet erst nach der Befruchtung im Eileiter statt, sie erzeugt das mütterliche Ei sowie zwei weitere Polkörperchen, eines durch Teilung des ersten, das andere durch Reifeteilung der großen sekundären Oozyte zum eigentlichen Ei. Während in der Spermatogenese also vier einsatzbereite Spermien entstehen, erzeugt die Oogenese nur ein einziges Ei.

Die größte Anzahl germinativer Zellen findet sich im 5. pränatalen Monat mit ca. 6,8 $\times$ 10^6, bei Geburt sind es noch 2 Millionen, die bis zum Zeitpunkt der Pubertät auf weniger als 200000 reduziert werden. Von diesen werden etwa 400 in den Eileiter gelangen.

Die lange Ruhepause mag ein Grund für das erhöhte Risiko des »Non disjunction«, der unterbleibenden Trennung eines Chromosomenpaares mit Überzahl eines Chromosoms in der einen und Fehlen eben dieses Chromosoms in der anderen Tochterzelle bei älteren Müttern sein.

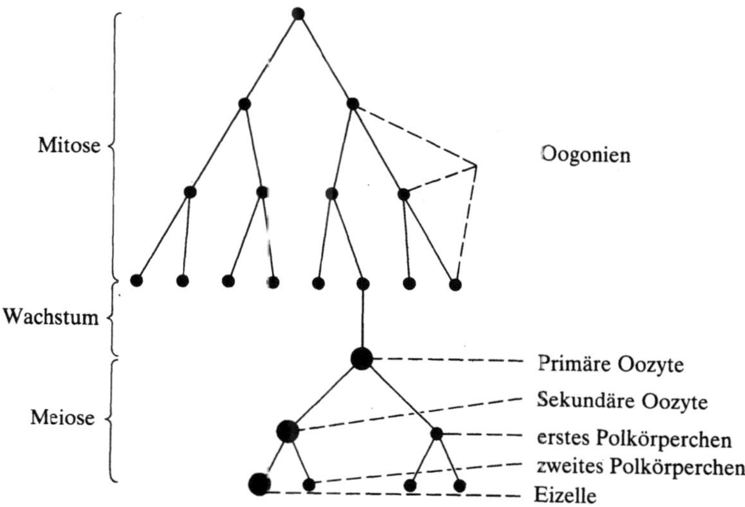

Abb. 4.12. Darstellung der Oogenese

Befruchtung

Diese findet normalerweise in der Tube statt. Wenn ein Spermium in das Ei eindringt, bewirken chemische Veränderungen die Undurchdringlichkeit der Zellwand für weitere Spermien. Aus dem gerade eingedrungenen Spermium entsteht durch Abrundung der männlichen Pronukleus. Das Ei beendet die zweite Reifeteilung und wird zum weiblichen Pronukleus. Diese vereinen sich zur Zygote, und die Embryogenese beginnt. Durch mitotische Teilungen werden aus der Zygote die 2×10^{12} Zellen eines Neugeborenen entstehen. Tabelle 4.2 faßt die wichtigsten Stufen der Embryonal- und Fetalentwicklung und ihre medizinisch-genetische Reifung zusammen.

Lyonisierung

Darunter wird die Inaktivierung eines der beiden X-Chromosomen in jeder weiblichen Zelle verstanden. Dies geschieht bei allen Säugetieren und beim Menschen, wie das Erscheinen der Barrkörperchen beweist, in den Trophoblasten am 12. Tag nach der Befruchtung. Beim Embryo findet sie am 16. Tag, wenn er die Zahl von etwa 5000 Zellen erreicht hat, statt. (In diesem Stadium rechnet man mit ca. 3–5 Stammzellen des hämatopoetischen Systems.)

Die Lyonisierung findet nur in den Körperzellen statt; für die germinativen Zellen sind zur Erhaltung ihrer Aktivität beide X-Chromosomen notwendig. In den Körperzellen ist es dem Zufall überlassen, ob das väterliche oder mütterliche X-Chromosom

Tabelle 4.2. Meilensteine der Embryonal- und Fetalentwicklung

Stufe	Gestations-alter	Scheitel-Steiß-Länge	Bemerkung
Embryo	Konzeption	—	—
	4 Wochen	1 mm	Lyonisation, ausbleibende Periode, Chorionvilli wachsen
	5 Wochen	2 mm	Neuralrohr schließt sich, angedeutete Organform
	6 Wochen	4 mm	Neuralrohr geschlossen, Gliedknospen sichtbar, Herzschlag, Schwangerschaftstest positiv, erste Membranen im Ultraschallbild
	8 Wochen	3 cm	Hauptorgane entwickelt, Ultraschall zeigt Bewegungen, Chorionbiopsie möglich
Fetus	12 Wochen	8 cm	Äußere Genitale erkennbar, Schwangerschaftsabbruch mit sozialer/kriminiologischer Idikation
	16 Wochen	14 cm	Optimalzeit für Amniozentese
	20 Wochen	18 cm	Beste Zeit für Fetoskopie, Mutter fühlt Kindsbewegung
	22 Wochen	20 cm	Schwangerschaftsabbruch mit medizinischer/eugenischer Indikation
	40 Wochen	36 cm	Normales Ende der Schwangerschaft

inaktiviert wird, die einmal getroffene Wahl ist aber für alle Abkömmlinge dieser Zelle verbindlich. Da jeweils ein X inaktiv ist, weisen Frau und Mann, dessen einziges X-Chromosom immer aktiv ist, die gleichen Genproduktspiegel auf. Das inaktivierte X wird mit Ausnahme der Spitze des kurzen Armes, die entweder nahe bei der Paarungsregion liegt oder diese sogar enthält, nicht transkribiert. Es führt die Reduplikation später als alle anderen Chromosomen durch, entwickelt sich also nicht im Gleichklang mit dem aktiven X. Bei Frauen, deren eines X-Chromosom Erbmaterial verloren hat, wird dieses bevorzugt inaktiviert; fand dagegen eine X-autosomale Translokation statt, so wird eher das normale X inaktiviert, um eine auch das Autosom betreffende Inaktivierung mit der Konsequenz der autosomalen Monosomie zu vermeiden.

Das inaktive X-Chromosom bleibt die meiste Zeit der Interphase verdichtet und kann in variabler Lage zum Kern beobachtet werden. In den meisten Geweben erscheint es als stark gefärbte Chromatinmasse, dann heißt es »Barrkörperchen« oder X-Chromatin (Abb. 4.13). Nur bei ca. 30% der Zellen eines Wangenschleimhautabstrichs einer Frau kann es nachgewiesen werden, da sein Auftreten vom Stadium der Zelle im Zellzyklus abhängig ist. Besitzt eine Zelle mehr als zwei X-Chromosomen, so werden alle überzähligen gleichfalls inaktiviert; eine entsprechende Anzahl Barrkörperchen wird sichtbar. So ist die maximale Anzahl der X-Chromosomen in einer Zelle aus der Zahl der Barrkörperchen + 1 zu erreichen. Das Sexchromatin ist auch bei 1–10% der weiblichen neutrophilen Blutkörperchen als Kernanhängsel zu sehen, wegen seiner Form Trommelschlegel genannt (Abb. 4.14).

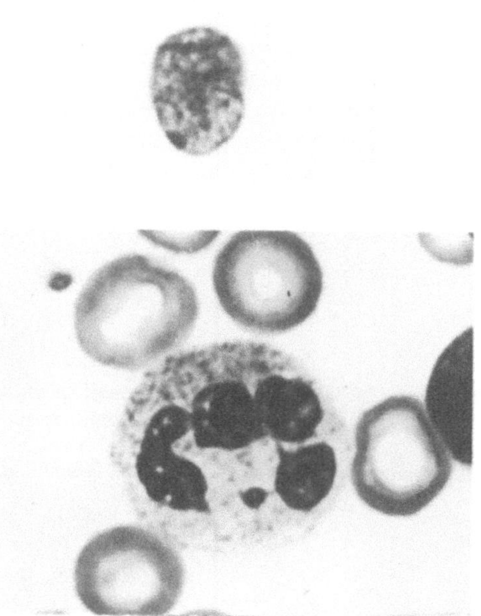

Abb. 4.13. Barrkörperchen

Abb. 4.14. Trommelschlegel im Neutrophilen

Im weiblichen Körper liegt daher eine Mischung von Zellen mit aktivem mütterlichen oder väterlichen X-Chromosom vor. Die relative Anzahl beider Gruppen schwankt von Frau zu Frau, entsprechend der Zufälligkeit des Inaktivierungsprozesses. Dies ist verantwortlich für die unregelmäßige Ausprägung von Mutationen X-gebundener Gene bei betroffenen Frauen. Die fleckige Katze ist ein exzellentes Beispiel für eine unregelmäßige Ausprägung zweier Allele, hier für die Fellfarbe, bei einem heterozygoten Weibchen. Das eine X prägt die Bernsteinfarbe, das andere die Farbe Schwarz. Ähnliches ist bei Frauen, die ein heterozygotes, X-gebundenes Erbleiden haben, zu beobachten (siehe Kapitel 7).

Geschlechtsbestimmung und Differenzierung

Studien über strukturelle Aberrationen des menschlichen Y-Chromosoms lassen darauf schließen, daß für die männlichen Geschlechtsmerkmale der testisdeterminierende Faktor (TDF) verantwortlich ist, der auf dem kurzen Arm des Y-Chromosoms lokalisiert ist. Fehlt diese Region, werden die undifferenzierten Gonaden zu Ovarien, und die Entwicklung verläuft weiblich. Ist sie vorhanden, werden Hoden ausgebildet, die zwei lokal wirksame Hormone erzeugen. Die Sertolizellen der Tubuli seminiferi sezernieren einen Inhibitor der Müller-Gänge, was die Rückbildung des primitiven Uterus und der Flimmertrichter bewirkt. Die interstitiellen Zellen der Hoden produzieren Testosteron, das die Wolff-Gänge zur Differenzierung in Nebenhoden, Vas deferens und Samenbläschen anregt sowie die externen Geschlechtsmerkmale männlich werden läßt.

Die normale Kombination von X- und Y-Chromosomen in der ersten Reifeteilung und die normale Aufteilung in verschiedene sekundäre Spermatozyten sorgt für etwa die gleiche Anzahl von Konzeptionen für Jungen und Mädchen.

Die Lokalisation der TDF-Region außerhalb des paarenden Segments auf dem kurzen Arm des Y-Chromosoms verhindert normalerweise einen Rekombinationstransfer des TDF auf das X-Chromosom und trennt sie von anderen, für die Spermatogenese wichtigen Determinanten auf dem langen Arm des Y-Chromosoms.

Seltene Ausnahmen von der Regel, daß das Geschlecht von der Anwesenheit oder Abwesenheit des Y-Chromosoms bestimmt wird, bilden XY-Frauen, von denen einige Mutationen oder Deletionen der TDF-Region haben, und XX-Männer, bei denen durch zufällige Rekombination der TDF auf das X-Chromosom übertragen wurde (siehe Kapitel 14).

Weiterführende Literatur

Ferguson-Smith MA (1973) Human chromosomes in meiosis. In: Human Genetics, Proceedings of the IVth International Congress of Human Genetics, Paris 1971. Excerpta medica, Amsterdam, pp 195–211
Lyon ME (1962) Sex chromatin and gene action in the mammalian X-Chromosome. Am J Hum Genet 14:135–148

5 Chromosomale Aberrationen

Manche Mutationen des genetischen Materials betreffen große Teile eines Chromosoms. Wenn diese Defekte unter dem Lichtmikroskop sichtbar sind, spricht man von chromosomalen Aberrationen. Mit der zur Zeit verfügbaren Technik kann ein Stückverlust oder -gewinn ab einer Größe von 4 Millionen Basenpaaren oder 0,13% des Genoms beobachtet werden. Stellt man sich die Länge der haploiden DNS wie die Entfernung London – New York vor, so entspräche dies etwa 8 km, ein Gen wäre dann ca. 15 m groß.

Chromosomale Aberrationen sind mit einem Auftreten bei 7,5% aller Konzeptionen recht häufig. Die meisten führen freilich zum Abort, so daß die Inzidenz für Lebendgeborene bei 0,6% liegt. 60% der Früh-, 5% der Spätaborte und 4–5% der Totgeburten sind auf chromosomale Aberrationen zurückzuführen.

Man unterscheidet üblicherweise numerische Aberrationen (falsche Anzahl gesunder Chromosomen in der Körperzelle) und strukturelle Aberrationen (mindestens ein Chromosom ist direkt geschädigt). Es können sowohl Autosomen wie Gonosomen betroffen sein; die Ursache ist entweder eine Mutation in einer Germinativzelle eines Elternteils bzw. eines früheren Vorfahren oder eine Mutation im Körper direkt, bei der nur ein Teil der Zellen betroffen ist.

Numerische Aberration

Körperzellen enthalten 46 Chromosomen, den diploiden Chromosomensatz (2n). Reife Gameten weisen den haploiden Satz (n) auf. Bei Polyploidie liegt eine Chromosomenanzahl vor, die ein ganzes Vielfaches des haploiden Satzes ist und den Diploiden übertrifft; handelt es sich nicht um ein ganzes Vielfaches, so spricht man von Aneuploidie (Tabelle 5.1).

Tabelle 5.1. Beispiele für numerische Chromosomenaberrationen

Karyotyp	Bezeichnung
92 XXYY	Tetraploidie
69 XXY	Triploidie
47 XX + 21	Trisomie 21
47 XY + 18	Trisomie 18
47 XX + 13	Trisomie 13
47 XX + 16	Trisomie 16
47 XXY	Klinefelter-Syndrom (auch: Diplo-X-Mann)
47 XXX	X-Trisomie
45 X	Turner-Syndrom
49 XXXXY	Klinefelter-Syndrom (Variante)

Aneuploidie

Sie ist in der Regel die Folge einer unterbliebenen Trennung eines Chromosomenpaares in der Anaphase, des sogenannten »Non-disjunction«; es ist aber auch möglich, daß sich ein Chromosom verspätet auf Wanderschaft begab (»Anaphase lag«). In beiden Fällen entsteht eine Zelle mit überzähligem Chromosom (Trisomie) und eine, in der das entsprechende Chromosom fehlt (Monosomie). Die Ursache für das Unterbleiben der Chromosomentrennung in der Meiose ist nicht bekannt, es tritt jedoch gehäuft bei hohem Alter der Mutter, Hypothyreose der Mutter, nach Bestrahlung, nach Virusinfektion oder als Familienleiden auf. Auch für das Non-disjunction in der Mitose sind die Ursachen nicht bekannt; hier konnten bisher keine prädisponierenden Faktoren gefunden werden.

Aneuploidie kann sowohl in der Meiose wie in der Mitose auftreten. Meiotisches Non-disjunction kann in der ersten oder zweiten Reifeteilung stattfinden (Abb. 5.1). Im ersten Fall wird die Gamete mit dem Zusatzchromosom die Homologen beider Elternteile dieses Chromosoms enthalten. Im zweiten Fall dagegen stammen Normal- und Extrachromosom von ein und demselben Elternteil. Manchmal kann der Zeitpunkt des Non-disjunction bestimmt werden, wenn bekannt ist, daß beide Allele eines Genlokus von einem Elternteil stammen, oder auch anhand vererbter Formen von chromosomaler Polymorphie.

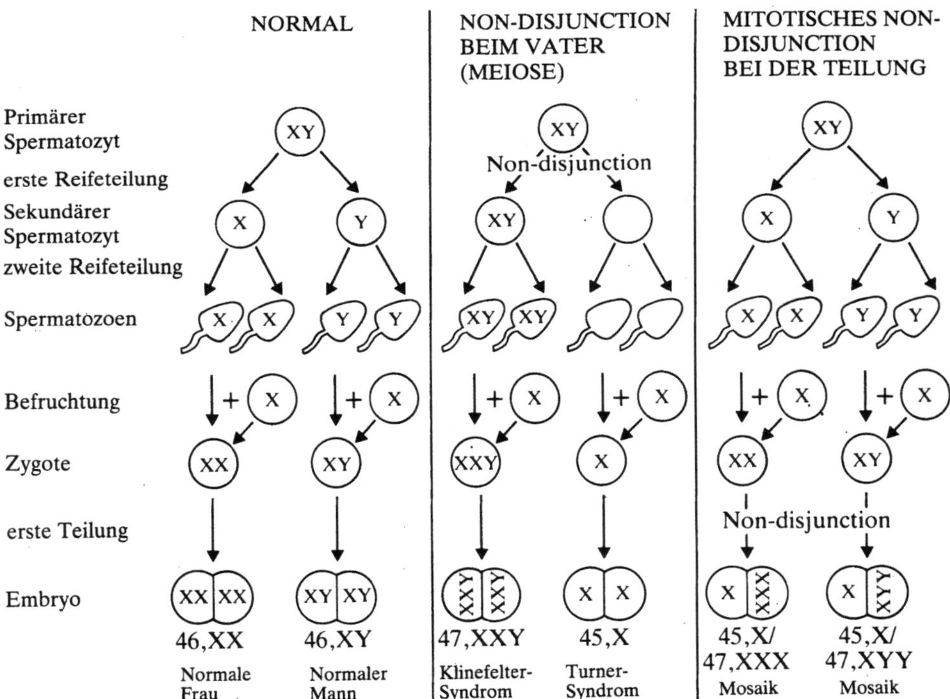

Abb. 5.1. Darstellung von meiotischem und mitotischem Non-disjunction der Geschlechtschromosomen in der ersten Reifeteilung und einer frühen Teilung

Aneuploidie in der Mitose führt zu einer Mosaikbildung, also zu einem Individuum mit Zellinien, die zwei oder mehr verschiedene Chromosomensätze enthalten, aber von einer Zygote abstammen.

Polyploidie

Ein kompletter Extrasatz Chromosomen erhöht deren Zahl auf 69 und wird als Triploidie bezeichnet (Abb. 5.2). Sie beruht meist auf einer Befruchtung durch zwei Spermien (Dispermie) oder auf dem Versagen einer der Meioseschritte, so daß eine diploide Gamete entsteht. Die chromosomale Formel für einen triploiden Fet (meist Fehlgeburt) würde also, je nach Herkunft des zusätzlichen Satzes, 69 XXX, 69 XXY oder 69 XYY lauten. Am häufigsten tritt 69 XXY auf.

Tetraploidie (4n) ist üblicherweise die Folge einer unvollständigen ersten Reifeteilung.

Es gibt auch normale polyploide Zellen im Körper: Die Megakaryozyten des Knochenmarks besitzen meist den 8–16fachen Satz. Tetraploidie findet man in Zellen der regenerierenden Leber und anderen Geweben. Sie entstehen durch endomitotische Reduplikationen: Die Chromosomen teilen sich zweimal, während sich die Zelle nur einmal teilt.

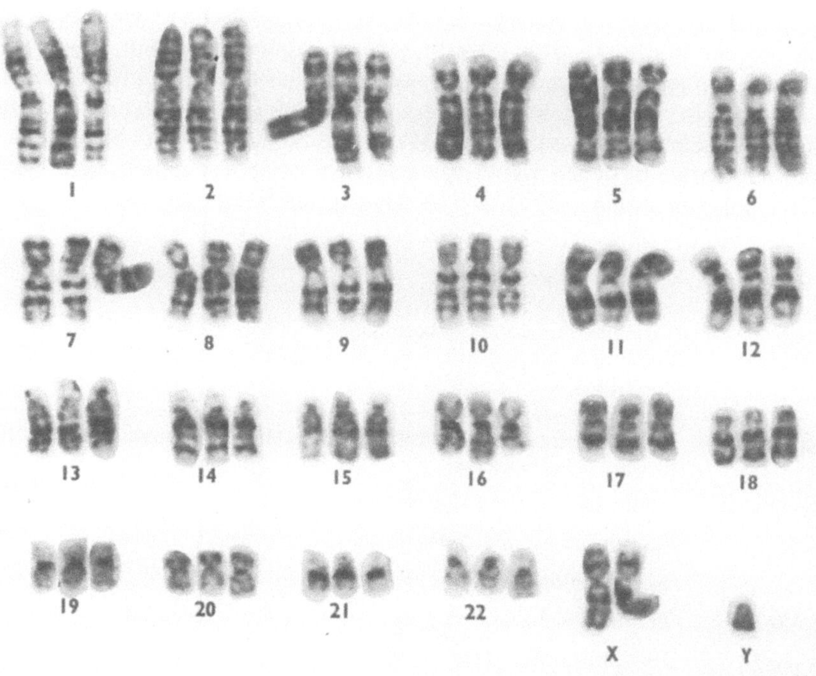

Abb. 5.2. Triploidie, bei einer Amniozentese entdeckt

Strukturelle Aberrationen

Alle diese Aberrationen sind die Folgen von Chromosomenbrüchen. Beim Bruch von Chromosomen entstehen zwei instabile Enden, die von körpereigenen Reparaturmechanismen unverzüglich wieder vereint werden. Hat sich aber mehr als ein Bruch ereignet, können falsche Enden miteinander verbunden werden, da die Reparaturmechanismen diese Enden nicht auseinanderhalten können. Die Spontanbruchrate kann durch Einwirkung ionisierender Strahlen, chemischer Mutagene und im Rahmen seltener Erbkrankheiten deutlich steigen (siehe Kapitel 14). Chromosomenbrüche sind nicht zufällig verteilt; für alle Translokationstypen beträgt die Spontanmutationsrate 1:1000 Gameten und ist damit etwa 100mal größer als die Mutationsrate für einzelne Krankheitslozi.

Sechs Typen der strukturellen Aberration sind bekannt (Tabelle 5.2):

1. Translokation,
2. Deletion und Ringchromosom,
3. Duplikation,
4. Inversion,
5. Isochromosom,
6. zentrische Fragmente.

1. Translokation

Hier handelt es sich um den Transfer genetischen Materials zwischen Chromosomen; beide müssen brechen und in abnormer Weise wieder verbunden werden. Auch eine akzidentielle Rekombination zwischen nicht homologen Chromosomen in der Meiose kann die Ursache sein. Dabei geht normalerweise keine DNS verloren, und das betroffene Individuum ist klinisch unauffällig. Man spricht dann von einer balancierten Translokation. Gefahren bestehen dabei für kommende Generationen, denn jede balancierte Translokation enthält das Risiko unbalancierten Nachwuchses.

Tabelle 5.2. Beispiele für strukturelle Chromosomenaberrationen

Karyotyp	Bemerkungen
46XY,t(5;10)(p13;q25)	Balancierte reziproke Translokation, betreffend Chromosomen 5 und 10, Bruchstellen angegeben
45XX,t(13;14)(p11;q11)	Zentrische Fusion der Chromosomen 13; 14
46XY,del(5)(p25)	Katzenschreisyndrom, Deletion des kurzen Arms Chromosom 5
46X,i(Xq)	Isochromosom Xq
46XX,dup(2)(p13p22)	Partielle Duplikation am kurzen Arm von Chromosom 2 (p13→q29)
46XY,r(3)(p26→q29)	Ringchromosom 3 (p26→q29)
46XY,inv(11)(p15q14)	Perizentrische Inversion an Chromosom 11

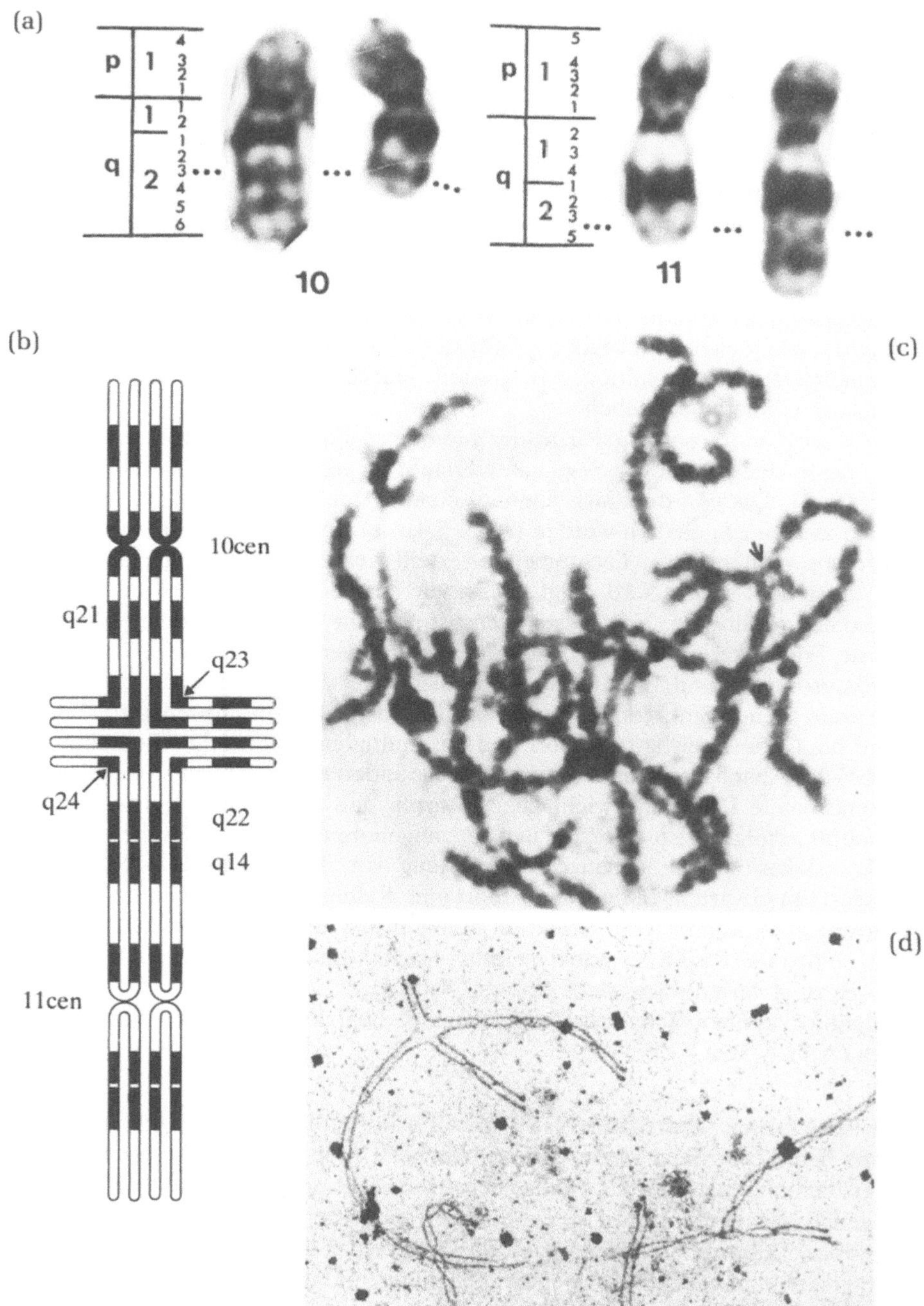

Abb. 5.3. a Reziproke Translokation zwischen den Chromosomen 10 und 11. Der normale Partner jeweils links. **b** Vierergruppe bei einer 10:11-Translokation. **c** Vierergruppe im Pachytän, Translokation der Chromosomen 10 und 11 (Pfeil). **d** EM-Photographie des synaptonemalen Komplexes einer 9:20-Translokation im Pachytän (Silbernitratfärbung). (Mit freundlicher Genehmigung von A. C. Chandley)

Drei Typen der Translokation werden unterschieden:

a) reziproke Translokation,
b) zentrische Fusion (Robertson),
c) Insertion.

a) Reziproke Translokation: Bei einer reziproken Translokation wird das distal der Brüche in zwei Chromosomen liegende Genmaterial ausgetauscht. Sowohl der lange wie der kurze Arm können brechen, und ein beliebiges Paar Chromosomen, gleichgültig, ob homolog oder nicht, kann betroffen sein. In Abb. 5.3a zum Beispiel sind der lange Arm des Chromosomens 10 und der lange Arm von 11 einem reziproken Austausch unterworfen; das gleiche zeigt Abb. 5.4 für die Chromosomen 5 und 10. Der Träger dieser balancierten Translokationen ist gesund, jedoch können in der Gametogenese unbalancierte Gameten entstehen.

Wenn diese Chromosomen sich in der Meiose zu Paaren formieren, entsteht ein Viereck, das es den homologen Segmenten erlaubt, in gegenseitigen Kontakt zu treten (Abb. 5.4b–d). Dieses öffnet sich dann zu einem Ring oder einer Kette, die durch Chiasmata zusammengehalten werden (Abb. 5.4b, c). In der Anaphase müssen diese vier Chromosomen auf zwei Tochterzellen verteilt werden. Zwölf mögliche Gameten können entstehen; Abb. 5.4d zeigt sechs, die aus einer 2:2-Verteilung der vier Chromosomen resultieren. Von diesen sechs ist nur eine normal und eine enthält eine balancierte Translokation. Die vier anderen enthalten verschiedene, ungleiche Anteile der Chromosomen 5 und 10. Ein derartiges sichtbares Ungleichgewicht betrifft eine große Anzahl Gene. Embryonen mit diesem Karyotyp werden entweder zu Aborten oder sind bei Geburt geistig behindert und mit multiplen körperlichen Fehlbildungen behaftet. ⅓ der Anaphasen führt zu einer der sechs anderen Möglichkeiten; bei diesen ist das chromosomale Ungleichgewicht aber so groß, daß als obligate Konsequenz ein Spontanabort erfolgt. Also wäre für den lebendgeborenen Nachwuchs eines Trägers dieser Translokation eine genetische Verteilung von 1:1:4 (normal : balanciert : unbalanciert) zu erwarten. In der Praxis führt eine Reihe von unbalancierten Gameten zu Aborten; auch könnte eine Selektion zuungunsten der unbalancierten Gameten erfolgen, so daß das Risiko für unbalancierten Nachwuchs immer niedriger liegt, als es rechnerisch zu erwarten wäre (siehe Kapitel 14).

Gelegentlich können Translokationen eine 3:1-Fehlverteilung der Chromosomen bewirken (Abb. 5.5).

b) Zentrische Fusion (Robertson): Zentrische Fusion ist das Resultat von Brüchen im oder nahe beim Zentromer zweier akrozentrischer Chromosomen mit anschließender Überkreuzheilung. In den meisten Fällen liegen die Brüche in den sekundären Einschnürungen genau über dem Zentromer; es entstehen ein Chromosom mit zwei (dizentrisch) und eines ohne Zentromere (azentrisch), das aber beide Satelliten enthält. Ein azentrisches Fragment kann an der Mitose nicht teilnehmen und geht in der Regel in einer der folgenden Zellteilungen verloren. Eine Alternative in einigen wenigen Fällen der zentrischen Fusion sind zufällige Crossing-over zwischen homologen Sequenzen auf nicht homologen Chromosomen in der ersten Reifeteilung (Abb. 5.6).

Zentrische Fusion der Chromosomen 13 und 14 ist der häufigste Fall von Translokation beim Menschen, gefolgt von der zentrischen Fusion der Chromosomen 14 und 21.

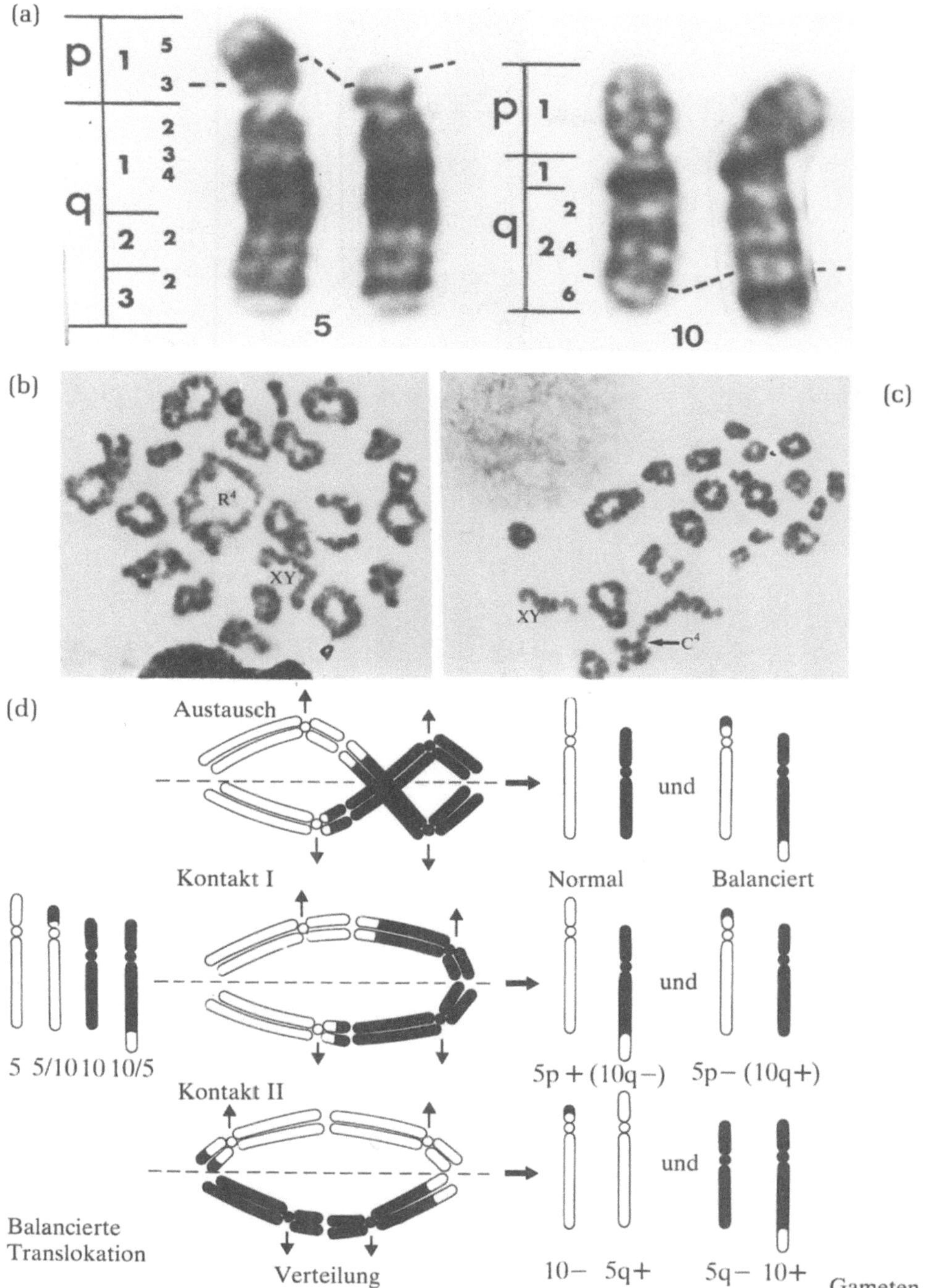

Abb. 5.4. a Reziproke Translokation zwischen den Chromosomen 5 und 10. Normale Chromosomen links. **b** Meiotische Vierergruppe einer balancierten 5:10-reziproken Translokation in der ersten Reifeteilung. **c** Kettenquadrivalent in der Diakinese (Meiose). **d** Drei Möglichkeiten der Verteilung der balancierten, translozierten Chromosomen 5 und 10 in der ersten Reifeteilung

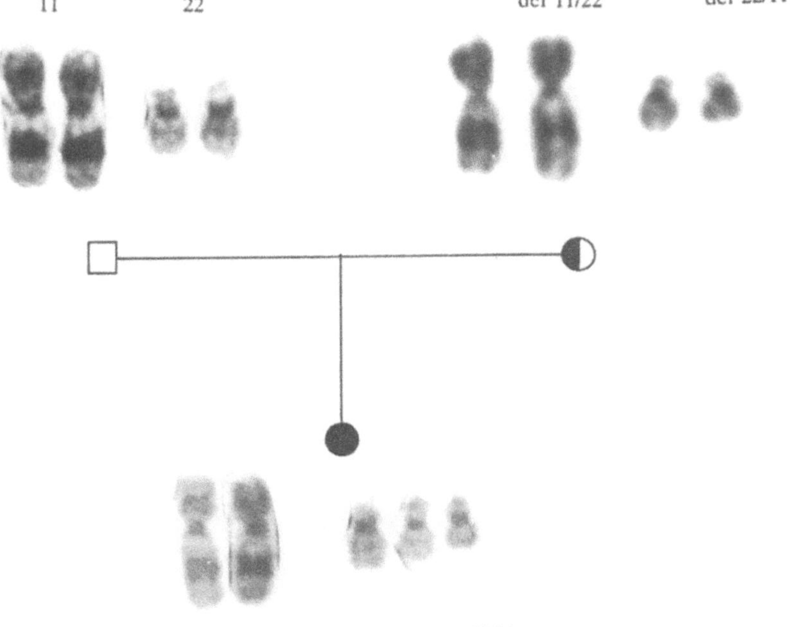

Abb. 5.5. Reziproke Translokation (11:22) der Mutter führte bei der Tochter durch 3:1-Verteilung zu einer partiellen Duplikation des Chromosoms 22 mit geistiger Behinderung.

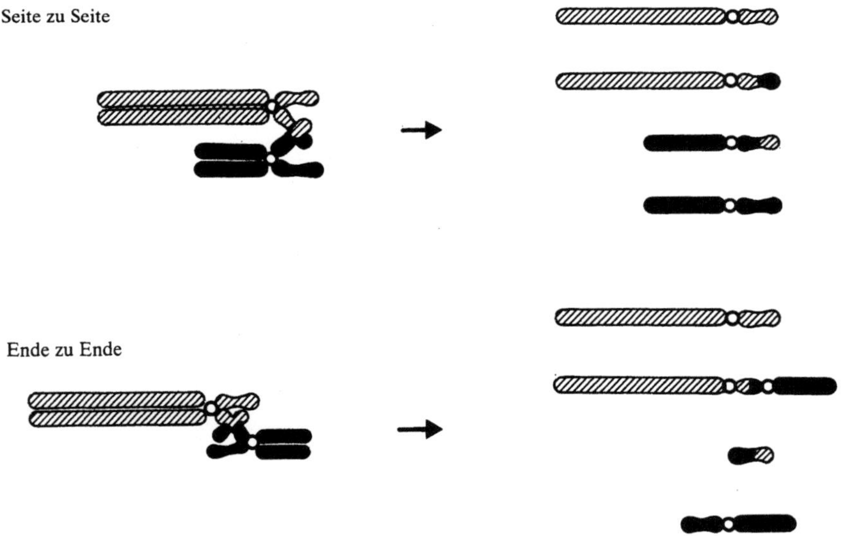

Abb. 5.6. Zufällige Rekombination zwischen homologen Regionen nichthomologer Chromosomen während der Meiose als Ursache einer dizentrischen Translokation vom Typ zentrische Fusion

64

Abbildung 5.7 zeigt einen balancierten Karyotyp mit letzterem Fall. Das kombinierte Chromosom ist dizentrisch, das azentrische Fragment ist bereits verlorengegangen, so daß noch 45 Chromosomen übrig sind. Auch hier ist der Träger selbst gesund, der Nachwuchs jedoch gefährdet. Während der meiotischen Paarung der Chromosomen bilden diese eine Dreiergruppe (Abb. 5.8), die die Paarung der homologen Segmente ermöglicht. Auch diese müssen in der Anaphase wieder verteilt werden. Abbildung 5.9 zeigt die sechs möglichen unterschiedlichen Gameten. Eine davon ist normal, eine balanciert und vier unbalanciert. In der Praxis freilich tritt auch hier, bedingt durch Spontanaborte und Selektion, eine geringere Anzahl betroffener Nachkommen auf als vorausberechnet (siehe Kapitel 14).

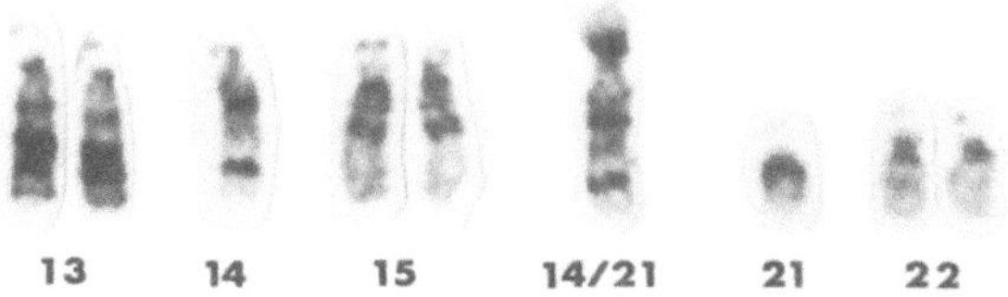

Abb. 5.7. Zentrische Fusion der Chromosomen 14 und 21

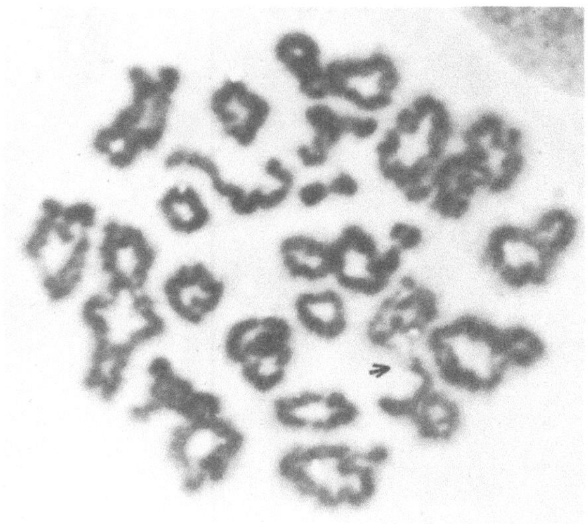

Abb. 5.8. Meiotische Dreiergruppe für eine t(13;14)-zentrische Fusion (Pfeil)

c) Insertionstranslokation: Für die Insertionstranslokation werden drei Brüche in zwei Chromosomen benötigt. Dies kann zu einer interstitiellen Deletion eines Segments des einen Chromosoms führen, mit anschließendem Anbau am anderen Chromosom mit den zwei Bruchstellen (Abb. 5.10). Auch hier ist der Träger gesund, während für den Nachwuchs die Gefahr entweder einer Deletion oder einer Duplikation besteht, nicht aber für beides zugleich.

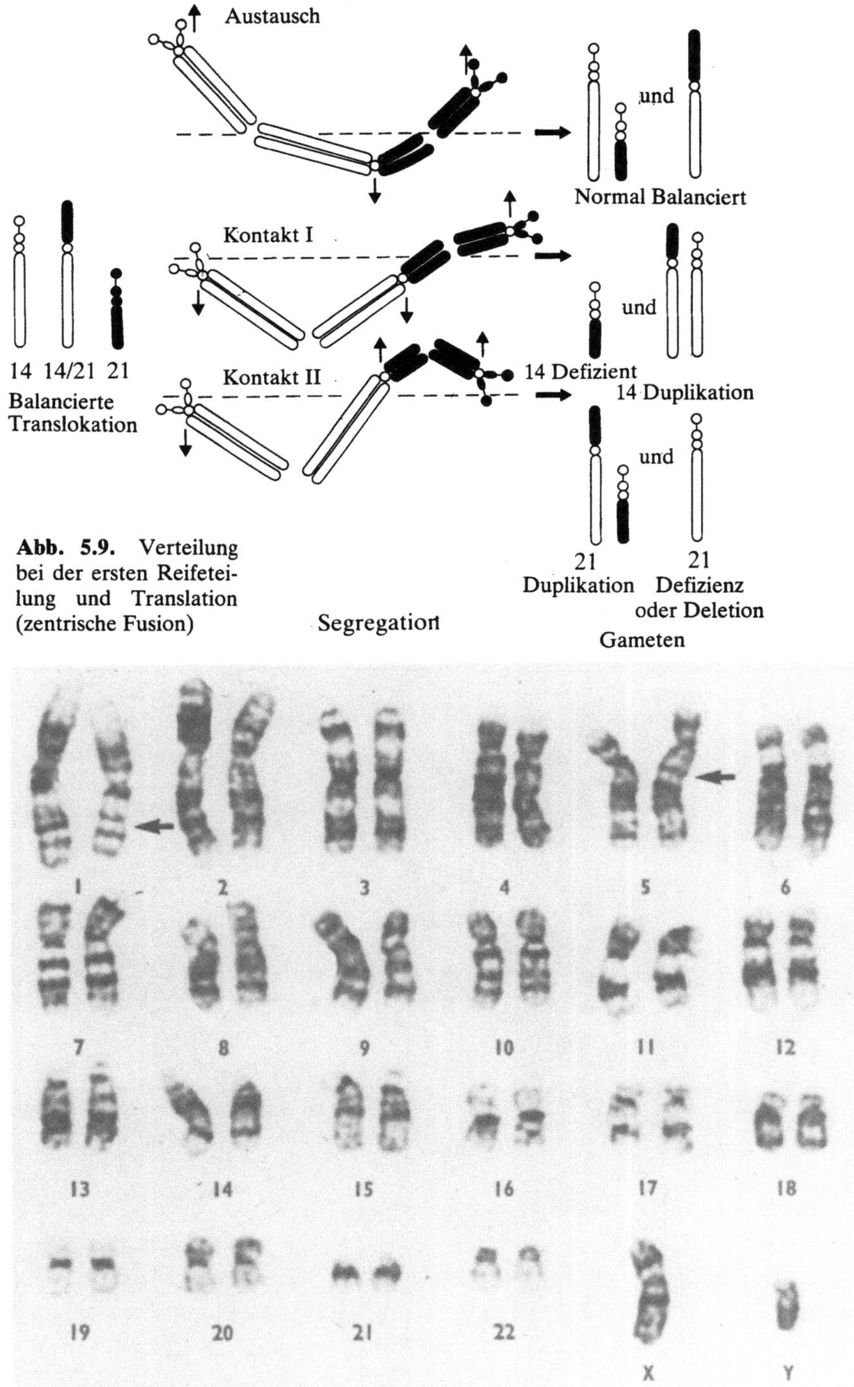

Abb. 5.9. Verteilung bei der ersten Reifeteilung und Translation (zentrische Fusion)

Abb. 5.10. Interstitielle Deletion der Bande 1q13 und Insertion in der Bande 1q31 (Pfeile) = Insertionstranslokation

2. Deletion und Ringchromosomenbildung

Der Verlust eines Teils des Chromosoms wird als Deletion bezeichnet. Deletionen entstehen meist aufgrund eines Teilverlustes zwischen 2 Bruchstellen eines Chromosoms (interstitielle Deletion) oder einer Translokation. Das verlorene Teil besitzt kein Zentromer (azentrisches Fragment) und verschwindet bei einer der nachfolgenden Zellteilungen. Ein Ringchromosom entsteht durch Brüche in beiden Armen des Chromosoms: Die distalen Stücke gehen verloren und die freien Enden vereinigen sich zu einem Ring. Besitzt der Ring ein Zentromer, kann eine Mitose noch möglich sein. Ein Schwesterchromatidaustausch innerhalb des Rings führt in den folgenden Zellteilungen zu einem dizentrischen Ring doppelter Größe (Abb. 5.11).

Da der kleinste sichtbare Teilverlust eines Chromosoms immerhin 6000 Kilobasen beträgt, sind hiervon betroffene Individuen für viele Gene nur monosom; bei Deletionen auf Autosomen sind daher Schwachsinn und multiple kongenitale Mißbildungen die Regel.

3. Duplikation

Sie liegt vor, wenn von einem Chromosomensegment zwei Kopien vorhanden sind, entstanden durch ein ungleiches Crossing over. Das beteiligte homologe Chromosom

(a)

(b)

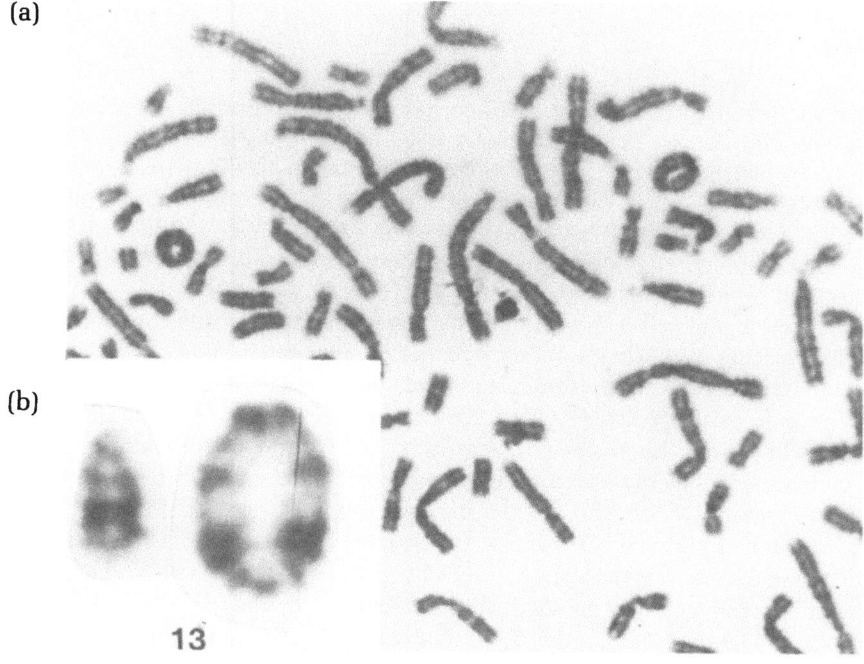

Abb. 5.11. a Ringchromosomen, dizentrische und azentrische Fragmente als Folge einer Bestrahlung. **b** Doppelringchromosom 13 nach Schwesterchromatidaustausch im Ring 13

erfährt eine Deletion (Abb. 5.12). Eine Duplikation kann auch in der Meiose erzeugt werden, in Gameten von Trägern einer Translokation, Inversion oder einem Isochromosom.

Duplikationen sind häufiger als Deletionen und in der Regel harmloser. Minimale Veränderungen auf molekularer Basis (Wiederholungen) könnten so Genveränderungen während der Evolution ermöglicht haben (siehe Kapitel 10).

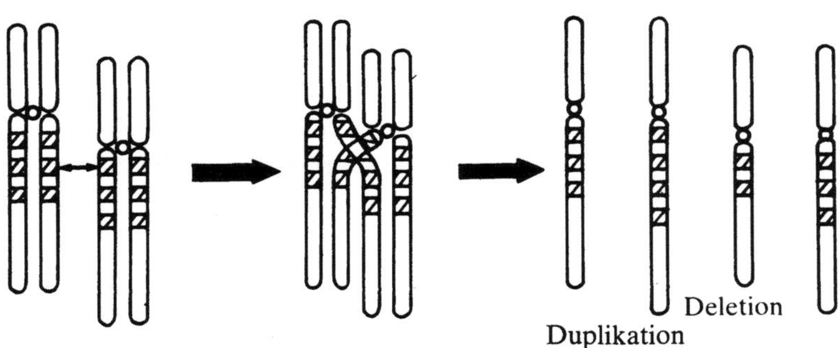

Abb. 5.12. Ergebnis eines ungleichen Crossing over

4. Inversion

Inversionen entstehen durch zwei Brüche innerhalb eines Chromosoms mit Wiedereinbau des herausgebrochenen Teiles, jedoch um 180 Grad gedreht. Liegen beide Bruchstellen in einem einzigen Arm, so ist das Zentromer nicht beteiligt (parazentrische Inversion, Abb. 5.13a); liegen die Brüche auf verschiedenen Seiten, so ist es beteiligt und man spricht von einer perizentrischen Inversion (Abb. 5.13b). Klinisch ist diese Änderung der Genreihenfolge ohne Relevanz, jedoch besteht ein erhöhtes Risiko der Unbalanciertheit eventueller Nachkommen.

Inversionen ereignen sich während der Paarung homologer Chromosomen in der Meiose. Das Crossing over scheint in den invertierten Segmenten unterdrückt zu sein. Wenn sich die homologen Chromosomen zu Paaren legen sollen, muß eines im Bereich der Inversion eine Schlaufe bilden (Abb. 5.14), oder die Arme distal der Inversion können sich nicht paaren. Liegt eine parazentrische Inversion vor und es kommt in der Schlaufe zu einem Crossing over, resultieren daraus ein dizentrisches Chromatid und ein azentrisches Fragment. Beide sind instabil und nehmen nicht an der Zellteilung teil, führen also nicht zu abnormem Nachwuchs. Im Gegenteil hierzu entstehen bei perizentrischer Inversion und sonst gleicher Lage zwei Chromatide, die beide eine Deletion und eine Duplikation tragen, aber an der Mitose teilnehmen und damit zu krankem Nachwuchs führen können (Abb. 5.15, 5.16). Diese unbalancierten Chromatide weisen stets eine Deletion des Segments distal der einen und eine Duplikation des Segments distal der anderen Bruchstelle auf. Je näher diese Bruchstellen den Telomeren sind, desto größer ist die Wahrscheinlichkeit, daß der Fet bis zur Geburt überlebt.

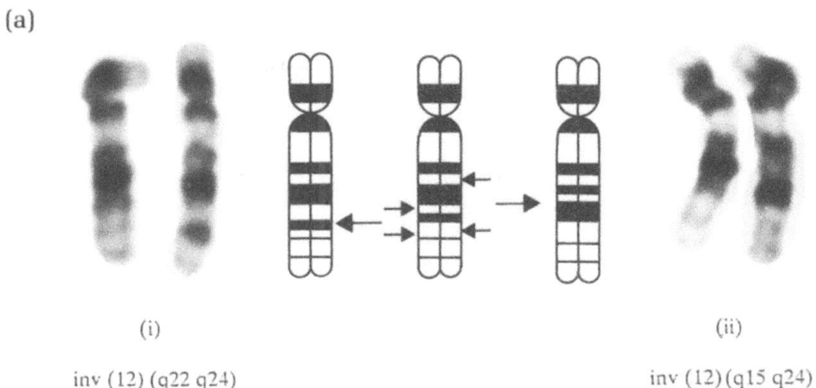

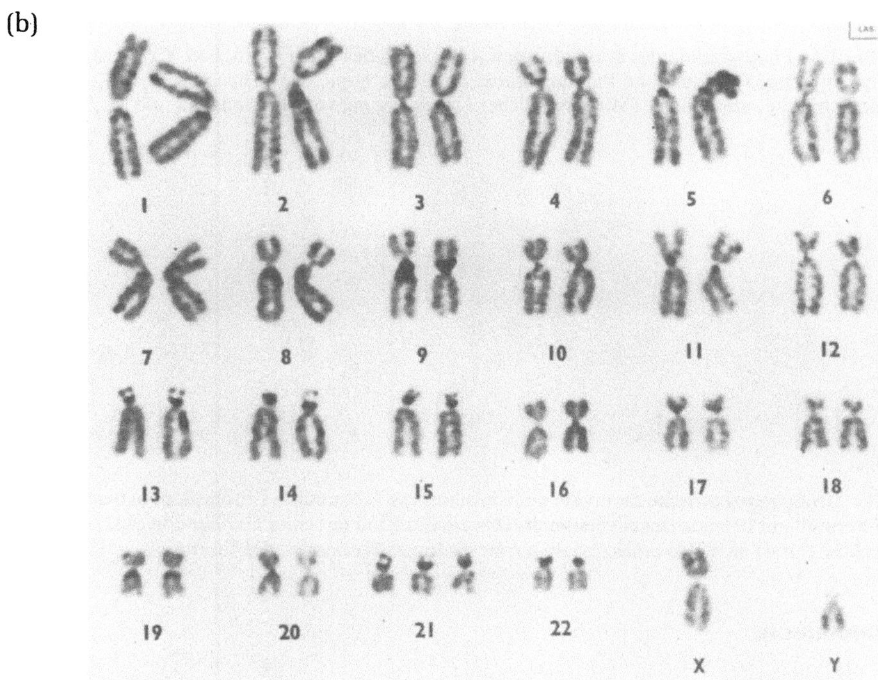

Abb. 5.13. a Zwei Beispiele parazentrischer Inversionen von Chromosom 12. **b** Perizentrische Inversion von Chromosom 9 (Vorkommen in 1% der Normalbevölkerung). Dieser Patient leidet gleichzeitig unter Trisomie 21

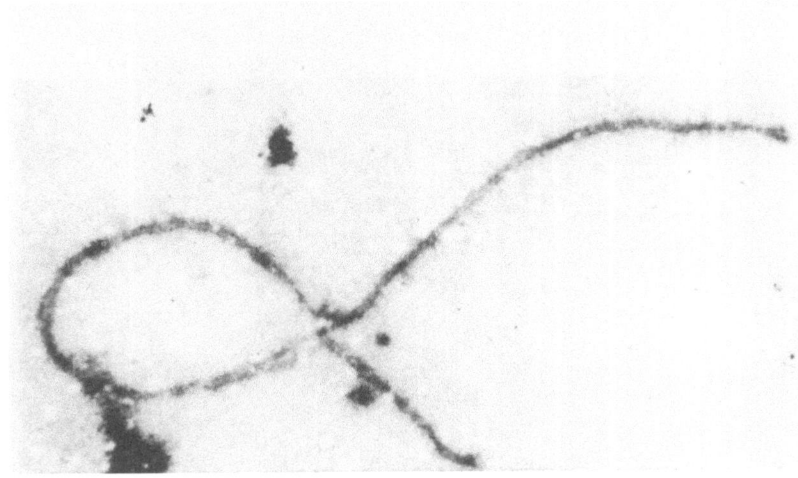

Abb. 5.14. EM-Photographie des synaptonealen Komplexes des Trägers eines 46-XY-Chromosomensatzes, inv(2)(p13;q25). Homologe Paarung wurde durch ein homologes Chromosom, das eine Inversionsschleife bildete, ermöglicht. (Mit freundlicher Genehmigung von N. Saadallah und M. Hulten)

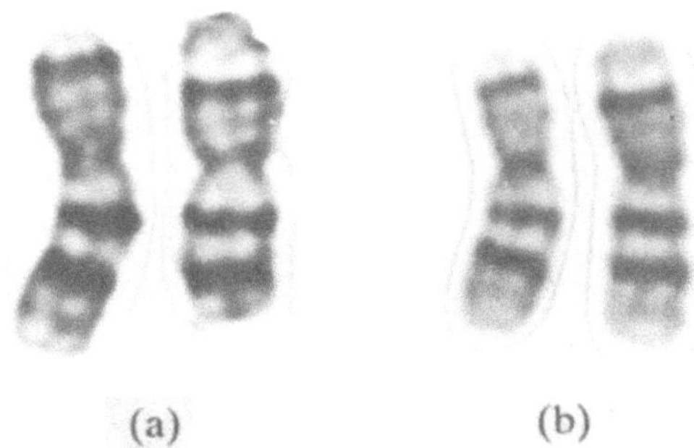

(a) (b)

Abb. 5.15. Große perizentrische Inversion des Chromosoms 7. Normales Chromosom in beiden Fällen links. **a** Elternteil mit balancierter Inversion. **b** Abnormales Kind mit einer Duplikation (7p22-qter) und Defizienz (7p22-pter) als Folge eines Crossing over im Inversionsbereich des Elternteils

5. Isochromosom

Hierbei handelt es sich um ein abnormes Chromosom mit einer Deletion im einen und einer Duplikation im anderen Arm. Es kann durch eine transversale Teilung des Zentromers während der Zellteilung entstehen (Abb. 5.17a) oder durch einen Bruch des Isochromatids und Fusion über dem Zentromer (in diesem Falle ist es dizentrisch). Das häufigste Isochromosom beim Lebendgeborenen ist das Isochromosom des langen Arms von X. Dies führt zu klinischer Abnormalität, da der lange Arm dreimal vorhanden ist, der kurze Arm dagegen monosom vorliegt. Isochromosomen für das Y-Chromosom können auch bei Lebenden gefunden werden; bei Autosomen führt Isochromosombildung zum frühen Spontanabort. Seltene Ausnahmen sind Isochromosomen der kurzen Arme der Chromosomen 9 und 12 (Abb. 5.17b).

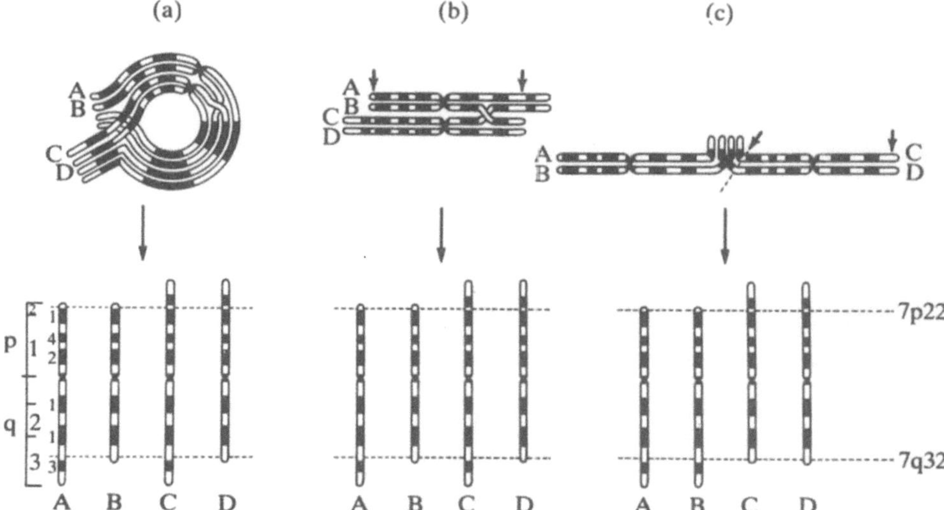

Abb. 5.16. Die Folgen eines Crossing over in der Meiose innerhalb (a und b) und außerhalb (c) der perizentrischen Inversion von Chromosom 7 (siehe Abb. 5.15). A ist normal, D trägt die Inversion. In (a) und (b) werden zwei Typen abnormal rekombinierter Chromosomen geformt (B und C), jeder mit Duplikation und Defizienz. Bei (c) erzeugt das Crossing over außerhalb der Inversion keinen abnormen Rekombinanten.

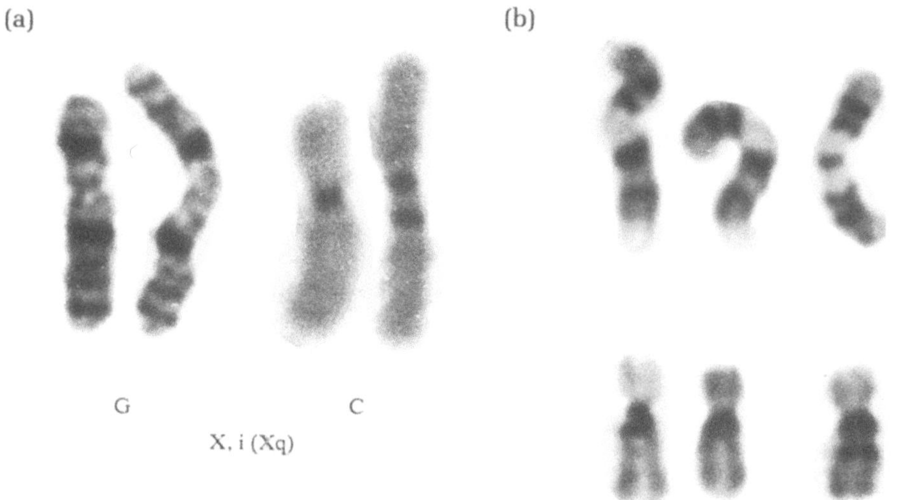

Abb. 5.17. **a** Dizentrisches Isochromosom für den langen Arm von X (gefärbt mit Giemsa und C-Banding). **b** Isochromosom des kurzen Armes von Chromosom 9 eines Patienten mit Symptomen des Trisomie-9p-Syndroms

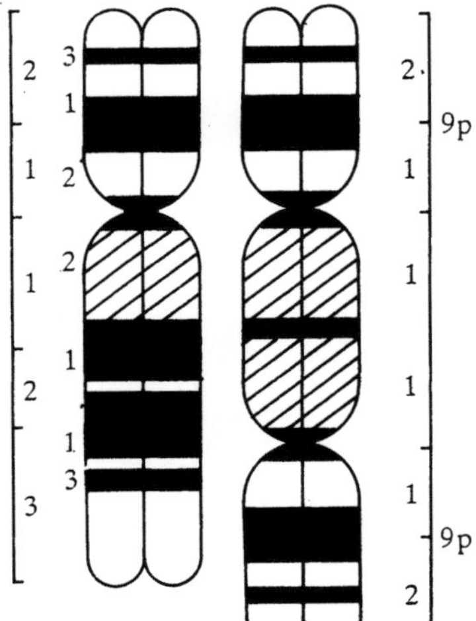

Abb. 5.17. c: Graphische Darstellung des Trisomie-9p-Syndroms

6. Zentrisches Fragment

Bei Routinekaryotypien werden zuweilen zusätzliche kleine, meist metazentrisch gelegene Fragmente beobachtet. Einige sind familientypisch und stammen von einer zentrischen Fusion (Translokation) aus der Meiose eines Elternteils oder eines früheren Vorfahren. Die kurzen Arme von Chromosom 15 sind am häufigsten betroffen. Vorausgesetzt das zentrische Fragment enthielt nur repetitive oder ribosomale DNS, ist klinisch kein Schaden festzustellen. Gelegentlich sind jedoch transkribierte Gene mitbetroffen, dann ist klinische Relevanz denkbar.

Andere Aberrationen

Mosaikbildung

Sie liegt vor, wenn ein Individuum zwei oder mehr Zellinien aus ein und derselben Zygote in sich vereinigt. Eine der Zellinien ist anomal, der zugrundeliegende Schaden ist aber nach der Befruchtung aufgetreten. Ca. 1% der Patienten mit Trisomie 21 (Monoglismus) besitzen auch eine normale Zellinie, sind also Mosaikbildungen. Üblicherweise (70–83%) weist die eigentliche Zygote Trisomie 21 auf und die normale Zellinie entsteht bei einer späteren Mitose durch einen Fehler in der Anaphase. Seltener ist die Ausgangszygote normal, und die trisome Zellinie entsteht durch Non-disjunction in einer subsequenten Mitose. Bei diesem Ergebnis entsteht auch eine Zellinie mit Monosomie 21, die in der Regel verlorengeht. Die Anwesenheit normaler Zellen beeinflußt das klinische Bild günstig.

Findet sich die Mosaikbildung in den Gonaden, so besteht für äußerlich normale Eltern ein hohes Risiko abnormaler Kinder (gonadale Mosaikbildung).

Chimäre

Als Chimäre bezeichnet man ein Individuum mit zwei Zellinien, die aus verschiedenen Zygoten stammen. Dies kann auf frühe Fusion zweier Geschwisterzygoten, durch Doppelbefruchtung des Eies und eines Polarkörpers oder häufiger durch Austausch hämatopoetischer Stammzellen zweieiiger Zwillinge in utero zurückzuführen sein. Manchmal ist es möglich, die beiden Zellpopulationen entweder durch Klonen oder – bei Eythrozyten – durch unterschiedliche Agglutination zu trennen. Chimärismus ist bewiesen, wenn ein doppelter Anteil väterlicher und mütterlicher Allele in den zwei Zellinien nachgewiesen werden können.

Hydatidiforme Mole (Blastenmole)

Es handelt sich um eine pathologische Konzeption mit abnormalen Choriontrophoblasten; ein Embryo ist nie entstanden, somit fehlen in den Chorionvilli die fetalen Gefäße. Die Villi schwellen, nehmen traubenförmige Gestalt an, und das trophoblastische Gewebe kann zum Chorionkarzinom entarten. Die Chromosomenanalyse zeigt stets 46 XX, jedoch stammen alle Chromosomen vom Vater (androgen); jeder Genort ist homozygot. Es scheint, daß der weibliche Pronukleus des befruchteten Eies degeneriert und die Mole durch Diploidisation des männlichen Pronukleus entsteht.

Weiterführende Literatur

Ferguson-Smith MA, Page BM (1973) Pachytene analysis in a human reciprocal (10:11) translocation. J Med Genet 10:282–287
Windsor EJT, Palmer CG, Ellis PM et al (1978) Meiotic analysis of a pericentric inversion inv(7) (p22q32) in the father of a child with duplication-deletion of chromosome 7. Cytogenet Cell Genet 20:169–184
Yunis JJ (1974) Human chromosome methodology. Academic Press, New York

6 Autosomale Vererbung

Mit einigen wichtigen Ausnahmen (siehe Kapitel 12) ist es bisher nicht möglich, die genetische Konstitution (Genotyp) eines Individuums auf direktem Weg zu überprüfen. Im allgemeinen leiten sich Informationen über den Genotyp vom klinischen Erscheinungsbild (Phänotyp) ab. Dabei gibt es verschiedene Wege, über den Phänotyp Informationen zum Genotyp zu erhalten (Tabelle 6.1). Direkte Informationsgewinnung einschließlich DNS-Sequenzanalyse des mutierten Gens und Darstellung einer Gendeletion, einer kausativen Punktmutation durch eine Oligonukleotidsequenz oder des Verlustes einer Schnittstelle ist heute möglich. Die Verwendung gekoppelter RFLPn (gleichgültig ob extra- oder intragenetisch) sollte aber als phänotypischer Test angesehen werden.

Informationen über die Vererbung bestimmter Merkmale innerhalb von Familien werden in einem Stammbaum oder einer Ahnentafel dargestellt. Abbildung 6.1 zeigt einige der häufiger verwendeten Symbole; der Aufbau eines Stammbaums wird in Kapitel 13 detailliert erklärt. Wenn einige Mitglieder einer Familie ein bestimmtes Merkmal tragen, so bedeutet das oft, aber nicht immer, daß dieses Merkmal vererbbar

Tabelle 6.1. Untersuchungen des Phänotyps

Klinische Untersuchung	
Labor (biochemische Tests)	– Enzymaktivität
	– Proteinelektrophorese
Antigenuntersuchung	
zytogenetische Studien	
molekulare Studien	– gekoppelte RFLPn
Direkte Mutationsaufdeckung	

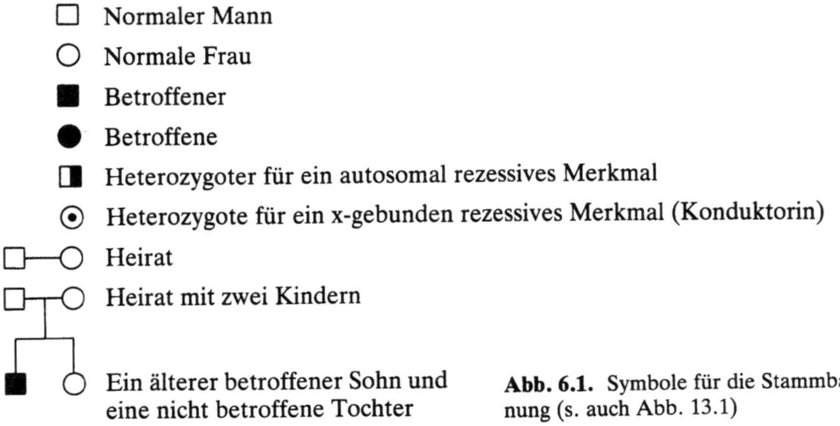

☐ Normaler Mann

○ Normale Frau

■ Betroffener

● Betroffene

▣ Heterozygoter für ein autosomal rezessives Merkmal

⊙ Heterozygote für ein x-gebunden rezessives Merkmal (Konduktorin)

☐—○ Heirat

☐—○ Heirat mit zwei Kindern

■ ○ Ein älterer betroffener Sohn und eine nicht betroffene Tochter

Abb. 6.1. Symbole für die Stammbaumaufzeichnung (s. auch Abb. 13.1)

ist. Es gibt 4 Haupttypen vererbter Störungen: chromosomale, autosomale und geschlechtsgebundene Einzelgenvererbung sowie multifaktorielle Vererbung. Die charakteristischen Merkmale eines jeden Typs werden in diesem und den folgenden Kapiteln besprochen.

Autosomale Einzelgenvererbung

Die 44 Autosomen enthalten 22 homologe Chromosomenpaare. Innerhalb jedes Chromosoms haben die Gene eine genau festgelegte Ordnung: Jedes besetzt einen bestimmten Genort. Die autosomalen Gene sind in Paaren angeordnet, je eines väterlichen und mütterlichen Ursprungs. Die alternativen Formen eines Gens werden als Allele bezeichnet. Das normale bzw. am häufigsten vorkommende Allel wird als Wildtyp (+) bezeichnet. Allele entstehen durch Mutation des Wildtyps und können, müssen aber nicht, mit Veränderungen der Genfunktion einhergehen. Sind beide Partner eines Genpaares identisch, so sind sie an diesem Genort homozygot, nicht identische Gene am gleichen Genort werden als heterozygot bezeichnet. Jedes gendeterminierte Charakteristikum ist ein sogenanntes Merkmal. Ein Merkmal, das auch bei Heterozygotie noch auftritt, wird als dominant bezeichnet, schlägt es nur bei homozygoter Genpaarung durch, ist es rezessiv. Manchmal können die Merkmale beider Allele auch gleichzeitig beobachtet werden; dies bezeichnet man als Kodominanz. Die Bezeichnungen »dominant« und »rezessiv« beziehen sich auf die Merkmale, es ist unkorrekt und irreführend, von dominanten oder rezessiven Genen zu sprechen.

Autosomal dominante Vererbung

Sie ist an einem Beispiel am einfachsten darzustellen. Der Patient in Abb. 6.2 leidet unter schweren Gesichtsvernarbungen, hervorgerufen durch multiple Hautkrebsherde.

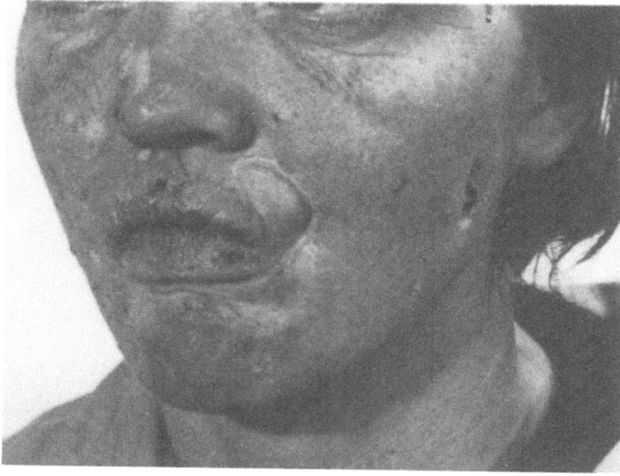

Abb. 6.2. Schwere Narbenbildung im Gesicht eines Patienten mit multiplen, selbstheilenden, squamösen Epitheliomen (MSSE)

Histologisch handelt es sich um gut differenzierte Epitheliome squamöser Zellen, aber ihre Anzahl und die Fähigkeit zur spontanen Abheilung unter Narbenbildung nach einigen Monaten machen sie zu einer Besonderheit. In der Familiengeschichte des Patienten gibt es viele Fälle ähnlich belasteter Vorfahren (Abb. 6.3). Die Ahnentafel zeigt die typische Verteilung einer autosomal-dominanten Vererbung. Männer und Frauen sind zu gleichen Teilen betroffen. In jeder Generation tauchen Fälle auf, und Männer können das Merkmal ebenso auf Nachkommen beiderlei Geschlechts übertragen wie Frauen. Nicht Befallene vererben das Merkmal nicht. Das Merkmal »multiple, selbstheilende, squamöse Epitheliome« (MSSE) wird demnach durch ein einziges mutiertes Gen hervorgerufen. Jeder Betroffene der Familie ist also heterozygot; für eine Partnerschaft mit einem nicht betroffenen (homozygot-normalen) Partner trifft der Erwartungswert für gesunde Kinder in Abb. 6.4 zu. Das Kind hat jeweils die gleiche Chance, vom betroffenen Elternteil ein mutiertes oder ein gesundes Gen mitzubekommen, daher beträgt das Risiko 50%, daß das Kind gleichfalls befallen ist.

In Schottland fand man 11 Familien mit MSSE, von denen insgesamt z. Z. 62 Mitglieder befallen sind. 32 von ihnen sind Männer, 30 Frauen, was recht genau dem erwarteten Geschlechtsverhältnis von 1:1 (Chi^2-Test für »Unterschied« nicht signifikant) entspricht. Das Merkmal tritt niemals vor der Pubertät in Erscheinung. 90% der Männer hatten ihren ersten Tumor nach dem 41., 90% der Frauen nach dem 34. Lebensjahr. Erst nach Ablauf dieser Zeit kann man einigermaßen sicher entscheiden, ob das Merkmal vorliegt oder nicht.

Die Hypothese autosomaler Dominanz kann überprüft werden, indem man das Verhältnis von Betroffenen und Nichtbetroffenen beobachtet; zu erwarten wäre ein Verhältnis von 1:1. In den befallenen Familien wurden 74 Erwachsene untersucht, die ein Risiko von 50% und das kritische Alter überschritten hatten. 37 waren befallen, 37 nicht; damit stimmten erwarteter und beobachteter Wert überein; ein weiterer Beweis für die autosomal dominante Vererbung der Krankheit war erbracht worden.

Fünf der betroffenen 11 Familien sind durch frühere Vorfahren miteinander verbunden. Außerdem besitzen alle der wenigen in der Welt bekannten Familien mit diesem Merkmal schottische Vorfahren, so daß dort die ursprüngliche Mutation stattgefunden haben könnte, die inzwischen an rund 100 Nachkommen weitergegeben wurde. Obwohl

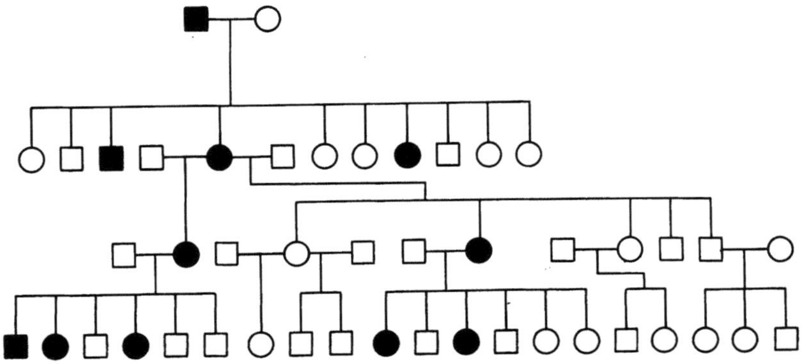

Abb. 6.3. Stammbaum einer Familie mit MSSE

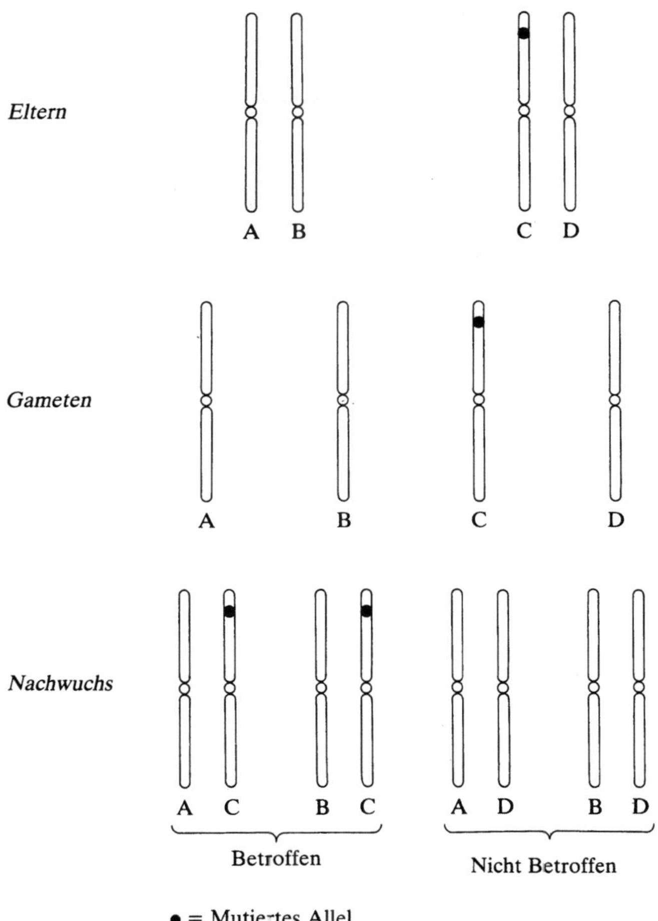

Abb. 6.4. Darstellung der autosomal dominanten Vererbung

alle Betroffenen das gleiche Gen tragen, variieren Krankheitsbeginn und Anzahl der Tumoren. Diese variable Expressivität ist typisch für ein autosomal-dominantes Merkmal, die Ursache ist jedoch bis jetzt unbekannt. Es kann, wenn auch selten, passieren, daß ein Merkmalsträger überhaupt keine Symptome hat, dann spricht man von unvollständiger Penetranz. Die Träger können das Merkmal aber trotzdem weitervererben und so eine betroffene Generation zeugen. Die unvollständige Penetranz ist bei einer genetischen Beratung in Bezug auf autosomal dominante Merkmale zu beachten.

Bis jetzt sind 2201 autosomal dominante Merkmale beim Menschen bekannt. Einige der häufigeren und klinisch wichtigeren sind in Tabelle 6.2 aufgelistet. Das Vererbungsmuster entspricht dem der MSSE. Im allgemeinen sind sie klinisch weniger gravierend als rezessive Merkmale, denn letztere beruhen oft auf Enzymdefekten; dominanten Merkmalen liegt dagegen meist eine Veränderung von Struktur-, Träger- oder Rezeptorproteinen zugrunde.

Tabelle 6.2. Autosomal dominante Erkrankungen   Häufigkeit/1000 Geburten

Dominante Otosklerose	3
Familiäre Hypercholesterinämie	2
Polyzystische Nieren (Erwachsenenform)	0,8
Multiple Exostosen	0,5
Chorea Huntington	0,5
Neurofibromatose (Recklinghausen)	0,4
Myotonische Dystrophie	0,2
Kongenitale Sphärozytose	0,2
Polyposis coli	0,1
Dominante Blindheit	0,1
Dominante congenitale Taubheit	0,1
Andere	1,8

Total 10/1000

Die familiäre Hypercholesterinämie ist ein autosomal dominantes Merkmal mit der Häufigkeit 1:500. Heterozygote Träger haben erhöhte Blutcholesterinwerte und sterben sehr früh an ischämischer Herzkrankheit. Dies ist bei einem autosomal dominanten Merkmal relativ häufig; Ehen zwischen heterozygoten Merkmalsträgern kommen vor. In solchen Fällen verhält sich der Erwartungswert des Merkmals für die Nachkommen von gesund : heterozygot : homozygot wie 1:2:1. Homozygot Betroffene beginnen sehr früh, an dieser zunehmend schwerer werdenden Erkrankung zu leiden und sterben noch im Kindesalter an Herzinfarkt. Bei den wenigen anderen autosomal dominanten Merkmalen, von denen homozygote Träger bekannt sind, findet sich stets ein schwereres Krankheitsbild als bei den Heterozygoten.

Einige der autosomal dominanten Merkmale sind so gravierend, daß die resultierende Krankheit an sich eine Weitergabe verhindert (z. B. Apert-Syndrom und progressive Myositis ossificans). In diesen Fällen waren die Eltern nicht Genträger und beim befallenen Kind liegt eine Neumutation vor. Hat es keine Nachkommen, so unterbleibt die Vererbung, und nur ein Mitglied der Familie ist betroffen. Für einige autosomal dominante Merkmale wie Apert-Syndrom, progressive Myositis ossificans, Marfan-Syndrom und Achondroplasie nimmt das Risiko einer Neumutation mit zunehmendem Alter des Vaters zu.

Autosomal rezessive Vererbung

Auch diese läßt sich am besten an einem Beispiel demonstrieren. Der Patient in Abb. 6.5 leidet an generalisiertem Albinismus, eine Folge des Fehlens von Tyrosinase, einem Enzym, ohne das die Pigmentbildung unterbleibt. Die Haut ist blaßrosa und bräunt sich auch unter UV-Licht nicht. Das Haar ist fast weiß, und die Iriden sind hellblau oder rosa mit auffallend rotem Reflex. Der Visus ist meist reduziert, ansonsten ist die Gesundheit nicht beeinträchtigt.

Diese Merkmale kann man sich besser vorstellen, wenn man die Beschreibung der Geburt Noahs im Buche Henoch liest: »Sie wurde schwanger und gebar ein Kind, dessen Leib war weiß wie Schnee und rot wie eine Rose, dessen Haar war weiß, wie Wolle und lang und seine Augen waren wunderbar. Wenn es sie öffnete, erleuchtete es das Haus wie die Sonne.«

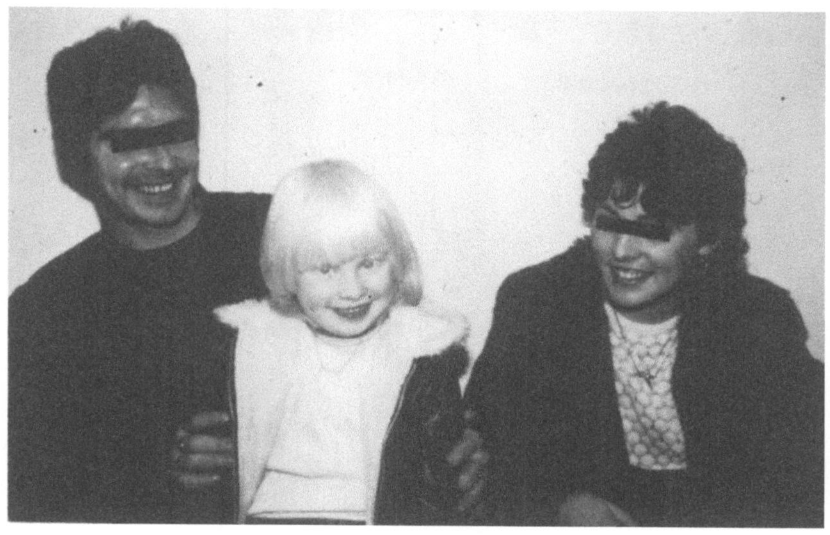

Abb. 6.5. Kind mit generalisiertem, tyrosinasenegativem Albinismus, heterozygote Eltern mit normaler Pigmentation

Der Stammbaum des Patienten von Abb. 6.5 ist in Abb. 6.6 dargestellt. Die beiden klinisch völlig normalen Eltern sind beide heterozygote Träger des mutierten Tyrosinase-Allels. Das jeweils vorhandene normale Allel erzeugt in ausreichendem Maße funktionierende Tyrosinase, um eine normale Pigmentation zu gewährleisten. Kein anderes Mitglied der Familie ist betroffen. Die klinisch normale Schwester des Patienten kann heterozygot oder homozygot für das normale Allel sein, eine Entscheidung zwischen diesen Möglichkeiten ist mit derzeitigen Tests nicht zu treffen. Abb. 6.7 zeigt den möglichen Nachwuchs eines Elternpaares von Trägern des Albinismusgens. Zu erwarten wären ¼ homozygot normale, ½ heterozygot normale und ¼ homozygot befallene Kinder.

Wie bei der MSSE entspricht die beobachtete Verteilungsrate etwa den Vorhersagen. Zwei Punkte müssen berücksichtigt werden, will man diese Methode bei einem autosomal rezessiven Merkmal nutzen: Erstens gibt es kaum Familien, die ausreichend Kinder gezeugt haben, um die Ratio direkt sichtbar zu machen; zweitens entgehen Genträger, die zufällig nur nicht betroffene Kinder haben, der Aufmerksamkeit.

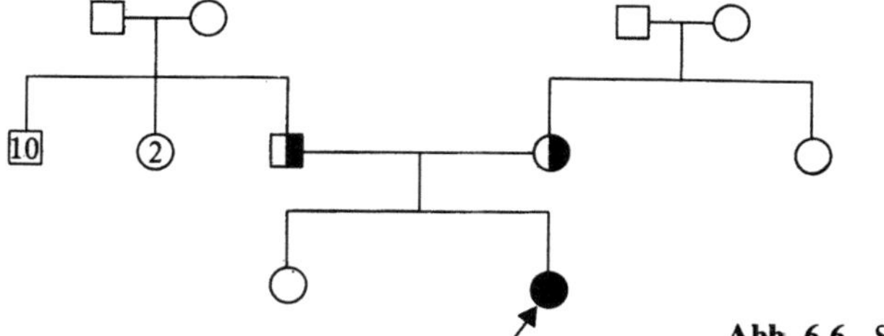

Abb. 6.6. Stammbaum der Familie aus Abb. 6.5

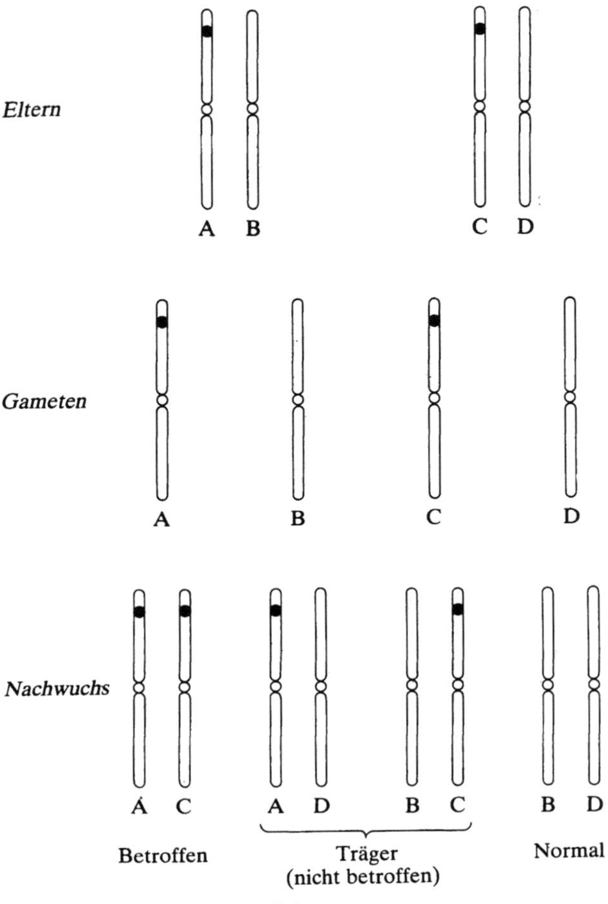

Abb. 6.7. Darstellung der autosomal rezessiven Vererbung

Schließlich lenkt ja erst die Geburt eines abnormen Kindes die Aufmerksamkeit der Mediziner auf die betroffene Familie. Wie Abb. 6.8 zeigt, haben zwei das gleiche rezessive Gen tragende Eltern, die nur zwei Kinder zeugten, eine Wahrscheinlichkeit von 9:6:1, das keins betroffen ist. Nur 7 von 16 Paaren mit bestehendem Risiko werden also medizinisch auffällig. So wurden in 30 Sippschaften mit Albinismus (Abb. 6.9) von insgesamt 204 Kindern 70 betroffene gezählt, was einem Prozentsatz von 35 entspricht. Diese durch den oben genannten zweiten Punkt hervorgerufene Abweichung kann korrigiert werden, wenn jeweils das erste betroffene Kind nicht mitgezählt wird. Dann fällt die Verteilungsrate auf 40 von 174 (23%); der Chi^2-Test zeigt, daß die Differenz zur Vorhersage (25%) statistisch nicht signifikant ist (siehe Anhang 1).

Ist einer der Eltern ein Albino, wird natürlich jedem Kind ein entsprechendes Gen mitgegeben. Heiraten diese Heterozygoten einen homozygot Normalen, so werden deren Kinder wieder heterozygot und gesund sein. Heiratet ein Albino einen heterozygoten Partner, so beträgt das Risiko für alle Kinder 50%, gleichfalls Albinos zu werden.

80

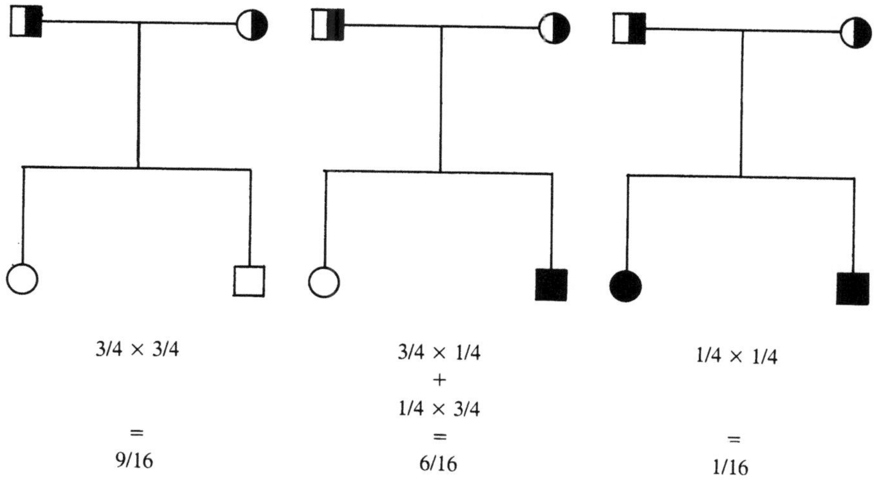

$$3/4 \times 3/4$$

$$=$$

$$9/16$$

$$3/4 \times 1/4$$
$$+$$
$$1/4 \times 3/4$$
$$=$$
$$6/16$$

$$1/4 \times 1/4$$

$$=$$

$$1/16$$

Abb. 6.8. Relative Proportionen des Auftretens von betroffenen und nicht betroffenen Kindern, wenn beide Eltern Träger eines autosomal rezessiven Merkmals sind

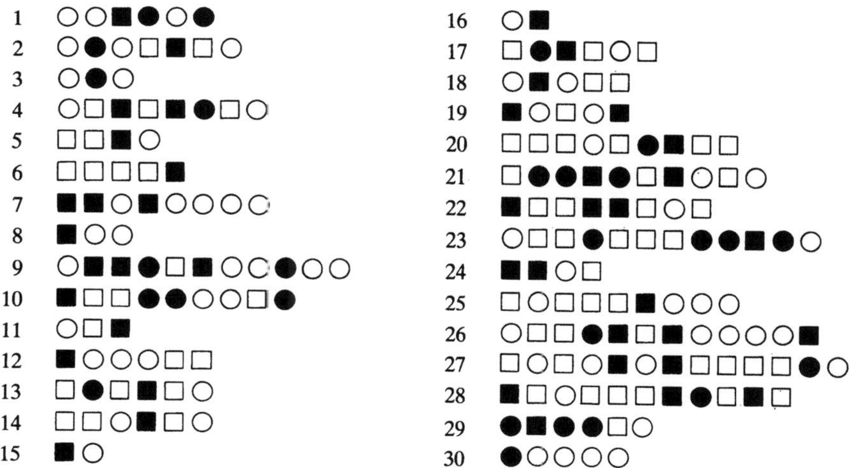

Abb. 6.9. Beispiele von Sippschaften mit generalisiertem Albinismus

Heiraten zwei Albinos des gleichen Typs (d. h. sie besitzen das gleiche Allel), so werden nur Albinokinder geboren, liegen dagegen verschiedene Albinotypen vor (d. h. Störung verschiedener Gene, keine gleichen Allele), so können die Kinder, heterozygot an beiden Genorten, gesund sein.

Die Mehrheit der Eltern von Albinos sind keine Blutsverwandten, sollten sie es aber doch sein, so besteht ein erhöhtes Risiko für diese und andere autosomal rezessive Merkmale. Wieder kann in diesem Zusammenhang auf Noah zurückgegriffen werden, denn seine Eltern Lamech und Betenos waren Cousins 1. Grades. Das erhöhte Risiko in diesem Fall wird durch die Tatsache eines gemeinsamen Großelternpaares beider Eltern und damit der Möglichkeit, daß beide Teile heterozygote Erben eines Genes von einem der beiden Großeltern sind, hervorgerufen (Tabelle 6.3). Das Risiko gemeinsamer Gene (Koeffizent der Verwandtschaft, »r« von »relationship«, siehe Anhang IV, S. 309) sinkt mit jedem weiteren Ast im Stammbaum um die Hälfte. In abgeschlossenen Populationen mit einem hohen Grad von Inzucht besteht ein ernstzunehmendes Risiko, einen Träger als Partner zu finden. Dies kann zu einem Stammbaum mit vertikaler Transmission (d. h. Auftreten in jeder Generation) des autosomal rezessiven Merkmals führen (quasidominante Vererbung oder Pseudodominanz). So ist Blutsverwandtschaft der Eltern, obwohl nicht Bedingung, doch ein deutlicher Hinweis auf ein autosomal rezessives Merkmal bei einem abnormen Kind.

Tabelle 6.3 Anzahl gemeinsamer Gene in Relation zum Verwandtschaftsgrad

Verwandtschaftsgrad	Beispiele	Anteil gemeinsamer Gene
1. Grad	Eltern/Kinder, Geschwister/Geschwister	1/2
2. Grad	Onkel oder Tanten/ Neffen oder Nichten, Großeltern/Enkel	1/4
3. Grad	Cousins ersten Grades, Urgroßeltern/ Urenkel	1/8

Bei Kaukasiern beträgt die Inzidenz des Albinismus aufgrund eines Tyrosinasedefektes 1:40 000, Genträger finden sich in dieser ethnischen Gruppe mit einer Häufigkeit von 1:100. In bestimmten Volksgruppen treten noch erheblich höhere Anzahlen von Albinos auf. So beträgt die Geburtsfrequenz für Albinos bei den Cumaindianern in Panama 1:143 bei einer Genträgerfrequenz von 1:6. Auch die ethnische Abstammung eines Elternteils kann also einen Hinweis auf das Vorliegen eines autosomal rezessiven Erbleidens geben (Tabelle 6.4).

Tabelle 6.4. Ethisch gehäuftes Auftreten autosomal rezessiver Krankheiten

β-Thalassämie	Zyprioten, Griechen, Italiener, Thais, Inder, Chinesen, Türken, US-Neger
Sichelzellanämie	Afrikanische Neger, Araber, Westinder
Tay-Sachs	Juden
M. Gaucher	Juden
Androgenitales Syndrom	Eskimos
Schwere kombinierte Immundefizienz	Apachen
Zystische Fibrose	Kaukasier

Heute sind 1420 autosomal rezessive Merkmale beim Menschen bekannt. Einige der häufigeren und klinisch wichtigen sind in Tabelle 6.5 aufgelistet. Bisher konnte für ca. 15% der autosomal rezessiven Erbleiden ein Enzymdefekt nachgewiesen werden, auch bei den übrigen wird das erwartet. Diese Merkmale können demnach als angeborene Störungen des Stoffwechsels aufgefaßt werden. Für viele dieser Merkmale gibt es nicht nur ein, sondern multiple Mutantenallele für den gleichen Genort (Multiple Allelie). Einige, aber nicht alle, schädigen das betroffene Enzym so, daß durch Aktivitätsminderung beim Homozygoten die Erkrankung zum Ausbruch kommt. Ein Individuüm, das verschiedene Mutantenallele trägt, wird als »genetical compound« oder Doppelmutante bezeichnet.

Tabelle 6.5. Autosomal rezessive Krankheiten   Häufigkeit/1000 Geburten

Zystische Fibrose	0,5
Rezessiver Schwachsinn	0,5
Kongenitale Taubheit	0,2
Phenylketonurie	0,1
Spinale Muskelatrophie	0,1
Rezessive Blindheit	0,1
Androgenitales Syndrom	0,1
Mukopolysacharidose	0,1
Andere	0,3

Total 2/1000

Viele Eigenschaften, die man durch ein Gen determiniert glaubte, sind jetzt als genetisch heterogen bekannt (d.h. sie haben mehrere verschiedene genetische Ursachen). Es gibt zum Beispiel zusätzlich zu der in diesem Kapitel beschriebenen Tyrosinase-negativen Form des Albinismus auch Tyrosinase-positive und andere, seltene Formen. Bei einigen der Erbleiden sind durch die unterschiedliche Genese mehrere verschiedene Erbgänge möglich, eine Tatsache, die die genetische Beratung erschwert.

Autosomal kodominante Vererbung

Autosomal kodominante Vererbung kann durch Vererbung eines autosomalen Restriktionsfragmentlängenpolymorphismus veranschaulicht werden. Einer von diesen (von Chromosom 21) wird in Abb. 6.10 und 6.11 gezeigt. Jedes normale Individuum besitzt zwei Kopien von Chromosom 21 und kann entweder homozygot für eine zweier Bande (18/18 oder 12/12) oder heterozygot (18/12) sein. Eines oder beide Fragmente können identifiziert und durch die Familiengenerationen verfolgt werden. Das Wesentliche der kodominanten Vererbung besteht darin, daß beide Allele gleichberechtigt nebeneinander stehen.

Daher ähnelt die kodominante Vererbung der autosomal dominanten, nur können bei der kodominanten Vererbung beide Allele nebeneinander expressiv auftreten. Einige

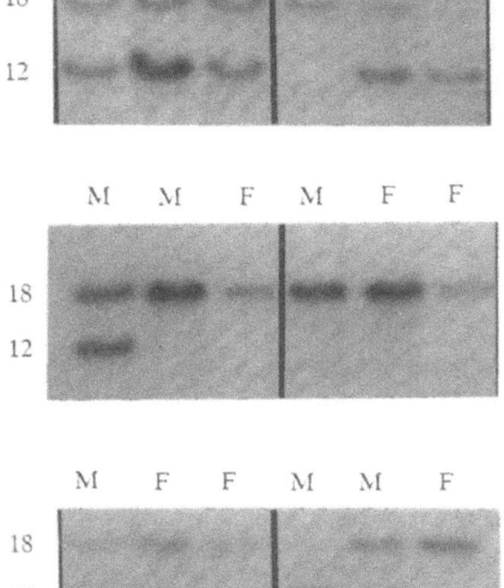
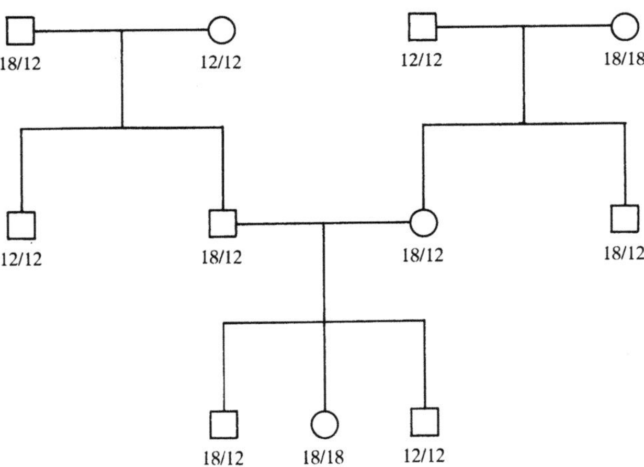

Abb. 6.10. Restriktionsfragmentlängenpolymorphismus, identifiziert durch eine DNS-Sonde (GMC21S3) von Chromosom 21 in mit BgIII digestierter DNS. Das Geschlecht der Probanden ist angegeben und die Fragmentlänge in Kilobasen. In jeder Gruppe dreier Probanden sind die Eltern zu beiden Seiten eines Kindes mit Trisomie 21 angeordnet (daher die erhöhte Intensität einer der Autoradiographbanden beim Kind).

Abb. 6.11. Stammbaum einer Familie als Demonstration der autosomal kodominanten Vererbung eines RFLP (beschrieben in Abb. 6.10)

der häufigeren und klinisch bedeutenderen Erkrankungen bzw. Merkmale mit diesem Erbgang sind in Tabelle 6.6 aufgelistet. Bei vielen dieser Merkmale zeigt sich das seltenste Allel immerhin noch mit über einer Häufigkeit von über 2%. Daher gelten sie als Beispiele für genetische Polymorphie und können für die Analyse gekoppelter Gene (Kap. 8 und 10) verwendet werden.

84

Tabelle 6.6. Autosomal kodominante Merkmale

Blutgruppen – ABO, Duffy, Kell, MNS, Rhesusfaktor
Erythrozytenenzyme – Saure Phosphatase, Adenylatkinase
Serumproteine – Haptoglobin
Zelloberflächenantigen – Human Leukocyte Antigen (HLA)
Restriktionsfragmentlängenpolymorphismen (RFLP)

Zusammenfassung

Tabelle 6.7 faßt die wesentlichen Kennzeichen autosomal rezessiver und dominanter Vererbung zusammen.

Tabelle 6.7. Vergleich der autosomal dominanten mit der rezessiven Vererbung

Autosomal dominant	autosomal rezessiv
Heterozygote erkranken	Homozygote erkranken
Auftreten und Schwere unabhängig vom Geschlecht	Auftreten und Schwere unabhängig vom Geschlecht
Steigerung der Neumutation bei alten Vätern	
Variable Expressivität	Konstante Ausprägung in einer Familie
Vertikales Vererbungsmuster	Horizontales Vererbungsmuster. Blutsverwandtschaft bedeutsam

7 Geschlechtsgebundene Vererbung

Eine weibliche Zelle besitzt zwei X-Chromosomen, je eines vom Vater und von der Mutter. Eines dieser X-Chromosomen ist in jeder Körperzelle, mit Ausnahme einiger Gene an der Spitze des kurzen Arms, inaktiviert (Lyonisierung, siehe Kapitel 4). Diese Inaktivierung sichert in Körperzellen nahezu identische Produktionsmengen der X-gebundenen Genprodukte für Mann und Frau. Diese Dosisangleichung gilt für alle X-gebundenen Gene mit Ausnahme derer nahe dem paarenden Segment am Ende des kurzen Arms, z.B. das Steroidsulphatasegen oder das Xg-Antigen-Gen für rote Blutkörperchen; hier produzieren Frauen ungefähr die doppelte Menge der Männer. Der Prozeß der Inaktivierung betrifft zufällig entweder das väterliche oder mütterliche X, die einmal getroffene Wahl ist dann aber für alle Tochterzellen bindend. So sind Frauen echte Mosaikbildungen: Beim einen Teil ihrer Zellen ist das väterliche X inaktiviert, beim anderen das mütterliche X lyonisiert. Jeder Sohn oder jede Tochter erhält entweder das eine oder das andere X von der Mutter.

Im Gegensatz dazu hat der Mann nur ein X-Chromosom und folglich nur eine Kopie jeden X-gebundenen Gens (hemizygot). Das Y-Chromosom enthält homologe Lozi für die Spitze des kurzen Arms von X und wesentliche männliche Merkmalsdeterminanten. Beim Mann bleibt das X in jeder Zelle aktiv, so daß jede mutierte X-Allele sich in einem erkennbaren Merkmal niederschlägt. Jede Tochter erhält ein väterliches X, jeder Sohn das väterliche Y, Väter können also X-gebundene Gene niemals ihren Söhnen vererben.

Während der Meiose (siehe Kapitel 4) paaren sich X- und Y-Chromosomen nur mit dem schmalen Segment (pseudoautosomales Segment) am distalen Ende ihrer kurzen Arme (siehe Abb. 4.9, S. 50). Da diese Regionen homolog sind, kann es zur Rekombination der geschlechtsbestimmenden Gene auf Yp kommen. Von der paarenden Region konnten DNS-Sequenzen geklont werden, die Restriktionsfragmentlängenpolymorphismen erkennen. Sequenzen, die den geschlechtsdetermierenden Genen am nächsten liegen, zeigen partielle Geschlechtsbindung. Die am weitesten entfernt liegenden Sequenzen zeigen dagegen 50% Rekombination und werden demnach wie autosomale Sequenzen vererbt.

Die Gene der Geschlechtschromosomen werden daher nicht zu gleichen Teilen auf Männer und Frauen einer Familie verteilt, charakteristische Vererbungsmuster mit Diskrepanz in der Anzahl betroffener Männer und Frauen sind die Folge.

Das Vererbungsmuster ist abhängig sowohl von dem Gonosom, das die Mutation enthält als auch davon, ob das Merkmal rezessiv oder dominant vererbt wird. Gelegentlich können diese Vererbungsmuster von autosomal dominanten Merkmalen mit Geschlechtsbeschränkung imitiert werden, die wichtigen Unterschiede sind in Tabelle 7.4 zusammengefaßt. Sollten Männer als Träger des autosomal dominanten Merkmals unfruchtbar sein, so ist das Vererbungsmuster identisch zu dem eines X-gebundenen rezessiven Erbgangs, bei dem Männer das Merkmal nicht weitergeben. In diesem Fall kommt der Beobachtung der Lyonisierung bei Konduktorinnen (Frauen, die das Gen tragen, ohne selbst krank zu sein) eine entscheidende Bedeutung zur Ermittlung des korrekten Erbgangs zu.

Y-gebundene Vererbung

Die Vererbung des Testis-determinierenden Faktors (TDF) ist ein Beispiel für Y-gebundene Vererbung beim Menschen. Männer vererben TDF (und ihr Y-Chromosom) auf alle ihre Söhne, aber nicht auf die Töchter. Das Y-Chromosom ist auch Träger von MIC2Y, einem Gen für ein Zelloberflächenantigen, 12E7. Der Lokus dieses Gens befindet sich in der paarenden Region und hat ein Homologon auf dem X-Chromosom, bezeichnet als MIC2X.

Die Xg- und Yg-Blutgruppenlozi, die die Expression des Antigens kontrollieren, sind gleichfalls auf dem X- und Y-Chromosom vorhanden, jedoch unterhalb des paarenden Segments, so daß sie beide X- bzw. Y-gebundene Vererbung repräsentieren. Bis heute sind keine Y-gebundenen Krankheiten bekannt geworden.

X-gebundene, rezessive Vererbung

Die schwere geschlechtsgebundene muskuläre Dystrophie (Typ Duchenne) ist ein Beispiel für ein X-gebundenes, rezessives Merkmal. Diese Krankheit zeigt sich in einer progressiven Schwäche der proximalen Muskulatur mit starkem Anstieg aller Muskelenzyme, inclusive der Kreatinkinase (CK).

Sie beginnt in der frühen Kindheit, und die meisten Betroffenen sind bereits im Alter von 10 Jahren an den Rollstuhl gefesselt. Wegen interkurrenter Infektionen wird das 20. Jahr kaum überlegt. Abbildung 7.1 zeigt den Stammbaum einer betroffenen Familie und das typische Muster der X-gebundenen, rezessiven Vererbung. Es ist eine bemerkenswerte Diskrepanz in der Geschlechtsratio zu beobachten, da nur Knaben betroffen sind. Die Krankheitsverläufe sind sehr ähnlich, Variationen in der Expressivität des Gens kommen nicht vor. Heterozygote Frauen sind klinisch unauffällig (Konduktorinnen), doch geben sie die Krankheit an die nächste Generation weiter. Es werden nur Männer betroffen (da ihnen das zweite, gesunde, dominante X fehlt), gesunde Männer werden das Merkmal niemals weiter vererben.

Abbildung 7.2 zeigt die zu erwartende Verteilung gesunden und betroffenen Nachwuchses, wenn eine Konduktorin einen gesunden Mann heiratet. 50% ihrer Töchter werden wiederum Konduktorinnen sein, während 50% der Söhne die Krankheit bekommen werden. Diese Berechnung kann mittels des Chi^2-Tests mit der in betroffenen Familien beobachteten Verteilung verglichen werden.

Die Konduktorin ist üblicherweise klinisch unauffällig, dennoch liegt in einem Teil ihrer Muskelzellen das X-Chromosom mit dem mutierten Allel durch die Lyonisierung

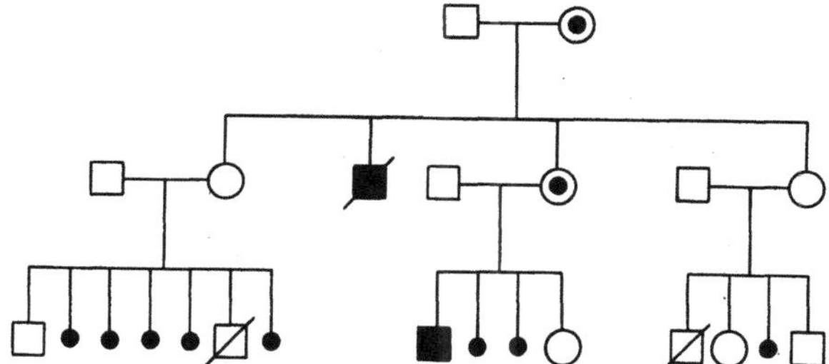

Abb. 7.1. Stammbaum einer Familie mit schwerer X-gebundener Muskeldystrophie

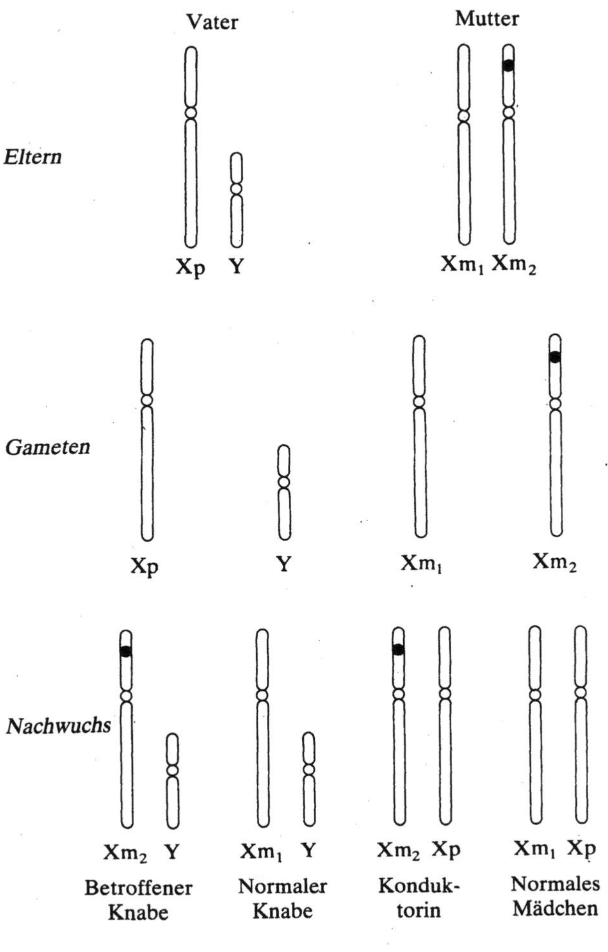

Abb. 7.2. Diagramm der zu erwartenden Verteilung auf den Nachwuchs einer weiblichen, X-gebundenen rezessiven Heterozygoten. Die X-Chromosomen sind mit Xp als väterlich und mit Xm₁, Xm₂ als mütterlich gekennzeichnet.

aktiviert vor. Diese Zellen produzieren vermehrt CK, so daß etwa ⅔ der Konduktorinnen CK-Werte außerhalb des Normbereiches aufweisen (Abb. 7.3). Bei der Suche nach Konduktorinnen kann das nützlich sein, vorausgesetzt, es können andere Faktoren, die den Enzymspiegel erhöhen (Sport, intramuskuläre Injektionen) oder senken (Schwangerschaft), ausgeschlossen werden. Eine Frau mit einem betroffenen Kind und einem betroffenen Bruder oder mit mehr als einem betroffenen Kind ist obligat eine Konduktorin, da multiple Neumutationen jedenfalls außerordentlich unwahrscheinlich sind. Für jede Tochter einer obligaten Konduktorin besteht ein 50%iges Risiko, gleichfalls Konduktorin zu sein. Die CK-Bestimmung kann helfen, den Verdacht zu bestätigen; vielleicht wird es bald möglich sein, Konduktorinnen anhand des entsprechenden

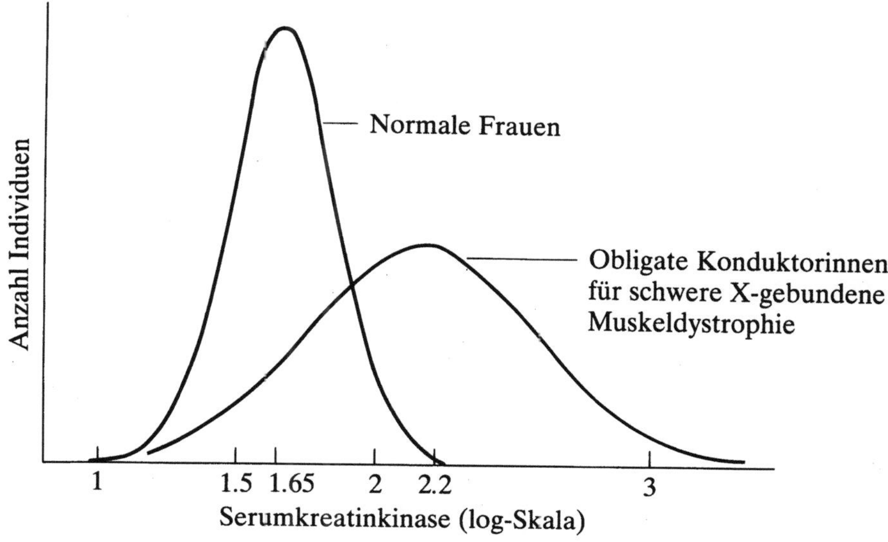

Abb. 7.3. Verteilung der Serumwerte für Kreatinkinase bei normalen Frauen und obligaten Konduktorinnen für schwere, X-gebundene Muskeldystrophie (Duchenne)

Restriktionsfragmentlängenpolymorphismus zu erkennen. Eine Berechnung des Risikos unter Verwendung dieser Information ist nach Bayes Prinzip möglich (Anhang III).

Manchmal ist ein Kind der einzige Betroffene in der ganzen Familie (Abb. 7.4); hier ist die Mutter nicht unbedingt eine Konduktorin. In etwa ⅓ der Fälle kann es sich um eine Neumutation beim Kind handeln (siehe Kapitel 10). Eine CK-Kontrolle kann helfen, zwischen diesen beiden Möglichkeiten zu entscheiden. Die Tatsache der 8 gesunden Söhne dieser Frau minimiert die Wahrscheinlichkeit, daß sie eine Konduktorin ist, auch wenn es nicht völlig ausgeschlossen ist (Anhang III).

Gelegentlich kann auch eine Frau von der Muskeldystrophie (X-gebundene Form) befallen werden. Dies kann auf mehreren Wegen geschehen:

1. atypische Lyonisierung (Manifestation trotz Heterozygotie);
2. Neumutation des anderen X-Chromosoms einer Konduktorin;
3. Konduktorin mit Turner-Syndrom (45 X);
4. X-autosomale Translokation.

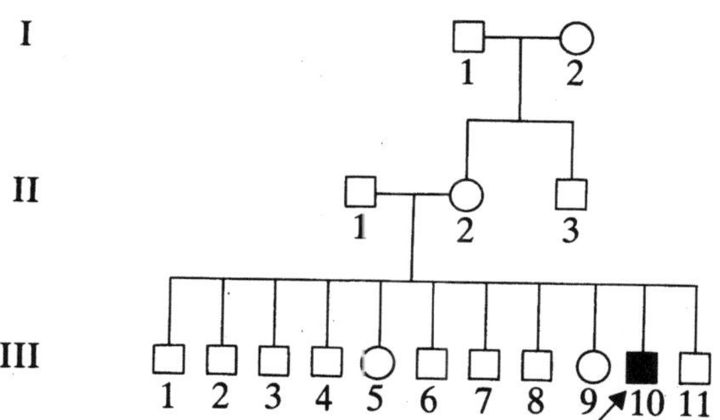

Abb. 7.4. Stammbaum einer Familie, bei der nur ein Kind an schwerer X-gebundener Muskeldystrophie erkrankt ist.

Der häufigste Typ der Krankheit ist der auf die atypische Lyonisierung zurückzuführende. Dies führt zur Inaktivierung der meisten gesunden X-Chromosomen in den Muskelzellen der betroffenen Frau; es kommt zur heterozygoten Manifestation, die allerdings weniger gravierend ausfällt als beim hemizygoten Mann.

Theoretisch wird eine Konduktorin mit einer Neumutation am selben Lokus auf dem gesunden X-Chromosom genau so schwer von der Krankheit befallen wie ein Mann. Eine Turner-Frau mit 45 X oder Monosomie für den kurzen X-Arm kann das betroffene X-Chromosom nicht inaktivieren und wird gleichfalls wie ein Mann von der Krankheit befallen. Auch eine Frau mit einer X-autosomalen Translokation kann betroffen sein. In diesen Fällen wird das gesunde X-Chromosom bevorzugt inaktiviert, um eine partielle Monosomie des an der Translokation beteiligten Autosoms zu vermeiden. 20 Frauen mit X-autosomaler Translokation und schwerer Muskeldystrophie sind bekannt. In jedem dieser Fälle lag der Bruch in der Bande Xp21, und die führte vermutlich zu einer Übertragung des abnormen Gens mit konsequenter Manifestation nach der Inaktivierung des gesunden X-Chromosoms. Diese Beobachtung erbrachte einen entscheidenden Hinweis auf den Sitz des Gens für X-gebundene Muskeldystrophie Typ Duchenne, die schwere Form der X-gebundenen Muskeldystrophie. Es gibt auch eine milder verlaufende Form, Typ Becker. Genetische Studien zeigten evident, daß die beiden Formen durch verschiedene Mutantenallele des selben Genortes (multiple Allelie) hervorgerufen werden können. In etwa 10% der Fälle von X-gebundener muskulärer Dystrophie zeigt die Analyse eng gekoppelter DNS-Sequenzen, daß die Mutation mit einer Deletion einhergeht. Selten können auch andere wichtige Strukturgene in dieser Mikrodeletion mit entsprechender Symptomatik enthalten sein (z. B. Kongenitale adrenale Hypoplasie oder Glycerolkinasedefizienz). Bevor man eine Familie mit dieser Erkrankung genetisch berät, ist es wichtig, den richtigen Typ diagnostiziert zu haben, umso mehr, da neben diesen X-gebundenen, rezessiven auch autosomal dominante und rezessive Formen bekannt sind (genetische Heterogenität).

Andere X-gebundene, rezessive Merkmale

Bis jetzt sind 286 X-gebundene Merkmale beim Menschen bekannt. Einige der häufigeren und klinisch wichtigeren sind aus Tabelle 7.1 zu ersehen. Die Inzidenz variiert

Tabelle 7.1. X-gebundene Merkmale des Menschen

Merkmal	Häufigkeit/10000 Männer*
Rotgrünblindheit	800
Fragiler X-Schwachsinn	5
Unspezifischer X-Schwachsinn	5
Muskeldystrophie Typ Duchenne	3
Muskeldystrophie Typ Becker	0,5
Hämophilie A (Faktor VIII)	2
Hämophilie B (Faktor IX)	0,3
X-gebundene Ichthyose	2
X-gebundene Agammaglobulinämie	0,1

* Werte für Großbritannien

in verschiedenen ethnischen Gruppen, so ist z.B. die Farbenblindheit bei Eskimos
selten, und in bestimmten ethnischen Gruppen ist Glucose-6-Phospatdehydrogenase-
mangel so häufig wie Farbenblindheit hier (siehe Kapitel 16).

Einige dieser X-gebundenen, rezessiven Merkmale können auch durch Männer
weitergegeben werden. In diesen Fällen sind alle Töchter obligate Konduktorinnen und
alle Söhne gesund (Abb. 7.5).

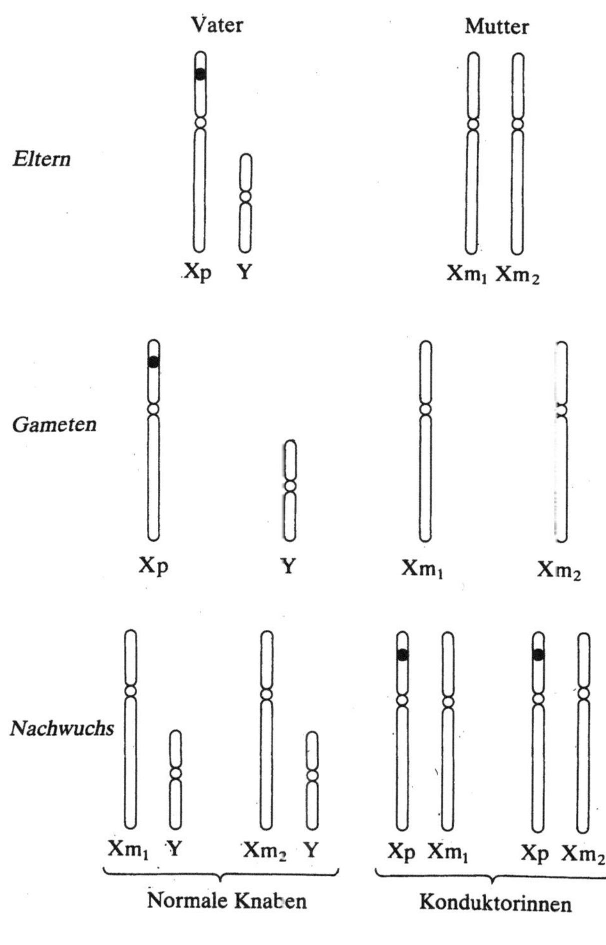

Abb. 7.5. Diagramm der zu erwartenden Verteilung des Nachwuchses für einen betroffenen Mann mit X-gebundenem, rezessiven Merkmal

X-gebundene, dominante Vererbung

Das Xg-Blutgruppensystem kann dazu dienen, die X-gebundene, dominante Vererbung
vorzustellen. Dieses Gen befindet sich nahe der Spitze des kurzen Armes auf dem X-
Chromosom. Mit Hilfe eines Antiserums lassen sich zwei Typen unterscheiden: Xg
positiv und Xg negativ. Diese Phänotypen werden durch zwei Allele für den oben

genannten Genort determiniert. Diese werden als Xga und Xg bezeichnet. Beim Mann sind zwei, bei der Frau aber drei Genotypen möglich (Tabelle 7.2). Die weibliche Homozygote für das dominante Merkmal kann mit derzeitigen Methoden nicht von der Heterozygoten unterschieden werden, es sei denn durch Stammbaumanalyse.

Abbildung 7.6 zeigt einen Stammbaum; die Xg-Blutgruppe ist für jede Person angegeben, Xga-Positive sind dunkel eingezeichnet.

Oberflächlich betrachtet erinnert das Vererbungsmuster an das eines autosomal dominanten Merkmals, der Unterschied liegt aber im Nachwuchs des Xg(a+)-Mannes: Alle Töchter sind Xg(a+), alle Söhne dagegen Xg(a−). Jeweils die Hälfte aller Söhne und Töchter einer heterozygoten Mutter, die mit einem Xg(a−)-Vater verheiratet ist, werden Xg(a+) sein.

Allgemein treten X-gebundene, dominante Merkmale häufiger bei Frauen als bei Männern auf, dies entspricht der relativen Verteilung der Geschlechtschromosomen.

Tabelle 7.2. Xg-Blutgruppe: Phäno- und Genotypen

Männer			Frauen		
Genotypen	Phänotypen	Häufigkeit	Genotypen	Phänotypen	Häufigkeit
Xg^{a}Y	Xg(a+)	67%	Xg^{a}Xg^a Xg^{a}Xg	Xg(a+)	89%
XgY	Xg(a−)	33%	XgXg	Xg(a−)	11%

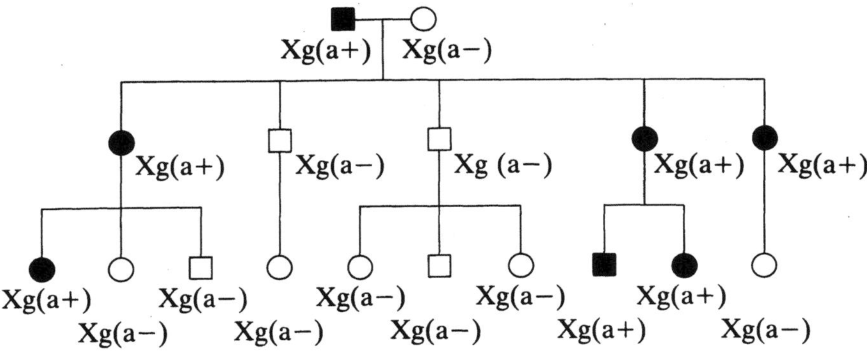

Abb. 7.6. Stammbaum einer Familie zur Demonstration der Vererbung der Xg-Blutgruppe. Phänotypen für alle werden gezeigt, Mitglieder mit Xg(a+) werden schwarz dargestellt.

Ein Homologon des Xg auf dem Y-Chromosom

Die Entdeckung des Lokus Yg auf dem Y-Chromosom, der, wie Xg, die Expression des Zelloberflächenantigens 12E7 auf Erythrozyten steuert, ist ein weiterer Beweis, daß X- und Y-Chromosomen von einem gemeinsamen Paar früher homologer Chromosomen abstammen. Offenbar gibt es zwei Allele für den Lokus Yg: Yg^a, das zu einer starken Expression von 12E7 bei Xg(a−) Männern führt, und Yg mit geringerer Expression.

92

Alle Söhne eines Yg^a-Mannes sind starke Expressoren, daraus folgt, daß Yg außerhalb des paarenden Segments liegt und daher komplett Y-gebunden ist. 12E7 ist als Oberflächenantigen auf allen Zellen präsent, jedoch kann der Unterschied der Expression nur bei den kernlosen Erythrozyten nachgewiesen werden. 12E7 scheint das Genprodukt der Lozi MIC2X und MIC2Y im paarenden Segment des X- und Y-Chromosoms zu sein. Ebenso wie Xg wird MIC2X nicht inaktiviert.

Andere X-gebundene, dominante Merkmale

Beim Menschen sind 9 X-gebundene, dominante Merkmale bekannt (Tabelle 7.3). Mit Ausnahme der Xg-Blutgruppe sind sie alle selten. Bei X-gebundenen, dominanten Krankheiten zeigen die Männer einheitlich eine schwere Ausprägung, weibliche Heterozygote sind wegen des Effektes der Lyonisierung in unterschiedlicher Weise betroffen.

Bei der Incontinentia pigmenti sind die betroffenen Männer so schwer geschädigt, daß ein Spontanabort die Regel ist. Dies führt zu einem Überschuß betroffener Frauen, Töchter von Konduktorinnen.

Weibliche Opfer des Rett-Syndroms sind geistig schwerstbehindert und bekommen keine Kinder, so daß jede betroffene Frau eine dominante Neumutation darstellt. Eine entsprechende männliche Schwangerschaft würde zu einem Spontanabort führen. Dies erklärt den Überschuß an Patientinnen mit diesem Syndrom.

Tabelle 7.3. Beispiele für X-gebundene, dominante Merkmale beim Menschen

Xg-Blutgruppe
Pseudohypoparathyreoidismus
Vitamin-D-resistente Rachitis
Incontinentia pigmenti*
? Rett-Syndrom*

* = Letal für hemizygoten Mann

X-gebundene, kodominante Merkmale

Dieser Vererbungstyp kann anhand erblicher Restriktionsfragmentlängenpolymorphismen demonstriert werden. Eine dieser Restriktionsfragmentlängenpolymorphismen wird durch die Testsequenz pERT 87.1 (DXS 164) in mit dem Restriktionsenzym XmnI (Abb. 7.7–7.9) behandelter DNS identifiziert. Männer besitzen nur ein X-Chromosom und damit entweder das 8,7 kb-Fragment oder 7,5 kb-Fragment. Niemals weisen Männer beide Fragmente auf. Frauen können entweder heterozygot (8,7/7,5) oder homozygot für jedes Fragmente (8,7/8,7 oder 7,5/7,5) sein. Diese gleichzeitige Expression beider Allele ist das Kennzeichen kodominanter Vererbung.

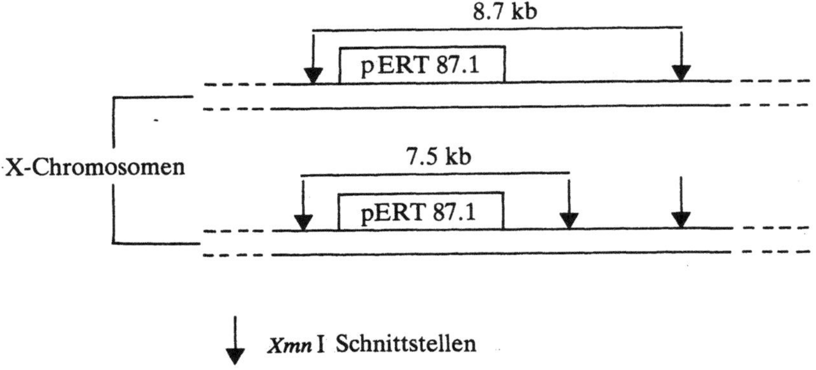

Abb. 7.7. Darstellung des durch pERT 87.1 identifizierten RFLP

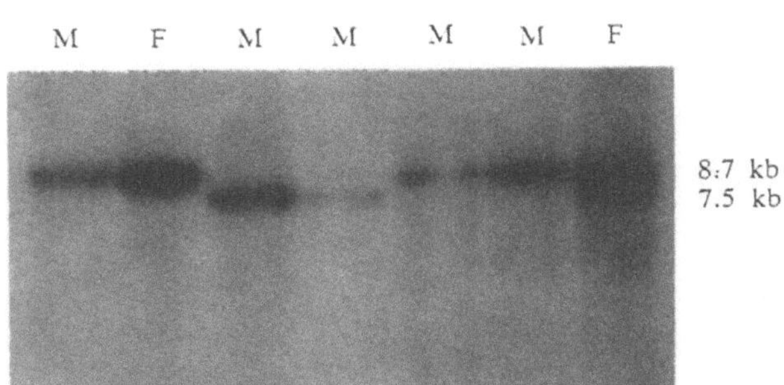

Abb. 7.8. RFLP, identifiziert durch pERT 87.1 (DXS164) in mit XmnI behandelter DNS. Das Geschlecht jedes Probanden ist angegeben. Fragmentgrößen in Kilobasen

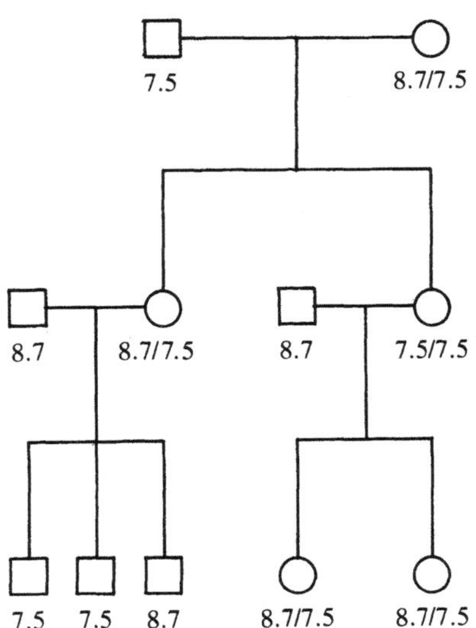

Abb. 7.9. Stammbaum, der die X-gebundene kodominante Vererbung der RFLP aus Abb. 7.7 und 7.8 zeigt

94

Zusammenfassung

Tabelle 7.4 vergleicht die Hauptunterschiede der X-gebundenen und autosomal geschlechtsbegrenzten Vererbung.

Tabelle 7.4. Vergleich der autosomal dominanten Vererbung mit Geschlechtsbeschränkung mit der X-gebundenen, dominanten und der X-gebundenen, rezessiven Vererbung

	rezessiv	X-gebunden dominant	Autosomal dominant Geschlechtsbeschränkung
Vererbungsmuster	nur M	vertikal	vertikal
Geschlechtsratio	M ≫ F	2F:1M	M > F
Vererbung von Mann zu Mann	nie	nie	50% der Söhne betroffen
Vererbung von Mann zu Frau	Töchter Konduktorinnen	Töchter betroffen	< 50% der Töchter betroffen
Vererbung von Frau zu Frau	50% der Töchter Konduktorinnen	50% der Töchter betroffen	< 50% der Töchter betroffen
Krankheitsausprägung (M)	gleich	gleich	variabel
Krankheitsausprägung (F)	gering	variabel	variabel

M = Männer, F = Frauen

Weiterführende Literatur

Davies KE (1985) Molecular genetics of the human X-chromosome. J Med Genet 22:243–249
Goodfellow P, Banting B, Shear D et al. (1985) Genetic evidence that a Y-linked gene in man is homologous to a gene of the X-chromosome. Nature 302:346–349
Goodfellow PN, Darling S, Wolfe J (1985) The human Y-chromosome. J Med Genet 22:329–344
Rouyer F, Simmler MC, Johnsson C et al. (1986) A gradient of sex linkage in the pseudoautosomal region of the human sex chromosomes. Nature 319:291–295

8 Anlage einer Genkarte

Die Analyse eines Vererbungsmusters kann ergeben, daß das betreffende Merkmal durch ein einzelnes Gen autosomal oder geschlechtsgebunden determiniert wird (siehe Kapitel 6 und 7). Der nächste Schritt ist der Versuch, den Lokus oder die Position des mutierten Gens auf einem Chromosom zu identifizieren. Solches »Genkartieren« ist eine Voraussetzung für Verbesserungen in der pränatalen Diagnostik und der Suche nach Trägern einer Genstörung. Als »reverse Genetik« bezeichnet man das Kartieren eines Gens mit anschließendem Klonen und einem Versuch der Funktionsanalyse. Genkarten ermöglichen außerdem ein verbessertes Verständnis der Detailanatomie der Chromosomen, geben Informationen über die elterliche Herkunft neuer Mutationen und sind – im Vergleich mit denen anderer Spezies – nützlich für die Erforschung der Evolution.

Zum Erstellen einer Genkarte dienen vier Hauptmethoden:

1. Familienkoppelungsstudien
2. Gendosisbestimmungen (Spiegel der Genprodukte)
3. In-situ-Hybridisation
4. Zellhybridisation verschiedener Spezies

1. Familienkoppelungsstudien

Die Feststellung, daß eine Krankheit an ein Geschlecht gebunden ist, führt automatisch zur Lokalisation des auslösenden Gens auf dem betreffenden Geschlechtschronosom. Familienkoppelungsstudien gaben die ersten Informationen zum Kartieren der Gene beim Menschen und nehmen zur Zeit an Bedeutung zu, da immer mehr chromosomale Fragmentlängenpolymorphismen entdeckt werden.

Zwei Gene gelten als gekoppelt, wenn ihre Lozi nahe beieinander auf dem selben Chromosom liegen. So plaziert, werden die Allele der beiden Orte eher gemeinsam als zufällig einer Gamete zugeordnet. Diese Beeinträchtigung der zufälligen Zuordnung der Gene (2. Mendel-Gesetz) ist ein wichtiger Hinweis auf zwei gekoppelte Gene. Wenn der

Tabelle 8.1. Markereigenschaften für Familienkoppelungsstudien

Marker	Beispiel
Chromosomaler Heteromorphismus	1qh+, inv9
Blutgruppen	ABO, Rh
Polymorphismen der Serumproteine	Tf, Hp
Immungenetische Polymorphismen	GM, Inv
Polymorphismen der Serumenzyme	CHE-1, P1
Polymorphismen der Erythrozytenenzyme	ACP, Ak-1
Restriktionsfragmentlängenpolymorphismen	Faktor IX, pERT87.1

Chromosomort eines der beiden bekannt ist, so kann das andere aufgrund dieser Beobachtung dem gleichen Chromosomenareal zugeordnet werden.

In einer Familienkoppelungsstudie finden zwei Lozi Beachtung, der eine mit dem zu untersuchenden Merkmal oder der Krankheit, der andere als Marker. Eine große Auswahl von »Markermerkmalen« steht zur Verfügung (Tabelle 8.1). Jedes Familienmitglied wird auf Merkmal und Vorhandensein des Markers hin untersucht. Befinden sich Merkmal und Marker auf verschiedenen Chromosomen, so erfolgt eine zufällige Verteilung auf die Gameten und damit auf den Nachwuchs, Marker und Krankheit treten dann genauso häufig zusammen wie getrennt auf (Abb. 8.1). Sind sie dagegen auf einem Chromosom gekoppelt, so werden sie bei jedem Kind gemeinsam auftreten, es sei denn, sie werden zufällig durch ein »crossing over« in der Meiose getrennt (Abb. 8.2). Es finden ungefähr 52 »crossing over« in einer vollständigen Meiose des Mannes statt, 1– 6mal pro Chromosom in Abhängigkeit von der relativen Länge. Liegen die Lozi für Marker und Krankheit auf dem selben Chromosom weit auseinander, so ist ein »crossing over« recht wahrscheinlich: Rekombinierte Chromosomen weisen die betreffenden Gene getrennt auf, nicht aber die nicht rekombinierten (Abb. 8.3). Für einen entfernteren Marker ist also die Anzahl der rekombinierten gleich der Anzahl der nicht rekombinierten, die Rekombinationsfraktion (Anzahl rekombinierter Chromosomen/ Nachwuchs insgesamt) wird, wie bei zufälliger Verteilung, 0,5 betragen. Wird die Entfernung zwischen Krankheit und Marker geringer, nimmt die Wahrscheinlichkeit für »crossing over« ab, die Zahl der Rekombinierten sinkt, die Rekombinationsfraktion fällt, und die zufällige Verteilung wird mehr und mehr gestört (Tabelle 8.2). So variiert der Wert der Rekombinationsfraktion von 0,0 (strikte Koppelung) bis 0,5 (entsprechend der Zufallsverteilung).

Befinden sich Krankheit und Marker auf verschiedenen Chromosomen, würde in einer Familie ein Kind, das den Marker trägt, nur rein zufällig auch von der Krankheit befallen. Je mehr Nachkommen untersucht werden, desto unwahrscheinlicher wird ein solches Phänomen. Die Signifikanzberechnung gibt eine Vorstellung von der Wahrscheinlichkeit einer solchen Störung der Zufallsverteilung, welche bei 1:1000 (log 10 = 3)

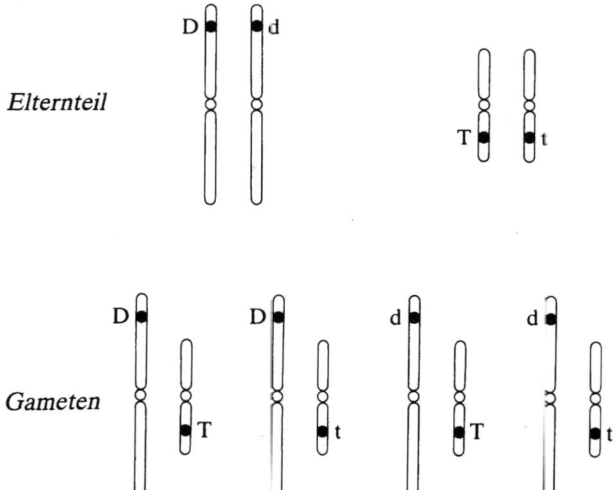

Abb. 8.1. Diagramm der unabhängigen Verteilung der Lozi von Krankheit (Allele D, d) und Marker (Allele T, t) in der Meiose

97

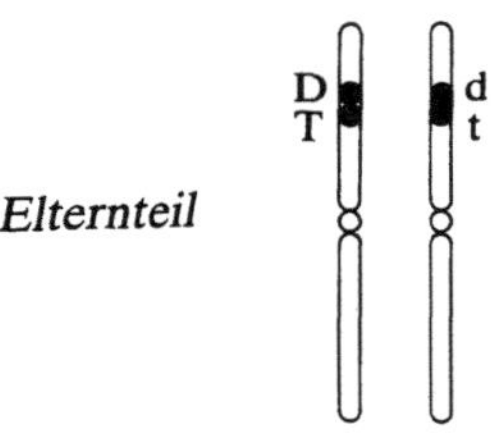

Elternteil

Gameten

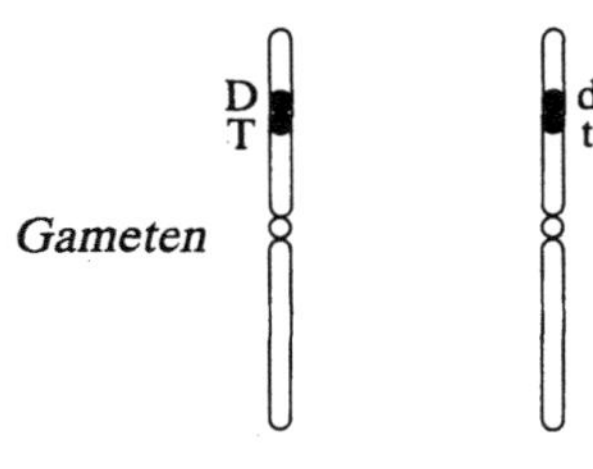

Abb. 8.2. Nicht zufällige Verteilung in der Meiose bei strikt gekoppelten Lozi für Krankheit (D, d) und Marker (T, t)

Elternteil

Gameten

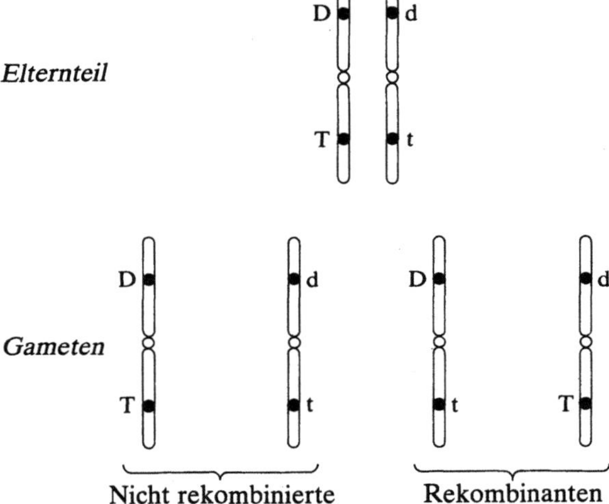

Abb. 8.3. Durch häufiges »crossing over« wird Unabhängigkeit von Krankheit und Marker simuliert, wenn die Lozi auf demselben Chromosom weit auseinander liegen.

Tabelle 8.2. Vergleich gekoppelter und unabhängiger Lozi

	Lage der Lozi auf			
	gleichem Chromosom			verschiedenen Chromosomen
	Sehr nah	nah	weit auseinander	
Unabhängige Verteilung	Nein	manchmal	Normal	Normal
Zahl der rekombinierten Chromosomen	0	manche	50%	50%
Rekombinationsfraktion	0	0–0,49	0,5	0,5

liegt. Auf diesem Signifikanzniveau kann die Alternativhypothese (Gene gekoppelt) akzeptiert werden.

Betrachte das Nail-Patella-Syndrom: Es wird autosomal dominant vererbt und resultiert in fehlender Kniescheiben, Nagelhypoplasie sowie Nierenschaden des Erwachsenen. Der Stammbaum einer betroffenen Familie zusammen mit den ABO-Blutgruppen für jedes Mitglied ist in Abb. 8.4 gezeigt.

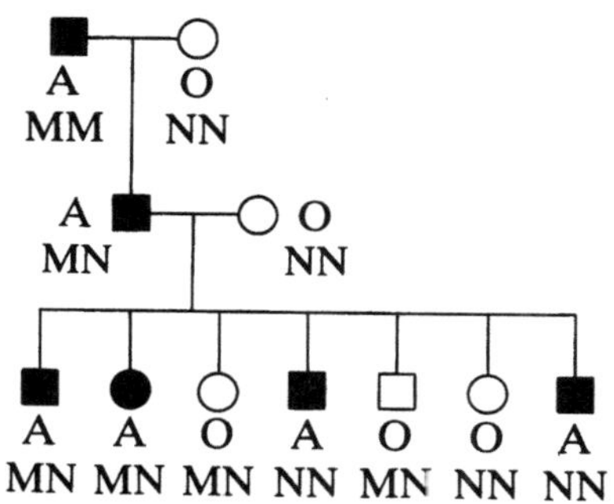

Abb. 8.4. Stammbaum einer Familie mit Nail-Patella-Syndrom. ABO- und MN-Blutgruppen sind für jedes Mitglied angezeigt.

Die ABO-Blutgruppe hat die drei Hauptallele A, B und O (siehe Tabelle 11.5, S. 136). AO und AA ergeben den Phänotyp A, BO und BB entsprechend B, AB ergibt AB und OO ergibt O. Der Vater der 7 Kinder muß also den ABO-Genotyp AO aufweisen. Ohne Ausnahme erhielt jedes betroffene Kind die A-Allele des Vaters, jedes gesunde seine O-Allele. In dieser Familie findet sich also eine deutliche Störung der Zufallsverteilung zwischen Krankheit (Nail-Patella-Syndrom) und Marker (ABO-Blutgruppen). Die Wahrscheinlichkeit, daß diese Beobachtung nur auf Zufall beruht, liegt bei $(0,5)^7$ oder 1:128 (log 10 = 2,107).

Betrachtet man dagegen die gleiche Familie unter Verwendung eines anderen Markers, der MN-Blutgruppe, deren autosomal kodominanter Erbgang drei Genotypen, nämlich MM, MN und NN aufweist, so erkennt man, daß die betroffenen Kinder zu gleichen Teilen das M- und N-Allel ihres Vaters geerbt haben. Hier liegt folglich eine zufällige Verteilung vor, eine Koppelung zwischen Krankheit und diesem Marker ist ausgeschlossen.

Die vermutete Koppelung mit der ABO-Blutgruppe wurde durch Untersuchungen bei anderen Familien bestätigt; eine Rekombinationsfraktion von 0,1 (10%) wurde ermittelt. Die ABO-Blutgruppe wurde durch Gendosisstudien mit Adenylatkinase 1 dem 9q34 zugeordnet, das Gen für Nail-Patella-Syndrom konnte automatisch in derselben Region angesiedelt werden. (siehe Abb. 8.8) Der Lokus der MN-Blutgruppen dagegen befindet sich auf dem Chromosom 4.

Betrachtet man nun den Stammbaum einer anderen Familie mit Nail-Patella-Syndrom, deren ABO-Blutgruppen bestimmt wurden (Abb. 8.5), so muß man feststellen, daß diese Familie die Koppelungshypothese weder stützt noch widerlegt, da beide Eltern das gleiche Allel am Markerlokus aufweisen. Solche nichtinformativen Familien stellen ein ernstes Problem in Koppelungsstudien dar, gleichgültig, ob diese für Forschung oder pränatale Diagnostik durchgeführt werden.

Der Idealfall für die Suche nach autosomalen Koppelungen ist die doppelte Rückkreuzung, d.h. ein Paar mit Heterozygotie des einen Partners für beide Lozi und Homozytogie des anderen, das zusammen viele Kinder hat.

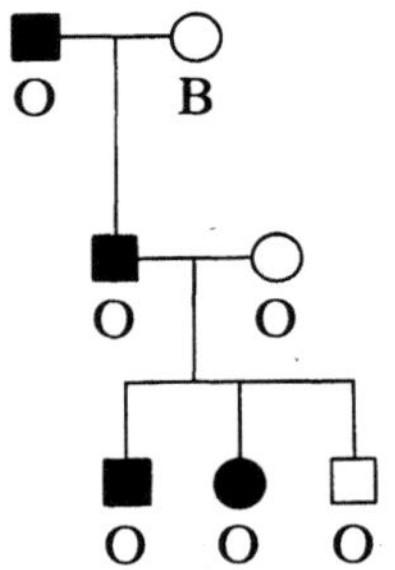

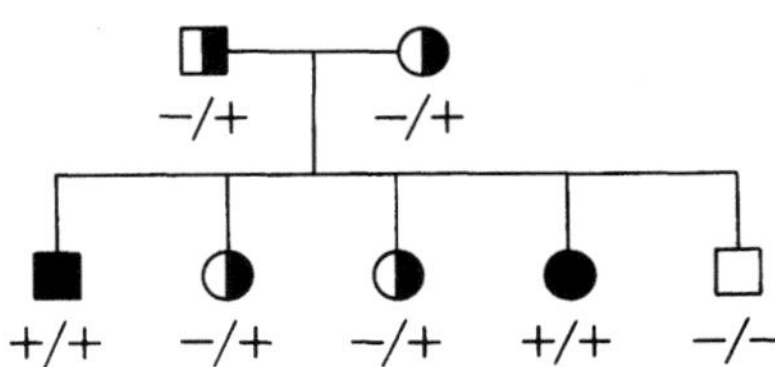

Abb. 8.5. Stammbaum einer Familie mit Nail-Patella-Syndrom. ABO-Blutgruppen sind für jedes Mitglied angezeigt.

Abb. 8.6. Koppelung des Lokus für β-Thalassämie mit einer Schnittstelle für eine Restriktionsendonuklease ($+$)

Koppelungsstudien können auch für autosomal rezessive Merkmale verwendet werden. Abb. 8.6 zeigt den Stammbaum einer Familie mit β-Thalassämie. Dabei handelt es sich um ein autosomal rezessives Merkmal, welches durch eine Störung des Hämoglobinaufbaus eine schwere Anämie hervorruft. Die heterozygoten Träger sind klinisch unauffällig, können jedoch durch eine Hämoglobinuntersuchung erkannt werden. Bei jeder Testperson wird die Schnittstelle für eine Restriktionsendonuklease nahe dem β-Globin-Gen auf Chromosom 11 für jedes Homologon als vorhanden ($+$) oder fehlend ($-$) markiert. Bezogen auf die Schnittstelle kann eine Person also $+/+$, $+/-$ oder $-/-$ sein. In der gezeigten Familie sind β-Thalassämie und diese Schnittstelle strikt gekoppelt, in jedem heterozygoten Elternteil ist das Chromosom 11 mit der zusätzlichen Schnittstelle das Homologon mit dem Allel für die Krankheit.

Befindet sich der Marker auf demselben Homologon wie die Krankheit, spricht man von gepaarter Koppelung. Würde sich der Marker auf dem der Krankheit entgegengesetzten Homologon befinden, so wären sie zwar noch gekoppelt (durch die Genorte), dies würde man aber als Koppelung in Repulsion bezeichnen.

Die Lokalisation eines autosomal rezessiv vererbten Gens durch Familienkoppelungsstudien stellt sich schwieriger als bei einem autosomal dominanten Merkmal dar, bedingt durch die begrenzte Informationsmenge, die bei der Familie erworben werden kann.

Chromosom 1 enthält $\frac{1}{11}$ des gesamten Haploids, daher beträgt die Wahrscheinlichkeit, daß sich zwei autosomale Lozi auf diesem Chromosom befinden, $\frac{1}{11} \times \frac{1}{11}$ oder 1:121. Die allgemeine Wahrscheinlichkeit, daß sich zwei nicht zugeordnete Lozi auf dem gleichen Chromosom befinden, entspricht der Summe der Wahrscheinlichkeiten für jedes einzelne Chromosom, 1:18,5.

Die Zuordnung eines Genes zu einem Geschlechtschromosom durch das typische Vererbungsmuster ist der erste Schritt zur Erstellung einer Genkarte von X und Y. Da bisher kein Krankheitsgen auf Y entdeckt werden konnte, konzentriert sich das Interesse auf das X-Chromosom. Bis zu den 70er Jahren waren Farbenblindheit und Xg-Blutgruppen die einzigen bekannten Marker für das X-Chromosom. Jedes neu entdeckte X-gebundene Merkmal wurde auf Koppelung mit diesen Markern hin untersucht. Die meisten betroffenen Familien waren aber nichtinformativ, und nur für wenige dieser Merkmale konnte eine Koppelung mit Restriktionsfragmentlängenpolymorphismen für

X identifiziert werden. Sie können heute als Marker für die Koppelungsanalyse Verwendung finden. In jeder Familie sind einige Restriktionsfragmentlängenpolymorphismen uninformativ, andere aber liefern Daten für oder gegen eine Koppelungshypothese.

Bedingt durch die Verteilung der Geschlechtschromosomen auf Mann und Frau findet die zufällige Verteilung der X-Chromosomen nur bei Frauen statt. So werden Krankheiten und Marker besonders an Söhnen obligater Konduktorinnen studiert. Restriktionsfragmentlängenpolymorphismen sind nicht nur wichtige Werkzeuge zur Anlage einer Genkarte, sie werden auch klinisch zur Identifikation von Konduktorinnen und zur pränatalen Diagnostik einiger Krankheiten wie β-Thalassämie, Muskeldystrophie Typ Duchenne, Chorea Huntington und Hämophilie eingesetzt.

Rekombinationsfraktion und Genortdistanz

Das Verhältnis zwischen Rekombinationsfraktion und Genortdistanz hängt von mehreren Faktoren ab. Eine Rekombinationsfraktion von 0,1 (10%) spricht für eine Distanz der Gene von 10 Zentimorgan (100 Zentimorgan = 1 Morgan), mit zunehmender Distanz aber fällt die Rekombinationsfraktion durch das Auftreten doppelter »crossing over« (Abb. 8.7). Bei Frauen treten autosomale »crossing over« häufiger auf als bei Männern. Ihre Frequenz ist nicht für alle Teile des Chromosoms gleich; sie scheint an den Enden häufiger vorzukommen als in der Nähe des Zentromers. Bei der Bestimmung der Distanz zweier Gene durch die Rekombinationsfraktion müssen diese Faktoren mit berücksichtigt werden. Die totale Länge des haploiden Genoms beträgt etwa 3000 Zentimorgan, und da die DNS ca. 3×10^9 Basenpaare aufweist, entspricht ein Zentimorgan etwa 1 Mio Basenpaaren.

In der Praxis ist es recht schwierig, Koppelungen für Lozi mit mehr als 25 Zentimorgan Distanz zu ermitteln. Distanzen über 50 Zentimorgan simulieren durch häufige »crossing over« Unabhängigkeit der Gene (Rekombinationsfraktion 0,5). Wenn drei Genlozi auf demselben Chromosom vermutet werden, so geben die relativen Rekombinationsfraktionen Auskunft über die Reihenfolge der Gene.

2. Gendosismethoden

Autosomale Gene liegen paarweise vor, und normalerweise sind beide expressiv, d. h. wenn zwei aktive Allele für ein Enzym vorliegen, so wird dessen Genaktivität 100% betragen. Dosisuntersuchungen können die Informationen über Gene, die auf an unbalancierten Translokationen beteiligten Autosomen liegen, verbessern. Wenn das Stück des Autosoms, das den Genort enthält, verlorengegangen ist, so wird die Restaktivität des betreffenden Enzyms, entsprechend der Produktion des verbliebenen normalen Allels, 50% betragen. Im Gegensatz dazu beträgt der Enzymspiegel beim Vorliegen einer Trisomie 150%. Durch Vergleich der Enzymspiegel bei verschiedenen Aberrationen mit unterschiedlichen Bruchstellen kann die Lokation eines Gens ermittelt werden. Diese Technik wurde mit der Zuordnung des Gens für saure Phophatase auf den kurzen Arm des Chromosoms 2 zum ersten Mal angewandt, angeregt durch die

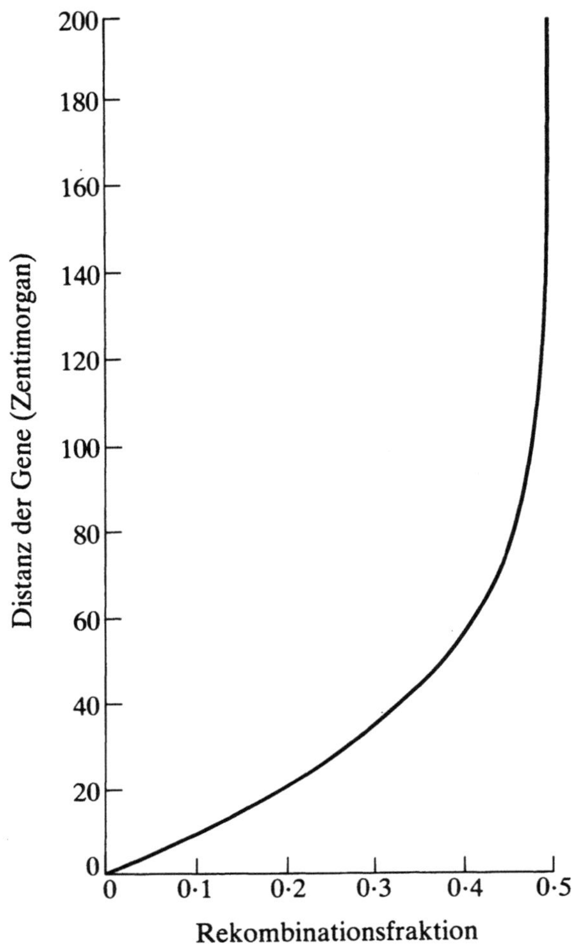

Abb. 8.7. Verhältnis zwischen dem Abstand zweier Genlozi und der Häufigkeit von Crossing over (Rekombinationsfraktion)

Beobachtung, daß ein Kind mit einer Deletion von Chromosom 2 das mütterliche saure Phosphatase-Allel nicht geerbt hatte. Abbildung 8.8 zeigt, wie mit dieser Methode die Gene zweier anderer Enzyme der roten Blutkörperchen bestimmten Segmenten des Chromosoms 9 zugeordnet werden konnten.

Gendosen können auch mit der Autoradiographie abgeschätzt werden. In Abb. 6.10 (siehe S. 84) weist jedes Kind mit Trisomie 21 im Vergleich zu seinen Eltern eine verstärkte Intensität einer Bande auf. DNS-Dosismessungen können auf diese Weise auch für Gene auf dem X-Chromosom durchgeführt werden, unbehindert durch die Lyonisation, die sonst Dosisstudien für X-gebundene Gene stark erschwert (siehe Abb. 8.10).

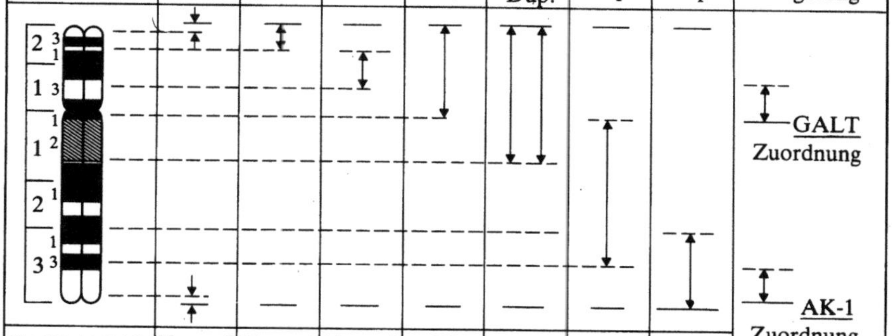

Chromosom 9	Fall 1 Del.	Fall 2 Del.	Fall 3 Del.	Fall 4 Dup.	Fall 5 doppelte Dup.	Fall 6 Dup.	Fall 7 Dup.	Schlußfolgerung
2 3 1 / 1 3 / 1 / 1 2 / 2 1 / 1 / 3 3								GALT Zuordnung AK-1 Zuordnung
GALT-Aktivität	Normal	Normal	Normal	+45%	+104%	Normal	Normal	
AK-1-Aktivität	Normal	Normal	Normal	Normal	Normal	Normal	+42%	

Abb. 8.8. Anwendung der Gendosismethode zur Lokalisation von Galaktose-1-Phosphat-Uridyltransferase (GALT) und Adenylatkinase 1 (AK-1) auf bestimmten Regionen des Chromosom 9

3. In-situ-Hybridisation

Das Prinzip der In-situ-Hybridisation beruht auf der Verwendung von DNS des zu untersuchenden Gens, mit deren Hilfe auf dem komplementären Chromosom das entsprechende Segment gesucht wird. Die DNS des Gens kann durch cDNS-Kloning der mRNS, durch Isolation aus einer Bibliothek des gesamten Genoms oder einer chromosomenspezifischen Bibliothek gewonnen werden (siehe Kapitel 2). Sie wird radioaktiv markiert und durch Erhitzung mit anschließender rascher Abkühlung in Einzelstränge aufgespalten. Wird sie anschließend zu einer standardisiert luftgetrockneten Chromosomenpräparation gegeben, die gleichfalls denaturiert wurde, lagert sie sich an die komplementäre Region im Chromosom an und wird mittels Autoradiographie identifiziert. Die erste Anwendung dieser Technik führte zur Zuordnung des Gens für die leichte Kette des Immunglobulins Kappa zum kurzen Arm des Chromosoms 2 (Abb. 8.9).

4. Hybridisation mit Körperzellen anderer Spezies

Ein Körperzellenhybrid ist das Ergebnis der Verschmelzung zweier Körperzellen, die in einer Zellkultur zum Beispiel unter Beifügung von inaktivierten Viren wie Sendai oder bestimmten Chemikalien, durchgeführt wird. Bei der Genkartographie ist eine Zelle menschlichen Ursprungs, die andere stammt von einer anderen Spezies, zum Beispiel der Maus. Initial besitzt ein solcher Hybrid einen zweifachen Chromosomensatz mit Menschen- und Mäusechromosomen. Die menschlichen Chromosomen gehen zuerst schnell, später langsamer einzeln verloren. Menschen- und Mäusechromosomen können anhand ihrer Morphologie und der Färbung mit Giemsa in alkalischem Milieu unterschieden werden. Die Färbung führt bei Mäusechromosomen zu strahlendem Purpur, während die menschlichen sich blaßblau darstellen.

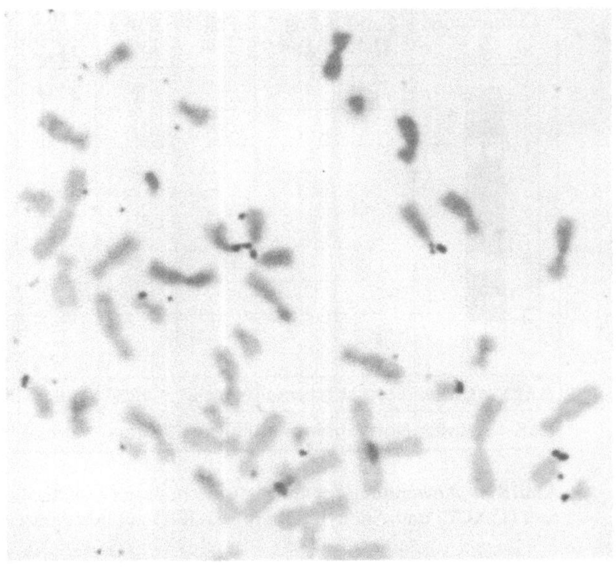

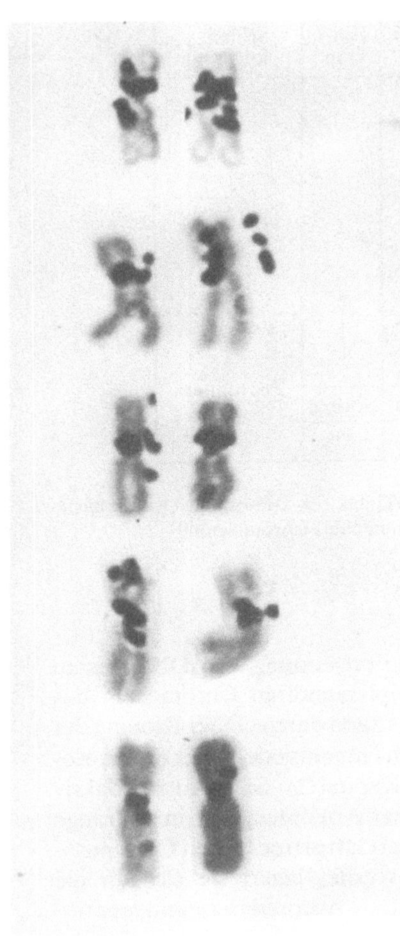

Abb. 8.9. a) Autoradiographische Darstellung einer radioaktiv markierten Sonde der leichten Kette Lambda, an den kurzen Arm vom Chromosom 2 proximal hybridisiert. **b)** Die gleiche Darstellungsart für eine Sonde ribosomaler DNS an den nukleolusorganisierenden Regionen

(a)

Sind die Mäusechromosomen nun homozygot für das Fehlen des Enzyms Thymidinkinase, so bedeutet die Anwesenheit von Thymidinkinase im Hybrid, daß das menschliche Chromosom mit dem Lokus für die Produktion dieses Enzyms in der Zelle vorhanden ist. Durch Untersuchung einer Auswahl von Hybriden konnte auf diese Weise ermittelt werden, daß die Präsenz von Thymidinkinase an das Vorhandensein von Chromosom 17 gebunden war, und der Lokus für Thymidinkinase konnte daher dem Chromosom 17 zugeordnet werden. Dies war die erste Zuordnung, die mittels Hybridisation beim Menschen durchgeführt wurde.

Abbildung 8.10 zeigt die Anwendung eines somatischen Zellhybridpaneels, das verschiedene Anteile von menschlichen X-Chromosomen enthält. Diese wurden von Patienten mit strukturellen Aberrationen gewonnen und dienen der Lokalisation von Regionen durch geklonte DNS-Sequenzen.

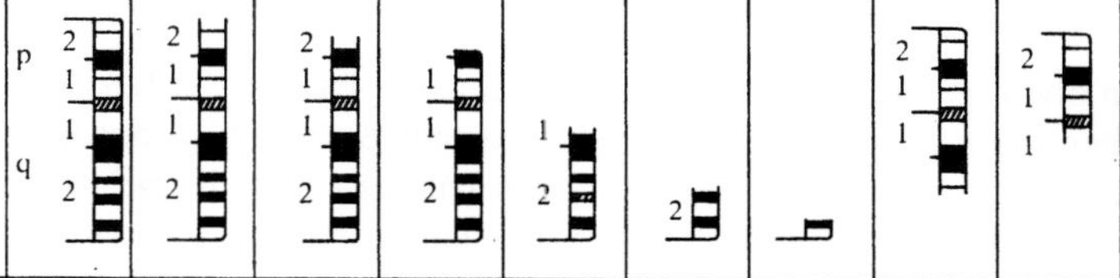

	All	p 22.3 → qter	p 22.1 → qter	p 21.2 → qter	q 13 → qter	q 24 → qter	q 27 → qter	pter → q 24	pter → q 13	Mäuse-Chromosomen alleine
Teil des menschlichen X-Chromosoms im Hybrid	All	p 22.3 → qter	p 22.1 → qter	p 21.2 → qter	q 13 → qter	q 24 → qter	q 27 → qter	pter → q 24	pter → q 13	Keins
Steroid-sulphatase	+	−	−	−	−	−	−	+	+	−
DXS 164 (pERT 87.1)	+	+	+	+	−	−	−	+	+	−
Ornithin-transcarbamylase (OTC)	+	+	+	+	−	−	−	+	+	−
Alpha-Galactosidase A	+	+	+	+	+	−	−	+	−	−
Hypoxanthin-guanin-phosphoribosyl-transferase (HPRT)	+	+	+	+	+	+	−	−	−	−
Gerinnungs-faktor IX	+	+	+	+	+	+	+	−	−	−
Gerinnungs-faktor VIII	+	+	+	+	+	+	+	−	−	−
Glucose-6-phosphate dehydrogenase (G6PD)	+	+	+	+	+	+	+	−	−	−

Abb. 8.10. Verwendung eines Paneels von Zellhybriden, die verschiedene Anteile des menschlichen X-Chromosoms enthalten, zum Kartieren X-gebundener Gene und DNS-Segmente

Anzahl der Zuordnungen

Mit den oben beschriebenen Techniken nahm die Anzahl der bekannten Genorte beim Menschen rasch zu (Tabelle 8.3). 384 autosomale und 130 gonosomale Gene konnten inzwischen zugeordnet werden, dies entspricht etwa 13% der bekannten menschlichen, durch ein Gen determinierten Merkmale. Außerdem wurden noch über 600 nützliche DNS-Segmente kartiert.

Tabelle 8.3. Anzahl der erfolgten chromosomalen Zuordnungen

Jahr	Autosomale Zuordnungen	X-gebundene Zuordnungen
1973	31	88
1974	48	91
1975	72	95
1977	83	102
1979	123	112
1981	180	116
1983	247	118
1986	384	130

Die Genkarte heute

Abbildung 8.11 zeigt die Genkarte, wie man sie heute verwertet. Sie enthält die wichtigsten Krankheitsgene sowie Gene mit praktischer Bedeutung für Familienkoppelungsstudien. Bezüglich der nicht erwähnten Gene wird auf die weiterführende Literatur verwiesen.

Die häufige Clusterbildung von Genen mit ähnlicher Funktion (zum Beispiel β-Globin-Cluster) reflektieren unzweifelhaft Genduplikationen in der Vorzeit. Im Gegenteil dazu liegen die Lozi der Gene von Enzymen des gleichen Stoffwechselweges verstreut, nicht etwa gebündelt. Dies gilt ebenso für mitochondriale und lösliche Formen des gleichen Enzyms, auch die Lozi für Untereinheiten komplexer Proteine sind nicht notwendigerweise gekoppelt.

Die Genkarten von Mensch und Schimpanse sind – wie auch die Bandenmuster – ähnlich. Die Karte des X-Chromosoms scheint für alle Säugetiere ähnlich zu sein (Regel nach Ohno), andere Homologen divergieren aber entsprechend dem Zeitpunkt der Artenteilung in der Evolution der Spezies.

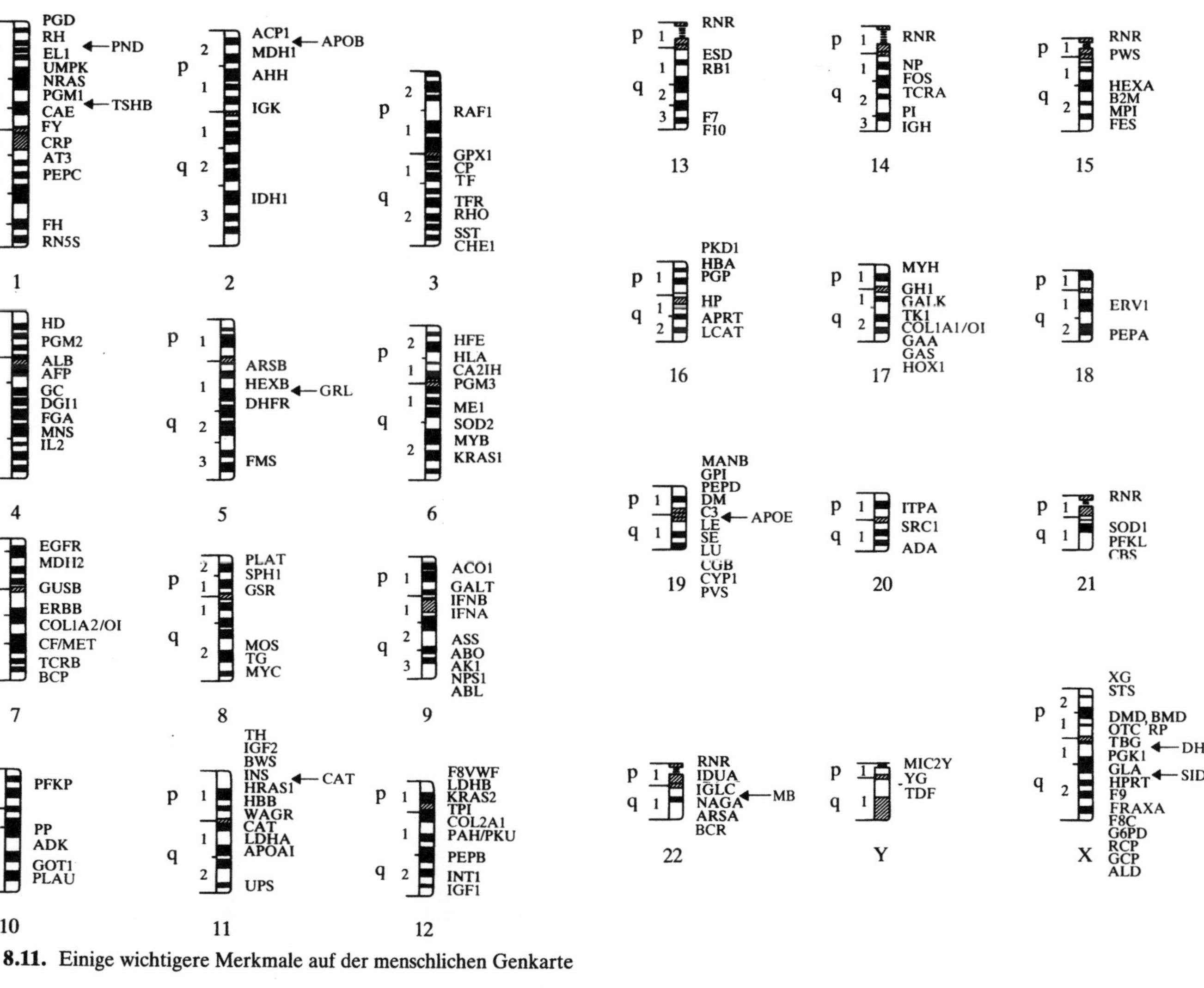

Abb. 8.11. Einige wichtigere Merkmale auf der menschlichen Genkarte

107

ABL	9	Onkogen: Mäuseleukämievirus Stamm Abelson
ABO	9	ABO-Blutgruppe
ACO1	9	Lösliche Anconitase
ACP1	2	Saure Phosphatase 1
ADA	20	Adenosindeaminase
ADK	10	Adenosinkinase
AFP	4	Alphafetoprotein
AHH	2	Arylkohlenwasserstoffhydroxylase
AK1	9	Adenylatkinase (löslich)
ALB	4	Albumin
ALD	X	Adrenoleukodystrophie
APO1A	11	Apolipoprotein A-1
APOB	2	Apolipoprotein B
APOE	19	Apolipoprotein E
APRT	16	Adeninphosphoribosyltransferase
ARSA	22	Arylsulfatase A
ARSB	5	Arylsulfatase B
ASS	9	Arigininosuccinatsynthetase
AT3	1	Antithrombin III
BCP	7	Blaues Pigment der Zapfen (Auge)
BCR	22	Breakpoint Cluster-Region
B2M	15	β-2-Mikroglobulin
BMD	X	Muskeldystrophie Typ Becker
BWS	11	Beckwith-Wiedemann-Syndrom
C3	19	Komplement C3
CAE	1	Katarakt (Grauer Star)
CA21H	6	Kongenitale Nebennierenhyperplasie
CAT	11	Katalase
CBS	21	Cystathionin-β-Synthetase
CF	7	Zystische Fibrose (Mukoviszidose)
CGB	19	Choriongonadotropin, β-Kette
CHE1	3	Cholinesterase 1
COL1A1	17	Kollagen I, α-1-Kette
COL1A2/OI	7	Kollagen I, α-2-Kette/Osteogenesis imperfecta
COL2A1	12	Kollagen Typ II, α-1-Kette
CP	3	Coeruloplasmin
CRP	1	C-reaktives Protein
CYP1	19	Phenobarbital-induzierbares P 450
DGI 1	4	Dentinogenesis imperfecta
DHFR	5	Dihydrofolatreduktase
DHTR	X	Dihydrotestosteron-Rezeptor
DMD	X	Muskeldystrophie Typ Duchenne
DM	19	Myotonische Dystrophie
EGFR	7	Epidermaler Wachstumsfaktor, Rezeptor
EL1	1	Ellyptozytose 1
ERBB	7	Onkogen ERBB
ERV1	18	Endogener Retrovirus I (Onkogen)
ESD	13	Esterase D
F7	13	Gerinnungsfaktor VII
FBC	X	Gerinnungsfaktor VIII
F8VWF	12	von Willebrand-Jürgens-Faktor/-Syndrom
F9	X	Gerinnungsfaktor IX
F10	13	Gerinnungsfaktor X
FES	15	Onkogen: Sarkomvirus der Katzen
FGA	4	Fibrinogen, α-Kette
FH	1	Fumarathydratase
FMS	5	Onkogen: Katzensarkomvirus McDonough

FOS	14	Onkogen: FBJ-Osteosarkomvirus
FRAXA	X	Fragiles X-Syndrom
FY	1	Duffy-Blutgruppe
GAA	17	Saure α-Glucosidase
GALK	17	Galaktokinase
GALT	9	Galaktose-1-Phosphaturidyltransferase
GAS	17	Gastrin
GC	4	Gruppenspezifische Komponente
GCP	X	Grünes Pigment der Zapfen (Deuteranopie)
GH1	17	Wachstumshormon
GLA	X	α-Galaktosidase A
GOT1	10	Glutamat-Oxalacetattransaminase (löslich)
G6PD	X	Glukose-6-Phosphatdehydrogenase
GPI	19	Glukosephosphatisomerase
GPX1	3	Glutathionperoxidase-1
GRL	5	Glukokortikoidrezeptor
GSR	8	Glutathionreduktase
GUSB	7	β-Glukoronidase
HBA	16	Hämoglobin, α-Kette
HBB	11	Hämoglobin, β-Kette
HD	4	Chorea Huntington
HEXA	15	Hexosaminidase A
HEXB	5	Hexosaminidase B
HFE	6	Hämochromatose
HLA	6	Human leukocyte antigen (menschliche Leukozytenantigene)
HOX1	17	Homeo-Box, Region 1
HP	16	Haptoglobin
HPRT	X	Hypoxanthin-Guanin-Phosphorribosyltransferase
HRAS1	11	Protoonkogen Sarkom 1 der Ratten (Harvey)
IDH1	2	Lösliche Isozitratdehydrogenase
IDUA	22	α-1-Iduronidase
IFNA	9	Interferon der Leukozyten
IFNB	9	Interferon der Fibroblasten
IGF1	12	Insulin-Wachstumsfaktor 1
IGF2	11	Insulinähnlicher Wachstumsfaktor 2
IGH	14	Immunoglobingenverband der schweren Kette
IGK	2	Gen (Verband) für leichte $\varkappa$-Kette
IGLC	22	Gen (Verband) für leichte λ-Kette
IL 2	4	Interleukin 2
INS	11	Insulin
INT1	12	Onkogen: putatives Mammakarzinom der Maus
ITPA	20	Inosintriphosphatase
KRAS 1	6	Protoonkogen Rattensarkom (Kirsten) 1
KRAS 2	12	Protoonkogen Rattensarkom (Kirsten) 2
LCAT	16	Lezithin-Cholesterol-Acetyltransferase
LDHA	11	Laktatdehydrogenase A
LDHB	12	Laktatdehydrogenase B
LE	19	Lewis-Blutgruppe
LU	19	Luther-Blutgruppe
MANB	19	Lysosomale α-D-Mannosidase
MB	22	Myoglobin
MDH1	2	Malatdehydrogenase, löslich
MDH2	7	Mitochondriale Malatdehydrogenase
ME1	6	Malic-Enzym
MET	7	Onkogen MET
MIC2Y	Y	Oberflächenantigen für monoklonalen Antikörper 12E7
MNS	4	MN-Blutgruppen

MOS	8	Onkogen: Mäusesarkomvirus Moloney
MP1	15	Mannosephosphatisomerase
MYB	6	Hühner-Myeloblastosevirus
MYC	8	Myelozytomatosevirus
MYH	17	Myosin, schwere Kette
NAGA	22	N-acetyl-α-D-Galaktosaminidase
NP	14	Nukleosidphosphorilase
NPS1	9	Nail-Patella-Syndrom
NRAS	1	Onkogen NRAS
OTC	X	Ornithintranskarbamylase
PAH/PKU	12	Phenylalaninhydroxilase/Phenylketonurie
PEPA	18	Peptidase A
PEPB	12	Peptidase B
PEPC	1	Peptidase C
PEPD	19	Peptidase D
PFKL	21	Phosphofruktokinase, Leber
PFKP	10	Phosphofruktoninase, Blutplättchen
PGD	1	6-Phosphogluconatdehydrogenase
PGFT	14	Phosphoribosylglycinamidformyltransferase
PGK1	X	Phosphoglyceratkinase
PGM1–3	1/4/6	Phosphoglucomutase 1–3
PGP	16	Phosphoglycolatphosphatase
PI	14	Alpha-1-Antitrypsin
PKD1	16	Polyzystische Niere, adulter Typ
PLAT	8	Gewebe-Plasminogen-Aktivator
PLAU	10	Urokinase-Plasminogen-Aktivator
PND	1	Pronatriodilantin
PP	10	Anorganische Pyrophophatase
PVS	19	Poliovirus-Empfindlichkeit
PWS	15	Prader-Willi-Syndrom
RAF1	3	Onkogen: RAF1
RB1	13	Retinoblastom
RCP	X	Rotes Pigment der Zapfen (Protanopie)
RH	1	Rhesusfaktor
RHO	3	Rhodopsin
RN5S	1	5S RNS-Gen(e)
RNR	13–15/21, 22	Ribosomale RNS
RP	X	x-gebundene Retinitis pigmentosa
SE	19	Sekretor (Blutgruppennachweis in Speichel)
SIDS	X	Mukopolysaccheridose Typ II
SPH1	8	Sphaerozytose
SOD 1	21	Lösliche Superoxiddismutase
SOD 2	6	Mitochondriale Superoxiddismutase
SRC	20	Onkogen: Rous-Sarkom
SST	3	Somatostatin
STS	X	Steroidsulfatase
TBG	X	Thyreoidbindendes Globulin
TCRA	14	T-Zellrezeptor α-Polypeptid
TCRB	7	T-Zellrezeptor α-Kette
TDF	Y	Testis-determinierender-Faktor
TF	3	Transferrin
TFRC	3	Transferrinrezeptor
TG	8	Thyreoglobulin
TH	11	Tyrosinhydroxilase
TK1	17	Lösliche Thymidinkinase
TPI	12	Triosephosphatisomerase
TSHB	1	Thyreoidea stimulierendes Hormon, β-Polypeptid

UMPK	1	Uridinmonophosphatkinase
UPS	11	Uroporphyrinogen-1-Synthetase
WAGR	11	Wilmstumor/Aniridie/Gonadoblastom/Retardierung
XG	X	Xg-Blutgruppe
YG	Y	Y-Homologon von Xg

9 Multifaktorielle Vererbung

Im Gegensatz zur Vererbung durch ein Gen, entweder autosomal oder geschlechtsgebunden, erlauben Vererbungsmuster nicht die Diagnose einer multifaktoriellen Vererbung. Durch ein Gen determinierte Merkmale treten diskontinuierlich auf mit mutierten Allelen, die einen bestimmten Phänotyp erzeugen. Multifaktorielle Merkmale können kontinuierlich oder diskontinuierlich auftreten, stets ist das Merkmal jedoch durch das Zusammenspiel mehrerer Gene an verschiedenen Lozi determiniert. Jedes Gen trägt durch einen kleinen, additiven Effekt zusammen mit Umweltfaktoren zur Ausprägung des Merkmals bei. Für diskontinuierliche, multifaktorielle Merkmale, wie etwa die Spina bifida, besteht bei den betroffenen Familien ein höheres Risiko als bei der Allgemeinbevölkerung. Im Vergleich zu dem von Familien mit einem durch ein Gen determinierten Erbleiden ist das Risiko jedoch gering und fällt für entferntere Verwandte schnell auf das Durchschnittsrisiko. So ist in der Praxis der Träger eines diskontinuierlichen multifaktoriellen Merkmals oft der einzige Betroffene in seiner Familie.

Kontinuierliche multifaktorielle Merkmale, wie etwa die Größe, zeigen ein Spektrum von Ausprägungen zwischen zwei Extremen. Die meisten menschlichen Eigenschaften werden auf diese Art vererbt.

Bei der Analyse eines diskontinuierlichen Merkmals muß zuerst gezeigt werden, daß sein Auftreten in der betroffenen Familie häufiger ist als die allgemeine Inzidenz. Ist die Häufigkeit nicht erhöht, so ist das Merkmal möglicherweise kein genetisches Problem. Ist sie erhöht, untersucht man das Vererbungsmuster zunächst nach Anhaltspunkten für die Vererbung durch ein Gen.

Wird eine multifaktorielle Vererbung vermutet, werden, ebenso wie bei Analysen kontinuierlicher Merkmale, Zwillings- und Familienstudien notwendig. Diese ergaben bereits, daß vielen kongenitalen Mißbildungen und Erkrankungen eine multifaktorielle Vererbung zugrunde liegt.

Zwillingsforschung

Bei einer von 89 Schwangerschaften werden Zwillinge geboren. Man unterscheidet zwei Typen:

1. eineiig (monozygot): identisch, Häufigkeit 33%;
2. zweieiig (dizygot): nicht identisch, Häufigkeit 67%.

Eineiige Zwillinge entstammen aus einer einzigen Zygote, die sich während der ersten 14 Tage der Gestation in zwei Embryonen aufteilt. Folglich haben eineiige Zwillinge einen identischen Genotyp. Zweieiige Zwillinge sind das Ergebnis der Befruchtung zweier Eizellen mit zwei verschiedenen Spermien. Sie haben die Hälfte ihrer Gene gemeinsam und sind einander so ähnlich wie Geschwister.

Diagnose der Zygotie (Eiigkeit)

Zu Forschungszwecken darf die Diagnose der »Eiigkeit« nicht nur auf ähnlichem Aussehen beruhen. Untersuchungen der plazentaren Membranen und polymorpher Marker wie Blutgruppen sind quasi als »Nachweis der Natur« erforderlich (siehe Kapitel 11).

Alle dizygoten Zwillinge besitzen zwei Fruchtblasen und zwei Chorionplatten. Letztere können verschmelzen, die Blutversorgung jedes der beiden Plazentaanteile bleibt jedoch getrennt. Die Verteilung der Membranen für eineiige Zwillinge hängt vom Zeitpunkt der Teilung der Zygote ab. Bei 75% der eineiigen Zwillinge findet sich eine einzelne Plazenta mit gemeinsamer Zirkulation – der Beweis für Eineiigkeit. Die restlichen 25% besitzen getrennte Chorionplatten und können durch die Membraninspektion allein nicht von zweieiigen Zwillingen unterschieden werden (Abb. 9.1).

Wenn die Untersuchung der Plazenta keine Aufschlüsse gibt, werden die Unterschiede zwischen den polymorphen Markern der Zwillinge gesucht.

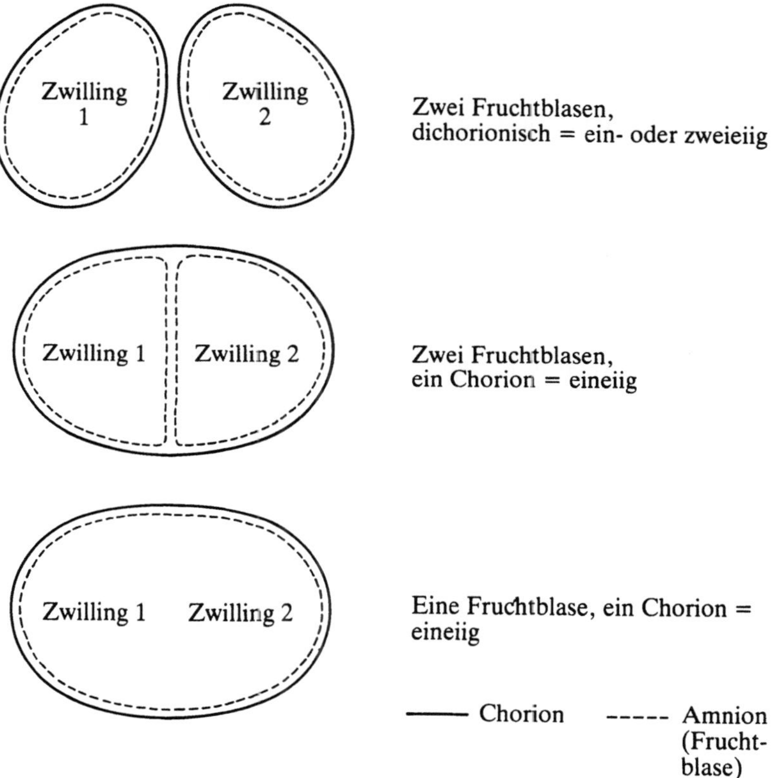

Abb. 9.1. Diagnose ein- oder zweieiiger Zwillinge anhand des Erscheinungsbildes der Plazentarmembranen

Bestimmung der Konkordanz

Zwillinge sind konkordant, wenn beide das gleiche diskontinuierliche Merkmal aufweisen; besitzt es nur einer der beiden, so sind sie diskordant.

Bedingt durch die Tendenz, über konkordante Zwillingspaare eher zu berichten als über diskordante, müssen in der Zwillingsforschung gewisse Abweichungen berücksichtigt werden. Kontinuierliche Merkmale wie etwa die Größe, können zwischen beiden Zwillingen direkt verglichen werden.

Da Zwillinge gewöhnlich im gleichen familiären Milieu aufwachsen, kann es schwierig sein, die relativen Wirkungen von Umwelt und genetischen Einflüssen auf ein multifaktorielles Merkmal einzuschätzen. Das erklärt die Wichtigkeit von Konkordanzuntersuchungen bei Zwillingen, die schon früh in der Kindheit getrennt wurden.

Ergebnisse der Zwillingsforschung

Eineiige Zwillinge haben identische Genotypen, während zweieiige sich nur wie Geschwister gleichen. Liegt einem Merkmal keine genetische Ursache zugrunde, zum Beispiel bei Verkehrsunfällen, sind die Konkordanzraten für beide Typen gleich. Für ein durch ein Gen determiniertes Merkmal oder eine chromosomale Aberration wird die Konkordanz der Monozygoten 100% betragen, bei dizygoten Zwillingen dagegen, wie bei Geschwistern, weniger. Für multifaktoriell vererbte Merkmale mit Veränderungen, die durch Gene und Umwelteinflüsse gesteuert werden, übertrifft die Konkordanz der Eineiigen, wenn auch deutlich unter 100%, die der Zweieiigen (Tabelle 9.1). Sehr selten ist das Auftreten von Monozygosität mit einer numerischen Chromosomenaberration verbunden. Non-disjunction bei einer 46 XY-Zygote kann zum Beispiel zu einem Zwilling mit 45 X-Karyotyp und einem Zwilling mit 46 XY-Karyotyp führen. Im ersten Fall entwickelt sich ein Mädchen mit Turner-Syndrom. Der außerdem entstehende 46 XY-Karyotyp bedingt das Auftreten eines klinisch normalen Knaben. Wenn das Chromosom 21 nicht korrekt verteilt wird, können monozygote Zwillinge mit Diskordanz für das Down-Syndrom geboren werden. Diese Koinzidenz von Zwillingseigenschaft und chromosomaler Aberration wird als heterokaryotypische Monozygotie bezeichnet.

Die Tabellen 9.2 und 9.3 listen die Konkordanzrate für einige kontinuierliche Merkmale, angeborene Mißbildungen und häufigere Krankheiten des Erwachsenen auf.

Tabelle 9.1. Konkordanzraten bei Zwillingen

Störung	Konkordanz	
	Eineiig	Zweieiig
Einzelgen	100%	wie Geschwister
Chromosomal	100%*	wie Geschwister
Multifaktoriell	< 100%, > Geschwister	wie Geschwister
Umweltbedingt	wie Geschwister	wie Geschwister

* = Heterokaryotypische Monozygotie ausgeschlossen

Tabelle 9.2. Konkordanz für kontinuierliche Merkmale

Merkmal	Konkordanz	
	Eineiig	Zweieiig
Größe	95%	52%
IQ	90%	60%
Anzahl der Fingerabdrucksfurchen	95%	49%

Tabelle 9.3. Konkordanz für diskontinuierliche Merkmale

Merkmal	Konkordanz	
	Eineiig (%)	Zweieiig (%)
Lippen-Gaumenspalte	35	5
Isolierte Gaumenspalte (Wolfsrachen)	26	6
Spina bifida	6	3
Pylorusstenose	15	2
Kongenitale Hüftluxation	41	3
Klumpfuß	32	3
Hypertonie	30	10
Insulinpflichtiger Diabetes mellitus	50	5
Insulinunabhängiger Diabetes mellitus	100	10
Koronare Herzkrankheit	19	8
Krebs	17	11
Epilepsie	37	10
Schizophrenie	60	10
Manisch-depressive Erkrankung	70	15
Schwachsinn (IQ < 50)	60	3
Lepra	60	20
Tuberkulose	51	22
Allergien	50	4
Hyperthyreose	47	3
Psoriasis	61	13
Gallensteine	27	6
Sarkoidose	50	8
Senile Demenz	42	5
Multiple Sklerose	20	6

Bei jedem dieser multifaktoriell vererbten Merkmale übertrifft die Konkordanz der eineiigen Zwillinge die der zweieiigen. Die gegenwärtige Rate der Konkordanz bewegt sich in einem Bereich von 6–100%; dies zeigt die jeweilige Bedeutung der Gene für die Ausprägung eines Merkmals. Je höher die Konkordanz liegt, desto größer ist der Einfluß der Gene auf die Ausprägung eines Merkmals, und desto eher kann es weitervererbt werden.

Korrelation in der Familie

Verwandte besitzen einen Teil ihrer Gene gemeinsam (Tabelle 9.4); sie zeigen daher multifaktorielle Merkmale in einer Ausprägung entsprechend der eigenen Anzahl

Tabelle 9.4. Anteil der gemeinsamen Gene Verwandter

Verwandtschafts-grad	Beispiele	Anteil gemeinsamer Gene (normalerweise)
1.	Eltern – Kind, Geschwister	½
2.	Großeltern – Enkelkind, Onkel und Tante – Neffe, Nichte	¼
3.	Vettern, Cousinen 1. Grades	⅛

determinierender Gene. Dies erlaubt eine Ausweitung der in Zwillingsstudien angewandten Technik: Die Ähnlichkeit zwischen Verwandten als Korrelation bezeichnet, wird in einer Skala von 0–1 angegeben; dabei steht 1 für »identisch«. Je näher verwandt zwei Personen sind, desto höher sollte die Korrelation für ein genetisches Merkmal sein.

Wenn die Elternteile nicht blutsverwandt sind, würde man eine Ähnlichkeit bei genetisch determinierten Merkmalen nur im Rahmen der Zufallsverteilung in der Gesamtbevölkerung erwarten. In der Praxis sind die Korrelationen für Merkmale wie Größe und Intelligenz als Folge selektiver Paarung oft leicht erhöht (Bevorzugte Partnerwahl – siehe Kapitel 10).

Tabelle 9.5 zeigt familiäre Korrelationen für mehrere, multifaktorielle Merkmale. Bei Größe, Intelligenz und der Anzahl der Fingerabdruckfurchen wird die familiäre Korrelation der erwarteten allgemeinen Korrelation gegenübergestellt. Tabelle 8.6 zeigt die Häufigkeit einiger diskontinuierlicher Merkmale in der Verwandtschaft von betroffenen Personen. Mit der steigenden Entfernung des Verwandtschaftsgrades und Abnahme der Anzahl gemeinsamer Gene fällt auch die Korrelation, liegt aber für alle Verwandten noch über der der Allgemeinbevölkerung.

Durch Zwillingskonkordanz und Familienkorrelation kann also die Hypothese »multifaktorielle Vererbung« für ein Merkmal unterstützt werden, gleichgültig, ob dieses kontinuierlich auftritt oder nicht. Abschätzungen der Häufigkeit bei Verwandten können die genetische Beratung bei multifaktoriellen Merkmalen unterstützen (siehe Kapitel 13).

Für einige Erkrankungen ist das Zusammenspiel zwischen genetischer Disposition und Umwelteinflüssen auf eine Merkmalsausprägung bekannt (Tabelle 16.1). In allen diesen Fällen reagiert jedoch nur ein Genlokus auf die Umwelteinflüsse. Diese Krankheitsbilder werden als ekogenetische Erkrankungen bezeichnet.

Bisher ist nur wenig über genetisch oder durch Milieu bedingte Ausprägungen von komplexen, multifaktoriellen Merkmalen bekannt.

Tabelle 9.5. Familienkorrelationen für einige kontinuierliche Merkmale

	Korrelation für Verwandte 1. Grades	
	Beobachtet	Erwartet
Größe	0,53	0,5
IQ	0,41	0,5
Anzahl der Fingerabdrucksfurchen	0,49	0,5

Tabelle 9.6. Häufigkeit diskontinuierlicher Merkmale für verschiedene Verwandtschaftsgrade

Merkmal	Häufigkeit/Verwandtschaftsgrad			Bevölkerung
	1.	2.	3.	
Lippenspalte	4%	0,6%	0,3%	0,1%
Spina bifida	4%	1,5%	0,6%	0,3%
Pylorusstenose	2%	1%	0,4%	0,3%
Epilepsie	5%	2,5%	1,5%	1%
Schizophrenie	10%	4%	2%	1%
Manisch-depressive Erkrankung	15%	5%	3,5%	1%

Kontinuierliche multifaktorielle Merkmale

Die meisten Eigenschaften des Menschen werden als kontinuierliche multifaktorielle Merkmale vererbt (Tabelle 9.7). Diese Merkmale haben per definitionem eine kontinuierliche, graduelle Ausprägung. Die der Körpergröße bewegt sich in einem Bereich zwischen Zwergwuchs und Riesenwuchs bei einer mittleren Größe von 169 ± 6,5 cm (Abb. 9.2). Die Verteilung der Körpergröße in der Bevölkerung entspricht etwa der Gauss-Normalverteilung, die Mehrheit liegt im Bereich des Mittelwertes. Eine solche Verteilung ist typisch für kontinuierliche multifaktorielle Merkmale.

Die Interaktion einiger Lozi zur Bildung einer solchen Normalverteilung kann anhand der Ausprägung der Hautfarbe, determiniert durch Allelenpaare an einem, zwei oder drei hypothetischen Lozi, demonstriert werden (Abb. 9.3).

Eltern mit höherer Körpergröße bekommen oft Kinder, die deutlich größer als der Durchschnitt sind, jedoch die Größe der Eltern nicht erreichen. Da ein Kind immer nur die Hälfte der Gene jeden Elternteils erhält, würde die zu erwartende Korrelation zur mittleren Größe der Eltern 0,71 betragen, wenn die Höhe nur von genetischen Faktoren abhängt.

Diese »Regression zum Mittelwert« fällt besonders bei Kindern von Elternpaaren mit extremer Körpergröße auf.

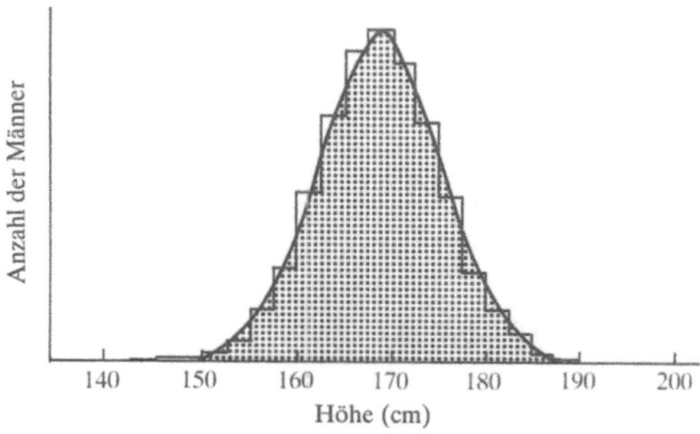

Abb. 9.2. Gauss-Normalverteilung der Größe englischer erwachsener Männer

(a) Ein Allelenpaar steuert ein Merkmal

Drei unabhängige Allelenpaare steuern (c)
das gleiche Merkmal

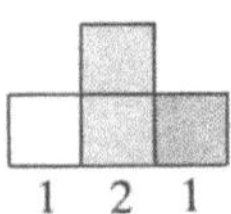

(b)   Zwei unabhängige Allelenpaare steuern
das gleiche Merkmal

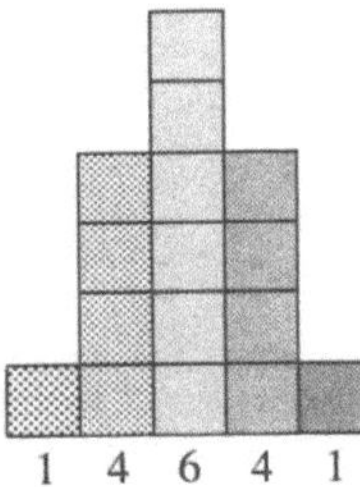

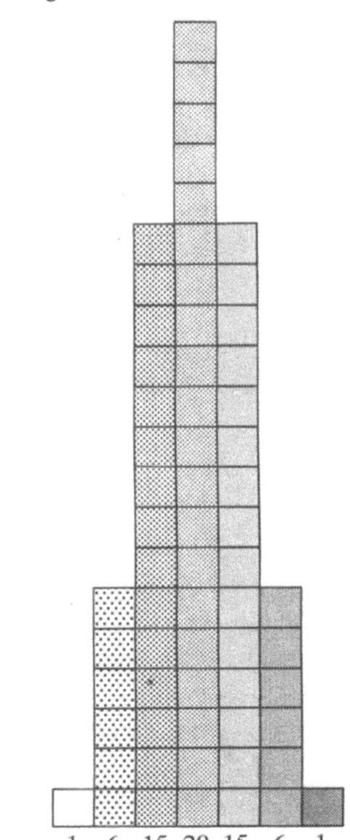

Abb. 9.3. (a) Erwartete Verteilung der Hautfarbe auf Kinder, wenn das Merkmal Farbe durch einen Lokus mit zwei Allelen (a), zwei Lozi mit je zwei Allelen (b) oder drei Lozi mit je zwei Allelen (c) gesteuert wird. Beachte die Annäherung an die Gauss-Normalverteilung.

Tabelle 9.7. Beispiele für kontinuierliche multifaktorielle Vererbung

Größe	Erythrozytengröße
Gewicht	Blutdruck
Intelligenz	Hautfarbe
Erythrozytenzahl	

Diskontinuierliche multifaktorielle Merkmale

Mehr als 20 solcher Merkmale sind beim Menschen bekannt. Tabelle 9.8 listet einige der häufigeren, medizinisch bedeutsameren auf. Grob können diese Merkmale in kongenitale Mißbildungen und häufige Erkrankungen des Erwachsenen unterteilt werden.

118

Kongenitale Mißbildungen:	Häufigere Erkrankungen des Erwachsenen:
Lippenspalte und Wolfsrachen	Rheumatoide Arthritis
Kongenitale Herzfehler	Epilepsie
Neuralrohrdefekt	Peptisches Ulkus
Pylorusstenose	Schizophrenie
	Manisch-depressive Erkrankung

Die Lippen-, Gaumenspalte (Wolfsrachen) ist eine kongenitale Mißbildung, die als multifaktorielles Merkmal vererbt wird (Abb. 9.4). In der mildesten Form liegt nur eine einseitige Spaltung der Lippe vor, in der schwersten Ausprägung ist die Lippe auf beiden Seiten und der Gaumen komplett gespalten. Die Eltern des Kindes in Abb. 9.4 zeigen beide das Merkmal nicht, auch war es bisher in der Familie nicht vorgekommen. Beide Eltern müssen eine geringe Zahl aktiver Gene für dieses Merkmal besitzen, die normale Ausformung der elterlichen Lippen und Gaumen beweist aber das Überwiegen normaler, aktiverer Gene. Für die Ausprägung eines diskontinuierlichen Merkmals ist das kritische Gleichgewicht zwischen der Anzahl pathologischer, gering aktiver und normaler, aktiver Gene entscheidend. Erst nach Überschreiten einer gewissen Schwelle wird das Merkmal offenbar; je weiter diese Schwelle überschritten wird, desto ausgeprägter tritt das Merkmal auf. Die Anfälligkeit für das Merkmal kann (unter Berücksichtigung genetischer und umweltbedingter Einflüsse) als Gauss-Normalverteilung dargestellt werden (Abb. 9.5). Der Anteil rechts der Schwelle (0,1%) entspricht der Inzidenz dieses Merkmals in der Allgemeinbevölkerung. Für Eltern (Verwandte 1. Grades) eines betroffenen Kindes verschiebt sich die Kurve nach rechts und zeigt die erwartete, erhöhte Inzidenz (4%) dieser Mißbildung bei weiteren Kindern dieser Eltern und anderer Verwandten 1. Grades (Abb. 9.6). Je weiter entfernt der Verwandtschaftsgrad, desto weiter links bewegt sich die Kurve hin zur Normalverteilung in der Bevölkerung mit entsprechendem Rückgang der Inzidenz (Tabelle 9.6).

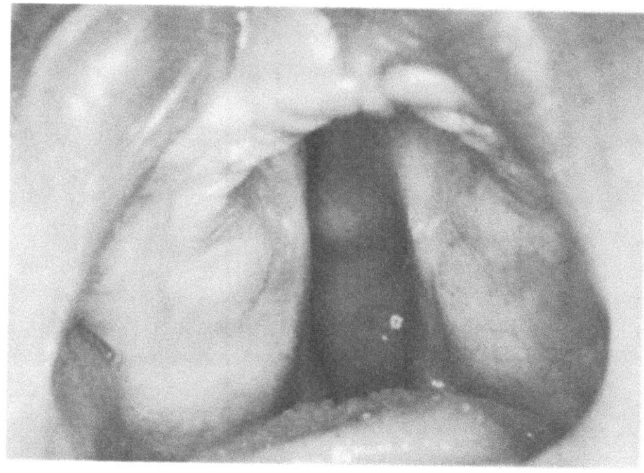

Abb. 9.4. Lippen-, Gaumenspalte (Wolfsrachen)

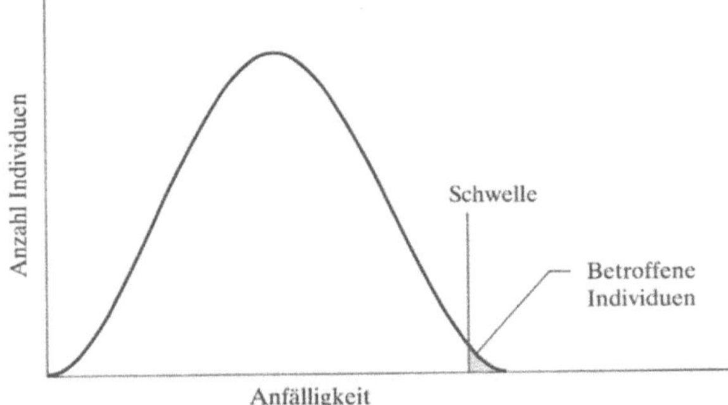

Abb. 9.5. Anfälligkeit der Allgemeinbevölkerung für Gaumen- und Lippenspalte

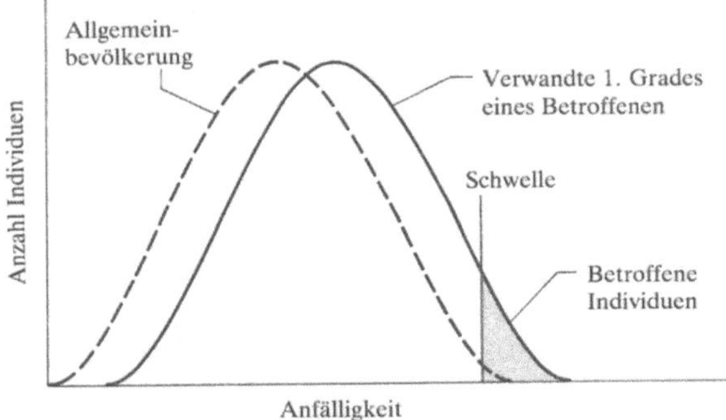

Abb. 9.6. Verschobene Risikokurve für Verwandte ersten Grades eines Trägers von Gaumen- und Lippenspalte

Je schwerer die Mißbildung des Kindes ist, desto weiter verschiebt sich die Kurve nach rechts, und desto größer ist die Inzidenz bei Verwandten. So werden bei kompletter, beidseitiger Spaltung 5% der Verwandten 1. Grades betroffen, ist die Spaltung dagegen nur einseitig und inkomplett, noch 2%.

Einige multifaktorielle Merkmale zeigen eine bemerkenswerte Geschlechtsprädilektion (Tabelle 9.9). Während zum Beispiel die Pylorusstenose bei 5 von 1000 Knaben auftritt, ist nur 1 von 1000 Mädchen betroffen. Die Inzidenz bei Verwandten des Knaben ist erhöht, bei Verwandten des Mädchens ist sie jedoch noch höher (Carter-Effekt, Tabelle 9.10). Dies zeigt, daß die Schwelle für diese Mißbildung bei Mädchen höher ist als bei Knaben. Somit weisen Eltern eines betroffenen Mädchens einen größeren Anteil der weniger aktiven, pathologischen Gene mit entsprechender Verschiebung der Kurve auf.

Viele der bekannteren Krankheiten des Erwachsenen werden als multifaktorielle Merkmale vererbt. Solche wie das peptische Ulkus oder die rheumatische Arthritis sind sicher diskontinuierlich; weniger eindeutig ist dies bei Hypertonie oder Diabetes mellitus. Offensichtlich gibt es graduelle Unterschiede in der Glucosetoleranz und im Blutdruckverhalten: Das obere Limit ist ein willkürlich gesetzter Punkt in einer Kurve, die ansonsten einer Gauss-Normalverteilung entspricht.

120

Tabelle 9.9. Multifaktorielle Merkmale mit verschobenem Geschlechtsverhältnis

Merkmal	Verhältnis (Männer : Frauen)
Pylorusstenose	5:1
M. Hirschsprung	3:1 (= kongenitales Megakolon)
Kongenitale Hüftluxation	1:6
Klumpfuß	2:1
Rheumatoide Arthritis	1:3
Peptisches Ulkus	2:1

Tabelle 9.10. Häufigkeit der Pylorusstenose bei Verwandten

	Häufigkeit	Risiko im Vergleich zur Allgemeinbevölkerung bei gleichem Geschlecht
Männliche Verwandte eines männlichen Patienten	5%	10fach
Weibliche Verwandte eines männlichen Patienten	2%	20fach
Männliche Verwandte einer weiblichen Patientin	17%	35fach
Weibliche Verwandte einer weiblichen Patientin	7%	70fach

Vergleich der monogenen und der multifaktoriellen Vererbung

Obwohl besser erforscht, ist die durch ein einziges Gen determinierte Vererbung von geringerer Bedeutung als die multifaktorielle, und zwar sowohl für häufige Krankheiten als auch normale Charakteristika. Tabelle 9.11 faßt die wesentlichen Unterschiede zusammen.

Tabelle 9.11. Vergleich der Ein-Gen- mit multifaktorieller Vererbung

	Einzelgen	Multifaktoriell
Stammbaumdiagnose	oft möglich	nicht möglich
Monozygote Konkordanz	100%	< 100%, > Geschwister
Verwandtenrisiko	oft hoch	meist niedrig
Häufigkeit	ca. 1%	hoch, c.a 15%

Weiterführende Literatur

Carter CO (1969) The genetics of common disorders. Br Med Bull 25:52–57
Carter CO (1976) Genetics of common single malformations. Br Med Bull 32:21–26
Fraser FC (1980) Evolution of a palatable multifactorial threshold model. Am J Hum Genet 32:796–813
Holt SB (1961) Quantitave genetics of fingerprint patterns. Br Med Bull 17:247–250
Hrubel Z, Robinette D (1984) The study of human twins in medical research. N Engl J Med 310:435–441
Roberts JAF (1961) Multifactorial inheritance in relation to human traits. Br Med Bull 17:241–246
Vogel F, Motulsky AG Human Genetics, Problems and Approaches, 2nd Edition. Springer Verlag, Heidelberg

10 Populationsgenetik

Die Populationsgenetik ist die Wissenschaft von der Verteilung der Gene sowie von der Erhaltung und Veränderung ihrer Anzahl in der Bevölkerung. Das Zeitmaß des Populationsgenetikers ist die Generation, d. h. etwa 30 Jahre (elterliches Durchschnittsalter bei Geburt des ersten Kindes). Dieses Thema ist für alle medizinischen Praktiker wegen seiner Auswirkung auf die Evolution des Menschen relevant.

Erhaltung der Genfrequenz

In einer Bevölkerung neigt die relative Häufigkeit verschiedener Allele beim Übergang von einer Generation in die nächste zur Konstanz. Das kann mathematisch demonstriert werden und erklärt, warum die Anzahl dominanter Allele nicht auf Kosten der rezessiven zunimmt.

Angenommen, für einen Lokus existieren die Allele A und a. Die Frequenz von A sei gleich p, die von a gleich q. Da jedes Individuum eines der beiden Allele besitzen muß, muß die Summe der beiden Allelfrequenzen 100% betragen. Daraus folgt:

$$p + q = 1.$$

Tabelle 10.1 zeigt die Häufigkeiten für jeden Genotyp an diesem Lokus. Bei der Zeugung der nächsten Generation paart sich nun jeder der drei möglichen mütterlichen

Tabelle 10.1

		Väterliche Gameten	
		A (p)	a (q)
Mütterliche Gameten	A (p)	AA (p^2)	Aa (pq)
	a (q)	Aa (pq)	aa (q^2)

Tabelle 10.2.

		Väterliche Genotypen		
		AA (p^2)	Aa $(2pq)$	aa (q^2)
Mütterliche Genotypen	AA (p^2)	AA × AA (p^4)	AA × Aa $(2p^3q)$	AA × aa (p^2q^2)
	Aa $(2pq)$	Aa × AA $(2p^3q)$	Aa × Aa $(4p^2q^2)$	Aa × aa $(2pq^3)$
	aa (q^2)	aa × AA (p^2q^2)	aa × Aa $(2pq^3)$	aa × aa (q^4)

Tabelle 10.3

Paarungen	Häufigkeiten (von Tabelle 10.2)	Nachwuchs		
		AA	Aa	aa
AA × AA	p^4	p^4		
AA × Aa	$4p^3q$	$2p^3q$	$2p^3q$	
AA × aa	$2p^2q^2$		$2p^2q^2$	
Aa × Aa	$4p^2q^2$	p^2q^2	$2p^2q^2$	p^2q^2
Aa × aa	$4pq^3$		$2pq^3$	$2pq^3$
aa × aa	q^4			q^4

$$\begin{aligned}
\text{AA Nachwuchs} &= p^4 + 2p^3q + p^2q^2 \\
&= p^2(p^2 + 2pq + q^2) = p^2(p + q)^2 = p^2(1)^2 = p^2 \\
\text{Aa Nachwuchs} &= 2p^3q + 4p^2q^2 + 2pq^3 \\
&= 2pq(p^2 + 2pq - q^2) = 2pq \\
\text{aa Nachwuchs} &= p^2q^2 + 2pq^3 + q^4 \\
&= q^2(p^2 + 2pq + q^2) = q^2
\end{aligned}$$

Genotypen mit jedem väterlichen (Tabelle 10.2). Tabelle 10.3 zeigt die Genotypen des Nachwuchses für jede dieser Paarungen. Man kann sehen, daß sich die relative Häufigkeit nicht geändert hat. In diesem Fall wird die Bevölkerung als im genetischen Gleichgewicht befindlich bezeichnet. Obwohl die Anzahl der Träger zugenommen hat, blieb die Relation der Genotypen (und Allele) erhalten (AA = p^2, Aa = pq, aa = q^2). Dieses Prinzip wird als Hardy-Weinberg-Gesetz bezeichnet.

Anwendungen des Hardy-Weinberg-Gesetzes

Die wichtigste Anwendung ist die Berechnung der Trägerhäufigkeiten für autosomal rezessive Merkmale.

Für jedes autosomal rezessive Merkmal ist, wenn q die Häufigkeit der mutierten und p die der normalen Allele ist, die Frequenz der rezessiv Homozygoten gleich dem Quadrat der Häufigkeit der mutierten Allele (q^2).

Am Beispiel der zystischen Fibrose:

$$\text{Frequenz der rezessiv Homozygoten: } q^2 = 1/1600$$
$$q = \sqrt{1/1600} = 1/40$$
$$p = 1 - q = 39/40$$

Tabelle 10.4. Autosomal rezessive Erkrankungen, Geburts- und Trägerhäufigkeiten

Krankheit	Geburtsfrequenz	Trägerfrequenz
Zystische Fibrose	1/1600	1/20
Kongenitale Taubheit	1/5000	1/35
Phenylketonurie	1/10000	1/50
Albinismus (Tyrosinase neg.)	1/40000	1/100
Alkaptonurie	1/100000	1/160

So beträgt die Häufigkeit heterozygoter Träger 2pq = 1/20. Tabelle 10.4 zeigt die Häufigkeit von homozygoten Betroffenen und heterozygoten Trägern für einige autosomal rezessive Krankheiten. Die Mehrheit der mutierten Allele einer Bevölkerung werden bei asymptomatischen Heterozygoten gefunden.

Veränderungen der Genfrequenz in einer Population

Mehrere Faktoren können die Genfrequenz in einer Population verändern und entweder zu einer Zu- oder Abnahme in der nächsten Generation führen. Diese Faktoren sind:

1. selektive Paarung (bevorzugte Partnerwahl),
2. geänderte Mutationsrate,
3. Selektion,
4. kleine Populationen,
5. Wanderungen (Migration).

1. Selektive Paarung: Im Idealfall finden zwei Partner zufällig zusammen, unabhängig vom Genotyp. In der Praxis werden Partner jedoch nach Größe, Gewicht, Körperbau und Intelligenz, also ererbten Merkmalen, gewählt (bevorzugte Partnerwahl).

Ehen zwischen Bluts- oder genetisch näher stehenden Verwandten ist ein Beispiel für selektive Paarung; die Partner besitzen mindestens einen gemeinsamen Vorfahren. Der Nachwuchs solcher Paare trägt ein erhöhtes Risiko der Homozygotie für jedes rezessive Allel der gemeinsamen Vorfahren. Im allgemeinen gehen diese Allele wegen der Unfähigkeit der Homozygoten zur Fortpflanzung verloren; zahlreiche Verwandtenehen senken die Genfrequenz durch entsprechenden Verlust jeweils zweier mutierter Allele. Allgemein gilt für autosomal rezessive Merkmale, daß die Anzahl blutsverwandter Eltern in Proportion zur Seltenheit des Merkmals steigt.

2. Geänderte Mutationsrate: Eine Mutation ist eine Veränderung genetischen Materials. Die Mutationsrate m beschreibt die Frequenz einer solchen Veränderung und kann in Mutationen/Lokus/1 Mio Gameten ausgedrückt werden. Die meisten Informationen über Mutationsraten beim Menschen stammen von autosomal dominanten Merkmalen, da es für die rezessiven Merkmale weit schwieriger ist, die Rate zu bestimmen. Für seltene dominante Merkmale kann die Mutationsrate direkt nach der Formel

$$m = n / 2N$$

berechnet werden. Dabei steht n für die Anzahl der Betroffenen mit normalen Eltern und N für die Gesamtzahl der Geburten im untersuchten Zeitraum in der geographischen Region.

Schließt die Ausprägung eines Merkmals die Fortpflanzung nicht aus, werden durch Vererbung weitere Träger geboren. Das Verhältnis der Neumutationen dieses Merkmales zu den Mutierten insgesamt variiert proportional zur durch das Merkmal hervorgerufenen Fortpflanzungsbehinderung. Liegt hier keine Beeinträchtigung vor, so ist die Fortpflanzungsfähigkeit f normal oder gleich 1. Ist keine Fortpflanzung möglich, ist f = 0.

Für ein autosomal dominantes Merkmal im Gleichgewicht ist die Geburtsfrequenz der Betroffenen nach der Gleichung:

$$\text{Geburtsfrequenz} = 2m / (1 - f) \tag{10.1}$$

zu berechnen, wobei f der Fortpflanzungsfähigkeit entspricht. Können Betroffene sich nicht vermehren (f = 0), so entspricht die Geburtsrate der doppelten Mutationsrate.

Geburtenrate, Mutationsrate und Fortpflanzungsfähigkeit f für einige autosomal dominante Merkmale sind in Tabelle 10.5 angegeben. Die Geburtsfrequenz nimmt ab, wenn die Fortpflanzungsfähigkeit sinkt, und steigt proportional zur Mutationsrate. Die beobachtete Genhäufigkeit kann also als Gleichgewicht zwischen Verlust durch Infertilität (negative Selektion) und Zunahme durch Neumutation angesehen werden.

Tabelle 10.5. Geburtenhäufigkeit für autosomal dominante Merkmale in Relation zu Mutationsrate und biologischer Fähigkeit

Merkmal	Geburts-häufigkeit	Mutationen pro 1 Mio. Gameten	Biologische Fähigkeit	Neu-mutationen
Neurofibromatose	1/3000	100	0,4	25%
Marfan-Syndrom	1/66000	5	0,4	15%
Achondroplasie	1/26000	14	0,2	80%
Huntington-Syndrom	1/18000	5	0,8	1%
Myositis ossificans	1/500000	1	0,01	99%

Für ein autosomal rezessives Gen kann die Geburtsfrequenz der Betroffenen in einer Population im Gleichgewicht nach der Gleichung:

$$\text{Geburtshäufigkeit} = m\,/\,(1 - f) \qquad (10.2)$$

errechnet werden.

Pflanzen sich die Betroffenen niemals fort (f = 0), so entspricht die Geburtsfrequenz der Mutationsrate.

Die Geburtsfrequenz für ein X-gebundenes, rezessives Merkmal errechnet sich (Bevölkerung im Gleichgewicht) folgendermaßen:

$$\text{Geburtsfrequenz} = 3m\,/\,(1 - f) \qquad (10.3)$$

»Genetisch Tote« mit einer Fortpflanzungsfähigkeit von 0, etwa die Träger der Muskeldystrophie vom Typ Duchenne, haben eine Geburtsfrequenz von 3m. Die Häufigkeit der Konduktorinnen für ein solches Merkmal wird auf 4m geschätzt. Die Geburtsfrequenz setzt sich aus der Summe aus 2m (von der Mutter als Konduktorin, die Hälfte von 4m, da nur die Hälfte der Söhne befallen ist) plus 1m (Wahrscheinlichkeit einer Neumutation auf dem X des Sohnes) zusammen. So kann vorausgesagt werden, daß ⅓ (m/3m) der Fälle von Muskeldystrophie vom Typ Duchenne auf Neumutationen zurückzuführen sind, der verbleibende ⅔-Rest aber das fatale Gen von einer Konduktorin geerbt hat.

Tabelle 10.6 zeigt einige Schätzungen der Mutationsraten von X-gebundenen rezessiven Merkmalen.

Das Risiko für eine Neumutation steigt bei einigen autosomal dominanten und X-rezessiven Merkmalen mit zunehmendem Alter des Vaters (Abb. 10.1). Dies könnte auch für autosomal rezessive Merkmale gelten, ist hier aber schwieriger nachzuweisen.

Tabelle 10.6. Schätzungen der Mutationsraten für einige X-gebundene rezessive Merkmale

Merkmal	Mutationsrate (Mutationen/1 Mio. Gameten)
Hämophilie A	20–40
Hämophilie B	5–10
Muskeldystrophie Typ Duchenne	40–100

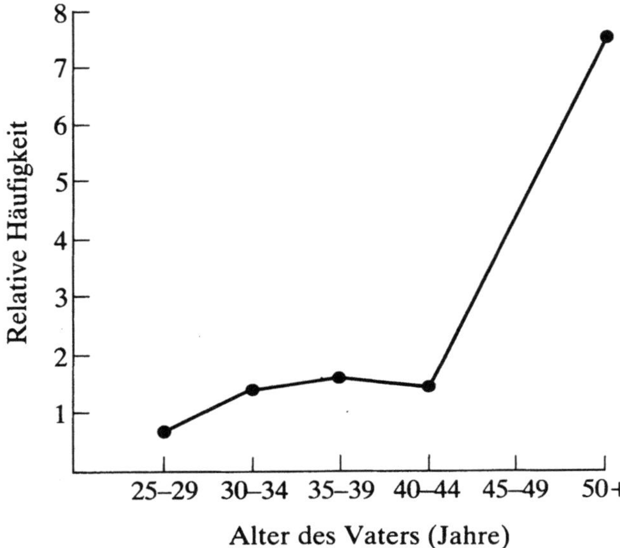

Abb. 10.1. Effekt des Alters des Vaters auf die Häufigkeit des Auftretens der progressiven Myositis ossificans (Fibrodysplasia ossificans)

3. Selektion: Die Selektion nimmt starken Einfluß auf die Häufigkeit der Gene. Sie kann einen bestimmten Phänotyp auslöschen (negative Selektion) oder durch bestimmte Vorteile fördern (positive Selektion) und damit jeweils den entsprechenden Genotyp beeinflussen. Selektion wirkt auf die Individuen, fördert oder behindert deren Fortpflanzung und damit die Ausbreitung des betreffenden Genotyps. Selektion modifiziert also die individuelle Fortpflanzungs- oder biologische Fähigkeit (f).

Jede Verbesserung dieser Größe hat ein rasches Ansteigen der Genhäufigkeit eines autosomal dominanten Merkmals (Gleichung 10.1) mit der Einstellung eines neuen Gleichgewichts in kommenden Generationen zur Folge.

Käme es zu einem Anstieg der Fortpflanzungsfähigkeit von 0 auf 100%, würde die Häufigkeit des entsprechenden Merkmals sich in einer Generation verdoppeln. Es würde außerdem eine Verdoppelung in jeder weiteren Generation stattfinden. Dominante Merkmale mit initial relativ hohem f würden einen erheblich langsameren Häufigkeitszuwachs erfahren, völlig negative Selektion (f = 0) hätte ein Einpendeln des Gleichgewichtes auf 2m zur Folge.

Die Wirkung der negativen Selektion eines homozygoten Trägers eines autosomal rezessiven Merkmals (Gleichung 10.2), z. B. durch Infertilität, ist viel geringer, da die meisten dieser Gene in einer Population auf heterozygote Träger verteilt sind. Würde die

Fortpflanzungsfähigkeit von 0 auf 100% gesteigert, so würden zur Verdoppelung der Häufigkeit bei einem Ausgangswert von 1/15000 ca. 50 Generationen benötigt. Entsprechend langsamer wäre der Zuwachs bei geringerer Ausgangshäufigkeit. Zwischen den Verdoppelungszeiten von autosomal dominanten und rezessiven Genen ist die der X-gebundene Gene angesiedelt (Gleichung 10.3). Ein Ansteigen von f in gleichem Maße würde die Frequenz in etwa 4 Generationen verdoppeln.

Selektion kann auch auf rezessiv Heterozygote wirken, so wie im Beispiel der Sichelzellanämie. Diese wird autosomal rezessiv vererbt. Homozygote leiden unter schwerer Anämie und sterben oft trotz Therapie, bevor sie erwachsen werden. Mit einer so geringen biologischen Fähigkeit würde man die Geburtsfrequenz von Homozygoten auf etwa 1:100000 schätzen. Trotzdem beträgt sie in einigen Gebieten der Erde, wie etwa in Äquatorialafrika, mehr als 1:40. Da Homozygote, die sterben, ohne sich fortgepflanzt zu haben, offenbar keinen Selektionsvorteil haben, muß dieser bei den Heterozygoten zu finden sein. Tatsächlich sind die Gebiete mit der größten Prävalenz für Sichelzellanämie deckungsgleich mit den Ausbreitungsgebieten der durch Plasmodium falciparum hervorgerufenen Malaria tropica (Abb. 10.2). Diese Beobachtung führte zu der Entdeckung, daß im heterozygoten Träger die mit diesem Parasit befallenen Erythrozyten Sichelform annehmen und mit dem Parasiten zusammen vernichtet werden. Dadurch überwindet ein Sichelzellträger die Infektion leichter und erwirbt dadurch einen Selektionsvorteil gegenüber homozygot Normalen. Die gesteigerte biologische Fähigkeit führt also zu einer relativ raschen Änderung der Genhäufigkeit.

Dieser Selektionsvorteil funktioniert jedoch nicht mehr in Gegenden, in denen die Malaria ausgerottet ist. Entsprechend ist die Genfrequenz der Sichelzellanämie bei

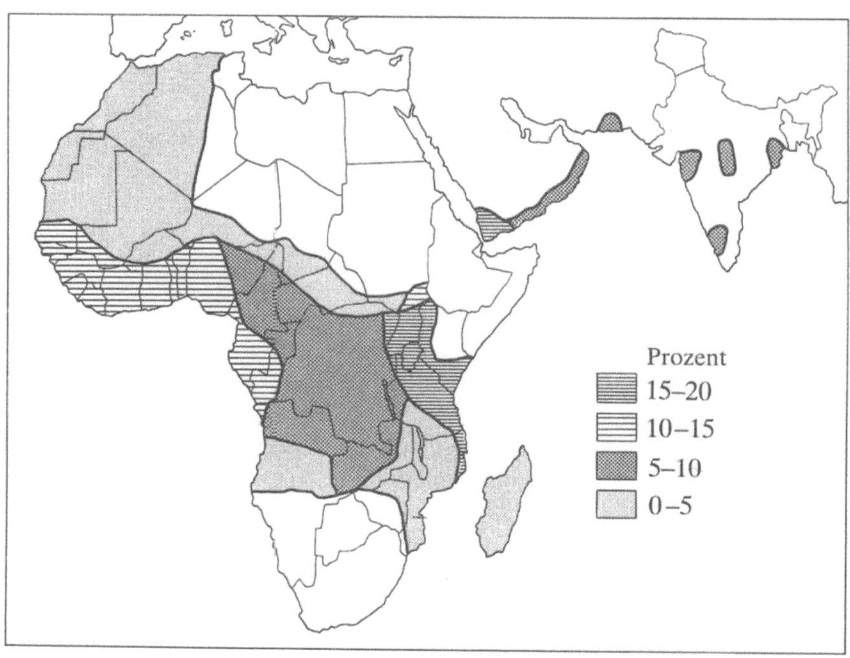

Abb. 10.2. Geographische Häufigkeitsverteilung des Sichelzellgens

Abkömmlingen von nach den USA verschleppten Negersklaven 10 Generationen später gefallen (siehe Tabelle 12.3, S. 151). Heterozygote für β-Thalassämie, Glukose-6-Phosphatdehydrogenasemangel und möglicherweise auch Heterozygote α-Thalassämie Typ 2 besitzen in der Malariaabwehr gleichfalls einen Selektionsvorteil gegenüber Normalen. Infektionen von Zellen mit Glukose-6-Phosphatdehydrogenasemangel kommen zwar vor, sind aber viel seltener als bei roten Blutkörperchen mit normaler Enzymaktivität.

4. Kleine Populationen: Aufgrund von religiösen, geographischen oder anderen Ursachen kann eine kleine Gruppe vom Rest der Bevölkerung genetisch abgetrennt werden (genetische Isolation). Die Mitglieder einer solchen Gruppe tragen einige mutierte Allele für rezessive Merkmale, so daß die Frequenz dieser Gene gegenüber der der Herkunftsbevölkerung steigt (Tabelle 10.7).

Bei nur geringer Anzahl der Mitglieder einer sich fortpflanzenden Gruppe ist die aktuelle Häufigkeit der Gene von einer Generation zur anderen starken Veränderungen unterworfen (zufällige Genzahlveränderungen). Gelegentlich kann ein Allel durch Zufall nicht an die nächste Generation weitergegeben werden und verschwindet (Auslöschung), zurück bleibt nur das alternative Allel für den Lokus (Fixation).

5. Wanderungen (Migrationen): Wandernde Individuen verändern den Genpool der Nachfahren. Das beste Beispiel hierfür ist der langsame Abfall der Häufigkeit der Blutgruppe B von Asien westwärts in Richtung Europa. Die Häufigkeit von B beträgt in Asien 30%, in Europa dagegen nur 6%. Dies läßt vermuten, daß die B-Allele ursprünglich in Ostasien entstanden sind.

Tabelle 10.7. Genetisch isolierte Gruppen mit großer Häufigkeit bestimmter autosomal rezessiver Merkmale

Gruppe	Krankheiten
Amishpeople	Chondroektodermale Dysplasie
Afrikaander	Porphyria variegata
Cuna-Indianer (Panama)	Albinismus
Finnen	Kongenitales nephrotisches Syndrom
Eskimos	Kongenitale Nebennierenhyperplasie

Genetische Polymorphie

Darunter versteht man das gleichzeitige Auftreten zweier oder mehrerer Allele für diskontinuierliche Merkmale in einer Häufigkeit, bei der das seltenste nicht allein durch Neumutation entstanden sein kann. Man spricht von Polymorphie, wenn das seltenste Allel mit der Häufigkeit von mindestens 1:50 in der Allgemeinbevölkerung auftritt. Tabelle 10.8 listet einige Beispiele für Polymorphie beim Menschen auf. Mindestens 30% der Enzyme und Proteine sind polymorph. Das ist noch niedrig geschätzt, wenn man bedenkt, daß nur 75% der Punktmutationen zu einer Veränderung der Aminosäuresequenz führen und nur $\frac{1}{3}$ der Proteine mit geänderter Sequenz auch eine veränderte Elektrophoresegeschwindigkeit aufweisen. Wirklich defekte Enzyme und Proteine, mit entsprechenden Krankheiten verknüpft, sind nur Extrembeispiele dieses Phänomens.

Tabelle 10.8. Beispiele für polymorphe Merkmale des Menschen

Chromosomal
(Länge von Yq, Größe des zentromernahen Heterochromatins)

Blutgruppen
(ABO, MN, Rh)

Zelloberflächenantigene
(HLA)

Enzyme der roten Blutkörperchen
(Adenylatkinase, Phosphoglukomutase, Saure Phosphatase I)

Serumproteine
(Haptoglobine)

DNS
Restriktionsfragmentlängenpolymorphismen

Polymorphie kann durch Selektion hervorgerufen werden, zum Beispiel durch Vorteil für Homo- oder Heterozygote der seltenen Allele mit resultierendem Frequenzanstieg. Es ist schwierig, in allen Fällen den Selektionsdruck genau zu definieren, er kann gering sein oder heutzutage obsolet, etwa bei bestimmten Infektionskrankheiten wie Pocken. Ist die Krankheit ausgerottet, fällt die Genhäufigkeit bis zu einem neuen Gleichgewicht ab. Dies wurde zum Beispiel bei der Sichelzellanämie in den USA beobachtet (wechselnde oder transiente Polymorphie). Diskutiert wurde auch die Existenz einiger neutraler Allele, d. h. ohne Selektionsvor- oder -nachteil für den Träger. Ihre Existenz ist schwer zu beweisen oder zu widerlegen, die Neutralität trifft aber in jedem Falle nur auf die präsente Umgebung zu.

Evolution

Vor Darwin glaubte man, daß die Spezies von Anbeginn an gleich geblieben seien. Diese Ansicht widerlegte Darwin, indem er nachweisen konnte, daß die Genhäufigkeit bestimmter Merkmale, die in einer Population Vorteile verschaffen, steigt, da die betroffenen Lebewesen erfolgreicher in der Arterhaltung sind. Dagegen behindern Negativmerkmale die Fortpflanzung, die Genhäufigkeit fällt. Die natürliche Selektion wirkt auf den Phänotyp und damit direkt auch auf den Genotyp. So kann Evolution einfach als ein Wechsel der Genhäufigkeiten durch Selektion verstanden werden.

Leben gibt es auf der Erde seit 3,5 Milliarden Jahren, Säugetiere seit 70 Millionen, den Menschen (Homo sapiens sapiens) erst seit 200–300.000 Jahren (7000–10000 Generationen).

Eine Spezies besteht aus Individuen, die sich untereinander fortpflanzen können und fruchtbare Nachkommen haben. Bei Säugetieren dauert es etwa 1 Mio Jahre, bis zwei getrennte Populationen gleicher Herkunft von genetischer Identität zur wechselseitigen Unfruchtbarkeit gelangt sind. Wie erwartet, variieren die genetischen Eigenschaften (Chromosomenzahl und -anordnung, Ähnlichkeit der Gene und damit der Proteinstruktur) umso mehr, je früher die Separation stattfand. Zum Beispiel weisen alle Säugetiere α-Globinketten auf, die Struktur variiert jedoch von Spezies zu Spezies (Tabelle 10.9).

Tabelle 10.9. Anzahl der Aminosäuredifferenzen für die Alpha-Globinkette bei vier Säugetieren

	Mensch	Gorilla	Schwein	Hase
Mensch	0	1	19	26
Gorilla		0	20	27
Schwein			0	27
Hase				0

Einige Teile jedes Proteins zeigen geringere Veränderungen als andere, sie sind meist lebenswichtig und daher vor Selektion geschützt.

Genverdoppelung scheint ein grundlegender Mechanismus der Genomvergrößerung zu sein. Letztere erlaubt raschere und intensivere Proteinevolution als sie durch alleinige Mutation möglich wäre.

Tetraploidisation könnte eine frühe Stufe der Entwicklung des menschlichen Karyotyps gewesen sein, diese Hypothese wird durch homologe Regionen auf den Chromosomen 11, 12, 16 und 17 unterstützt. Bei dem Tyrosinhydroxylasegen auf 11p15 besteht zum Beispiel zu 70% eine Homologie mit dem Phenylalaninhyxdroxalasegen auf 12q24. Die unterschiedlichen Lagearme lassen an eine frühere perizentrische Inversion denken, ähnliches kann man am Chromosom 12 erkennen. Betrachtet man die perizentrischen Inversionen der Chromosomen 12 und 17, ähneln sich, soweit erforscht, die Genkarten von Mensch und Schimpanse sehr. Die Diskrepanzen der Genkarten anderer Spezies zu der des Menschen steigen mit abnehmendem Verwandtschaftsgrad.

Genduplikationen können durch ungleiches crossing-over entstehen, das führt zur Bildung eines Genverbandes oder -clusters. Einzelne Gene dieses Clusters können sich unterschiedlich weiterentwickeln (siehe Abb. 5.12, S. 68 und 12.11, S. 160). Alle Gene eines solchen Clusters können die gleiche Funktion behalten (z. B. ribosomale RNS oder Histongene), ähnliche Funktion haben (β-Globin-Cluster, Kollagengene, Gene für Farbensehen), verschiedene Funktionen entwickeln (z. B. Gerinnungsfaktor VIII und Coeruloplasmin) oder ganz oder teilweise funktionslos werden (Pseudogene). Obwohl Pseudogene Sequenzen mit starker Ähnlichkeit zu denen aktiver Nachbargene enthalten können, werden sie nicht transkribiert (siehe Abb. 12.2, S. 148).

Da eine zunehmende Zahl menschlicher Gene geklont und sequenzanalysiert wurde, wird ihre evolutionäre Verwandtschaft heutzutage besser verstanden. Die Untersuchungen von DNS-Sequenzen sowohl des Genoms als auch der Mitochondrien führen zu weiteren wichtigen Erkenntnissen über Evolution und Verwandtschaft von Rassen und Spezies. Aufgrund der Ergebnisse dieser Untersuchungen kann man Schlußfolgern, daß alle menschlichen Rassen von einem gemeinsamen Vorfahren aus Afrika abstammen.

Weiterführende Literatur

Cann RL, Stoneking M, Wilson AC (1987) Mitochondrial DNA and human evolution. Nature 325:31–36
Cavalli-Sforza LL, Bodmer WF (1971) The genetics of human populations. WH Freeman, San Francisco
Haldane JBS (1935) The rate of spontaneous mutation of a human gene. J Genet 313:317–326
Hardy GH (1908) Mendelian proportions in a mixed population. Science 28:49–50
Mourant AE, Kopec AC, Domaniewska-Sobczak K (1976) The distribution of the human blood groups and other polymorphisms, 2nd Edition. Oxford University Press, Oxford
Wainscoat JS, Hill AVS, Boyce AL et al. (1986) Evolutionary relationships of human population from an analysis of nuclear DNA polymorphisms. Nature 319:491–493

11 Immungenetik

Genetik des normalen Immunsystems

Die Hauptfunktion des Immunsystems ist es, fremde Antigene zu erkennen und zu bekämpfen. Die meisten Proteine, einige Polysaccharide und Nukleinsäuren weisen Antigeneigenschaften auf. Die Immunantwort besteht aus einer zellulären und einer humoralen (lat. humor = Saft) Komponente (Abb. 11.1). Stimulierte β-Lymphozyten (Plasmazellen) produzieren für die humorale Antwort spezifische Antikörper (Immunglobuline), die besonders der Bekämpfung bakterieller Infektionen dienen. Die zelluläre Immunantwort wird durch T-Lymphozyten, die, spezifisch stimuliert, zu T-Effektorzellen werden, vermittelt. T-Effektorzellen bekämpfen vor allem Krebszellen, intrazelluläre Viren, Pilze und leider auch Transplantatzellen.

Jedes Immunglobulin besteht aus je zwei identischen leichten und schweren Proteinketten, die durch Disulphidbrücken verbunden sind (Abb. 11.2). Die leichten Ketten

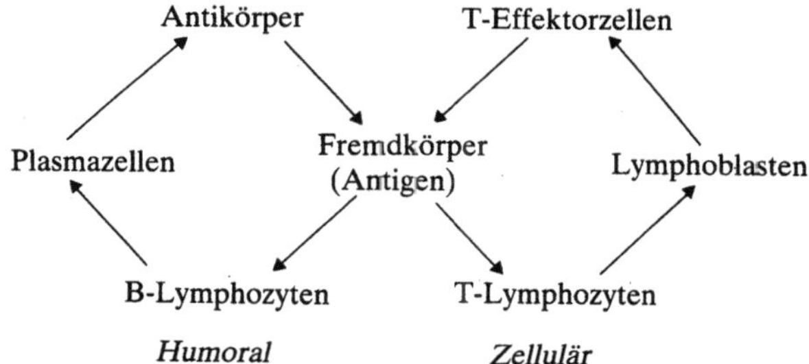

Abb. 11.1. Komponenten der Immunantwort

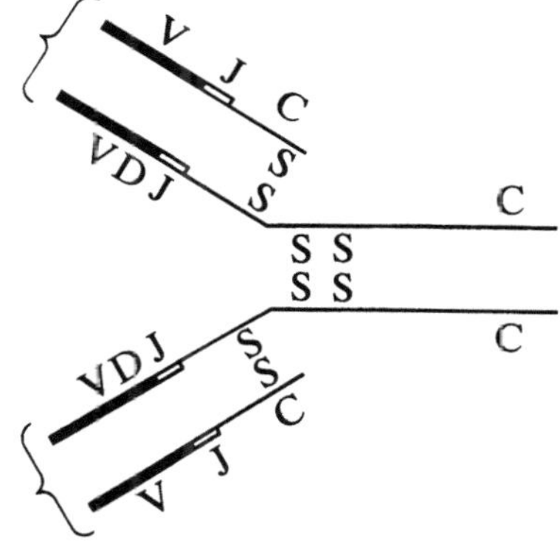

Abb. 11.2. Modell des Immunglobulinmoleküls

Kappa und Lambda sind allen Immunglobulinen gemeinsam, jedoch besitzen sie eigene charakteristische, schwere Ketten (Tabelle 11.1). Jedes Immunglobulin weist drei Regionen auf, nämlich eine variable (V) am N-terminalen Ende, mit dem sich der Antikörper an das Antigen lagert, eine junktionale (J) und eine konstante (C) Region. Bei schweren Ketten befindet sich zwischen den V- und J-Regionen noch eine kleine Region mit Genen für Vielgestaltigkeit (diversity–D).

Das Gen für die leichte Kappakette befindet sich auf dem kurzen Arm des Chromosom 2, das Lambdagen dagegen auf Chromosom 22. Der Lokus für die schweren Ketten liegt auf Chromosom 14. Jedes dieser Gene ist ein Gencluster.

Der Gencluster für die schwere Kette besteht zum Beispiel aus 200 variablen Genen mit mindestens 10 Diversity-Genen, 6 junktionalen und einem oder mehrere Gene für die konstante Region für jede Klasse der Immunglobuline (Abb. 11.3). In den Plasmazellen finden sich jedoch, bedingt durch genetische Rekombination, nur noch je ein V, ein D, ein J und ein C, die, eng nebeneinander, auf ein einziges RNS-Molekül transkribiert werden. Die restliche DNS des Clusters wird herausgeschnitten und dient als nützlicher Marker für B-Lymphozyten.

Jede Kombination kann auftreten, insgesamt gibt es mindestens 12 000 möglicher VDJ-Kombinationen. Außerdem können die Antikörpergene offenbar mutieren, dies führt zu einer weiteren Zunahme der Unterschiedlichkeit. Obwohl die VDJ-Kombination normalerweise für eine Plasmazelle und ihre gesamten Abkömmlinge konstant ist, ist ein Wechsel der Klasse möglich, zum Beispiel von IgM zu IgG. Die Antigenspezifität

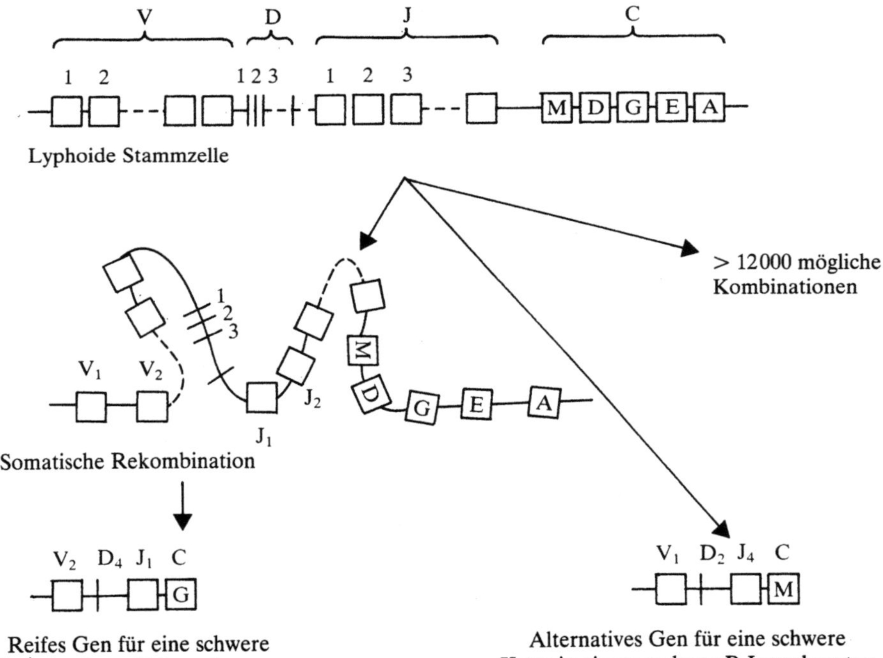

Reifes Gen für eine schwere
Kette in einem B-Lymphozyten

Alternatives Gen für eine schwere
Kette in einem anderen B-Lymphozyten

Abb. 11.3. Diagramm des Gens der schweren Kette von Immunglobulinen und Erstellung verschiedener Antikörper durch Rekombination

Tabelle 11.1. Klassen der Immunglobuline

Klasse	Molekular-gewicht	Schwere Kette	Leichte Kette	Bemerkungen
IgG	150 000	γ	$\varkappa$ oder λ	Reichlich vorhanden, einziges plazenta-gängiges Immunglobulin, späte Immunantwort
IgM	900 000	μ	$\varkappa$ oder λ	Frühe Immunantwort
IgA	160 000	α	$\varkappa$ oder λ	Oberflächenantikörper von Darm und Lunge
IgD	185 000	δ	$\varkappa$ oder λ	Funktion unbekannt
IgE	200 000	ε	$\varkappa$ oder λ	Allergische Reaktion

bleibt hierbei unverändert. Zunächst ist eine differenzierte mRNS-Spleißung für den Klassenwechsel verantwortlich, später kommt es auch zu einem Rearrangement der DNS. Der Rezeptor der B-Zelle ist der Antikörper (meist IgM), eine Plasmazelle, die auf ein anderes Antigen reagiert und auch eine andere VDJC-Kombination aufweist.

Die Kappa- und Lambdagencluster für die leichte Ketten haben eine ähnliche Struktur mit ca. 200 variablen und 4 junktionalen Genen, besitzen aber kein diversity-Gen und nur ein konstantes Gen (Abb. 11.4). Jede Plasmazelle produziert nur eine VJC-Leichtkettenkombination und außerdem entweder Kappa- oder Lambdaketten. Die Fähigkeit eines einzigen Genclusters, eine Menge unterschiedlicher Polypeptide zu determinieren, ist eine wichtige Ausnahme von der Regel »Ein Gen – ein Polypeptid«.

T-Lymphozyten erkennen fremde Antigene durch einen Rezeptor in Verbindung mit Molekülen auf der Zelloberfläche, die durch den Haupthistokompatibilitätskomplex (major histocompatibility complex – MHC) kodiert werden (MHC-Restriktion). Der T-Zellrezeptor ist strukturell den Immunglobulinen sehr ähnlich und besteht aus den zwei Ketten, Alpha und Beta, die durch Disulfidbrücken verbunden sind. Der Cluster für die α-Kette des T-Lymphzytenrezeptors befindet sich auf dem Chromosom 14; die Kette des β-Clusters ist auf dem Chromosom 7 lokalisiert. Die Struktur der oben genannten Cluster ähnelt der des Immunglobulin-Leichtkettenclusters. Beide können mutieren, um verschiedene T-Zellspezifitäten zu ermöglichen.

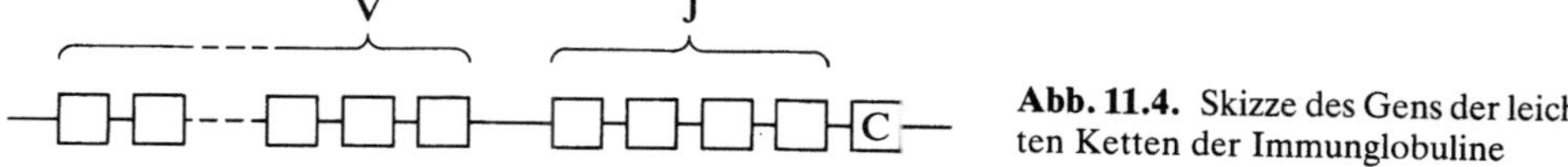

Abb. 11.4. Skizze des Gens der leichten Ketten der Immunglobuline

Angeborene Immundefizienz

Vererbte Defekte können beide Komponenten der Immunantwort betreffen. Symptomatik und Verlauf der Erkrankung hängen von dem verbliebenen Abwehrsystem ab, doch sind allen ein früher Krankheitsbeginn mit Empfindlichkeit gegenüber Infektionen und Gedeihstörungen gemeinsam. Wie Tabelle 11.2 zeigt, sind diese Merkmale, obwohl selten, heterogen.

Tabelle 11.2. Vererbte Immundefizienz

Krankheit	Vererbungsmodus
Schwere kombinierte Immundefizienz	AR, XR
Agammaglobulinämie	XR
Wiskott-Aldrich-Syndrom	XR
Chronisch granulomatöse Erkrankung	XR, gelegentlich AR
Chediak-Higashi-Syndrom	AR
Ataxia telangiektasia	AR
DiGeorge-Syndrom	Chromosomale Deletion

AR = autosomal rezessiv, XR = x-gebunden rezessiv

Schwere kombinierte Immundefizienz (SCID)

Klinik

Beide Geschlechter werden von dieser Krankheit betroffen, welche mit Entwicklungs-störungen und häufigen Infektionen innerhalb der ersten Lebensmonate beginnt. Da beide Komponenten der Immunantwort fehlen, treten bakterielle und virale Infektionen sowie Mykosen auf. Ohne Knochenmarktransplantation tritt der Tod in früher Kindheit ein, Überlebende haben ein erhöhtes Risiko für Malignome. Die Lymphozytenzahl ist erniedrigt, eine beachtliche Senkung der Immunglobulinspiegel liegt vor. Die ABO-Isoagglutinine fehlen völlig.

Genetische Aspekte

SCID ist genetisch heterogen. Während die meisten Patienten autosomal rezessive Homozygote sind, ist mindestens eine X-gebundene rezessive Form bekannt. 20% der Fälle weisen einen reduzierten Spiegel der Adenosindeaminase (Lokus auf Chromosom 20) auf. In diesen Fällen kann zur pränatalen Diagnostik der Spiegel dieses Enzyms den Chronionvilli bestimmt werden; in allen anderen Fällen ist eine Blutprobe des Fetus notwendig, um die Abwesenheit von T- und B-Lymphozytenoberflächenantigenen nachzuweisen.

Die gesamte Inzidenz der SCID beträgt 2:1 Mio mit einer maximalen Prävalenz bei Apachen.

X-gebundene Agammaglobulinämie

Klinik

Hiervor sind hauptsächlich Knaben betroffen; der Krankheitsbeginn liegt um den 6. Monat, wenn die von der Mutter übernommenen Immunglobulin-G(IgG)-Spiegel abfallen. Die zelluläre Antwort ist normal, daher treten vor allem bakterielle Infektio-nen im Bereich der Atemwege, der Nasennebenhöhlen und des Darmtraktes auf. Ohne Therapie stagniert das Wachstum; eine Arthritis entsteht. Die Serumglobuline sind erniedrigt, ABO-Isoagglutinine fehlen, die Antwort auf injizierte Antigene bleibt aus. Der Ersatz der Immunglobuline ist lebenswichtig.

Genetische Aspekte

Die Ermittlung der Träger ist nicht möglich und die pränatale Diagnostik erfordert eine Blutprobe jedes männlichen Feten, um das Fehlen der B-Lymphozyten nachzuweisen. Ein ähnliches Krankheitsbild kann auch als autosomal rezessives Merkmal vererbt werden.

DiGeorge-Syndrom

Klinik

Der Beginn dieser Krankheit liegt in der Neugeborenenperiode, mit hypokalzämischen Krämpfen, Entwicklungsrückstand sowie Infektionen mit Pilzen und Viren. Aortenbogenanomalien und Mißbildungen wie Hypertelorismus, schräge Lidspalten und Fischmaul können begleitend auftreten. Die Immunglobuline sind normal, aber in der Thoraxröntgenaufnahme stellt sich der Thymus nicht dar. Außerdem fehlt die zellvermittelte Abwehr. Trotz Therapieversuchen mit Thymustransplantationen tritt der Tod meist bereits in der Kindheit ein.

Genetische Aspekte

Beim Di-George-Syndrom handelt es sich um eine sporadische Mißbildung mit Aplasie der III. und IV. Schlundtasche und des IV. Branchialbogens. Es könnte heterogen sein, da einige Patienten eine interstitielle Mikrodeletion auf Chromosom 22 aufweisen.

Blutgruppen

Die Blutgruppen sind durch antigen wirkende Oberflächenproteine der roten Blutkörperchen (Erythrozyten) determiniert. Bis jetzt sind etwa 400 Blutgruppenantigene beschrieben, die bekanntesten sind in Tabelle 11.3 aufgelistet.

ABO-System

Es gibt vier Phänotypen: O, A, B und AB, die durch die Reaktion der Erythrozyten einer Person mit spezifischen Antiseren für A und B diagnostiziert werden (Tabelle 11.4). Die ABO-Antigene finden sich aber auch in den meisten anderen Körperzellen, inklusive Leukozyten und Thrombozyten (Blutplättchen). Blutgruppe A zeigt Antigen A, Blutgruppe B Antigen B, AB beide, O keines. Träger der Gruppe A haben Anti-B-Antikörper der IgM-Klasse (Isoagglutinine), solche der Gruppe B entsprechend Anti-A-Antikörper, Träger der Gruppe O beide Typen.

Das ABO-Gen befindet sich nahe der Spitze des langen Arms von Chromosom 9; die drei Allele A, B und O sind möglich. Dies erlaubt sechs Genotypen (AO, AA, BO, BB, AB, OO); A und B sind untereinander kodominant, gegenüber O aber dominant (Tabelle 11.5). Mit Antiseren kann AO nicht von AA und BO nicht von BB unterschieden werden, auf der Basis des Stammbaums ist jedoch eine Unterscheidung möglich. Die

Tabelle 11.3. Beispiele für menschliche Blutgruppen

Blutgruppe	Lokalisation auf dem Chromosom
ABO	9q34
Rhesus	1p36.2–p34
Kell	?
Duffy	1p21–q23
Kidd	2
Luther	19
Lewis	19
P1	22q11
MNS	4q28–q31

Tabelle 11.4. Phänotypen der ABO-Blutgruppen

Erythrozyten-phänotyp	Reaktion mit spezifischen Antiseren	
	Anti A	Anti B
O	–	–
A	+	–
B	–	+
AB	+	+

+ = Agglutination, – = keine Agglutination

ABO-Allele steuern auch die Aktivität der spezifischen Zuckertransferasen: So wird durch das Allel A der Glykoproteinvorstufe (Substanz H) N-Azetylgalaktosamin beigefügt, durch das Allel B D-Galaktose. Die Blutgruppe O dagegen läßt die H-Substanz unverändert (Abb. 11.5).

Bei den meisten Menschen können die Blutgruppen auch in Körperflüssigkeiten wie Speichel, Schweiß, Plasma und Samen nachgewiesen werden, sie sind »Sekretoren«. Diese Eigenschaft ist durch den Sekretorlokus auf Chromosom 19 determiniert. Zwei Allele, Se und se, ermöglichen drei Genotypen (SeSe, Sese, sese; Tabelle 11.6). Da nur homozygote se-Träger diese Eigenschaft nicht zeigen, ist »Sekretor« ein autosomal dominantes Merkmal.

Tabelle 11.5. Genotypen und Phänotypen am ABO-Lokus

Genotyp	Phänotyp	Häufigkeit BR Deutschland	Erythrozyten-antigene	Serum-antikörper
OO	O	0,38	—	Anti-A u. -B
AA/AO	A	0,44	A	Anti-B
BB/BO	B	0,12	B	Anti-A
AB	AB	0,06	A, B	—

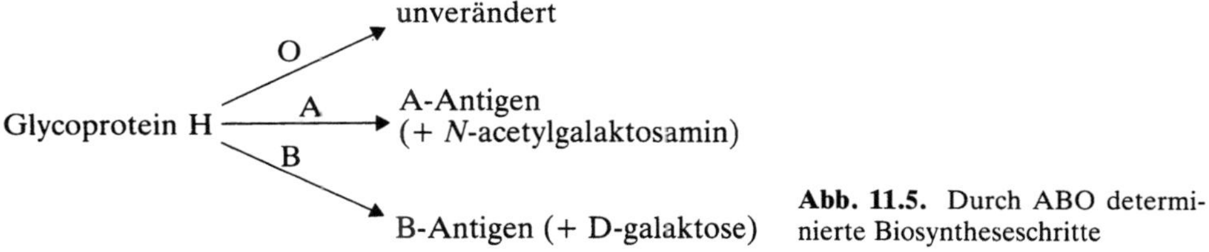

Abb. 11.5. Durch ABO determinierte Biosyntheseschritte

Tabelle 11.6. Genotypen und korrespondierende Phänotypen am Sekretorlokus

Genotyp	Phänotyp	Häufigkeit	
SeSe	Sekretor	0,29	
SeSe	Sekretor	0,49	0,78
sese	Nichtsekretor	0,22	

Rhesusfaktorsystem

Es gibt zwei Haupttypen, Rhesus-positiv (Rh+) und Rhesus-negativ (Rh−), die durch Reaktion der Erythrozyten mit Anti-Rh-Antikörpern ermittelt werden können. Rh-positive Personen besitzen das Rhesusantigen auf Erythrozyten und anderen Gewebszellen, Rh-negative Personen nicht. Der Rhesuskomplex befindet sich auf Chromosom 1 mit je 2 Allelen für drei enggebundene Lozi: C,c; E,e und D oder nicht D (als d bezeichnet). Rh+ bedeutet Homozygotie oder Heterozygotie für das D-Allel (Tabelle 11.7). Westeuropäer sind zu 85% Rh+, jedoch wechselt die Häufigkeit in anderen Völkern. Nahezu alle Orientalen und Nordamerikaner sind Rh+, während 30% der Basken Rh− sind.

Tabelle 11.7. Geno- und Phäntypen des Rhesussystems

Genotyp	Kurzbezeichnung	Häufigkeit	Phänotyp
cde/cde	rr	0,15	negativ
CDe/cde	R_1r	0,32	
CDe/CDe	R_1R_1	0,17	
cDE/cde	R_2r	0,13	positiv
CDe/cDE	R_1R_2	0,14	
cDE/cDE	R_2R_2	0,04	
Seltene Genotypen			meist positiv

Xg-Blutgruppe

Man unterscheidet zwei Phänotypen, Xg(a+) und Xg(a−), die durch einen Reaktionstest mit Anti-Xg-Antikörpern ermittelt werden. Das Gen befindet sich nahe der Spitze des kurzen X-Armes. Männer mit XgaY sind Xg(a+), mit XgY sind sie Xg(a−). Das Merkmal ist dominant, da Frauen, die homozygot und heterozygot Xga tragen, beide wie Xg(a+) reagieren (Tabelle 11.8; Kapitel 7).

Tabelle 11.8. Xg-Blutgruppen – Geno- und Phänotypen

	Genotyp	Phänotyp	Häufigkeit	12E7-Antigen
Männer	Xg^aY	Xg(a+)	0,67	Starke Expression
	XgY	Xg(a−)	0,33	Starke oder schwache Expression (Yg^a oder Yg)
Frauen	Xg^aXg^a	Xg(a+)	0,45	
	Xg^aXg	Xg(a+)	0,44	Starke Expression
	XgXg	Xg(a−)	0,11	Schwache Expression

Wie schon in Kapitel 7 erwähnt, regelt der Xg-Lokus die Expression des Zelloberflächenantigens 12 E 7 auf Erythrozyten, nicht jedoch auf Zellen mit Kernen, welches an den Lozi MIC2X und MIC2Y kodiert wird. Alle Xg(a+)-Frauen haben eine starke Expression von 12 E 7, Xg(a−)-Frauen dagegen nicht. Xg(a+)-Männer sind gleichfalls starke Expressoren, Xg(a−)-Männer jedoch können starke oder schwache Expressoren sein, je nachdem, ob ein Xga-Allel auf ihrem Y-Chromosom vorliegt oder nicht. Der Yg-Lokus ist also dem Xg-Lokus ähnlich, obwohl dieser nie das Xg-Antigen kodiert.

Andere Blutgruppen

Es sind noch viele andere Blutgruppen bekannt, die aber in der Regel nur für Vaterschaftsnachweise, Koppelungsanalysen und Forschung von Bedeutung sind.

Fetale Erythroblastose – Morbus haemolyticus neonatorum

Dabei handelt es sich um eine erworbene hämolytische Anämie des Neugeborenen, hervorgerufen durch mütterliche Antikörper der plazentagängigen IgG-Klasse. Zwei Hauptursachen sind bekannt: ABO-Inkompatibilität und Rh-Inkompatibilität (Unverträglichkeit zwischen kindlicher und mütterlicher Blutgruppe). Die ABO-Inkompatibilität zwischen Mutter und Kind ist relativ häufig; da jedoch Anti-A und Anti-B der IgM-Klasse, die die Plazenta nicht passieren kann, angehören, kommt es nur zu milder Symptomatik. Im Gegenteil dazu führt Rh-Inkompatibilität, die allerdings seltener auftritt, zu einem schweren Krankheitsbild, da Anti-D als IgG leicht die Plazentarschranke passieren kann.

Kleine Dosen fetalen Blutes gelangen während jeder Schwangerschaft in den mütterlichen Kreislauf; dies bleibt ohne Bedeutung, wenn Mutter und Kind den gleichen Rhesusstatus aufweisen. Ist die Mutter aber Rh-negativ und das Kind Rh-positiv, so können die fetalen Blutzellen bei der Mutter die Anti-D-Antikörperbildung stimulieren. Zeigt eine Frau eine entsprechende Immunantwort, so gilt sie als »sensibilisiert«. Obwohl die geringen Blutübertritte während der Schwangerschaft ausreichen können, um die Sensibilisierung zu bewirken, findet diese in der Regel erst bei der Geburt des Rh-positiven Kindes statt. Sie ist noch wahrscheinlicher, wenn keine ABO-Inkompabilität vorliegt, da dann die kindlichen Erythrozyten länger im mütterlichen Blut verweilen und die Immunstimulation noch steigern. Eine Sensibilisierung der Rh-Negativen kann auch nach Rh+-Transfusionen, Aborten (Spontanabort und Abtreibung) und gelegentlich bei Amniozentesen oder Chorionvilli-Biopsien vorkommen.

Bei einer weiteren Schwangerschaft einer sensibilisierten Mutter mit einem Rh-positiven Kind können die Anti-D-Antikörper über die Plazenta in den fetalen Kreislauf übertreten und mit den Erythrozyten eine Verbindung eingehen. Deren Lebenszeit wird verkürzt, der Bedarf an ihnen erhöht; Knochenmarkshyperplasie und Hepatosplenomegalie sind die Folgen. Schwere Anämie führt zu einer Herzinsuffizienz mit generalisiertem Ödem (Hydrops fetalis). Trotz intrauteriner Bluttransfusion kann der Tod eintreten. In utero wird der exzessive Anfall von unkonjugiertem Bilirubin aus zerstörten Erythrozyten noch von der Plazenta bewältigt; nach der Geburt aber steigt der Spiegel unter Gefahr einer Hirnschädigung (Kernikterus) rasch an, wenn nicht sofort ein Blutaustausch vorgenommen wird.

Prävention

Bei kaukasischen Populationen waren früher 1% aller Geburten von der Erythroblastose betroffen. Typischerweise war das erste Kind nicht gefährdet, die Schwangerschaft führte jedoch zur Sensibilisierung. Mit jeder weiteren Schwangerschaft wurde das Krankheitsbild schwerer, bis der intrauterine Tod unvermeidbar war.

Ein Verfahren zur Prävention wurde 1970 vorgestellt. Jeder Rh-negativen, nicht sensibilisierten Frau wurde nach der Geburt eines Rh-positiven Kindes Anti-Rh-Immunglobuline verabreicht, die die übergetretenen fetalen Zellen vernichteten, bevor es zur Sensibilisierung kommen konnte. Das gleiche Verfahren wurde auch bei Aborten angewandt.

Mit dieser Technik konnte die Inzidenz der Erythroblastose von 0,52/1000 Totgeburten im Jahr 1968 auf 0,16/1000 Totgeburten 1975 gesenkt werden. Allerdings wurden nach wie vor einige Frauen schon durch Blutübertritte während der Schwangerschaft sensibilisiert, selten waren sie gegen andere Rhesuskomponenten wie c oder e sensibilisiert oder hatten trotz bestehendem Risiko kein Immunglobulin erhalten.

Vaterschaftsnachweis

Die Vaterschaft ist von gerichtsmedizinischer Bedeutung, kann aber auch in der genetischen Beratung ein Problem sein.

Früher wurden einige polymorphe Marker wie Blutgruppen, Gewebetypen und Serumenzyme untersucht. Die Vaterschaft war ausgeschlossen, wenn:

1. das Kind eine Blutgruppe aufwies, deren Allele keines der vermuteten Elternteile besaß;
2. das Kind einen Marker, für den der Präsumptivvater homozygot ist, nicht besaß;
3. das Kind homozygot war für einen Marker, den der Präsumptivvater nicht besaß.

Mit einer Kombination verschiedener Marker konnte die Vaterschaft in 95% der Fälle ausgeschlossen, niemals aber bewiesen werden.

Der Vaterschaftsnachweis wurde seit 1985 mit der Entdeckung der DNS-»Fingerabdrücke« revolutioniert. Sie beruhen auf einer weit verzweigten Klasse von leicht repetitiver DNS, die als »Minisatelliten-DNS« bezeichnet wird. Nach Digestion mit

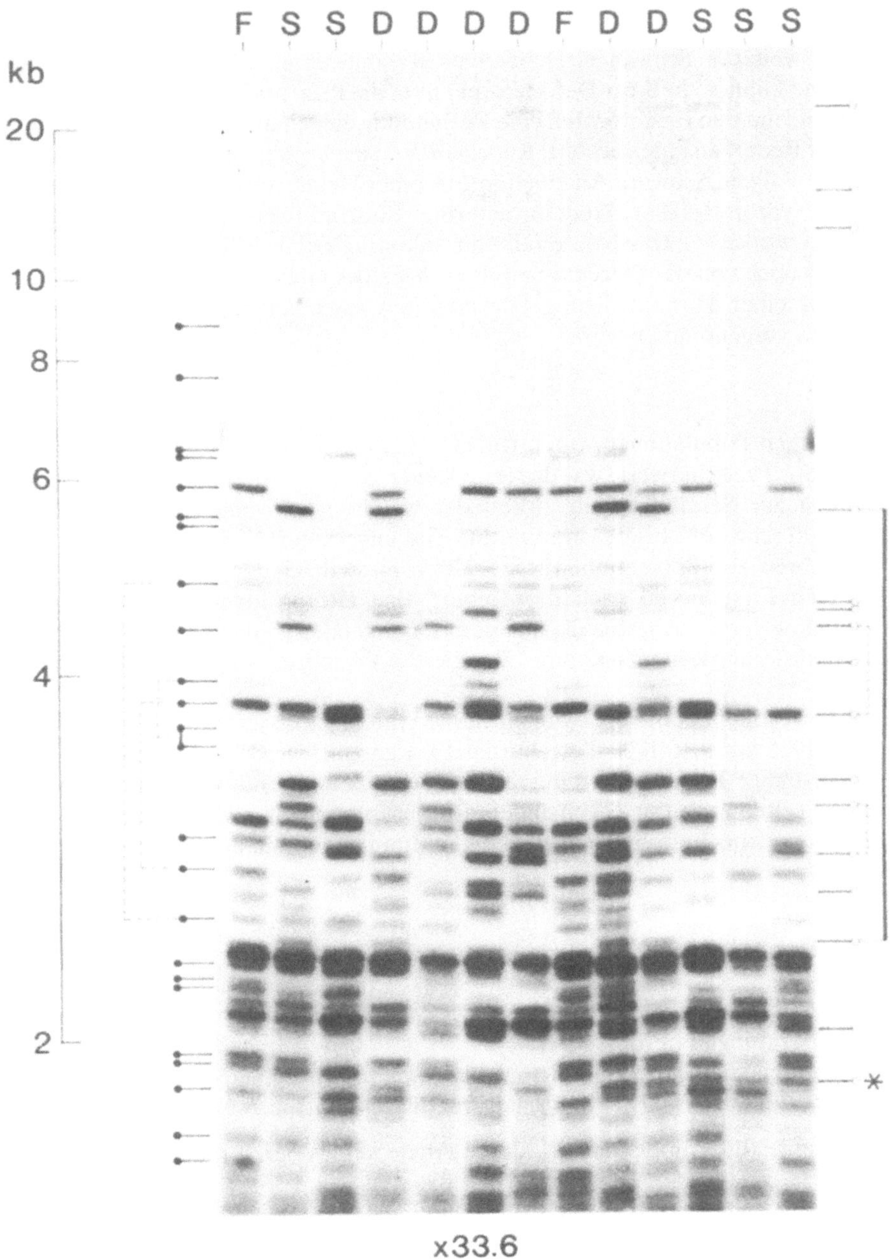

Abb. 11.6. Autoradiograph einer Familie mit einem Vater (F), seinen 5 Söhnen (S) und 6 Töchtern (D). Die Mutter stand für diese Untersuchung nicht zur Verfügung. Väterliche (●) und mütterliche (○) heterozygote DNS-Fragmente sind eingezeichnet. Verwendet wurde die Minisatelliten-Sonde 33.6. (Mit freundlicher Genehmigung von A. J. Jeffreys)

einem Restriktionsenzym und Elektrophorese kann eine DNS-Minisatellitensequenz, zum Beispiel 33.15 oder 33.6, multiple Fragmente vieler Chromosomenregionen identifizieren (Abb. 11.6). Die Größe und Anzahl dieser Fragmente ist individuell immer unverändert, jedoch, mit Ausnahme eineiiger Zwillinge, von Mensch zu Mensch verschieden (daher stellen diese ein exzellentes Beispiel für den Restriktionsfragment-längenpolymorphismus dar). Die Wahrscheinlichkeit, daß zwei nicht verwandte Personen das gleiche Muster haben, liegt bei Untersuchung mit einer DNS-Sonde wegen der extremen Variabilität bei 3×10^{-11}; bei Einsatz zweier DNS-Sonden beträgt sie weniger als 5×10^{-19}. Das Fragmentmuster eines Kindes stellt die Kombination der Fragmentmuster beider Eltern dar, daher kann ein Präsumptivvater entweder ausgeschlossen oder als positiv identifiziert werden. Da die DNS aus getrocknetem Blut oder Sperma isoliert werden kann, findet diese Methode auch in der forensischen Medizin Verwendung.

Der Haupthistokompatibilitäts-Komplex (MHC)

Hierbei handelt es sich um einen stark polymorphen Gencluster auf dem kurzen Arm von Chromosom 6 (6p21.3), der bei Gewebstransplantationen und bestimmten Autoimmunerkrankungen von klinischer Bedeutung ist. Die Gene dieses Clusters sind in drei Klassen unterteilt (Abb. 11.7).

Gene der ersten Klasse kodieren das menschliche Leukozytenantigen (HLA). Dies sind die Gene A, B und C, welche einzelne Polypeptidketten mit ca. 345 Aminosäuren produzieren. Die Polypeptide befinden sich in Verbindung mit dem β-2-Mikroglobulin an der Zelloberfläche. Sie sind bei allen kernhaltigen Zellen vorhanden (außer bei den Trophoblasten, Chorionkarzinomzellen und Spermien), und fungieren als Erkennungssignal für zytotoxische T-Lymphozyten.

Die Gene der zweiten Klasse (sie befinden sich an mindestens 4 Lozi) produzieren Glykoproteine, die Dimere von α- und β-Ketten sind. Sie sind auf aktivierten T-Lymphozyten, B-Lymphozyten und antigenpräsentierenden Zellen wie Makrophagen lokalisiert und spielen eine wichtige Rolle bei der zellulären Interaktion während der Immunantwort.

Die Gene der dritten Klasse erzeugen einige Komplementkomponenten wie C2, C4A, C4B und Properdin (Bf). Nahe dieser Gruppe befindet sich der Lokus der 21-Hydroxylasedefizienz bei kongenitaler adrenaler Hyperplasie.

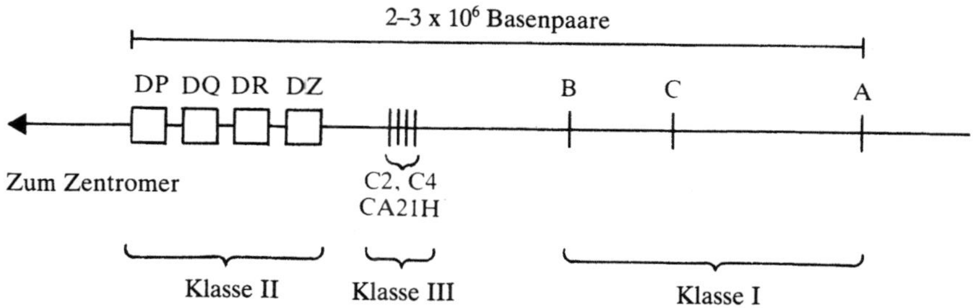

Abb. 11.7. Darstellung des Haupthistokompatibilitätskomplexes (MHC)

Der Phänotyp wird anhand einer Kombination spezifischer Antiseren und der Kontrolle der negativen Reaktion gegenüber einer Auswahl bezüglich des Lokus D homozygoter Zellen in einer gemischten Lymphozytenkultur identifiziert.

Mittlerweile sind DNS-Sonden für diese Region erhältlich und haben zu einer weiteren Unterteilung zuvor einheitlich erscheinender Antigenphänotypen geführt.

Für jeden HLA-Lokus sind eine große Anzahl alternativer Allele vorhanden. Es handelt sich um den Gencluster mit der größten Polymorphie, der bisher beim Menschen bekannt ist. Da diese Lozi eng zusammenliegen, werden sie meist en bloc als Haplotyp (mit nur einer Rekombination auf 100 Meiosen zwischen HLA A und B) vererbt. Die Antigenverschiedenheit des MHC macht es sehr unwahrscheinlich, daß nicht verwandte Personen identische Haplotypen aufweisen. In einer Familie dagegen können Geschwister mit der Wahrscheinlichkeit 1:4 HLA-identisch sein (Abb. 11.8).

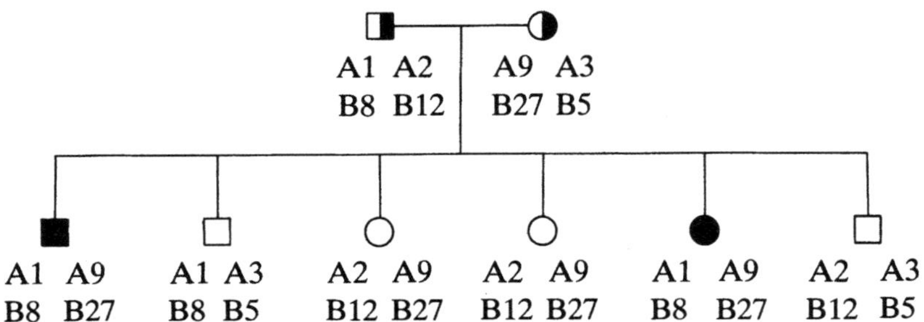

Abb. 11.8. Stammbaum mit eingezeichneten HLA-Haplotypen einer Familie mit zwei Kindern, die an kongenitaler adrenaler Hyperplasie (21-Hydroxylasedefizienz) leiden.

Krankheiten und HLA-Status

Bestimmte HLA-Antigene zeigen eine deutliche Assoziation mit bestimmten Krankheiten. Am besten bekannt ist HLA-B27 als Marker für die ankylosierende Spondylitis (M. Bechterew). Während nur 7% der Bevölkerung HLA-B27 aufweisen, findet sich dieses Antigen bei 95% der Bechterew-Kranken. Wenn auch nicht jeder HLA-B27-Träger an Spondylitis erkrankt, so ist das Risiko doch deutlich erhöht. In diesem Zusammenhang kann ein »relatives Risiko« gleich der Wahrscheinlichkeit des Auftretens der Krankheit mit Antigen im Verhältnis zur Wahrscheinlichkeit ohne Antigen bestimmt werden.

Andere, weniger strikte Verbindungen sind bekannt und einige Krankheiten sind mit mehreren HLA-Typen verbunden (Tabelle 11.9).

Die Signifikanz dieser Beobachtungen ist unbekannt. Vielleicht ist der Träger eines bestimmten Antigens empfänglicher für das milieubedingte Agens, das die Krankheit hervorruft. Der eigentliche Mechanismus ist jedoch bis heute ungeklärt.

Ungleichgewicht der Koppelung

Die Allele zweier gekoppelter Lozi sind im Gleichgewicht, wenn die Häufigkeit der Kombination zweier Allele dem Produkt der Häufigkeiten jedes der einzelnen Allele entspricht. So beträgt die Häufigkeit des Haptotyps A3–B27 0,021, was dem Produkt der

Tabelle 11.9. HLA-assoziierte Erkrankungen

Krankheit	HLA-Antigen	Relatives Risiko
M. Bechterew	B27	90
Reiter-Syndrom	B27	40
Multiple Sklerose	Dr2	4
Thyreotoxikose	B8	11
Myasthenia gravis	Dr3, B8	3
Psoriasis	Dr7	43
Insulinpflichtiger Diabetes mellitus	Dr4	6
	Dr3	3
	Dr3/Dr4	33
Systemischer Lupus erythematodes	DR3, B8	3

Häufigkeiten von A3 (0,31) und B27 (0,07) entspricht. Im HLA-Komplex sind die meisten Allele im Gleichgewicht, doch gibt es einige bedeutsame Ausnahmen. A1 hat die Frequenz 0,17, B8 0,11. Entsprechend würde man die Häufigkeit von A1–B8 mit $0,17 \times 0,11 = 0,019$ errechnen. Tatsächlich ist sie aber viermal so hoch, nämlich 0,09. Die Kombinationen A3–B7 und A1–B17 werden gleichfalls häufiger als erwartet beobachtet. Befinden sich Lozi wie diese nicht im Gleichgewicht, so spricht man von »Ungleichgewicht der Koppelung«.

Die Ursache für dieses Ungleichgewicht ist unbekannt; wahrscheinlich hat die Kombination A1–B8 einen Selektionsvorteil gegenüber den beiden einzelnen Allelen. So könnten auch die HLA-Krankheitsverbindungen auf einem Ungleichgewicht der Koppelung gegenüber einem Nachbargen, das vielleicht an der Immunantwort beteiligt ist, beruhen.

Transplantation

Gewebe eines Spenders (Donor) kann auf einen Empfänger (Rezipient) übertragen werden. Das Gewebe wird als Transplantat bezeichnet und gemäß dem Verwandtschaftsgrad zwischen Donor und Rezipient klassifiziert (Tabelle 11.10).

Das Gewebe ist bei auto- und isologen Transplantaten genetisch identisch, so daß die zellvermittelte Abwehr des Rezipienten nicht aktiv wird. Dagegen wird Gewebe anderer Spezies immer und Gewebe eines anderen Individuums gleicher Spezies meist abgestoßen, wenn eine gewebsanpassende und immunsuppressive Therapie unterbleibt.

Tabelle 11.10. Typen der Gewebstransplantation

Typ	Verhältnis Spender zu Empfänger
autolog	identisch
isolog	eineiige Zwillinge
allolog	dieselbe Spezies
xenolog	fremde Spezies

Bluttransfusion

Die Bluttransfusion ist die häufigste Form der Gewebeübertragung. Vor der Transfusion werden Blutgruppe und Rhesusfaktor von Spender und Empfänger bestimmt und ein Screening auf atypische Antikörper durchgeführt. Spenderzellen werden auch mit Empfängerserum in vitro gemischt (Kreuzprobe).

Generell wird Blut der gleichen Blutgruppe verabreicht, wenn die Möglichkeit besteht. Im Notfall kommen die in Tabelle 11.11 aufgelisteten Blutgruppen in Frage. Ein ABO-Antikörper im Empfängerserum führt zur Agglutination der Spenderzellen, wenn diese das korrespondierende Antigen tragen. Die Spenderantikörper sind von geringerer Wichtigkeit, da sie im Kreislauf des Empfängers rasch unwirksam werden (Verdünnung).

Tabelle 11.11. Blutgruppenverträglichkeit

| | | Blutgruppe des Spenders | | | |
		O	A	B	AB
Blutgruppe des	O	–	+	+	+
Empfängers	A	–	–	+	+
	B	–	+	–	+
	AB	–	–	–	–

– = keine Agglutination, + = Agglutination

Andere Gewebe

Ein großes Spektrum anderer Gewebe kann transplantiert werden (Tabelle 11.12). Die Auswahl der Spender ist schwierig, da Spender und Empfänger genetisch so ähnlich wie möglich sein sollten. Verwandte bieten natürlich die größte Chance einer guten Übereinstimmung des ABO- und HLA-Systems. Die Kompatibilität wird durch Mischung immunkompetenter Lymphozyten von Spendern und Empfängern in der gemischten Lymphozytenkultur getestet.

Bei guter Übereinstimmung findet keine Abstoßung statt. Ist die Übereinstimmung aber schlecht, ereignet sie sich trotz Immunsuppression.

Eine andere Komplikation kann nach der Übertragung von Knochenmark auftreten: Das Knochenmark enthält immunkompetente Zellen, die eine zelluläre Abwehr gegen die mit anderen Antigenen versehenen Empfängerzellen hervorrufen können (Graft-versus-host-reaction). Bis zu einem gewissen Grad ist es möglich, die gefährlichen Zellen durch Zellseparationsmethoden vor der Transplantation zu eliminieren.

Der Fetus unterscheidet sich immunologisch von der Mutter und wird doch nicht abgestoßen. Ein Grund hierfür mag das Fehlen der HLA-Antigene auf der Außenseite plazentarer Zellen sein, ein anderer die Anwesenheit fetaler Leukozyten im mütterlichen Kreislauf.

144

Tabelle 11.12. Transplantationsfähige Gewebe

Blut	Leber
Knochenmark	Lunge
Haut	Kornea
Knochen	Tube
Niere	Ovar
Herz	

Weiterführende Literatur

Auffray CO, Strominger JL (1986) Molecular genetics of the human major histocompatability complex. Adv Hum Genet 15:197–247

Clarke CA, Donohue WTA, McConnell RB et al. (1963) Further experimental studies on the prevention of Rh-haemolytic disease. Br Med J 1:979–984

Jeffreys AJ, Wilson V, Thein SL (1985) Individual specific »fingerprints« of human DNA. Nature 314:67–73

Rabbitts TH (1984) DNA juggling in the immune system. Lancet 2:1086–1088

Race RR, Sanger R (1975) Blood groups in man, 6th Edition. Blackwell Scientific Publications, Oxford

12 Molekularpathologie des Menschen

Gendefekte werden gewöhnlich durch Untersuchung des Genproduktes, d. h. dessen Form und Menge, oder durch Beobachtungen der Auswirkungen eines abnormen Genproduktes identifiziert. Fortschritte in der technischen Anwendung rekombinierter DNS führten, wie in Kapitel 2 beschrieben, zu einem neuen Weg der direkten Analyse des Gens selbst, durch die das Wissen über Molekulardefekte bei bestimmten genetischen Erkrankungen erst erworben werden konnte. Obwohl die durch ein einzelnes Gen determinierten Krankheiten, insbesondere Hämoglobinopathien, im Brennpunkt des Interesses stehen, ist diese Technik auch für die Suche nach chromosomalen und multifaktoriellen Erkrankungen, einschließlich Krebs und kongenitaler Mißbildungen, von Wert.

1. Durch ein Gen determinierte Krankheiten

Hämoglobinopathien

Das Hämoglobinmolekül besteht aus vier Untereinheiten, jedes mit einer Polypeptidkette (Globin) und einem eisenhaltigen Pigment (Häm). Der Hämanteil ist bei allen Hämoglobinen gleich. Beim normalen Erwachsenen beträgt das Hämoglobin A (HbA) 98% des Gesamthämoglobins, 2% werden durch HbA 2 gestellt. Jedes Molekül HbA besteht aus zwei α-Globinketten und zwei β-Globinketten. α-Ketten sind aus 141, β-Ketten aus 146 Aminosäuren zusammengesetzt; die Sequenzen der Ketten sind einander und der des Myoglobins ähnlich.

Hämoglobin A2 weist neben zwei α-Ketten anstelle der beiden β-Ketten zwei δ-Ketten auf, die in der Struktur den β-Ketten stark ähneln. Während des Fetalstadiums und in der frühen postnatalen Phase dominiert noch HbF (fetales Hämoglobin) mit γ-Ketten anstelle der β-Ketten, die aber gleichfalls aus 146 Aminosäuren zusammengesetzt sind. Es gibt zwei Typen der γ-Ketten, die sich nur durch die 136. Aminosäure, im einen Fall Glyzin, im anderen Alanin, unterscheiden. In frühen embryonalen Entwicklungsphasen existieren noch andere, weniger bekannte Hämoglobine (Abb. 12.1 und Tabelle 12.1). α-Ketten sind vom Fetalstadium an in allen Hämoglobinen enthalten, nur die anderen Ketten wechseln. Dies erklärt den Schweregrad und den frühen Ausbruch der von Störungen der α-Kettenproduktion hervorgerufenen Erkrankungen im Vergleich zu Störungen anderer Ketten.

Der Gencluster für die α-Ketten liegt auf dem kurzen Arm von Chromosom 16. Jedes Chromosom 16 verfügt über zwei benachbarte Lozi dieses Gens, so daß sich im diploiden Satz vier α-Gene finden. Daneben liegen noch zwei α-ähnliche Pseudogene und ein embryonales Gen (Abb. 12.2). Der Gencluster der anderen Ketten liegt auf dem kurzen Arm von Chromosom 11. Vom Zentromer zur Spitze ist die Reihenfolge: Epsilon, Gamma (Glyzin), Gamma (Alanin), Beta-Pseudogen, Delta und Beta. Von diesen Lozi

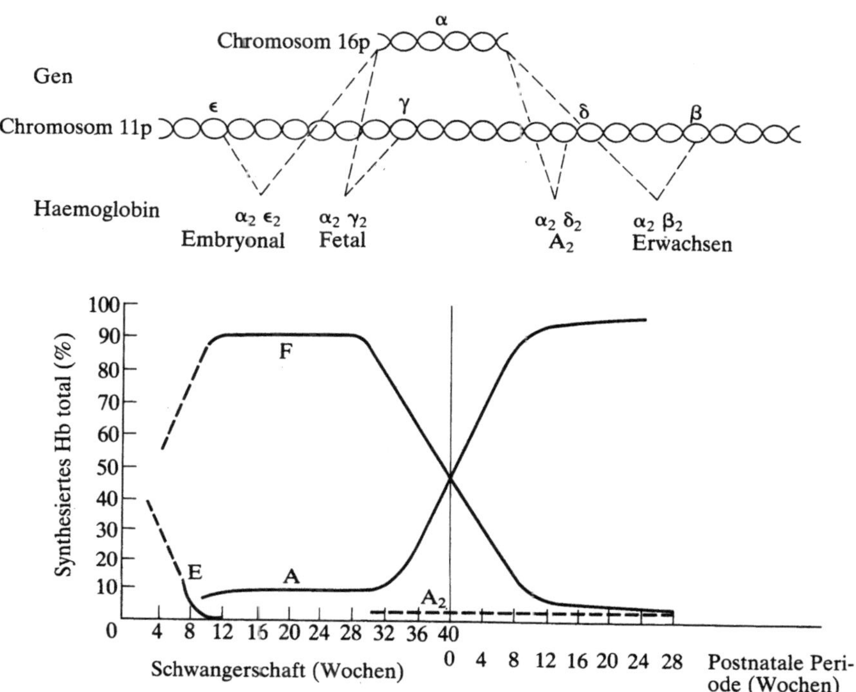

Abb. 12.1. Mit dem Alter wechselnde Prädominanz der Hämoglobintypen

Tabelle 12.1. Typen des menschlichen Hämoglobins

Typ	Struktur	Kommentar
HbA	$\alpha_2\beta_2$	98% des Hämoglobins der Erwachsenen
HbA$_2$	$\alpha_2\delta_2$	2% des Hämoglobins der Erwachsenen
HbF	$\alpha_2\gamma_2$	Hauptsächliches fetales Hämoglobin
Hb Gower I	$\zeta_2\varepsilon_2$	
Hb Gower II	$\alpha_2\varepsilon_2$	Embryonale Hämoglobine
Hb Portland	$\zeta_2\gamma_2$	

existiert jeweils nur eine Kopie. α- und β-Gene sind in ihrer Sequenz vollständig bekannt; wie Abb. 12.2 zeigt, besteht jedes aus drei kodierenden Segmenten (Exone) mit zwei dazwischengeschalteten Intronen.

Mehr als 580 abnorme Hämoglobine sind beschrieben worden, die meisten dieser Varianten sind Folgen von Punktmutationen der die Aminosäuresequenz der Globinkette kodierenden Strukturgene (multiple Allele). Viele beeinträchtigen die Funktion des Hämoglobins nicht, sie sind somit asymptomatisch. Andere, an funktionell kritischeren Punkten, bewirken Anämie, Zyanose oder Methämoglobinämie. Tabelle 12.2 listet einige der klinisch bedeutsamen, häufigen Hämoglobinopathien auf.

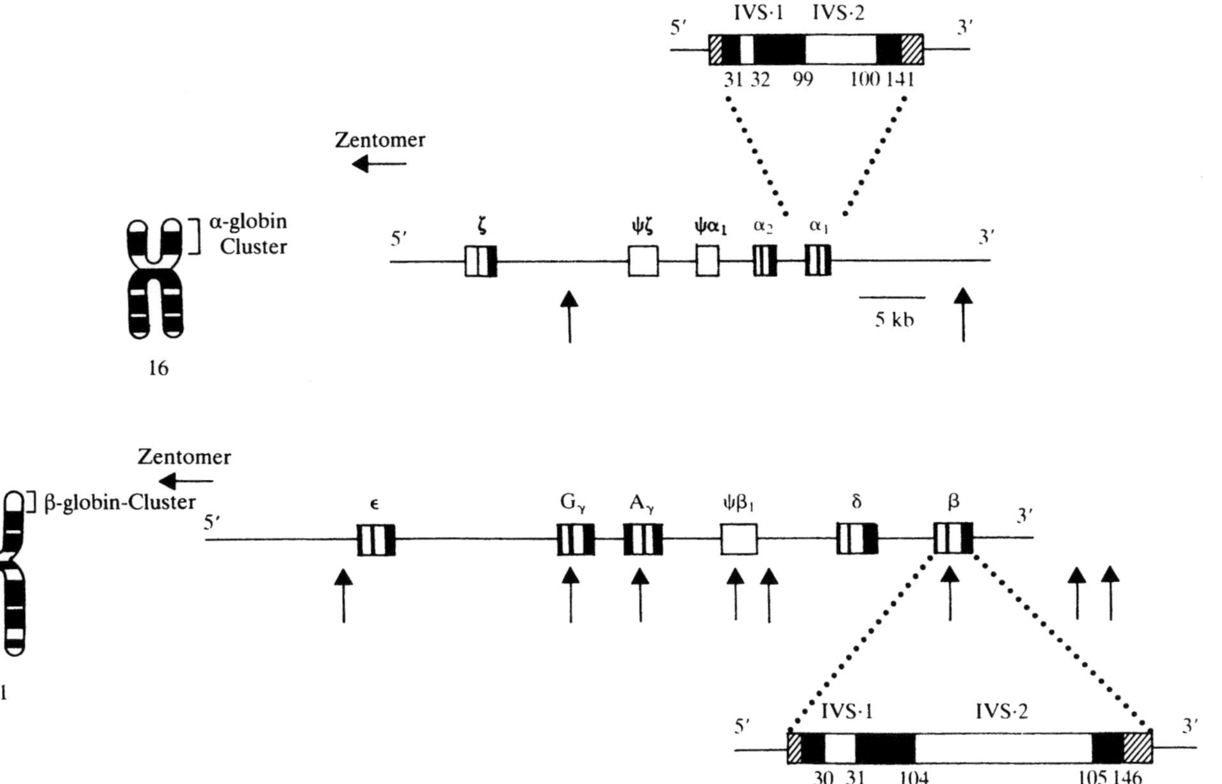

Abb. 12.2. Globingene des Menschen. Die kodierenden Regionen (Exone) sind schwarz dargestellt, weiße Segmente entsprechen Intronen, gestreifte Segmente stellen die 5′- und 3′-Segmente ohne Translation dar. Die Zahlen über den Intronen geben die Anzahl der kodierten Aminosäuren wieder. Die Pfeile zeigen einige Zonen der Variabilität, die als Marker verwendet werden können. ψ = Pseudogene

Tabelle 12.2. Beispiele für Hämoglobinopathien

Typ	Molekulardefekt	Phänotyp
HbS	Punktmutation, β_6 GLU → VAL	Sichelzellanämie
HbC	Punktmutation, β_6 GLU → LYS	
HbE	Punktmutation, β_{26} GLU → LYS	
HbM Boston	Punktmutation, β_{58} HIS → TYR	Methhämoglobinämie
HbM Saskatoon	Punktmutation, β_{63} HIS → TYR	Methhämoglobinämie
Hb Constant Spring	Punktmutation, α_{141} STOP → GLN	Alpha-Thalassämie
Hb Wayne	Deletion bei α_{139} → »frame shift«	

Sichelzellanämie: Diese Erkrankung wird durch eine Punktmutation auf dem Gen der β-Kette hervorgerufen. Diese führt zu einer Änderung der korrespondierenden mRNS von GA (A oder G) für Glutaminsäure in GU (A oder G) für Valin. Die durch das mutierte Gen erzeugte Kette wird als Hämoglobin S (HbS) bezeichnet und unterscheidet sich nur durch den Aminosäureaustausch Glutaminsäure gegen Valin in der sechsten Position (ab N-terminalem Ende) von der β-Kette (Abb. 12.3). Dieser Unterschied ist jedoch ausreichend um die Wanderungsgeschwindigkeit in der Elektrophorese zu verändern (Abb. 12.4). Bei erniedrigter Sauerstoffspannung tendiert HbS zur Aggregation in stabähnliche Gebilde, die den Erythrozyten sichelförmig verziehen. Aus diesem Phänomen leitet sich der Name der Krankheit ab (Abb. 12.5).

Eine Person mit einem normalen und einem Sicherzellgen ist klinisch gesund. Besonders bei niedriger Sauerstoffspannung, zum Beispiel in großer Höhe oder bei Vollnarkosen, erleiden diese Heterozygoten gelegentlich Nieren- und Milzinfarkte. Der heterogene Status wird als »Sichelzellmerkmal«, nicht als Krankheit, bezeichnet und kann durch in vitro in sauerstoffarmes Milieu gebrachte Erythrozyten und durch Elektrophorese, die in der Regel einen HbS-Anteil von 30–45% zeigt, diagnostiziert werden.

Bei Homozygoten für das HbS-Gen tritt Sichelzellkrankheit oder Sichelzellanämie auf. Der Fetus erkrankt noch nicht, da die HbF-Produktion nicht involviert ist. Während der Kindheit, nach Aktivierung der β-Gene, werden HbS-Zellen erzeugt; dies hat eine Verkürzung der Erythrozytenlebensdauer und damit eine schwere chronische hämolytische Anämie zur Folge. Die verformten Erythrozyten können auch Gefäße verlegen und

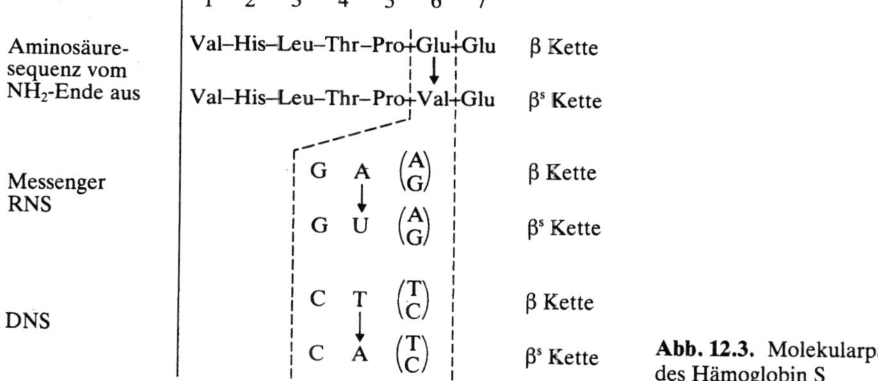

Abb. 12.3. Molekularpathologie des Hämoglobin S

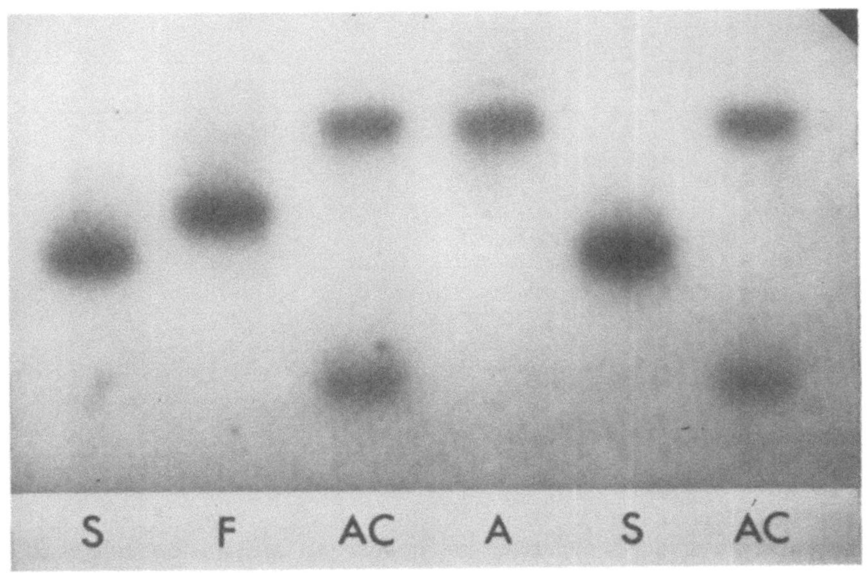

Abb. 12.4. Verschiedene Hämoglobinvarianten in der Elektrophorese

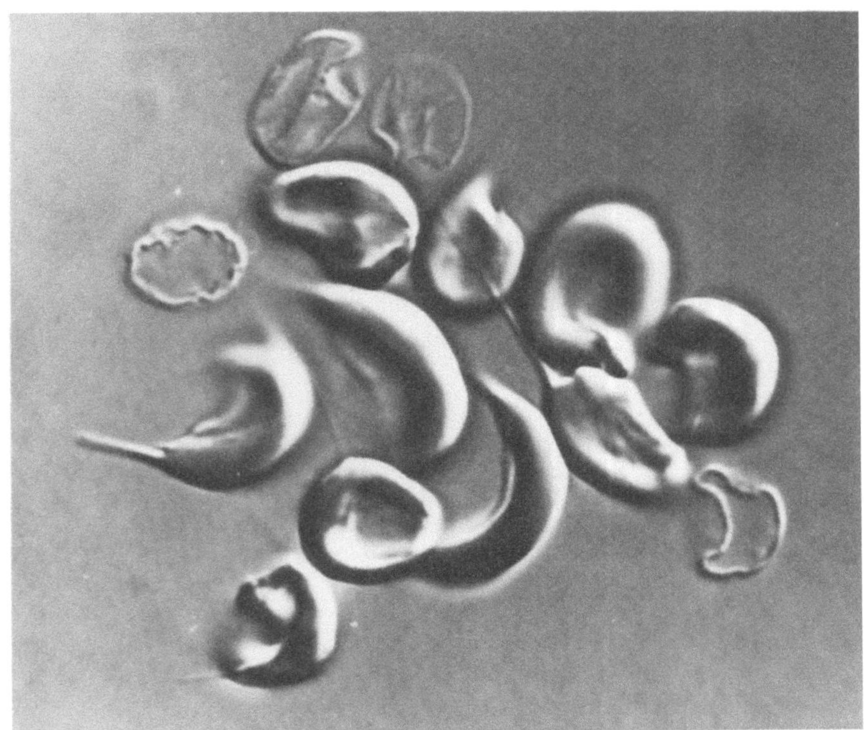

Abb. 12.5. Sichelförmige Erythrozyten im Blutausstrich eines Homozygoten für HbS

150

rezidivierende Lungen-, Knochen- und Milzinfarkte auslösen. Das Knochenmark zeigt eine kompensatorische Hyperplasie. Die Milz ist in der frühen Kindheit vergrößert, schrumpft jedoch durch die häufigen Infarkte, bis sie nicht mehr tastbar ist (Autosplenektomie). Betroffene Personen zeigen eine erhöhte Empfindlichkeit für Infektionen mit Pneumokokken. Außerdem ist die Zahl der Salmonellenosteomyelitiden erhöht. Ein Blutausstrich weist die Anämie und die verformten Erythrozyten nach (Abb. 12.5). Die Hämoglobinelektrophorese weist einen Hauptteil an HbS auf, wenig HbA2 und Reste von HbF (5–15%). Trotz sorgfältiger Therapie haben Betroffene eine verkürzte Lebenserwartung, obwohl sie das Erwachsenenalter erreichen und sich fortpflanzen können.

Die Krankheit zeigt eine charakteristische geographische Verteilung, die der der Malaria tropica entspricht (siehe Abb. 10.2, S. 127). Tabelle 12.3 zeigt die Häufigkeit der Erkrankung und des Trägerstatus in verschiedenen ethnischen Gruppen. Nach Schätzungen werden jährlich etwa 100 000 Homozygote in Afrika, 1500 in den USA, 700 in der Karibik und 140 in Großbritannien geboren.

Tabelle 12.3. Häufigkeiten des Sichelzellmerkmals und der -anämie

Ethnische Gruppe	Häufigkeit der Sichelzellanämie	Träger-frequenz (= Sichelzellmerkmal)
Afrikanische Neger	1/40	1/3
US-Neger	1/400	1/10

Für ein heterozygotes Elternpaar besteht ungefähr ein Risiko von 1:4, daß jedes Kind homozygot ist. Früher erforderte die pränatale Diagnostik zur Untersuchung der β-Kettensynthese noch eine Fetalblutprobe, heute ist die direkte DNS-Analyse nach Amniozentese oder Chorionbiopsie möglich. Durch die Punktmutation, die zum Auftreten der Sichelzellkrankheit führt, geht nämlich auch die Schnittstelle der Restriktionsendonuklease Mst II verloren. Die DNS einer Normalperson, die mit diesem Enzym behandelt wurde, ergibt Fragmente von 1150 und 200 Basenpaaren, Träger weisen ein Fragment mit 1350 Basenpaaren auf, Homozygote dagegen nur das 1350 bp-Fragment (Abb. 12.6). Alternativ dazu besteht die Möglichkeit des direkten Nachweises durch Hybridisation mit einer spezifischen Oligonukleotidprobe.

Andere Hämoglobin-Punktmutationen: Zusätzlich zu der bereits gezeigten Möglichkeit der Sequenzveränderung (HbS), können Punktmutationen auch zu vorzeitigem bzw. verspätetem Kettenabbruch oder einer Verschiebung der Ablesereihenfolge (»frame shift« oder Blockmutation) führen.

Hämoglobin E wird hauptsächlich bei der orientalischen Bevölkerung gefunden und erreicht eine Häufigkeit bis zu 50% in Thailand. Es ist das Ergebnis einer Punktmutation des β-Globins, die zum Austausch der Glutaminsäure gegen Lysin auf Position 26 führt. Dadurch gehen die Schnittstellen der Endonukleasen HphI und MnII verloren, und die Wandergeschwindigkeit in der Elektrophorese ändert sich. Heterozygote sind asymptomatisch; homozygote Träger zeigen eine geringe Anämie.

Hämoglobin M entsteht durch Aminosäureaustausch nahe dem Häm. Dadurch wird die Eisen-Sauerstoffbindung verhindert mit dem Resultat einer Methämoglobinämie.

β^A	Aminosäuren	Leu	Thr	Pro	Glu	Glu	Lys	Ser	Ala	Val
β^A	mRNS	CUG	ACU	CCU	GAG	GAG	AAG	UCU	GCC	GUU
β^A		GAC	TGA	GGA	CTC	CTC	TTC	AGA	CGG	CAA

Mst II Schnittstelle

| β^A | Oligonukleotid-Sonde | | CT | CCT | GAG | GAG | AAG | TCT | GC | |

β^S	Aminosäuren	Leu	Thr	Pro	Val	Glu	Lys	Ser	Ala	Val
β^S	mRNS	CUG	ACU	CCU	GUG	GAG	AAG	UCU	GCC	GUU
β^S		GAC	TGA	GGA	CAC	CTC	TTC	AGA	CGG	CAA

| β^S | Oligonukleotid-Sonde | | CT | CCT | GTG | GAG | AAG | TCT | GC | |

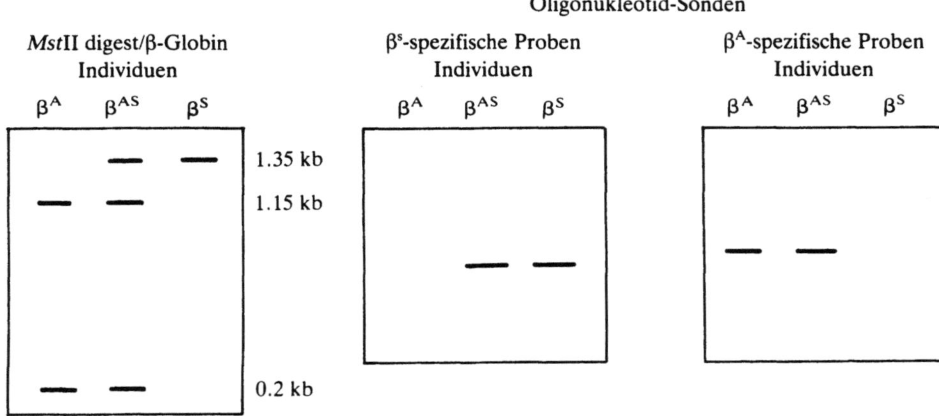

Abb. 12.6. Aminosäuresequenz und DNS-Sequenz des normalen β-Globins und Sichelzell-β-Globins. Der Unterschied wird anhand des Verlustes einer Schnittstelle für das Enzym Mst II im Falle der Sichelzellmutation oder durch spezifische Oligonukleotidsonden erkannt

Hämoglobin »Constant Spring« entsteht durch eine Punktmutation am normalen Kettenterminator. Die mRNS wird bis zum nächsten Stop-Kodon transkribiert, und es entsteht eine α-Kette mit 172 statt 141 Aminosäuren. Da die abnormale α-Kette eine geringere Syntheserate hat, leiden die betroffenen Personen an einem einer milden α-Thalassämie ähnlichen Krankheitsbild.

Hämoglobin »Wayne« ist das Ergebnis einer α-Punktmutation mit Verlust der dritten Base des Kodons in Position 139. Dies bewirkt durch einen »frame shift« die Produktion einer abnormalen α-Kette.

α-Thalassämie: Diese Erkrankung beruht auf einer verlangsamten Synthese von α-Ketten, meist hervorgerufen durch Deletion eines oder mehrerer der α-Gene. Normalerweise sind vier Ketten auf den kurzen Armen der Chromosomen 16 vorhanden ($\alpha\alpha$/$\alpha\alpha$). Ist keine der Ketten vorhanden ($--/--$), ist die Hämoglobinproduktion vom Fetalstadium an gestört, eine schwere Anämie mit Herzversagen und generalisierten Ödemen (Hydrops fetalis) ist die Folge. Außerdem tritt eine schwere Präeklampsie der

Mutter und ein intrauteriner Fruchttod auf. In solchen Fällen können nur das aus 4 γ-Ketten bestehende Hb»Barts« (80%) und persistierendes embryonales Hämoglobin gefunden werdem. Wenn nur ein α-Gen vorhanden ist $(-\alpha/--)$, leidet der Erkrankte an der Hämoglobin H-Krankheit mit chronischer hämolytischer Anämie und hypochromer Mikrozytose, aber normaler Lebenserwartung. Etwa 5–30% des Gesamthämoglobins besteht aus Hämoglobin H, das aus vier β-Ketten zusammengesetzt ist, der Rest ist reguläres HbA und ein variabler Anteil Hb »Barts«. Einem Elternteil des Patienten fehlt ein α-Gen $(-\alpha/\alpha\alpha)$, dem anderen zwei α-Gene $(--/\alpha\alpha)$. Letzteres wird als α-thal-1-Merkmal bezeichnet und ist asymptomatisch, lediglich im Blutbild ist eine milde, hypochrome mikrozytäre Anämie mit 5–6% Hb-»Barts«-Anteil, der im 6. Lebensmonat verschwindet, nachzuweisen. Das Fehlen nur eines α-Gens $(-\alpha/\alpha\alpha)$ wird als α-thal-2-Merkmal bezeichnet und hat keinerlei Einfluß auf die klinische Symptomatik oder den Hämoglobinstatus. Eine bezüglich des α-thal-2-Merkmals homozygote Person $(-\alpha/-\alpha)$ wird klinisch nicht von einem α-thal-1-heterozygoten Träger zu unterscheiden sein (Abb. 12.7).

Populationsgenetische Untersuchungen sind für die α-Thalassämie schwieriger durchzuführen als für die β-Thalassämie, daher liegen keine gesicherten Kenntnisse über die exakte Häufigkeit der zuerst genannten Erkrankung vor (Tabelle 12.4).

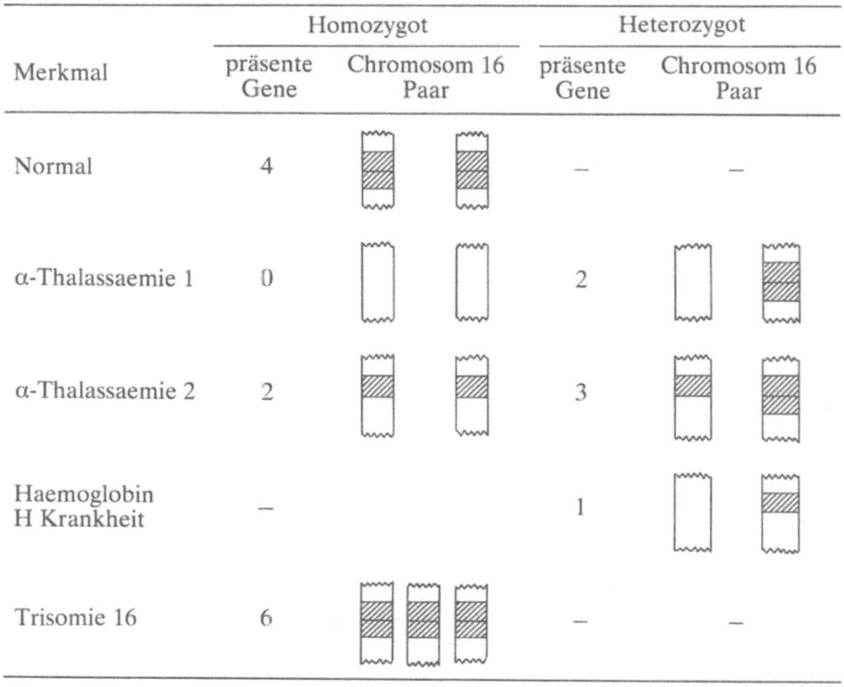

Merkmal	Homozygot		Heterozygot	
	präsente Gene	Chromosom 16 Paar	präsente Gene	Chromosom 16 Paar
Normal	4		–	–
α-Thalassaemie 1	0		2	
α-Thalassaemie 2	2		3	
Haemoglobin H Krankheit	–		1	
Trisomie 16	6		–	–

Abb. 12.7. α-Globin-Gendosen bei α-Thalassämie

Tabelle 12.4. Genotypen der α-Thalassämie in verschiedenen ethnischen Gruppen (geschätzt)

Ethnische Gruppe	Genotyp	Häufigkeit
Thais	−α/αα	5–8%
	−−/αα	6%
	−−/−−	0,4%
Neger	−α/αα	25%
	−−/αα	Selten

Molekularanalysen ergaben, daß die meisten Fälle der α-Thalassämie auf die Deletion von Genen in variablem Ausmaß zurückzuführen ist. Die Deletionen werden vermutlich durch ungleiches »crossing over« in der Meiose verursacht. Da gekoppelte Gene ähnlicher Struktur oft solchen Verteilungsstörungen unterworfen sind, scheint die Wahrscheinlichkeit für Deletionen in diesem Fall besonders hoch (Abb. 5.10, S. 66 und 12.11).

Tragen beide Eltern das α-thal-1-Merkmal ($--$/AA), so besteht ein Risiko von 1:4, daß ein Kind keine α-Gene besitzt (= Hydrops fetalis, α-thal-1-homozygot). Eine pränatale Diagnose durch Amniozentese oder Chorionbiopsie ist möglich. Untersuchung der DNS der α-Genregion mit der Restriktionsendonuklease EcoRI ergibt Fragmente verschiedener Länge in Abhängigkeit von der Anzahl noch vorhandener Gene (Abb. 12.8).

β-Thalassämie: Diese Erkrankung ist die Folge von entweder reduzierter Synthese (β+) oder völligem Fehlen (βo) der β-Kettenbildung. Über 30 molekulare Defekte können die normale Funktion des β-Gens stören, Deletionen wie bei der α-Thalassämie sind jedoch selten. Tabelle 12.5 zeigt einige der bekannten Mutationen des β-Globingens (multiple Allelie), welche die Krankheit hervorrufen. Von den bekannten Mutationen betreffen 16% die Transkription, etwa die Hälfte die RNS-Spleißung, und etwa ⅓ blockiert die Translation. Homozygotie oder jede Kombination zweier verschiedener mutierter Allele (Compound-Heterozygote) führt zu β-Thalassämie. Die genetische Heterogenität paßt zu der beobachteten Graduation der klinischen Erscheinungen.

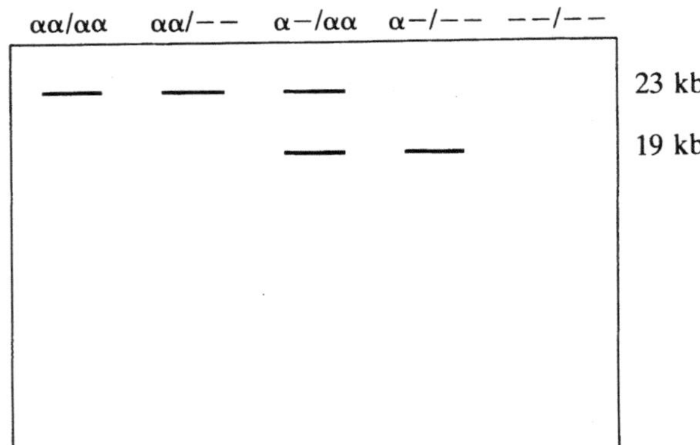

Abb. 12.8. Muster der Restriktionsfragmente normaler und verschiedener α-Thalassämie-Genotypen (EcoRI-Digestion, Alphaglobin-Sonde)

Tabelle 12.5. Molekularpathologie der β-Thalassämie. Ethnische Gruppen mit besonders großer Häufigkeit einer bestimmten Mutation sind angegeben

Molekularer Mechanismus	Beispiele
1. Punktmutation	
a) Defekte der Transkription (Promoter-Mutanten)	C → T 88 bp zur 5'-Seite des Beta-Globin A → G 29 bp zur 5'-Seite des Beta-Globin (Amerikanische Neger)
b) Defekte der Weiterverarbeitung der mRNS Defektive Spleißung	G → A am 1. Intron, 1. Position G → A am 2. Intron, 1. Position G → C am 1. Intron, 5. Position (Asiatische Indianer)
Abnorme neue Schnittstellen	Beta-Globin Codon 26 GAG → AAG ergibt eine neue Schnittstelle in Exon 1 (Hämoglobin E)
Änderungen innerhalb des Introns	G → A am Pos. 110 von Intron 1 (Mediterranäer) C → T an Pos. 654 von Intron 2 (Chinesen)
Polyadenylation-Mutanten	AATAAA → AACAAA (Amerikanische Neger)
c) Defektive Translation Vorzeitiger Kettenabbruch (Nonsens-Mutation)	Beta-Globin Codon 17 A → T Lys → STOP Beta-Globin Codon 39 C → T Gln → STOP (Mediterranäer)
2. Deletion a) Defekte der Transkription	619 bp partielle Deletion (asiatische Indianer) Hämoglobin Lepore
b) Defektive mRNS-Weiterverarbeitung	25-bp-Deletion am 3'-Ende des 1. Introns
c) Defektive Translation Frame shift-Blockmutanten	Zwei-Basen-Deletion am Beta-Globin-Codon 8 Ein-Basen-Deletion am Beta-Globin-Codon 16 Vier-Basen-Deletion an den Beta-Globin-Codonen 41 und 42
3. Insertion a) Frame shift-Blockmutanten	Ein-Basen-Insertion am Beta-Globin-Cocon 8/9 Ein-Basen-Insertion an Beta-Globin-Codon 71/72 (Chinesen)

Heterozygote mit einem mutierten und einem normalen β-Globingen sind asymptomatisch, weisen aber eine geringgradige miktozytäre hypochrome Anämie mit »Schießscheibenzellen« (Target cells) auf. Das Blutbild gleicht dem der Eisenmangelanämie, die Differentialdiagnose gelingt aber durch den Nachweis erhöhter Spiegel von HbA2. Auch HbF kann leicht erhöht sein.

Homozygote mit zwei mutierten β-Globingenen haben im Fetalstadium noch eine ungestörte Blutbildung, erst nach der Umstellung auf HbA in der Kindheit tritt eine schwere Anämie auf. Kompensatorische Knochenmarkshyperplasie zum Ausgleich der gestörten Erythropoese führt zur Auftreibung der Knochen und Hepatosplenomegalie. Schwere Hypochromie, Mikrozytose mit Targetzellen und erhöhte HbF-Werte sind weitere Symptome. HbA2 kann erniedrigt, normal oder erhöht sein. Therapeutisch sind wiederholte Bluttransfusionen notwendig. Diese werden mit der Gabe von Desferrioxamin, einem Chelatbildner, kombiniert, der die durch Transfusionen bedingte chronische Eisenüberladung kompensieren soll. Trotz allem ist die Lebenserwartung verringert.

Vermutlich erlangen heterozygote Träger einen Selektionsvorteil bei der Auseinandersetzung mit der Malaria tropica (siehe Kapitel 10). Das mutierte Gen tritt daher in bestimmten ethnischen Gruppen relativ häufig auf (Tabelle 12.6). Die große Häufigkeit mehrerer verschiedener β-Globin-Mutationen in diesen Populationen führt dazu, das viele Betroffene zwei verschiedene mutierte β-Globin-Allele besitzen (Compound-Heterozygote), anstatt homozygot zu sein. Zum Beispiel sind 85% der italienischen Patienten Compound-Heterozygote; beim griechischen Patientengut sind es, ebenso wie bei den Indianern, 50%. Innerhalb jeder ethnischen Gruppe werden charakteristische β-Globin-Mutanten gefunden, diese sind in Tabelle 12.5 aufgelistet. Man schätzt, daß pro Jahr etwa 100000 schwer kranke Homozygote geboren werden.

Sind beide Elternteile heterozygot, besteht für jedes Kind eine Wahrscheinlichkeit von 1:4, homozygoter Merkmalsträger zu sein. Pränatale Diagnostik ist möglich und kann bei 60% der Familien mittels der DNS-Analyse durchgeführt werden. Bei den übrigen Familien müssen Fetalblutproben gewonnen und die reduzierte β-Synthese nachgewiesen werden. Da die Ursachen der β-Thalassämie auf molekularem Niveau so heterogen sind, ist ein einfacher Nachweis, zum Beispiel der Verlust einer Schnittstelle (HbS) oder das Auftreten einer Deletion (α-Thalassämie) nicht immer möglich.

17 polymorphe Marker, die durch ein bestimmtes Restriktionsenzym und eine DNS-Sonde identifiziert werden können, sind innerhalb und um den β-Globincluster angeordnet. Acht von ihnen sind in Abb. 12.2 eingezeichnet.

Vergleiche dieser eng gekoppelten Schnittstellen für jedes Homologon von Chromosom 11 der Eltern und des betroffenen Kindes erlauben die Identifikation eines Schnittstellenmusters (oder Haplotyps), das eng an jedes mutierte β-Globingen gebunden ist. Abbildung 12.9 zeigt mehrere Variationen des klinischen Erscheinungsbildes für

Tabelle 12.6. Schätzungen der Häufigkeit von β-Thalassämie-Heterozygoten in verschiedenen ethnischen Gruppen

Ethnische Gruppe	Trägerhäufigkeit
Zyprioten	1/6
Griechen	1/14
Italiener	1/10–1/50
Indianer	1/6–1/50
Türken	1/50
Thais	1/10–1/50
Chinesen	1/50
US-Neger	1/70

156

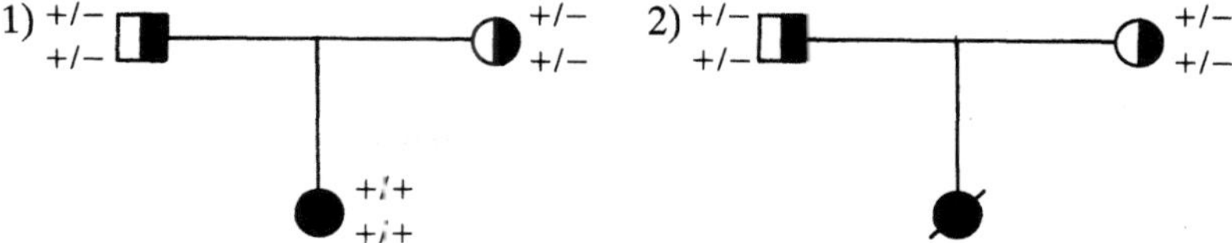

1) Vollkommen informativ mit beiden Markern. Pränatale DNS-Diagnostik bei einer zukünftigen Schwangerschaft möglich.

2) Beide Eltern sind für jeden Marker heterozygot, kein lebendes betroffenes Kind. Beziehung der Marker zur Mutation unbekannt, pränatale Diagnostik nur durch Fetalblutprobe.

3) Nur der Vater ist informativ. In 50% der Fälle könnte ein betroffener Fet mit DNS-Diagnostik ausgeschlossen werden, bei den anderen 50% ist eine Fetalblutprobe erforderlich.

4) Mit beiden Markern nicht informativ. Gilt dies auch für andere Marker, ist eine Fetalblutprobe erforderlich

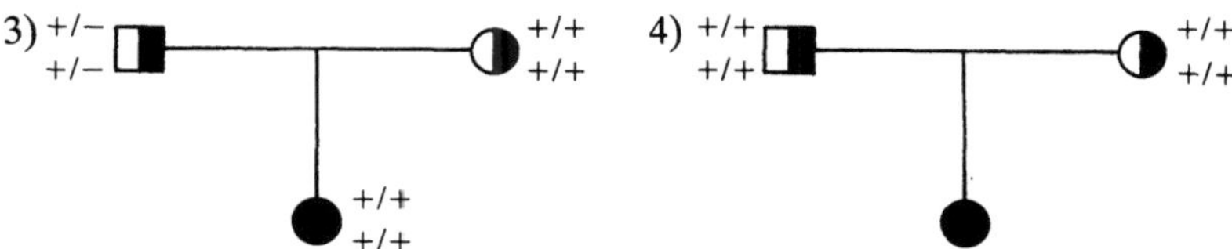

Abb. 12.9. Pränatale Diagnostik der β-Thalassämie unter Verwendung von zwei Markern (polymorphe Regionen im β-Globin-Cluster. Für jede Person ist Anwesen- (+) oder Abwesenheit (−) der Marker eingezeichnet.

zwei dieser polymorphen Regionen bei Familien mit β-Thalassämie. Bei diesen Familien wurde eine Schwangerschaftsberatung durchgeführt. Die beschriebene Form der DNS-Diagnostik ist leider begrenzt.

Dies betrifft eine bestehende Homozygotie für die Markerregionen (keine Informationsgewinnung möglich) und das Fehlen der DNS des Probanden, der möglicherweise entweder gestorben ist oder, falls die Eltern zufällig bei einer Screeninguntersuchung entdeckt wurden, nie existiert hat. In diesen Fällen kann mittels einer für die Mutation spezifischen Oligonukleotidprobe doch noch eine DNS-Analyse durchgeführt werden. Dies geschieht unter der Voraussetzung, daß diese Mutation bei beiden Elternteilen bekannt ist.

Bei 17 polymorphen Markern sind 2^{17} mögliche Kombinationen (oder Haplotypen) zu erwarten. Die Häufigkeit der einzelnen Haplotypen entspricht dabei dem Produkt der Häufigkeiten der einzelnen Markerregionen. In der Praxis jedoch existieren nur wenige dieser Möglichkeiten; dies läßt auf ein beachtliches Koppelungsungleichgewicht der eng gekoppelten Marker schließen. Anscheinend haben sich innerhalb des β-Globingens nur relativ wenig Originalmutationen ereignet, daher scheint jede Mutation mit einem bestimmten Haplotyp assoziiert zu sein.

Ererbte Persistenz von HbF: Normalerweise wird HbF in signifikanten Mengen nur während des Fetalstadiums produziert. Der Regulationsmechanismus der Produktion verschiedener Hämoglobintypen ist unbekannt. Tritt jedoch zwischem dem β- und γ-Gen auf Chromosom 11 eine Deletion auf, persistiert die HbF-Produktion. Heterozygote besitzen 20–30% HbF. Bei Homozygoten läßt sich 100% HbF, auch im Erwachsenenalter, nachweisen. Die Betroffenen weisen keine klinische Symptomatik auf, und die Koexistenz des Merkmals mit der Sichelzellenanämie (einem Defekt des β-Globins) verbessert das klinische Bild.

Gekoppelte (Compound-)Hämoglobinopathien: Eine sehr große Variabilität möglicher molekularer Defekte führt zu dem Auftreten von Hämoglobinopathien. Viele dieser Mutationen des α- oder β-Lokus weisen in bestimmten ethnischen Gruppen hohe Frequenzen auf. Manchmal können dadurch verschiedene mutierte Allele in einem Individuum zusammenwirken (Doppelmutante). Die entstandene Kombination kann vorteilhaft (z. B. HbF-Persistenz und HbS) oder nachteilig (HbC und HbS oder HbE und β-Thalassämie) für das entsprechende Individuum sein.

Andere durch ein Gen determinierte Erkrankungen

Man gelangt heute zunehmend zu der Erkenntnis, daß die meisten, wenn nicht alle menschlichen, durch ein Gen determinierten Erkrankungen bezüglich ihrer Molekularpathologie eine ebenso große Heterogenität wie die β-Thalassämien aufweisen. Einige Beispiele für jeden Typ von Molekulardefekt sind in diesem Kapitel beschrieben; weitere Beispiele sind in Kapitel 15 zu finden. Die molekularen Defekte können mikroskopische oder submikroskopische Größe haben und Transkription, mRNS-Erzeugung, posttranslationale Weiterverarbeitung oder die Proteinstruktur betreffen (Abb. 12.10.).

Gendeletion verhindert eine Transkription und wurde bei Patienten mit einigen monogenen Erkrankungen beobachtet (Tabelle 12.7). Allerdings werden Deletionen (wahrscheinlich mit Ausnahme der Farbenblindheit, der 21-Hydroxilasedefizienz und der Steroidsulfatasedefizienz) nur selten bei Patienten mit diesen Erkrankungen gefunden. Patienten mit einer durch Deletion entstandenen Hämophilie B oder einem durch Deletion verursachtem Wachstumshormonmangel konnten an der Antikörperbildung gegen therapeutisch verabreichten Faktor IX oder Wachstumshormon erkannt werden. Die Antikörperbildung wurde durch mangelnde Immuntoleranz als Folge nicht stattgefundener Proteinexposition erklärt. Bei der Hämophilie A dagegen besteht kein regelmäßiger Zusammenhang zwischen Deletion und Bildung von Antikörpern gegen Faktor VIII. Ein Viertel der schweren Fälle von kongenitaler adrenaler Hyperplasie als Folge der 21-Hydroxilasedefizienz ist auf Gendeletion zurückzuführen; der mildere Verlauf bei älteren Patienten scheint mit Genduplikation einherzugehen.

Gendeletionen entstehen oft durch ungleiches crossing over, das besonders leicht in ähnlichen Regionen duplizierter Gene auftritt. Dies wird durch Untersuchungen an den Genen für Farbensehen demonstriert: Es gibt drei verschiedene Gene für die Zapfenpigmente (Zapfen: Sehzellen für Farbe): Blau (Chromosom 7), Rot (Xq28) und Grün (Xq28). Auf dem X-Chromosom befindet sich nur eine Genkopie für Rot, jedoch eine bis drei Genkopien für Grün (Abb. 12.11). Die beiden Gene haben 96% homologe

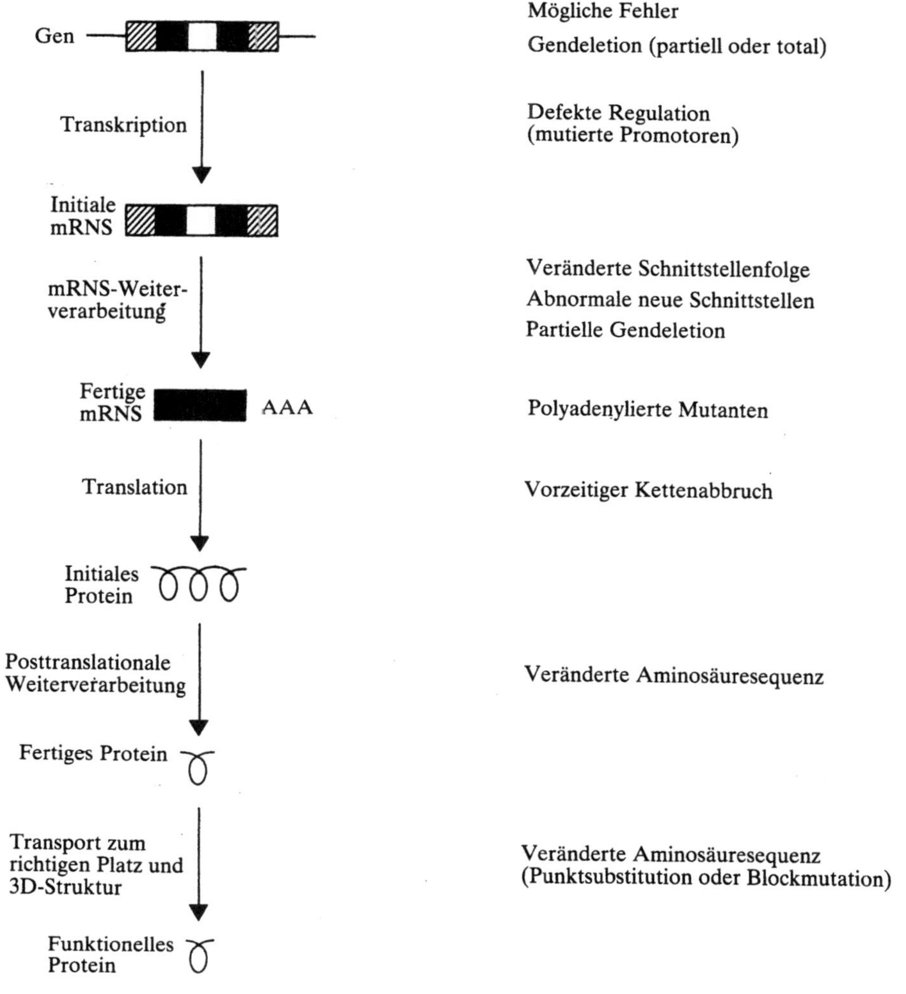

Abb. 12.10. Mögliche Fehler in der Proteinsynthese

Sequenzen, ein crossing over in dieser Region kann zum Funktionsverlust eines der Pigmente (Dichromaten mit Deuter- oder Protanopie) oder zu Hybridgenen mit veränderten Funktionen (anormale Trichromaten mit Deuter- oder Protanomalie) führen.

Fehlerhafte Transkription kann die Folge von Defekten der Regulatoren sein. Dies wurde bei der β-Thalassämie beobachtet, bis heute jedoch nicht bei monogenen Erkrankungen. Gestörte Regulation kann auch für abnormales Persistieren einer Genfunktion sorgen, zum Beispiel der erblichen HbF-Persistenz. Eine ähnliche Störung der Regulation konnte für das α-Fetoproteingen (AFP) nachgewiesen werden. Normalerweise wird AFP während der fetalen Entwicklung durch Albumin (ALB) ersetzt, so daß AFP nach der Geburt nur noch in sehr kleinen Mengen produziert wird. Die

Tabelle 12.7. Beobachtete Gendeletionen (partiell oder total) bei monogenen Erkrankungen des Menschen

Strukturgen	Erkrankung
Faktor VIII	Hämophilie A
Faktor IX	Hämophilie B
Wachstumshormon (STH)	Zwergwuchs
21-Hydroxylase-Defizienz	Kongenitale adrenale Hyperplasie
Hypoxanthin-Guanin-Phosphoribosyltransferase	Lesch-Nyhan-Syndrom
Phenylalaninhydroxylase	Phenylketonurie
LDL-Rezeptor	Familiäre Hyperchoesterinämie
1(I)Kollagen	Osteogenesis imperfecta
2(I)Kollagen	Osteogenesis imperfecta
Zapfenpigment Rot	Protanopie
Zapfenpigment Grün	Deuteranopie
DMD-Lokus	Muskeldystrophie Duchenne
BMD-Lokus	Muskeldystrophie Becker
CGD-Lokus	Chronisch granulomatöse Erkrankung
Steroidsulphatase	X-gebundene Ichthyose
Antithrombin III	Antithrombin-III-Mangel

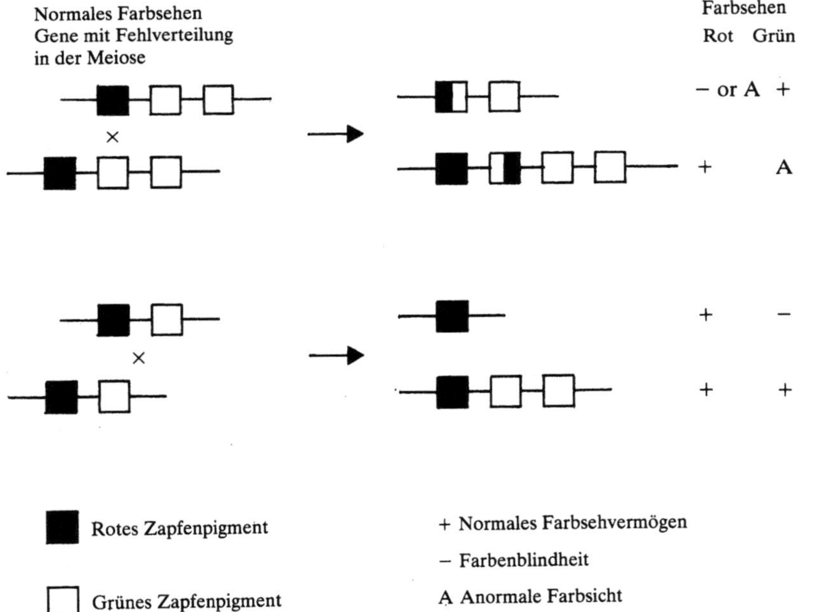

Abb. 12.11. Ungleiche Rekombination im Gencluster für Farbsicht führt zum Verlust von Genen oder fusionierten Hybridgenen mit veränderten Spektren

Strukturgene für ALB und AFP liegen eng gekoppelt auf dem langen Arm von Chromosom 4. Eine Mutation in dieser Region führt zu hereditärer Persistenz von AFP (HPAFP). HPAFP ist ein harmloses Merkmal, bei der mütterlichen Serumspiegelbestimmung im Rahmen einer pränatalen Diagnostik kann dessen Nachweis jedoch unbegründete Angst vor fetaler Abnormalität verursachen (siehe Kapitel 19).

Weitere Typen molekularer Defekte bei monogenen Erkrankungen wurden bis jetzt nur vereinzelt dokumentiert. Es liegen jedoch Beschreibungen von Patienten vor, deren Hämophilie A oder B auf defekte mRNS-Weiterverarbeitung oder gestörte Translation durch abgelaufene Punktmutationen, die vorzeitigen Kettenabbruch bewirken, zurückzuführen ist. Zusätzlich zur partiellen Deletion des Low-density-Lipoproteinrezeptors sind bei familiärer Hypercholesterinämie Punktmutationen, die vorzeitigen Kettenabbruch oder »Frame shift«-Blockmutationen bewirken, bekannt.

2. Chromosomale Störungen

HbH und Schwachsinn

Es sind drei geistig behinderte Kinder mit vorhandenem Hämoglobin H bekannt. Bei dieser Form der α-Thalassämie fehlen drei der vier α-Gene ($--/-\alpha$). In jedem der Fälle besaß ein Elternteil das α-thal-2-Merkmal ($-\alpha/\alpha\alpha$), der Partner wies jedoch den normalen α-Gensatz auf. Dadurch erbte das Kind ein einzelnes α-Gen von dem betroffenen Elternteil und erlitt eine neue Deletion auf dem anderen Homologon von Chromosom 16. Molekularanalysen bestätigten die Existenz dieser neuen Deletion, die in ihrem Ausmaß bei den betroffenen Personen wechselte.

Andere chromosomale Aberrationen

Schmale interstitielle Deletionen können in einigen Fällen für bekannte Erkrankungen wie X-gebundene Muskeldystrophie (Xp21.2-Deletion), Retinoblastom (13p14) und Wilms-Tumor (11p13, Abb. 12.12) verantwortlich sein. Die meisten Patienten mit diesen Deletionen sind geistig zurückgeblieben und weisen gelegentlich Mißbildungen zusätzlich zu der im Vordergrund stehenden Erkrankung auf. Bei gemeinsamem Auftreten von geistiger Behinderung und monogener Erkrankung, kombiniert mit zusätzlichen Mißbildungen sollte man immer eine signifikante Deletion in Erwägung ziehen. In diesen Fällen sollte sich eine Suche nach eng gekoppelten Lozi anschließen. Eine Deletion, die zum Beispiel mit einem Retinoblastom einhergeht, kann auch den Lokus für das Enzym Esterase D betreffen. Deshalb kann es zu einem Verlust des Katalase-Lokus bei Wilms-Tumor und der Lozi für X-gebundene adrenale Hypoplasie und für Glyzerolkinasedefizienz bei muskulärer Dystrophie kommen.

Dies ist ein gutes Beispiel für den Unterschied zwischen Störungen auf molekularer Ebene und sichtbaren chromosomalen Aberrationen. Der kleinste, noch sichtbare Chromosomenstückverlust beträgt etwa 4000 Kilobasen, das betreffende Gen hat aber einen Umfang von nur 10 Kilobasen. Diese submikroskopischen Deletionen könnten ätiologisch für einige Fälle idiopathischen Schwachsinns oder unerklärte, multiple kongenitale Mißbildungen verantwortlich sein.

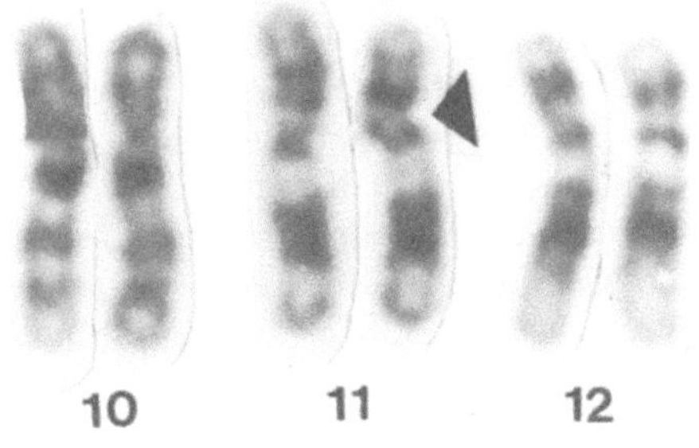

Abb. 12.12. Sichtbare interstitielle Deletionen des Chromosoms 11p13 von Blutlymphozyten eines Patienten mit Aniridie und Wilms-Tumor

3. Ekogenetische und multifaktorielle Erkrankungen

Krebs

Die Ursache von Krebserkrankungen ist im DNS-Molekül zu finden. Diese Behauptung konnte durch molekulargenetische Untersuchungen von Tumorzellen erhärtet werden. Offenbar sind die wegen ihrer Korrelation zum Auftreten von Krebserkrankungen bereits als »Onkogene« bezeichneten Gene an der Krebsentstehung beteiligt; allerdings sind sie auch für die Entwicklung und das Wachstum normaler Zellen wichtig. Sie entarten nur, wenn sie zum Beispiel ausgelöst durch Strahlung oder ein Karzinogen, mutieren oder in eine Chromosomenaberration involviert werden.

Onkogene wurden zuerst bei der Molekularanalyse von Retroviren, die bei Hühnern, Mäusen, Katzen und Affen eine Krebserkrankung hervorrufen, entdeckt. Auf diesem Weg wurde das ras-Onkogen beim Rous-Sarkomvirus, der zur Entwicklung von Sarkomen bei Hühnern führt, gefunden. In den letzten Jahren wurde die Erkenntnis in zunehmendem Maße bestätigt, daß jedes virale Onkogen von einem normalen Wirtsgen abstammt, welches normalerweise nicht onkogenetisch wirkt und durch Rekombination mit dem ursprünglichen Virusgenom und Mutationen verändert wurde. Der Virus hat also ein ihm nützliches Wirtsgen in sein Genom inkorporiert. Dadurch kann der Virus die Wirtszelle durch Rekombination infizieren und sich selbst erfolgreich vermehren.

Einige Viren können durch Einbau eigener Promoter-DNS-Sequenzen vor ein Wirtsonkogen ohne erfolgten Einbau von Fremdonkogenen einen Tumor induzieren. Das Wirtsonkogen wird aktiviert und führt in manchen Fällen zu unkontrollierter Produktion von Zellwachstumsfaktoren. So könnte auch eine Mutation in der Regulator-DNS-Sequenz die Aktivierung eines »Intrinsic oncogene« bewirken. Dies geschieht möglicherweise nach der Einwirkung von karzinogenen Faktoren.

Virale Onkogene wurden isoliert und geklont; diese Klone werden zur Identifikation homologer Protoonkogene in der DNS normaler Zellen verwendet. Die durchgeführten Untersuchungen ergaben, daß die Protoonkogene während der Evolution praktisch unverändert geblieben sind, da identische Sequenzen bei sehr unterschiedlichen Spezies wie zum Beispiel Hefe, Regenwurm, Fruchtfliege und Mensch gefunden werden. Über 30 Onkogene wurden bis heute isoliert, geklont und in die Genkarte eingetragen (Abb. 8.11, S. 107; Tabelle 12.8). Einige produzieren Zellwachstumsfaktoren (zum Beispiel führt *sis* zur Produktion des Plättchenwachstumsfaktors), andere bilden Rezeptoren für

162

Tabelle 12.8. Auf der Genkarte erfaßte Onkogene des Menschen

ABL	Abelson-Leukämie-Virus der Maus	9q34
AKT1	Thymom-Virus der Maus	14q32
BLYM	Hühner-Lymphom-Virus	1p32
ERBA1	Hühner-Virus erythroblastische Leukämie	17p11–q21
ERBB	Hühner-Virus erythroblastische Leukämie	7p12–p14
ERV1	Endogene Retrovirus-Sequenz 1	18
ETS1	E26 akuter Hühner-Leukämie-Virus	11q23–q24
FES	Katzensarkomvirus	15q25–q26
FMS	Katzensarkomvirus McDonough	5q34
FOS	FBJ-Mäuseosteosarkom-Virus	14q21–q31
HRAS1	Rattensarkomvirus Harvey 1	11p15
HRAS2	Rattensarkomvirus Harvey 2	X
INT1	Mäuse-Mamma-Tumor-Virus	12pter–q14
KRAS1	Rattensarkomvirus Kirsten 1	6p23–q12
KRAS2	Rattensarkomvirus Kirsten 2	12p12
MET	Osteosarkom-Zell-Linie	7p22.3–q23.1
MOS	Mäusesarkomvirus Moloney	8q11–q22
MYB	Hühner-Myeloblastose-Virus	6q15–q24
MYC	Hühner-Myelocytomatose-Virus	8q24
MYCL	Hühner-Myelocytomatose-Virus	1p32
NGL	Ratten-Neuroglioblastom	17q21–q24
NMYC	Menschliches Neuroblastom	2q23–p23
NRAS	Neuroblastom RAS-Virus	1p22
RAF1	Mäuseleukämievirus	3p24–p25
RAF2	Mäuseleukämievirus	4
REL	Hühner-Retikuloendotheliosevirus	2
SIS	Affensarkomvirus	22q12–q13
SKI	Hühnersarkomvirus	1q12–qter
SRC1	Hühnersarkomvirus	20q12–q13
SRC2	Hühnersarkomvirus	1q34–p36
YES1	Yamaguchi-Sarkomvirus	18q21
YES2	Yamaguchi-Sarkomvirus	6

Wachstumsfaktoren (zum Beispiel erzeugt *erb-B* den Rezeptor des epidermalen Wachstumsfaktors), wieder andere Onkogene (zum Beispiel die *ras*-Familie) besitzen Tyrosinphosphatkinaseaktivität, die zu mehreren Hormon- und Wachstumsstoffrezeptoren paßt. Die Funktionen vieler Onkogene müssen erst noch erforscht werden, allgemein betrachtet bewirkt das Onkogen in einer Tumorzelle eine erhöhte Produktion des Genprodukts, in einigen Fällen kann auch ein abnormes Protein erzeugt werden.

Bestimmte Onkogene einiger Tumoren wurden durch die Fähigkeit der Tumor-DNS, kultivierte Zellen in Zellen mit Krebsmerkmalen (veränderte Morphologie, vermehrtes Wachstum, Verlust der Kontaktinhibition etc.) zu verwandeln, entdeckt. Der Test besteht in einer Transfektion einer besonders empfindlichen Nagetierzellinie NIH 3T3 mit Tumor-DNS. Diese DNS-Sequenzen werden von den Nagerzellen aufgenommen, nach einer gewissen Zeit nimmt eine Zelle das für den Tumor verantwortliche Onkogen auf. Die so infizierten Zellen bilden schnell erkennbare, maligne Klone, die, auf Tiere übertragen, Tumore bilden. Die DNS solcher maligner Klone kann extrahiert und für weitere Transfektionsserien verwendet werden. Schließlich können die menschlichen Onkogensequenzen von der Nager-DNS isoliert, geklont und durch Sequenzanalyse oder Southern blot mit Testsequenzen bekannter Onkogene erforscht werden.

Vergleiche der DNS-Sequenz von Onkogenen des Wirts (zelluläre oder c-Onkogene), des Tumors und des Retrovirus (v-Onkogen) haben ergeben, daß spezifische Punktmutationen zu Krebserkrankungen führen können. Interessant ist, daß die gleiche Mutationsregion bei völlig verschiedenen Tumoren auftreten kann. Abbildung 12.13 zeigt die Aminosäuresequenz, die durch Translokation eines Teils des ersten Exons des H-*ras*-Gens entsteht. An Position 12 befindet sich normalerweise ein Glyzinrest, der jedoch bei EJ/T24 Blasenkrebszellen durch Valin ersetzt wurde. Die Analyse einiger Blasen-, Lungen- und anderer neoplasien sowie Melanomen ergab ähnliche Austauschmuster der Aminosäuresequenz auf den Positionen 12 und 61. Es ist bemerkenswert, daß sich das virale Onkogen H-*ras* im Vergleich zum menschlichen c-Onkogen auch in Position 12 unterscheidet, genau wie das nah verwandte virale K-*ras*-Onkogen (Abb. 12.13). Punktmutationen an bestimmten Schlüsselstellen stellen also kritische Ereignisse bezüglich der Krebsentstehung dar.

Menschliche Onkogene können durch Chromosomenarrangement zur Bildung von Krebszellen aktiviert werden, eine zunehmende Anzahl Neoplasien sind mit bestimmten Chromosomenaberrationen verbunden (Tabelle 12.9). Während der Bildung des Philadelphia-Chromosoms bei chronisch myeloischer Leukämie (CML) wird beispielsweise das c-*abl*-Onkogen von seinem normalen Platz 9q34 auf das Chromosom 22q11 transloziert. Dort trifft es auf eine spezifische Sequenz (breakpoint cluster region – bcr), die bis zu 5,8 Kilobasen umfassen kann (Abb. 12.14). Aufgrund dieser Vorgänge wird ein neues Protein in CML-Zellen produziert, das wahrscheinlich für die neoplastische Transformation verantwortlich ist. Ein weiteres wichtiges Beispiel stellt das Burkitt-Lymphom dar. Dabei handelt es sich um ein B-Zellymphom, das durch eine spezifische Chromosomenaberration charakterisiert ist. Diese betrifft das Chromosom 8q24 und außerdem entweder das Chromosom 14q32, 2p11 oder 22q11. Das normalerweise auf 8q24 lokalisierte Onkogen *myc* wird dabei in den meisten Fällen auf 14q32 transloziert. Anscheinend wird es dort von den Regulatoren der Gene für schwere Ketten der Immunglobuline aktiviert. Bei anderen Translokationen werden Teile der Gene für leichte Immunglobulinketten (Kappa 2p11 und Lambda 22q11) auf den *myc*-Lokus 8q24 transloziert. Dort aktivieren sie das c-myc-Onkogen und führen zur Bildung von Krebszellen. Auch T-Zellymphome können durch Rearrangement des T-Zellrezeptor-α-Gens von 14q11 auf den Lokus der schweren Immunglobulinketten, 14q32, induziert werden (Parazentrische Inversion 14q11/14q32).

Diese Untersuchungen unterstreichen die Notwendigkeit der Analyse spezifischer Chromosomenaberrationen der Tumorzellen, da sie auf die Lokalisation der Onkogene und die Sequenzen, die die Onkogene aktivieren, hinweisen können. Allerdings konnten für einige Tumoren mit spezifischen zytogenetischen Befunden bis jetzt an den Bruchstellen keine Onkogene nachgewiesen werden. Es wird vermutet, daß sich an diesen Punkten Suppressorgene (oder Anti-Onkogene) befinden, die normalerweise die Aktivität der Onkogene regulieren. Der Verlust der Suppressorwirkung, der zum Beispiel durch Homozygotie einer Deletion oder durch Mutation am Suppressorlokus verursacht wird, führt zu einer Überaktivität der Onkogene und eventuell zur Krebsentstehung. Der Wilmstumor und das Retinoblastom können als Beispiele für diese Form der Tumorbildung genannt werden. Bei beiden Erkrankungen können mehrere Mitglieder einer Familie betroffen sein. Die Patienten sind heterozygote Merkmalsträger für eine Mutation auf 11p13 (Wilms-Tumor) oder 13q14 (Retinoblastom). Beide Tumoren treten auch bei Patienten auf, die heterozygot für sichtbare Deletionen in diesen Regionen

	1	2	3	4	5	6	7	8	9	10	11	12	13 ... 37
Menschliches H-*ras*	Met	Thr	Glu	Tyr	Lys	Leu	Val	Val	Val	Gly	Ala	Gly	Gly Glu
EJ/T24 Onkogen	Met	Thr	Glu	Tyr	Lys	Leu	Val	Val	Val	Gly	Ala	Val	Gly Glu
Virales H-*ras*	Met	Thr	Glu	Tyr	Lys	Leu	Val	Val	Val	Gly	Ala	Arg	Gly Glu
Virales K-*ras*	Met	Thr	Glu	Tyr	Lys	Leu	Val	Val	Val	Gly	Ala	Ser	Gly Gln

Abb. 12.13. H-ras, Normalstruktur und Punktmutation, die menschlichen Blasenkrebs erzeugt

Tabelle 12.9. Einige Neoplasien, die mit Chromosomenaberrationen assoziiert sind

Chromosomenaberration	Erkrankung
del(1)(p36–p32)	Neuroblastom
t(1:3)(p36q21)	Akute nonlymphatische Leukämie (ANLL)
del(1)(p22–p12)	Malignes Melanom
t(1:19)(q23:p13.3)	Akute lymphatische Leukämie (ALL)
t(2:8)(p12:q24)	Burkitt-Lymphom (BL)
t(2:11)(p21:q23)	ANLL, Myelodysplasie (MD)
del(3)(p14–p23)	Bronchialkarzinom
t(3:8)(p21:q12)	Gemischter Speicheldrüsentumor
t(4:11)(p21:q23)	ALL
i(5p)	Blasenkrebs
i(6p)	Malignes Melanom, Retinoblastom
t(6;9)(p23:q24)	ANLL
t(6;14)(q21:q24)	Ovarialkarzinom
del(7)(q22–q36)	ANLL, MD
t(8:14)(q24.1:q32.3)	BL, ALL-L3
t(8:21)(q22:q22)	ANLL-M2
t(8:22)(q24:q11)	BL, ALL-L3
t(9:11)(p21:q23)	ANLL-M4, ANLL-M5
t(9:22)(q34:q11)	Chronisch myeloische Leukämie (CML), ALL, ANLL
del(11)(p13)	Wilms-Tumor
t(11:17)(q23:q25)	ANLL-M4, ANLL-M5
t(11:19)(q23:p13)	ANLL
t(11:22)(q24:q12)	Ewing-Sarkom
i(12p)	Testikulärkarzonom
del(12)(p13–p11)	ANLL
del(13)(q14.1)	Retinoblastom
t(14:18)(q32.3:q21.3)	Malignes Lymphom (ML)
inv(14)(q11q32)	Chronische T-Zell-Lymphatische Leukämie
del(14)(q22–q24)	B-Zell-CLL
t(15:17)(q22:q21)	ANLL-M3
inv(16)(p13q22)	ANLL-M4EO
del(16)(q22)	ANLL-M4EO
i(17q)	CML, ANLL, ML
del(20)(q11)	Polyzythämia vera, MD, ANLL
del(22)(q11)	Meningiom, Gliom

sind. Allerdings verursacht erst eine Mutation in einer Nieren- oder Retinazelle, die zur
Homozygotie für die Mutation führt, die Entwicklung des zellspezifischen Tumors. Beim
Retinoblastom kann dieses Ereignis durch Chromosomenverlust, Non-disjunction oder
Rekombination eintreten. Jede dieser Möglichkeiten wurde durch Restriktionsfrag-
mentlängenpolymorphismen und zytogenetische Analysen einzelner Tumoren bereits
nachgewiesen.

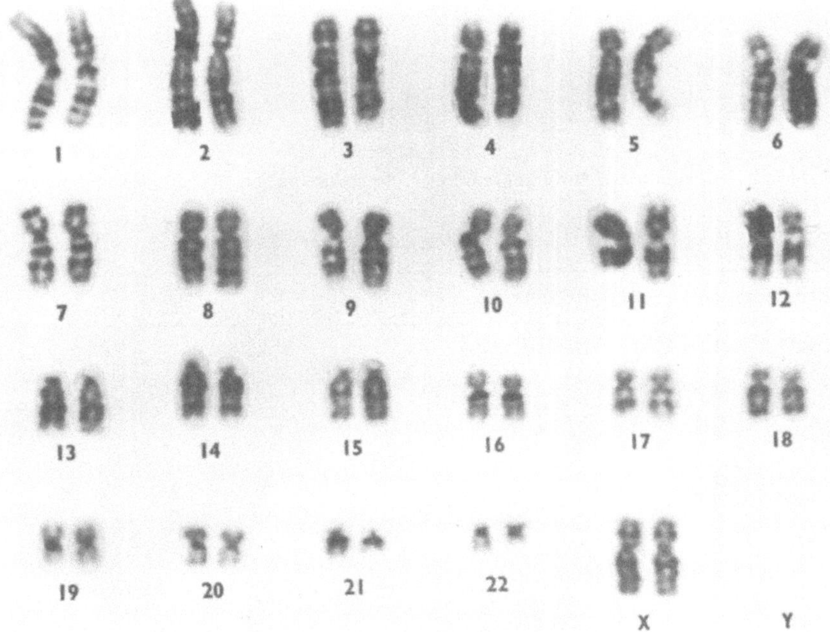

Abb. 12.14. Reziproke Translokation zwischen Chromosom 9 und 22 bei einem Patienten mit chronisch myeloischer Leukämie. Das kleine Chromosom 22 wird allgemein als Philadelphia-Chromosom bezeichnet

Vor kurzem konnte ein Teil des Retinoblastomgens geklont werden; die DNS-Sequenz wurde zur Demonstration von Deletionen und Rearrangements des Rb-Lokus bei 30% der Tumoren verwendet. Die Identifizierung des normalen Genprodukts dieses Lokus ist ein wichtiger Schritt im Verständnis der Tumorgenese und sollte zur Lösung der Suppressorfrage beitragen.

Schon lange wird vermutet, daß der Ausbruch einer Krebserkrankung ein vielschichtiger Prozeß ist, der von einer einzigen Zelle ausgeht; die Krebsgeschwulst stellt daher einen Klon dar. Der erste Schritt könnte eine einzelne Mutation, entweder ererbt (Polyposis coli, Retinoblastom, Wilms-Tumor) oder erworben (Röntgenstrahlen, Karzinogene) bei Individuen mit mono- oder polygenetischer Prädisposition, sein. Der zweite Schritt ist eine weitere Mutation oder Aberration, die die maligne Transformation auslöst. Außerdem erfolgen während des Wachstums der Geschwulst weitere Chromosomenveränderungen, die die Malignität erhöhen und eine lokale Infiltration sowie eine Metastasenbildung ermöglichen. Dabei werden die Onkogenwirkungen verstärkt oder weitere Onkogene involviert. Die Anzahl der Kopien eines Onkogens kann durch vielfache Wiederholungen erhöht werden, oft in Form großer, homogen gefärbter Chromosomenabschnitte oder Serien feiner Fragmente, die als »double minutes« bezeichnet werden.

Das molekulargenetische Studium der Tumoren wird fortgesetzt, um für die Krebsprogression essentielle Onkogene und Regulatorproteine zu ermitteln. Dies sollte nicht nur zu einem verbesserten Verständnis der Gewebsentwicklung und des Gewebswachstums führen, sondern auch die Entwicklung von Strategien zur Tumorbekämpfung und

166

die rationale Tumortherapie ermöglichen. Mehr Erkenntnisse auf dem Gebiet der Entwicklung von spezifischen Antikörpern gegen onkogenetische Wachstumsfaktoren könnte in Zukunft die Prognose vieler Krebserkrankungen verbessern.

Andere multifaktorielle Erkrankungen

Wenn die Strukturgene, die wahrscheinlich an einer multifaktoriellen Erkrankung beteiligt sind, geklont werden, kann ihr Anteil an der genetischen Komponente der Erkrankung erforscht werden. Außer Krebserkrankungen sind bisher die koronare Herzkrankheit und der Diabetes mellitus am besten erforscht. Das vor kurzem gelungene Klonen einiger vermutlich an der menschlichen Embryogenese beteiligten Gene berechtigt jedoch zu der Hoffnung, in Zukunft ähnliche Untersuchungen für kongenitale Mißbildungen durchführen zu können.

Koronare Herzkrankheit

Die koronare Herzkrankheit ist ätiologisch sehr heterogen und reflektiert eine Mischung aus monogenen, ekogenetischen, multifaktoriellen und Umwelteinflüssen. Die bekannten Hauptrisikofaktoren sind Hypertonie, Diabetes mellitus, Fettstoffwechselstörungen, Rauchen und familiäre Belastung mit der Erkrankung.

Lipide werden als Lipoproteine im Blutkreislauf transportiert. Im Hungerzustand fehlen normalerweise die Chylomikronen im Plasma, und die drei Hauptklassen von Lipoproteinen (VLDL, LDL und HDL) können durch Ultrazentrifugation identifiziert werden (Tabelle 12.10). Die Hauptbestandteile von Lipoproteinen sind Cholesterin, Triglyceride, Phospholipide und Proteine (Apolipoproteine). Alle Lipoproteine transportieren jedes Lipid, allerdings in verschiedenen Konzentrationen. Zum Beispiel transportieren VLDL-Lipoproteine hauptsächlich Triglyceride, die LDL-Lipoproteine dagegen ¾ des zirkulierenden Cholesterins. Die Lipoproteine werden zunächst als Precursormoleküle von Leber und Darm synthetisiert. Anschließend erfolgt der Austausch von Lipiden und Apolipoproteinen, welche dann durch die Leber und andere

Tabelle 12.10

Klasse der Lipoproteine	Haupt-Apolipoproteine
Very low-density Lipoproteins (VLDL) (Prä-β-Lipoproteine)	Apo B, Apo C-I, Apo-CII, Apo C-III, Apo E
Low-density lipoproteins (LDL) (β-Lipoprotein)	Apo B
High-density-Lipoproteins (HDL) (α_2-Lipoprotein)	Apo A-I, Apo-A-II Plasmachylomikronen Lymphchylomikronen Ähnlich wie VLDL Apo B, Apo A-I, Apo A-IV

Gewebe rezeptorvermittelt entfernt werden. Apolipoprotein B funktioniert als Erkennungsmerkmal für die Entfernung von LDL aus dem Blutkreislauf über den LDL-Rezeptor. Die Leber hat außerdem spezifische Zelloberflächenrezeptoren mit hoher Affinität zu Apolipoprotein E.

Die intrazelluläre De-novo-Synthese von Cholesterin wird durch den geschwindigkeitsbestimmenden Schritt, der Konversion von 3-Hydroxi-3-Methylglutaryl-Koenzym A zu Mevalonat durch die HMG-CoA-Reduktase, limitiert. Lezithin-Cholesterinazyltransferase (LCAT), die Apolipoprotein A1 als Kofaktor benötigt, bewirkt den Ausstoß von Cholesterin aus den Zellen (Tabelle 12.11).

Die Erfahrung lehrt, daß ein erhöhter LDL-Spiegel, verbunden mit einem erniedrigten HDL-Wert, die wichtigste für Atherosklerose prädisponierende Lipidstörung ist. Die erste mögliche Ursache für familiäre Hyperlipidämie ist eine Störung der Anzahl oder der Funktion der LDL-Rezeptoren. Daraus kann man auf ein weites Spektrum möglicher molekularer Defekte dieses Strukturgens schließen (siehe Kapitel 15). Monogene Defekte mit Prädisposition für Atherosklerose wurden auch für die Lozi von Apolipoprotein A1 und Apolipoprotein E beschrieben. Eine Mutation von Apolipoprotein A1 wird autosomal dominant vererbt. Diese kann zu niedrigen Serumspiegeln von Apolipoprotein A1 und HDL und somit zu frühzeitig auftrentender Atherosklerose führen. Apolipoprotein weist eine hochgradige Polymorphie auf. 1% aller Europäer besitzen ein E2-Allel mit einer von drei möglichen Punktmutationen (Arg 145 —> Cys, Lys 146 —> Gln oder Arg 158 —> Cys). Apolipoprotein E2 hat eine schlechtere Rezeptorenbindung; Homozygote sowie Heterozygote mit einer zweiten Lipidstörung besitzen erhöhte Cholesterin- und Triglycerispiegel und erkranken frühzeitig an koronarer Herzkrankheit.

Etwa ein Drittel der Patienten mit vorzeitig auftretender koronarer Herzkrankheit (Alter < 55 Jahren) leiden unter einer Störung des Lipidstoffwechsels. Die Hälfte der Lipidstoffwechselstörungen wird monogen vererbt. Bei der anderen Hälfte ist eine multifaktorielle Vererbung wahrscheinlich. Diese wird zur Zeit mit DNS-Sonden untersucht (Tabelle 12.11). Außerdem werden Verbindungen und Koppelungsungleichgewichte auf der Bevölkerungsebene gesucht und Familienstudien bei stark betroffenen

Tabelle 12.11. Gene mit bekanntem oder vermuteten Einfluß auf den Lipidstoffwechsel

Proteine	Chromosom (Lokus)	Gene geklont
Apo A-I	11	+
Apo A-II	1	+
Apo A-IV	11	+
Apo B	2	+
Apo C-I	19	+
Apo C-II	19	+
Apo C-III	11	+
Apo D	?	−
Apo E	19	+
Lezithin-Cholesterin-Acyltransferase	16	−
LDL-Rezeptor	19	+
HGM-CoA-Reduktase	5	+
Lipoprotein-Lipase	?	−

Familien durchgeführt. Verbindungen konnten bis jetzt mit Gensonden für Apolipoprotein B, Apolipoprotein A1 und Apolipoprotein C III gefunden werden.

Bei den restlichen ⅔ der Patienten mit koronarer Herzkrankheit, die normale Lipidspiegel aufweisen, scheinen andere geerbte Faktoren involviert zu sein. Dies wird durch das erhöhte Erkrankungsrisiko für Verwandte bewiesen, Mechanismus und betroffene Gene sind jedoch bis jetzt noch nicht bekannt.

Weiterführende Literatur

Antonarakis SE, Kazazian H, Orkin SH (1985) DNA polymorphism and molecular pathology of the human globine gene clusters. Hum Genet 69:1–14

Cavenee WL, Dryia TP, Phillips RA et al. (1983) Expression of recessive alleles by chromosomal mechanisms in retinoblastoma. Nature 305:779–784

Cooperd N, Schmidt J (1986) Diagnosis of genetic disease using recombinant DNA. Hum Genet 73:1–11

Friend SH, Bernhards R, Rogels S et al. (1986) A human DNA segment with properties of the gene that predisposes to retinoblastoma and osteosarcoma. Nature 323:643–646

Groffen J, Stephenson JR, Heisterkamp N et al. (1984) Philadelphia chromosomal breakpoints are clustered within a limited region, bcr, on chromosome 22. Cell 36:93–99

Kan YW, Dozy A (1978) Antenatal diagnosis of sickle cell anaemia by DNA-analysis of amniotic fluid cells. Lancet 2:910–912

Nathans J, Piantanida TP, Eddy RL, Shows TB, Hogness DS (1986) Molecular genetics of inherited variation in human colour vision. Science 232:203–210

Orkin SH, Kazazian HHJ (1984) The mutation and polymorphism of the human β-globin gene and its surrounding DNA. Ann Rev Genet 18:131–171

Prockop DJ (1984) Osteogenesis imperfecta: phenotypic heterogenety, protein suicide, short and long collagen. Am J Genet 36:499–505

Weatherall DJ (1985) The new genetics and clinical medicine, 2nd edition. Oxford University Press, Oxford

Weatherall DJ, Clegg JB (1983) The Thalassaemia Syndromes. Blackwell Scientific Publictions, Oxford

Weatherall DJ, Higgs DR, Bunch C et al. (1981) Hemoglobin H disease and mental retardation. A new syndrome or a remarkable coincidence? N Engl J Med 305:607–612

13 Genetische Beratung

Die genetische Beratung dient der Information über vererbte Eigenschaften. Eine Person, die die genetische Beratung in Anspruch nimmt, wird als Konsultand bezeichnet.

Fünf Stufen charakterisieren den Beratungsprozess:

1. Persönliche Geschichte und Erstellung der Ahnentafel
2. körperliche Untersuchung
3. Diagnose
4. Beratung
5. Folgeberatung

1. Persönliche Geschichte – Erstellung der Ahnentafel

Die betroffene Person, die den/die Konsultand(en) dazu bewegt, die genetische Beratung aufzusuchen, ist der Proband. Oft ist der Proband ein Kind, kann aber auch der Konsultand selbst oder ein entfernter Verwandter sein. Eine Anamnese muß für den Probanden sowie für jede andere betroffene Person in der Familie erhoben werden.

Weiterhin wird eine Ahnentafel erstellt, dabei werden Standardsymbole verwendet (Abb. 13.1). Die väterliche Linie wird üblicherweise links dargestellt, und alle Mitglieder einer Generation sind auf demselben Horizontalniveau zu sehen. Römische Zahlen markieren die Generationen, arabische Zahlen einzelne Individuen einer Generation (von links nach rechts).

In Abbildung 13.2 ist der Proband durch III 4 dargestellt, die Konsultanden sind die Eltern, gekennzeichnet durch II 5 und II 6. Zum Zeichnen der Ahnentafel (Stammbaum) ist es zweckmäßig, unten auf der Seite mit der jüngsten Generation anzufangen und sich nach oben vorzuarbeiten. Der Nachwuchs aller Elternpaare wird in der Reihenfolge der Geburt eingezeichnet, das älteste Kind wird links aufgeführt.

Für alle im Stammbaum aufgeführten Personen werden Name und Geburtsdatum eingesetzt. Bei großen Familien werden der volle Name, Alter, Adresse und bei Mitgliedern, die noch befragt werden müssen, auch die Telefonnummer eingesetzt. Aborte, Totgeburten und Ehen zwischen Verwandten werden oft nicht erwähnt, wenn nicht gezielt danach gefragt wird.

2. Körperliche Untersuchung

Eine komplette Untersuchung des Probanden ist erforderlich. Sie unterscheidet sich von klinischen Routineuntersuchungen dadurch, daß oft eine exakte Beschreibung von Mißbildungen benötigt wird. Unter Mißbildung (Dysmorphie) wird definitionsgemäß

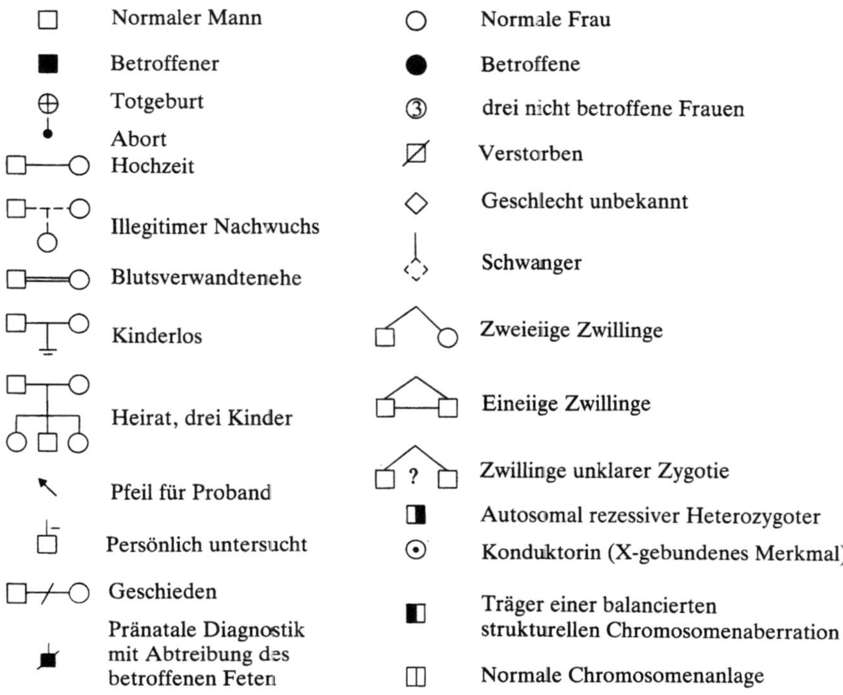

Abb. 13.1. Symbole zur Erstellung der Ahnentafel

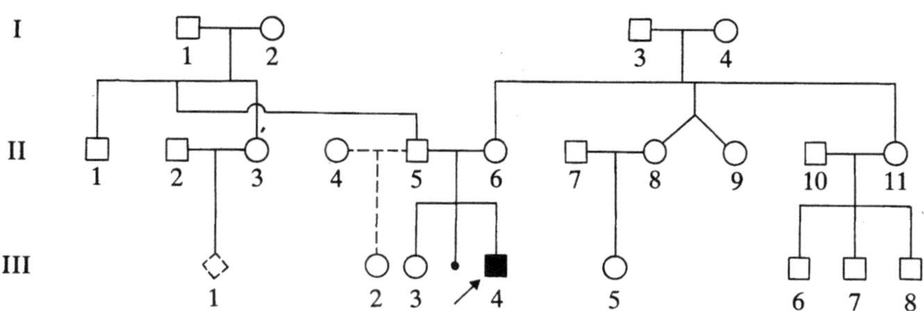

Abb. 13.2. Beispiel eines Stammbaums

ein Merkmal außerhalb des Bereichs der Norm verstanden. Tabelle 13.1 und Abb. 13.3 zeigen einige der Bezeichnungen zur Beschreibung von Dysmorphien.

Bei Kaukasiern kann normalerweise eine Linie durch die inneren und äußeren Augenwinkel gezogen werden, und der Ohransatz liegt bei gerade gehaltenem Kopf auf oder über dieser Linie. Sie teilt das Gesicht des Erwachsenen in zwei Hälften, das kindliche Gesicht dagegen wird durch die Augenbrauenlinie halbiert.

Klinische Eindrücke allein können irreführend sein, deshalb müssen exakte Messungen durchgeführt werden, um Eigenschaften wie »weite Augendistanz« oder »unpropor-

Tabelle 13.1. Beschreibungen für Mißbildungen

Ausdruck	Bedeutung
Hypertelorismus	Distanz zwischen Pupillen > Erwartung
Hypotelorismus	Distanz zwischen Pupillen < Erwartung
Telekanthus	Distanz der inneren Augenwinkel > Erwartung ohne Vergrößerung der Pupillendistanz
Ohrentiefstand	Oberkante Ohransatz unter der Interkanthallinie bei aufrecht gehaltenem Kopf
Mongoloide Achse	Außenwinkel über Innenwinkel Auge
Antimongoloide Achse	Innenwinkel über Außenwinkel
Brushfield spots	Gefleckter Irisring (20% normaler Babies)
»Affenfurche«	Einzelne Querfalte des Handtellers
Epikanthus	Hautfalten über inneren Augenwinkeln
Brachyzephalie	Verkürzte anterior-posteriore Schädellänge
Dolichozephalie	Verlängerte anterior-posteriore Schädellänge
Klinodaktylie	Eingebogene Finger (fünfte)

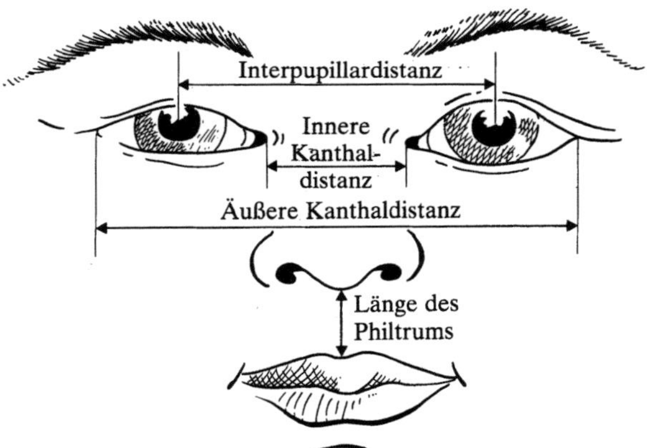

Abb. 13.3. Meßpunkte des Gesichts

tionierter Zwergwuchs« korrekt zu beschreiben. Tabelle 13.2 macht einige Angaben zu in diesem Zusammenhang üblichen Messungen. Der Normbereich jedes Merkmals ändert sich mit Alter und Geschlecht (siehe Standardwerke unter weiterführender Literatur). Normalerweise liegt jede Messung eines Individuums nah bei der gleichen Perzentile, wenn das nicht der Fall ist, besteht hier ein Hinweis auf eine Abnormität. Befinden sich zum Beispiel Größe und Kopfumfang auf der 10. Perzentile, die Distanz zwischen den Pupillen aber auf der 90. Perzentile, liegt ein relativer Hypertelorismus vor, obwohl der Meßwert selbst vielleicht noch im Normbereich liegt.

Tabelle 13.2. Standardmaße für Dysmorphie

Maß	Bemerkung
Höhe	
Armspanne	
Gewicht	
Unteres Segment	Fußboden bis Obergrenze Schambein
Oberes Segment	Länge abzüglich unterem Segment
Sitzhöhe	
Interpupilläre Distanz	Abb. 13.3
Innere Kanthaldistanz	Abb. 13.3
Kopfumfang	Maximale okkzipitofrontale Zirkumferenz
Hodenvolumen	
Länge der Ohren	Maximale Ohrlänge

Ein häufig vernachlässigter Aspekt in der körperlichen Untersuchung ist das Studium der Fingerabdrücke (Dermatoglyphen). Abnorme Dermatoglyphen können wichtige Informationen zur Diagnose liefern (Tabelle 13.3). Üblicherweise werden drei Arten von Mustern registriert: Bogen, Schleife und Wirbel (Abb. 13.4). Die Schleifen werden in radial und ulnar unterteilt, entsprechend der Seite des Unterarms, wo sie gefunden werden. Bei 4% der Bevölkerung gibt es in einer Hohlhand nur eine Furche (»Affenfurche«), bei ein Prozent der Normalbevölkerung existiert diese Furche an beiden Händen.

Bei Patienten mit multiplen Mißbildungen sollte ein identifizierbares Syndrom diagnostiziert werden. Ein Syndrom (gr.: zusammenlaufen) stellt das Auftreten von zwei oder mehr Abnormitäten beim gleichen Individuum dar. Einige wenige Verallgemeinerungen sind möglich: Die meisten Syndrome bestehen aus mehreren Komponenten, von denen einige oder alle in jedem Fall auftreten und dann als »pathognomonisch« bezeichnet werden. Nicht jeder Patient trägt also alle im Lehrbuch aufgelisteten Zeichen. Einige Abnormitäten sind unspezifisch, so kann man zum Beispiel nahezu bei jeder Form des hochgradigen Schwachsinns eine reduzierte Körpergröße und einen hohen Gaumenbogen finden.

Das Muster von dysmorphen und anderen Eigenschaften ist wichtiger als das einzelne Symptom. Da einige Symptome altersabhängig auftreten, kann eine spätere Wiederholungsuntersuchung von Nutzen sein. Heutzutage sind viele Syndrome bekannt, bei der Differenzialdiagnose helfen Datenbänke und Standardreferenztexte (siehe weiterführende Literatur).

Tabelle 13.3. Abnormalitäten der Dermatoglyphen

Merkmal	Dermatoglyphen
Trisomie 18	6–10 Bögen, »Affenfurche« (30%)
Turnersyndrom	Wirbel herrschen vor
47,XXY	Überzahl an Bögen
5p−	Überzahl an Bögen, »Affenfurche« (90%)
Trisomie 13	Überzahl an Bögen, »Affenfurche« (60%)
Trisomie 21	Meist nur ulnare Schleifen, »Affenfurche« (50%)

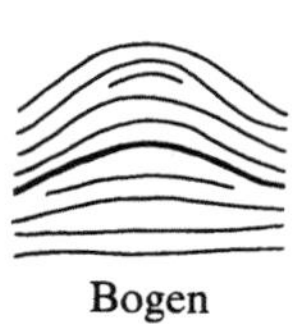
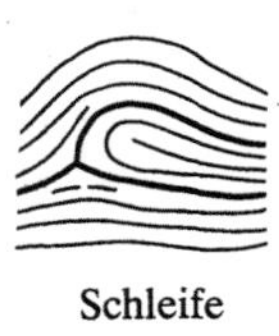
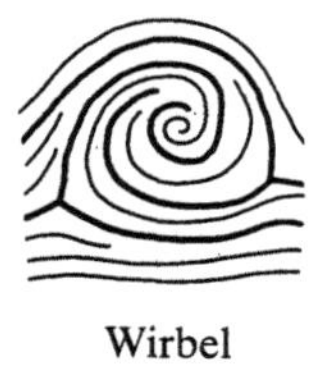

Abb. 13.4. Fingerabdrucksmuster

3. Diagnose

Auf dem Gebiet der Genetik ist es außerordentlich wichtig, eine exakte Diagnose zu stellen, da sonst die genetische Beratung in eine falsche Richtung weisen kann.

Anamnese und klinischer Befund können eine sichere Diagnose erlauben oder auch die Notwendigkeit weiterer Nachforschungen aufzeigen. Ausgedehnte Untersuchungen können notwendig werden, um dem breiten Spektrum genetischer Erkrankungen gerecht zu werden. In Tabelle 13.4 sind Indikationen für die Chromosomenanalyse angegeben. Chromosomale Aberrationen können schwere Mißbildungen bewirken, und eine Chromosomenanalyse ist bei deren Auftreten immer indiziert, insbesondere dann, wenn diese Mißbildungen von Schwachsinn begleitet werden. Aus der Chromosomenanalyse wird man bei durch ein Gen determinierten Krankheiten, einer solitären Mißbildung oder erkennbar nicht chromosomal bedingten Syndromen keinen Nutzen ziehen (Abb. 13.5).

Gelegentlich ist das betroffene Individuum bereits gestorben oder steht aus anderen Gründen nicht zur Untersuchung zur Verfügung. In diesen Fällen sollten Arztberichte zur Stellung einer definitiven Diagnose angefordert werden.

Beratung

Eine exakte Diagnostik ist die Grundlage jeder genetischen Beratung, daher sollte die Beratung niemals den oben angegebenen diagnostischen Schritten vorausgehen. Beide Eltern sollten beraten werden, und nur eine angemessene Zeitplanung erlaubt eine

Tabelle 13.4. Indikationen zur Chromosomenanalyse

Dysmorphien bei Verdacht auf Chromosomenaberration
Unerklärter Schwachsinn*
Familienstudie einer strukturellen Chromosomenaberration
Multiple kongenitale Mißbildungen
Unerklärbare Totgeburt
Frau mit ungeklärtem Kleinwuchs
Wiederholte Fehlgeburten
Primäre Infertilität
Zwittertum
Leukämie
Bestimmte Arten von Krebs (Kapitel 12)

* Enthält Kulturen in Folat-Mangelmedium zum Ausschluß fragiler X.

174

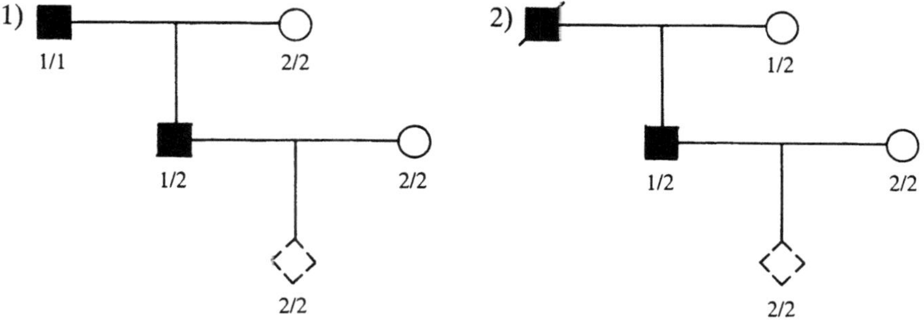

1) Voll informativ. Wenn der Marker intragenetisch liegt, ist der Fet nicht betroffen. Ist der Marker extragenetisch, entspricht das Irrtumsrisiko der Rekombinationsfraktion.

2) Obwohl heterozygot für den Marker, ist der Zusammenhang mit der Mutation nicht bekannt, und das Risiko für den Feten beträgt 50%.

3) Nicht informativ, Risiko des Feten 50%.

4) Marker nur in der Hälfte der Schwangerschaften informativ. Zeigt der Fet die Konstellation 1/1, ist er betroffen, wenn 2/2, dann nicht, bei der Konstellation 1/2 beträgt das Risiko aber 50%

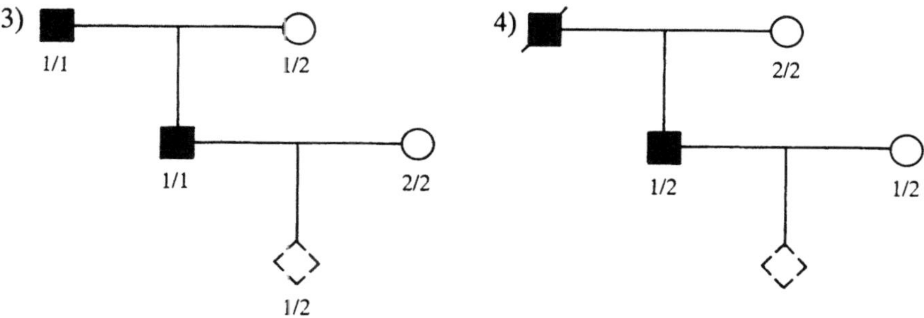

Abb. 13.5. Anwendungen eines DNS-Markers mit den polymorphen Fragmentgrößen 1 und 2 bei vier verschiedenen Familien mit einem autosomal dominanten Merkmal, die pränatale Diagnostik wünschen.

adäquate Beratung. Nur wenige Paare können in einem kürzeren Zeitraum als 30 Minuten beraten werden, und weder eine Ecke einer Krankenstation noch ein überfüllter Ambulanzraum sind adäquate Beratungsplätze. Es ist ebenso wenig sinnvoll, die Beratung kurz nach einem Todesfall oder kurz nach der Mitteilung einer ernsten Diagnose durchzuführen.

Die Beratung muß alle Aspekte der Erkrankung enthalten und sollte dem Bildungsgrad der Konsultanden angemessen sein. Man kann mit den klinischen Zeichen, möglichen Komplikationen, der Prognose und gegebenenfalls der Therapie der Erkrankung beginnen. Eine einfache Erklärung der genetischen Grundlagen, eventuell mit Hilfe einer Skizze, sollte durchgeführt werden, danach muß ein Wiederholungsrisiko für die Konsultanden berechnet werden. Oft ist es hilfreich, das individuelle Risiko mit dem der Allgemeinbevölkerung und anderer häufiger Geburtsdefekte (Tabelle 13.5) zu

Tabelle 13.5. Risiken der Allgemeinbevölkerung

Merkmal	Risiko
Spontanabort	1:6
Perinataler Tod	1:30–100
Neonataltod	1:150
Plötzlicher Kindstod	1:400
Schwerere kongenitale Mißbildung	1:33
Schwere geistige oder körperliche Behinderung	1:50
Krebs als Erwachsener	1:4

vergleichen. Im allgemeinen schätzt der Genetiker ein Risiko von > 1:10 als hoch und eins von < 1:20 als gering ein. Die Risiken sollten jedoch auch in Relation zum Grad der Behinderung erwogen werden.

Konsultanden fühlen sich oft schuldig oder gezeichnet, es ist wichtig, dies zu erkennen und sie zu beruhigen. Häufige falsche Vorurteile über Vererbung sollten korrigiert werden (Tabelle 13.6).

Anschließend sollten die Fortpflanzungsmöglichkeiten des Paares besprochen werden (Tabelle 13.7). In vielen Fällen ist die Furcht des Paares unberechtigt, und es kann eine Schwangerschaft ausgetragen werden, ohne daß das Risiko größer als in der Allgemeinbevölkerung wäre. Liegt aber ein erhöhtes Risiko vor, insbesondere bei signifikanter Krankheitsbelastung, sollten die anderen Optionen betrachtet werden. In diesem Zusammenhang sind mit Krankheitsbelastung die physische, psychische und finanzielle Belastung gemeint. Auf die Möglichkeit pränataler Diagnostik sollte hingewiesen werden. Oft schöpft ein Paar dadurch neuen Mut, eine Schwangerschaft zu riskieren.

Tabelle 13.6. Häufige Trugschlüsse über Vererbung

1. Fehlen anderer Betroffener in der Familie schließt eine Erbkrankheit aus und umgekehrt.
2. Jedes bei der Geburt vorhandene Merkmal muß vererbt sein.
3. Geistige und körperliche Aufregung während der Schwangerschaft führt zu Mißbildungen.
4. Genetische Erkrankungen können nicht therapiert werden.
5. Nur befallene Männer oder Frauen einer Familie ist gleichbedeutend mit Geschlechtsgebundenheit.
6. Ein 1:4-Risiko bedeutet, daß die nächsten drei Kinder gesund sind.

Tabelle 13.7. Alternativen der Reproduktion

Eine weitere Schwangerschaft – mit
  – ohne pränatale Diagnostik

Artifizielle Insemination durch Donor (AID)

In vitro Befruchtung

Adoption

Kontrazeption – reversibel
  – irreversibel

Entscheidet sich das Paar gegen weitere Schwangerschaften, so muß der Berater adäquate Antikonzeptionsmöglichkeiten vorschlagen und auf andere Möglichkeiten der Familienvergrößerung hinweisen. Etwa 1% aller artefizieller Inseminationen durch einen Donor (AID – künstliche Fremdbesamung) werden aus genetischer Indikation vorgenommen. Dies geschieht zum Beispiel in dem Fall, wenn der Mann Träger eines autosomal dominanten Leidens ist oder beide Partner Träger eine autosomal rezessive Anlage aufweisen. Obwohl Fremdbesamung das Risiko für ein autosomal dominantes Merkmal deutlich reduziert, verbleibt ein gewisses Restrisiko proportional zur Genträgerhäufigkeit in der Gesamtbevölkerung. Die Alternative der Adoption wurde in den letzten Jahren mehr und mehr erschwert.

Die Beratung darf nicht direktiv sein, und die Aufgabe besteht in den Angaben ausgewogener Fakten, die es den Konsultanden erlauben, ihre eigene Entscheidung hinsichtlich ihrer Fortpflanzung zu treffen.

Für einige Merkmale wie balancierte Chromosomenveränderungen, autosomal dominante und X-gebundene rezessive Merkmale ist eine ausgedehnte Familienuntersuchung notwendig, und es erscheint sinnvoll, die Hilfe der Konsultanden zum Erreichen anderer gefährdeter Familienmitglieder in Anspruch zu nehmen.

5. Folgeberatung

Die meisten Konsultanden können vollständig in einer Sitzung beraten werden, einige jedoch benötigen Folgeberatungen. Die Autoren pflegen den Konsultanden einen Brief zu schicken, der die Informationen noch einmal zusammenfaßt und dazu einlädt, wieder vorzusprechen, wenn weitere Fragen auftauchen sollten. Außerdem können Konsultanden zur Sprechstunde gebeten werden, wenn neue Diagnosemöglichkeiten (zum Beispiel ein verbesserter Trägertest) etabliert wurden.

Wer braucht Genberatung?

Für Westschottland mit einer Bevölkerung von 3 000 000 Menschen schätzen die Autoren, daß etwa 3000 Familien im Jahr eine genetische Beratung benötigen. Die Autoren beraten etwa 1000 Menschen im Jahr, ein Teil der übrigen Ratsuchenden werden von anderen informierten oder interessierten Medizinern aufgeklärt. Die Autoren vermuten jedoch, daß eine große Anzahl noch nicht die Beratung erhält, die eigentlich nötig wäre.

Ethische und juristische Aspekte

Genetische Beratung: In Großbritannien ist es seit 1976 unter dem Congenital Disability (Civil Liability) Act möglich, gegen Personen, die ihre Pflichten gegenüber Eltern mit der Folge der Geburt eines behinderten, abnormen oder kranken Kindes, nicht wahrnehmen, strafrechtlich vorzugehen. In den 70iger Jahren kam es sowohl in Großbritannien wie in den USA zu einer großen Zahl von Prozessen, die genetische Erkrankungen betreffen. Bei den meisten Fällen handelte es sich um Kunstfehler bzw.

Nachlässigkeiten der Ärzte. Alle Ärzte, die sich mit genetischer Beratung befassen, haben die Pflicht, sich über die Wahrhaftigkeit und Aktualität ihres Rates im klaren zu sein. Das Versäumen des Hinweises auf mögliche fetale Abnormität oder die Möglichkeit pränataler Diagnostik bei einer zukünftigen Schwangerschaft, sei es aus Ignoranz, religiösen Bedenken oder das Verweisen an einen Menschen, der wie eben beschrieben handelt, ist ein Kunstfehler. Dies trifft nicht zu, wenn beiden Eltern die Abnormität ihres Kindes bekannt ist und sie diese akzeptieren. In den USA kann ein Arzt für eine fehlende Anamnese in Bezug auf erbliche Merkmale und ethnischer Herkunft haftbar gemacht werden.

In der Bundesrepublik gibt der § 218 des 5. Str. R. G. neben der sozialen und kriminologischen auch eine eugenische Indikation an. Darin heißt es: »Der mit Einwilligung der Schwangeren von einem Arzt nach Ablauf von 12 Wochen seit der Empfängnis vorgenommene Schwangerschaftsabbruch ist nicht strafbar, wenn nach den Erkenntnissen der medizinischen Wissenschaft …

2. dringende Gründe für die Annahme sprechen, daß das Kind infolge einer Erbanlage oder schädlicher Einflüsse vor der Geburt an einer nicht behebbaren Schädigung seines Gesundheitszustandes leiden würde, die so schwer wiegt, daß von der Schwangeren die Fortsetzung der Schwangerschaft nicht verlangt werden kann, und seit der Empfängnis nicht mehr als 22 Wochen verstrichen sind.«

Pränatale Diagnostik: Die pränatale Diagnostik mit selektiver Beendigung von Schwangerschaften wird in Großbritannien seit dem »Abortion Act« von 1967 durchgeführt. Laut diesem Gesetz ist ein Grund zum Schwangerschaftsabbruch gegeben, wenn »ein substantielles Risiko besteht, daß das Kind, wenn es geboren würde, unter physischer oder geistiger Abnormalität solchen Ausmaßes leiden würde, daß es ernsthaft behindert wäre«. Die Rechtslage in anderen Ländern schwankt von totalem Abtreibungsverbot auch bei fetaler Abnormität in Irland oder Kanada bis zu relativer Liberalität in den USA und Osteuropa. Die pränatale Diagnostik erfordert das Einverständnis der Eltern, diese sollten aufgeklärt werden, daß ein einfacher Test nicht alle bekannten fetalen Abnormitäten ausschließt und daß die Tests gelegentlich keine Resultate ergeben.

Die Indikationen für pränatale Diagnostik werden auch noch in Kapitel 19 besprochen.

Ehen zwischen Blutsverwandten: Alle menschlichen Gesellschaftsformen, die zur Zeit existieren, verbieten die Paarung von Verwandten ersten Grades (Inzest). Ehen zwischen Verwandten, die sich nicht so nah stehen wie Geschwister oder Eltern und Kinder sind nicht unbedingt ungesetzlich, der Übergang von legal zu illegal variiert jedoch in verschiedenen Ländern. Die Hälfte der Staaten der USA verbietet gesetzlich Hochzeiten zwischen Onkel–Nichte, Tante–Neffe und Vettern 1. Grades; auch in den meisten afrikanischen Gesellschaften ist die Heirat zwischen Blutsverwandten nicht erlaubt. Im Gegensatz dazu werden Verwandtenehen in Japan und Indien gefördert, und mehr als 10% der Ehen werden von Blutsverwandten geschlossen. Die Hochzeit von Vettern doppelten ersten Grades (beide Großelternpaare gemeinsam) ist die nächste legale Verbindung in Großbritannien.

Spezielle Punkte in der genetischen Beratung

Für den Praktiker der genetischen Beratung gibt es einige Fallstricke (Tabelle 13.8). Eine präzise Diagnostik ist die Basis jeder sinnvollen genetischen Beratung, die meisten Fehler entstehen durch falsche oder unvollständige Diagnosen. Gute Kenntnisse der Literatur ist für die Zuordnung von Symptomen zu Syndromen und wegen der genetischen Heterogenität besonders wichtig. Im folgenden werden einige generelle Punkte angesprochen, die klinischen Details der einzelnen Merkmale werden in den Kapiteln 14–17 beschrieben.

Tabelle 13.8. »Fallstricke« der Genberatung

Falsche oder unvollständige Diagnose
Genetische Heterogenität
Mangelnde Penetranz
Variable Expressivität
Mangelnde Kenntnis der Literatur
Zuvor nicht beschriebene Erkrankung
Mosaikbildung in den Gonaden

Chromosomale Aberrationen: Das genaue Wiederholungsrisiko ändert sich je nach Krankheitsbild, doch für Paare mit hohem Risiko ist die pränatale Diagnostik immer eine Möglichkeit. Karyotypen der Eltern brauchen nicht bei regulärer Aneuploidie des Kindes angelegt zu werden, sind aber bei partieller Deletion oder Duplikation obligat. Ausgedehnte Familienstudien werden notwendig, wenn ein Elternteil eine balancierte strukturelle Chromosomenaberration aufweist.

Autosomal dominante Merkmale: Das Risiko für jedes Kind einer betroffenen Person beträgt etwa 1:2, während das Risiko für Kinder nicht betroffener Personen bei hoher Penetranz des Merkmals vernachlässigt werden kann. Diese Aussage muß bei fallender Penetranz eines Merkmals modifiziert werden. Alle dominanten Merkmale zeigen eine variable Ausprägung. Ist der Zeitpunkt des Auftretens dominanter Erkrankungen altersabhängig wie beispielsweise bei Chorea Huntington, kann die Information, daß eine Person in einem gewissen Alter nicht betroffen ist, durch das Bayes' Prinzip (Anhang III) mit dem Risiko der Vorfahren kombiniert werden. Weitreichende Familienstudien können nötig werden, wenn man alle Risiken des Merkmals berücksichtigen will. Zunehmend mehr DNS-Marker können für die präsymptomatischen und pränatale Diagnostik bei Familien mit dominanten Erkrankungen eingesetzt werden. Einige allgemeine Anwendungen sind in Abbildung 13.5 gezeigt, und die Berechnungen für flankierende und extragenetische Marker sind in Anhang III enthalten.

Autosomal rezessive Merkmale: Abbildung 13.6 zeigt eine Familie mit einem autosomal rezessiven Merkmal. Für die Eltern als Träger des Merkmals beträgt das Wiederholungs-risiko durchschnittlich 1:4, jedes normale Kind hat ein ⅔-Risiko, selbst Träger zu sein (das Risiko beträgt nicht ¾, da der höchstwahrscheinlich homozygot Betroffene ausgeschlossen wird). Bei den anderen Familienmitgliedern ist das Risiko, ein Träger zu sein, in der Abbildung markiert. Auch die Trägerfrequenz der Allgemeinbevölkerung muß bekannt sein, um das Risiko für Verwandte sicher bestimmen zu können. Die

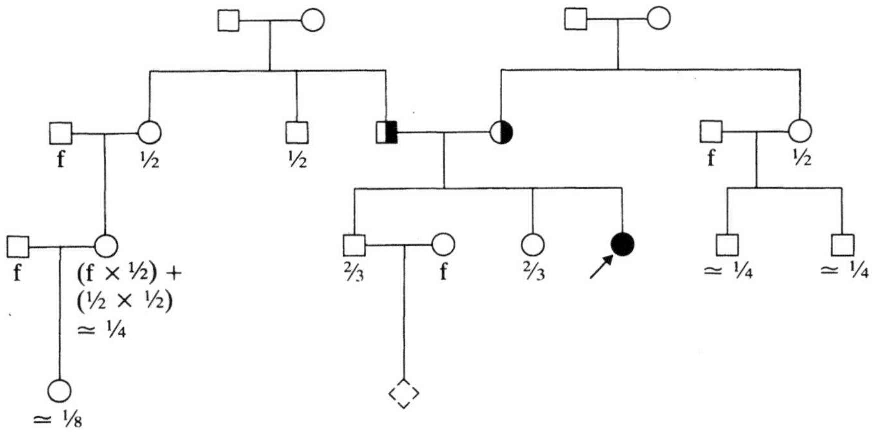

Abb. 13.6. Autosomal rezessives Merkmal bei einer Familie, Trägerrisiko für alle Individuen eingezeichnet, f = Allgemeines Trägerrisiko in der Allgemeinbevölkerung

Wahrscheinlichkeit, daß nicht betroffene Geschwister eines Probanden und ihre Partner beide Merkmalsträger sind, errechnet sich aus dem Risiko der Allgemeinbevölkerung multipliziert mit $\frac{2}{3}$. Das Risiko, ein betroffenes Kind zur Welt zu bringen, beträgt bei einem solchen Paar $\frac{1}{4}$ des Trägerrisikos oder $\frac{1}{4} \times F \times \frac{2}{3}$, wobei F die Trägerfrequenz in der Allgemeinbevölkerung symbolisiert.

Abbildung 13.7 zeigt einige Anwendungen eines DNS-Markers bei Familien mit einer rezessiven Erkrankung. Die Berechnungen für flankierende und extragenetische Marker sind in Anhang III enthalten.

X-gebundene rezessive Merkmale: Abbildung 13.8 zeigt den Stammbaum einer Familie mit einem X-gebundenen rezessiven Merkmal. Einige der Frauen sind obligate Konduktorinnen. Die Hälfte der Söhne obligater Konduktorinnen sind betroffen, und die Hälfte der Töchter werden wieder obligate Konduktorinnen sein. Die Söhne betroffener Männer sind alle gesund, aber alle Töchter werden als obligate Konduktorinnen geboren werden. Das Problem bei der Beratung stellen meist die nicht obligaten Trägerinnen dar. In manchen Fällen sind Tests möglich, doch nur wenige lassen eine genaue Diagnose zu, und das Ergebnis sollte mittels dem Bayes' Prinzip mit dem Risiko der Vorfahren kombiniert werden. Ausgedehnte Familienuntersuchungen können nötig werden, um alle Frauen mit einem Trägerrisiko zu beraten.

Abbildung 13.9 zeigt einige Anwendungen eines DNS-Markers bei Familien mit einer X-gebundenen Erkrankung. Die Berechnungen für flankierende und extragenetische Marker sind in Anhang III enthalten. Markerhomozygotie der Mutter (nicht informativ), Fehlen der DNS der Eltern oder des Vaters und Unkenntnis der Mutation, mit der der Marker assoziiert ist, sind die Haupteinschränkungen dieses Verfahrens.

Multifaktorielle Merkmale: Für diskontinuierliche multifaktorielle Merkmale können empirische Risikoquoten angegeben werden. Sie bestehen einfach aus beobachteten (anstatt berechneten) Risiken für verschiedene Verwandte eines Betroffenen. Rein empirische Risikoquoten gelten nur für die Bevölkerung, bei der sie beobachtet wurden.

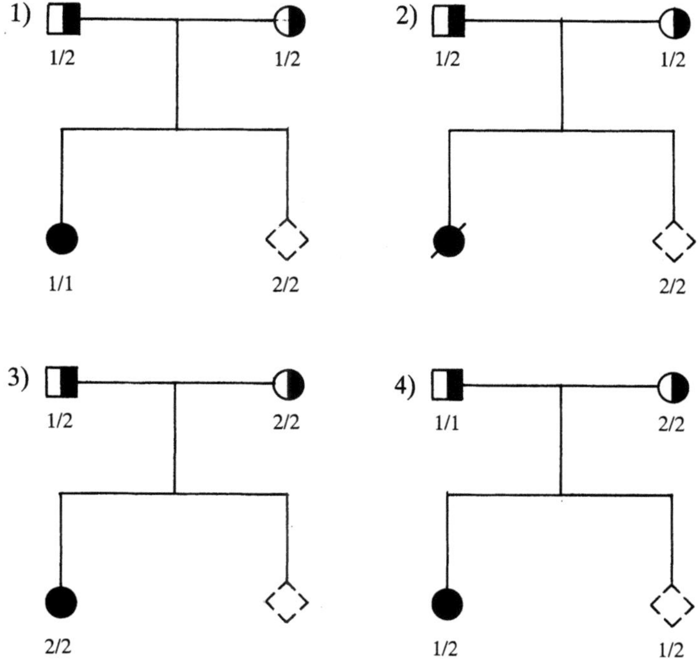

Abb. 13.7. Anwendungen eines DNS-Markers mit den polymorphen Fragmentgrößen 1 und 2 bei vier verschiedenen Familien mit einem autosomal dominanten Merkmal, die pränatale Diagnostik wünschen

1) Markeranalyse voll informativ. Liegt der Marker intragenetisch, ist der Fet nicht betroffen. Liegt er extragenetisch, besteht eine Irrtumswahrscheinlichkeit (Anhang III).

2) Beide Eltern sind für beide Marker heterozygot, kein betroffenes Kind lebt. Zusammenhang zwischen Marker und Krankheit unklar, keine pränatale DNS-Diagnostik möglich.

3) Marker ist nur bei der Hälfte der Schwangerschaften informativ. Hat der Fet 1/2, ist er gesund; hat er 2/2, besteht ein Risiko von 50%.

4) Nicht informativ. Das Risiko des Feten liegt bei 25% und wird durch das Ergebnis der Markeranalyse nicht beeinflußt.

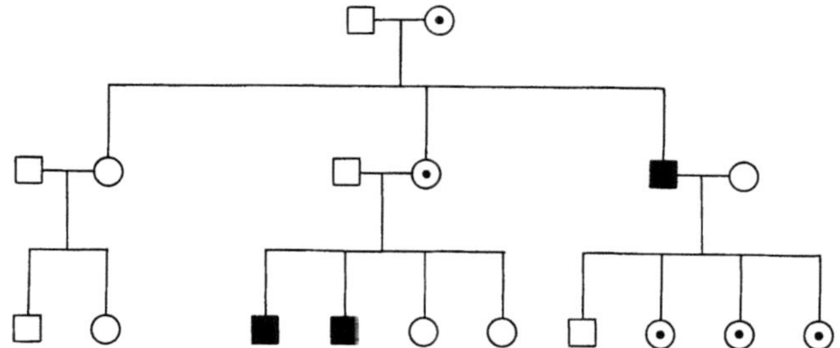

Abb. 13.8. Familie mit X-gebunden rezessivem Merkmal, obligate Konduktorinnen gekennzeichnet

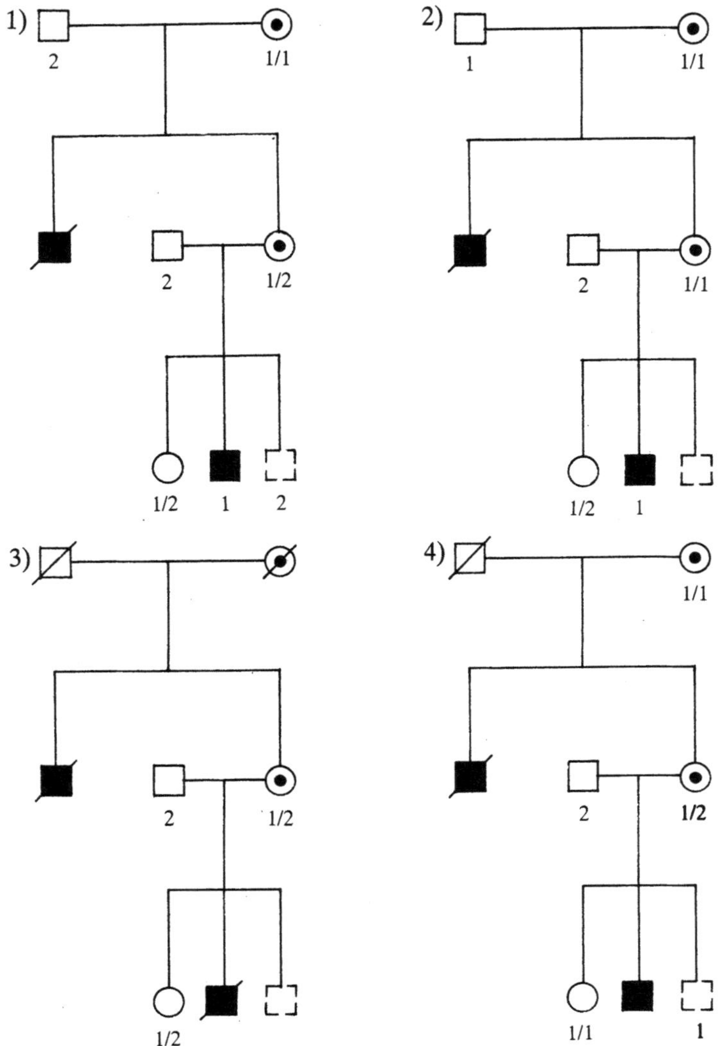

Abb. 13.9. Anwendungen eines DNS-Markers mit den polymorphen Fragmentgrößen 1 und 2 bei vier verschiedenen Familien mit einem X-gebundenen rezessiven Merkmal, die pränatale Diagnostik wünschen.

1) Situation voll informativ. Liegt der Marker intragenetisch, ist der männliche Fetus nicht betroffen und die Tochter Konduktorin. Liegt der Marker extragenetisch, entspricht die Irrtumsgefahr der Rekombinationsfraktion.

2) Nicht informativ. Das Risiko des männlichen Feten beträgt 50% und wird durch das Ergebnis der Markeranalyse nicht beeinflußt.

3) Mutter heterozygot für den Marker, aber Zusammenhang mit der Krankheit nicht gesichert. Risiko für den männlichen Feten 50%.

4) Informative Mutter mit betroffenem männlichen Fetus, wenn der Marker intragenetisch liegt. Die Tochter ist offensichtlich von einem anderen Vater. Da sie aber homozygot für den Marker ist, ist sie Trägerin, wenn der Marker intragenetisch liegt.

Unfruchtbarkeit: Eins von zehn Paaren ist ungewollt infertil. Chromosomenanalysen beider Partner sind zur Suche nach möglichen Ursachen indiziert, um eine balancierte strukturelle Chromosomenaberration und das Klinefelter-Syndrom auszuschließen.

Wiederholte Fehlgeburten: Eine von sechs Schwangerschaften endet mit einem Spontanabort. Indikation zur Chromosomenanalyse ist gegeben, wenn ein Paar drei oder mehr Fehlgeburten innerhalb der ersten drei Monate der Schwangerschaft erleiden mußte. In 3–5% dieser Fälle weist einer der Partner eine balancierte strukturelle Chromosomenaberration auf.

Perinataler Tod mit multiplen Mißbildungen: Bei sieben von 1000 Geburten werden viele kongenitale Mißbildungen festgestellt. Die Ätiologie ist recht unterschiedlich (siehe Kapitel 17), aber die genetische Beratung wird durch Chromosomenanalyse, Autopsie, Ganzkörperröntgen und klinische Photographien (CARP) ermöglicht. Das Wiederholungsrisiko ist von der Ätiologie abhängig, es beträgt, wenn alle Untersuchungen Normalbefunde ergeben, kein Syndrom nachgewiesen werden kann und die Eltern nicht blutsverwandt sind, 2–5% (zusätzlich zum allgemeinen Bevölkerungsrisiko). Bei der folgenden Schwangerschaft sollten daher zur pränatalen Diagnostik detaillierte Ultraschalluntersuchungen durchgeführt werden.

SIDS-Sudden infant death syndrome (plötzlicher Kindstod): Ein Drittel aller Todesfälle nach der ersten Lebenswoche sind auf SIDS zurückzuführen. Typischerweise treten diese Todesfälle im zweiten bis sechsten Monat ein, und es kann definitionsgemäß keine Todesursache bei dem vorher gesunden Kind festgestellt werden. Die Ätiologie könnte heterogen sein, aber es besteht ein eindeutig (4–7fach) erhöhtes Risiko für Geschwister, so daß für deren Säuglingszeit ein Apnoemonitor indiziert ist.

Blutsverwandtschaft: Ein blutsverwandtes Paar besitzt ein erhöhtes Risiko, daß seine Kinder unter autosomal rezessiven Krankheiten leiden. Bei unauffälliger Familiengeschichte liegt das Risiko für ein abnormales Kind in diesem Fall bei 5% (gegenüber 3% Risiko der Allgemeinbevölkerung), dazu kommt noch 1% Risiko für autosomal rezessive Merkmale, so daß das Gesamtrisiko 6% beträgt. Eine spezielle Diagnostik während der Schwangerschaft ist unnötig, es sei denn, andere Faktoren, zum Beispiel die Zugehörigkeit zu einer bestimmten ethnischen Gruppe, machen sie notwendig. Während der Schwangerschaft sollten aber Vorsorgeuntersuchungen mit gründlicher Sonographie durchgeführt werden. Sind bereits Verwandte mit autosomal rezessiven Merkmalen bekannt, so kann das Risiko aus dem »Anteil gemeinsamer Gene« (Anhang IV) ermittelt werden.

Strahlen- und Mutagenexposition: Diagnostisch verabreichte Röntgenstrahlen sind beim Mann von geringer genetischer Signifikanz. Langfristig nimmt die Anzahl autosomal dominanter Punktmutationen nach Gonadenbestrahlung zu, das allgemeine Risiko beläuft sich aber nur auf etwa 1:500.
Die weibliche Oozyte ist um den Zeitpunkt der Befruchtung besonders anfällig für Strahlen. Außerhalb dieses Zeitraums ist das Risiko gleich oder geringer als beim Mann. Sicherheitshalber können elektive Röntgenuntersuchungen in den folgenden 10 Tagen nach dem ersten Tag der Periode durchgeführt werden. Zufällige Röntgenbestrahlung von 0,01 grays oder weniger führt während der Frühschwangerschaft mit einem Risiko von 1:1000 beim Feten zu konnatalen Mißbildungen, Schwachsinn oder Krebserkran-

kungen in der Kindheit. Weder Abtreibung noch Amniozentese sind in diesem Fall
indiziert. Das fetale Risiko steigt mit der Strahlendosis, und eine Abtreibung ist generell
indiziert, wenn ein Fetus vor der achten Woche mit mehr als 0,25 grays (25 rad) bestrahlt
wurde.

Weiterführende Literatur

Baraitser M (1985) The genetics of neurological disorders. Oxford University Press, Oxford
Bundrey S (1985) Genetics and neurology. Churchill Livingstone, Edinburgh
Emery AEH (1986) Methodology in medical genetics. An introduction to statistical methods, 2nd
    edition. Churchill Livingstone, Edinburgh
Emery AEH, Rimoin DL (1983) The principles and practice of medical genetics. Churchill Livingstone,
    Edinburgh
Harper PS (1984) Practical genetic counselling, 2nd edition. John Wright, Bristol
McKusick VA (1986) Mendelian inheritance in man, Catalogues of autosomal dominant, autosomal
    rezessive and X-linked phenotyps, 7th edition. John Hopkins University Press, Baltimore, London
Pochin EE (1986) The 10-day recommendation. Clin Radiol 37:105–106
Preus M, Fraser FC (1972) Dermatoglyphics and syndromes. Am J Dis Child 124:933–943
Winter RM, Baraitser M, Douglas JM (1984) A computational database for the diagnosis of rare
    dysmorphic syndromes. J Med Genet 21:121–123

14 Chromosomale Aberrationen

Alle mit sichtbaren Veränderungen der Chromosomen einhergehende Merkmale sind chromosomale Aberrationen. Etwa 7,5% aller Befruchtungen sind von einer chromosomalen Aberration betroffen, da die meisten jedoch als Spontanaborte den Organismus verlassen, beträgt die Geburtenrate nur 0,6% (Abb. 14.1). Bei frühen Spontanaborten werden 60% chromosomale Aberrationen gefunden, bei späten Aborten oder Totgeburten können 5% nachgewiesen werden. Auch die Aberrationen selbst wechseln in diesen verschiedenen Gruppen. Tabelle 14.1 listet bei Frühaborten gefundene Aberrationen auf. Mit Ausnahme des Chromosoms 1 konnten alle Chromosomen einmal trisom vorgefunden werden. Die Trisomie 16 ist zu diesem Zeitpunkt besonders häufig, allerdings wird sie nie beim Neugeborenen nachgewiesen. Triploide Feten können heranreifen, die meisten enden jedoch als Abort. Allgemein gilt: Bei spontanen Frühaborten vorgefundene Aberrationen sind diejenigen mit den stärksten Auswirkungen auf den Fetus. Abnormitäten der Geschlechtschromosomen sind bei Frühaborten selten, eine bemerkenswerte Ausnahme liegt bei dem 45-X-Genotyp vor.

Die häufigsten chromosomalen Aberrationen beim Neugeborenen zeigt Tabelle 14.2. Nicht alle dieser Störungen sind auch mit Krankheiten verknüpft, allgemein ist aber eine autosomale Aberration schwerwiegender als eine gonosomale, und Deletionen haben größere Folgen als Duplikationen. Autosomale Abnormitäten führen meist zu einem Entwicklungsrückstand, zu multiplen Mißbildungen und zu einer Dysmorphie. Obwohl ein Symptommuster auf eine bestimmte chromosomale Aberration hinweisen kann, ist kein klinisches Merkmal allein für eine solche Störung pathognomonisch.

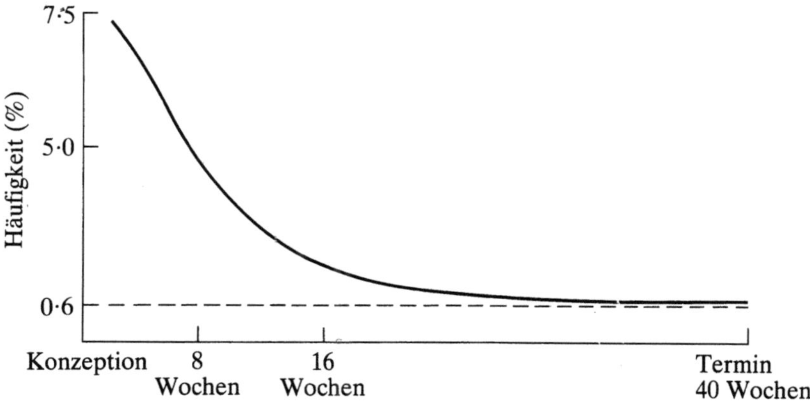

Abb. 14.1. Häufigkeit chromosomaler Abnormitäten

Tabelle 14.1. Chromosomale Aberrationen bei Frühaborten

40% erscheinen normal	
60% sind abnormal – Trisomie	30%
45 X	10%
Triploidie	10%
Tetraploidie	5%
Andere	5%

Tabelle 14.2. Chromosomale Aberrationen des Neugeborenen

Aberration	Geburtsfrequenz
Balancierte Translokation	1/500
Unbalancierte Translokation	1/2000
Perizentrische Inversion	1/100
Trisomie 21	1/700
Trisomie 18	1/3000
Trisomie 13	1/5000
47 XXY	1/1000 Knaben
47 XYY	1/1000 Knaben
47 XXX	1/1000 Mädchen
45 X	1/2500 Mädchen

Translokation

Eine Translokation ist der Transfer von genetischem Material zwischen zwei Chromosomen. Es werden drei Haupttypen unterschieden: Reziproke Translokation, zentrische Fusion und Insertion (Kapitel 5). Zentrische Fusionen kommen nur zwischen den akrozentrischen Chromosomen 13–15, 21 und 22 vor, während reziproke Translokationen alle Chromosomen, auch die Geschlechtschromosomen, betreffen können. Führt der Transfer nicht zu einem Verlust oder zu einem Zuwachs genetischen Materials, so ist der Träger der Translokation gesund und wird als »balanciert« bezeichnet. Die Geburtsfrequenz balancierter Translokationen liegt bei 1:500 mit etwa gleichem Anteil der zentrischen Fusion und reziproker Typen, jedoch nur einer geringen Anzahl von Insertionstranslokationen.

Dem Träger einer balancierten Translokation kann versichert werden, daß seine Gesundheit durch die Translokation nicht beeinträchtigt sein wird und die Lebensspanne nicht verkürzt sein wird. Probleme ergeben sich erst aus der Entstehung unbalancierter Gameten in der Meiose. Einige dieser Feten enden als Fehlgeburten. Werden sie geboren, dann sind sie schwachsinnig und weisen multiple Mißbildungen auf. Theoretisch wäre die Mehrheit der Kinder eines Trägers unbalanciert, durch Gametenselektion und vorzeitigen Fruchttod ist das tatsächliche Risiko jedoch geringer als errechnet (Kapitel 5). Es ist abhängig vom Typ der Translokation und davon, welches Elternteil der Träger ist (Tabelle 14.3). Das Risiko für reziproke Translokationen ist bei verschiedenen Familien entsprechend der großen Bandbreite möglicher Bruchstellen und Rearrangements variabel. Der Austausch ganzer Arme nicht akrozentrischer

Tabelle 14.3. Risiken für Träger balancierter struktureller Aberrationen, unbalancierte Kinder zu bekommen

Aberration	Träger	Risiko
Zentrische Fusion 13;14	Vater	1%
Zentrische Fusion 13;14	Mutter	1%
Zentrische Fusion 14;21	Vater	1%
Zentrische Fusion 14;21	Mutter	15%
Zentrische Fusion 21;22	Vater	5%
Zentrische Fusion 21;22	Mutter	10%
Zentrische Fusion 21;21	Vater	100%
Zentrische Fusion 21;21	Mutter	100%
Reziproke Translokation (jede)	Vater	12%
Reziproke Translokation (jede)	Mutter	12%
Perizentrische Inversion*	Vater	4%
Perizentrische Inversion*	Mutter	8%

* Mit Ausnahme der perizentrischen Inversion des Chromosoms 9.

Chromosomen erlaubt selten ein Überleben des Feten, daher beträgt das Risiko lebender Kinder mit Chromosomenanomalie, wenn die Translokation durch wiederholte Fehlgeburten erkannt wurde, allgemein 5% oder weniger. Dagegen beträgt das Risiko 20% und mehr, wenn die Diagnose nach der Geburt eines lebenden behinderten Kindes erfolgte, die Translokation vermutlich nur 1–2 Banden umfaßt oder das Chromosom 9 beteiligt ist.

Sicherheit über den genetischen Ausgang einer Schwangerschaft kann bei bestehendem Risiko durch einen fetalen Karyotyp nach Amniozentese oder Chrionbiopsie gewonnen werden. Zum Zeitpunkt der Biopsie beträgt das Risiko für Träger einer balancierten Translokation, ein behindertes Kind zu bekommen, 23%, von diesen Feten wäre allerdings die Hälfte noch vor der Amniozentese als Spontanabort abgegangen.

Familienstudien verhelfen zur Entdeckung anderer, äußerlich gesunder Träger mit vergleichbarem Risiko für eventuelle Kinder. Eine de novo-Translokation (beide Eltern weisen normale Chromosomensätze auf) hat meist keine klinischen Symptome zur Folge, gelegentlich können jedoch Gene durch Chromosomenbrüche zerstört werden, und eine chromosomale Imbalanz mit entsprechendem Phänotyp entsteht. Dies ist bei der zufälligen Entdeckung einer de novo-Translokation durch Amniozentese zu beachten, die jedoch nur sehr selten eine Indikation für den Schwangerschaftsabbruch darstellt.

Perizentrische Inversionen

Parazentrische (d. h. unter Ausschluß des Zentromers) Inversionen haben für den Träger keine gesundheitlichen Folgen und sind keine Indikation für pränatale Diagnostik, da im Falle eines »crossing over« in der Inversionsschleife in den meisten Fällen keine lebensfähigen Gameten entstehen können (Kapitel 5).

Träger einer perizentrischen Inversion sind ebenfalls klinisch unauffällig, hier aber besteht das Risiko, daß Kinder mit unbalanciertem Chromosomensatz geboren werden. Dies ist besonders dann möglich, wenn große Teile des Chromosoms von der Inversion betroffen sind.

Das Risiko beträgt 8% für einen weiblichen und 4% für einen männlichen Träger. Ausnahmen sind die bei 1% der Bevölkerung gefundenen, kleinen, perizentrischen Inversionen auf Chromosom 9. Niemals wurde jedoch das Auftreten abnormaler Kinder aufgrund eines »crossing over« in dieser Inversion beschrieben, obwohl es natürlich möglich ist, daß das Vorhandensein einer perizentrischen Inversion zu abnormaler meiotischer Paarung außerhalb der Inversion und damit eventuell zu ungleichem crossing over mit entsprechenden Mißbildungen führt.

Trisomie 21

Inzidenz

Die Gesamthäufigkeit der Trisomie 21 beträgt 1:700 Lebendgeburten. Zum Zeitpunkt der Konzeption ist sie zwar wesentlich höher, jedoch enden 60% der Feten als Spontanaborte und mindestens 20% sind Totgeburten. Die Häufigkeit nimmt mit zunehmendem Alter der Mutter zu. In der 16. Schwangerschaftswoche (üblicher Zeitpunkt der Amniozentese) beträgt sie 1:200 für die 36jährige, 1:100 für die 39jährige und 1:50 für die 42jährige Mutter (Abb. 14.2). Zum Zeitpunkt der Geburt ist sie wegen der Spontanaborte 30% niedriger. Etwa dreimal höher als bei der Geburt wäre die Häufigkeit der Trisomie 21 im ersten Trimester bei Diagnosestellung durch Chorionvillibiopsie.

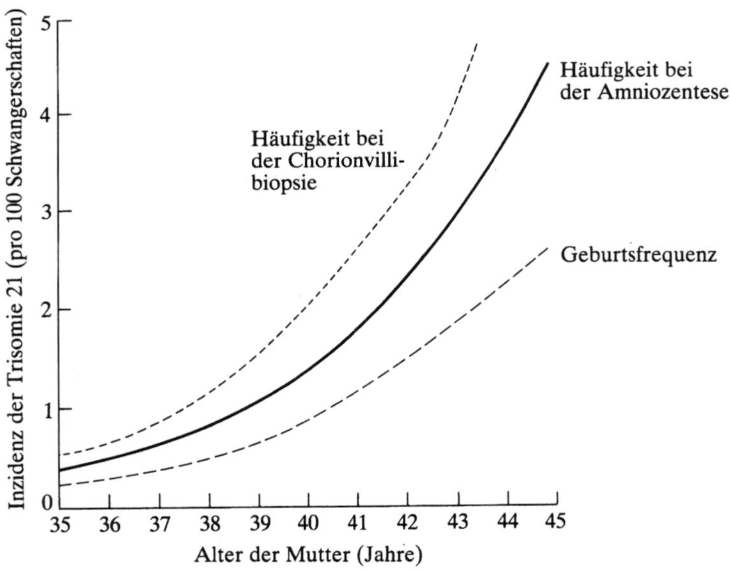

Abb. 14.2. Häufigkeit der Trisomie 21 in Relation zum Alter der Mutter, je nachdem, ob die Diagnose bei Chorionvillibiopsie, Amniozentese oder bei der Geburt gestellt wird

Klinik

Schon der Anblick des Gesichts erlaubt häufig die Diagnose: Die Lidspalten sind aufsteigend, die Iriden gefleckt (Brushfield spots), die Nase klein und das Profil flach (Abb. 14.3). Schwacher Tonus des Neugeborenen und redundante Hautfalten am Hals sind weitere Zeichen dieser Aberration. Aber auch einige andere chromosomale Aberrationen weisen diese klinischen Zeichen auf. Der Schädel ist brachiozephal mit deformierten, tief angesetzten Ohren. Eine einzelne Palmarhandfurche (»Affenfurche«) kann vorhanden sein (50%), und die Kleinfinger sind nach innen gekrümmt (Klinodaktylie, 50%). Ein großer Zwischenraum zwischen der ersten und zweiten Zehe kann ein weiteres Zeichen sein.

Das schwerwiegendste Symptom ist die mentale Retardierung (Schwachsinn). Der IQ liegt gewöhnlich unter 50, wenn nicht, kann eine Mosaikbildung angenommen werden. Kongenitale Herzfehler, besonders Endokardkissendefekte, finden sich in 40% der Fälle. Auch eine Duodenalatresie kann vorkommen. Andere Komplikationen sind Katarakt (Grauer Star, 2%), Epilepsie (10%), Hyperthyreose und Leukämie (1%) und atlantoaxiale Instabilität (2–3%).

Beim Vorliegen schwerer Mißbildungen tritt der Tod in der frühen Kindheit ein, wenn nicht, so ist die Lebenserwartung nur gering verkürzt. Trisomie 21 ist bei Kindern im Schulalter für etwa ein Drittel der Fälle der mittel- und schwergradigen geistigen Behinderungen verantwortlich. Die Pubertät tritt verspätet und unvollkommen ein. Eine mittlere Erwachsenengröße von 150 cm kann registriert werden. Ab dem 40. Lebensjahr kommt es meist zu einer präsenilen Demenz.

Ätiologie

Die meisten Fälle (95%) beruhen auf einer regulären Trisomie 21 (Abb. 14.4) als Folge eines Non-disjunction in der ersten oder zweiten Reifeteilung. Allgemein kommt in ca. 80% der Fälle das überzählige Chromosom von der Mutter, in 20% der Fälle wird es vom

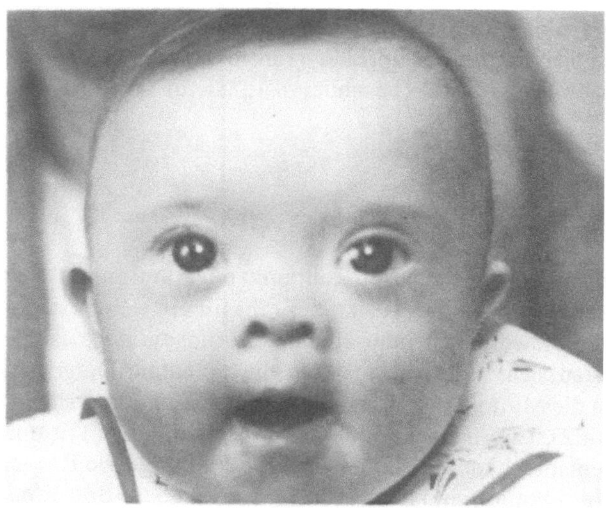

Abb. 14.3. Phänotyp der Trisomie 21

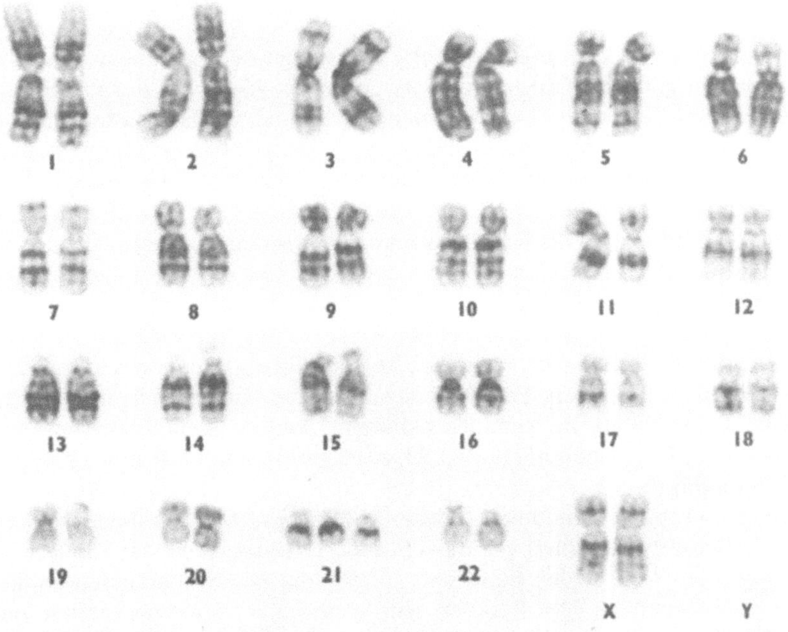

Abb. 14.4. Karyotyp einer Trisomie-21-Patientin

Vater vererbt. In 0,25% der Fälle ist das Klinefelter-Syndrom als Ergebnis eines doppelten Non-disjunction assoziiert. Mindestens 1% der Patienten sind Mosaikbildungen mit einer trisomen und einer normalen Zellinie. Diese Aufteilung ereignet sich nach der Befruchtung, und die Symptomatik ist dann weniger ausgeprägt als bei der Trisomie allein. 4% der Kinder erben das zusätzliche Chromosom von dem Träger einer balancierten Translokation, in der das Chromosom 21 enthalten ist (siehe oben und Abb. 5.5) oder zeigen eine de novo-Translokation.

Untersuchungen der seltenen Fälle aufgrund reziproker Translokationen legen nahe, daß eine Translokation des langen Arms distal (besonders 21q22) für den Phänotyp verantwortlich ist.

Wiederholungsrisiko

Junge Eltern eines Kindes mit Trisomie 21 besitzen zum Zeitpunkt der Amniozentese ein Risiko von 1,5% (zum Geburtszeitpunkt liegt das Risiko bei 1%) für ein weiteres Kind mit Mongolismus oder anderen, schweren chromosomalen Störungen. Das ist ein geringes Risiko, dennoch möchten sich viele Eltern durch die pränatale Diagnostik (fetale Karyotypie) absichern. Ist die Mutter älter als 35 Jahre, muß das altersspezifische Risiko angesetzt werden (Abb. 14.2). Eltern eines Kindes mit Mosaikbildung (Trisomie 21/normal) haben nur das altersentsprechende Risiko einer Wiederholung. Die Risiken für Träger einer balancierten Translokation sind in Tabelle 14.3 angegeben. Betroffene

190

selbst pflanzen sich selten fort. Die Männer sind generell infertil, obwohl ein Mann als Vater eines gesunden Kindes bekannt wurde. Die Hälfte der Kinder von Frauen mit Trisomie 21 wird ebenfalls erkrankt sein.

47, XYY

Inzidenz

Die Häufigkeit von 47, XYY beträgt etwa 1:1000 bei männlichen Geburten, unabhängig vom Alter der Eltern. Sie ist erhöht in Strafanstalten (20/1000) und bei geistig behinderten erwachsenen Menschen (3/1000).

Klinik

Diese Chromosomenaberration ist häufig klinisch asymptomatisch, jedoch ist der Intelligenzquotient der Träger um 10–15 Punkte niedriger als bei ihren normalen Geschwistern, und die Träger können außerdem durch aggressives Verhalten auffallen. Die Patienten sind oft groß, aber von proportioniertem Körperbau. Sonst weisen sie keine klinischen Zeichen auf.

Ätiologie

47, XYY ist die Folge der Befruchtung eines normalen Eies mit einem YY-Spermium (Non-disjunction in der zweiten väterlichen Reifeteilung).

Wiederholungsrisiko

Das Risiko ist für die Eltern eines betroffenen Kindes nicht erhöht. Der Erwartungswert für den Nachwuchs eines Betroffenen selbst beträgt 2 XXY : 2 XY : 1 XX : 1 XYY. In der Praxis ist die Fertilität anscheinend nicht eingeschränkt und meist werden nur normale XX- und XY-Kinder geboren.

47, XXY (Klinefelter-Syndrom)

Inzidenz

Die Geburtenrate liegt insgesamt bei 1:1000 bei männlichen Geburten mit proportional zum zunehmenden Alter der Mutter erhöhtem Risiko. Außerdem ist die Häufigkeit erhöht bei infertilen Männern (100/1000) und männlichen Insassen von Heimen geistig Behinderter (10/1000).

Die Diagnose wird meist im Erwachsenenleben bei der Suche nach Ursachen für Infertilität gestellt. Das Klinefelter-Syndrom stellt nämlich die häufigste Einzelursache für Hypogonadismus und Infertilität beim Mann dar. Die Hoden sind klein (< 2 cm lang beim Erwachsenen) und können die erforderlichen Testosteronspiegel nicht produzieren. Dies führt zu nur geringer Ausprägung der sekundären Geschlechtsmerkmale und zu Gynäkomastie (40%). Die Gliedmaßen sind von Kindheit an überlang und das Verhältnis oberes/unteres Segment ist abnormal niedrig (Abb. 14.5). Begleitend können Skoliose, Emphysem, Diabetes mellitus (8%) und Oesteoporose vorkommen.

Testosteronsubstitution fördert die Ausprägung sekundärer Geschlechtsmerkmale. Mit Ausnahme der Mosaikbildungen ist bleibende Infertilität aber die Regel. Die Intelligenz liegt 10–15 Punkte unter der der normalen Geschwister, 20% gelten als mittelmäßig geistig behindert.

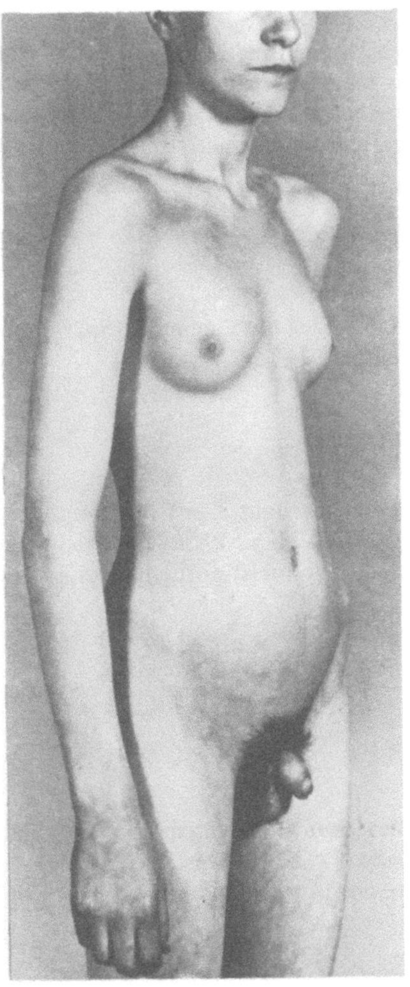

Abb. 14.5. Klinefelter-Syndrom

Ätiologie

Das überzählige X-Chromosom wird in 60% der Fälle von der Mutter und in 40% vom
Vater vererbt. Es stammt von einem Non-disjunction bei entweder der ersten oder der
zweiten Reifeteilung der Mutter. Vom Vater kann es nur dann weitergegeben werden,
wenn die erste Reifeteilung ein XY-Spermium ergab. Eine Untersuchung der Xg-
Blutgruppen kann bei der Ermittlung der Herkunft des überzähligen X hilfreich sein. Ca.
15% sind Mosaikbildungen (46, XY/47, XXY).

Wiederholungsrisiko

Das Risiko liegt auch nach der Geburt eines erkrankten Kindes nicht über dem der
Allgemeinbevölkerung.

47, XXX

Inzidenz

Die Geburtsrate liegt bei 1:1000 mit erhöhtem Risiko bei älteren Müttern.

Klinik

Betroffene wirken klinisch normal, 15–25% sind geringgradig geistig behindert.

Ätiologie

Non-disjunction entweder in einer der weiblichen Reifeteilungen oder in der zweiten
männlichen Reifeteilung ist die Ursache.

Wiederholungsrisiko

Das Wiederholungsrisiko ist nicht höher als in der Allgemeinbevölkerung. Etwa ¾ der
Betroffenen sind fertil, ihr Nachwuchs ist theoretisch einem Risiko von 50% unterworfen. In der Praxis sind die Kinder aber meistens normal.

46, X–Y Translokation

Inzidenz

Das Wiederholungsrisiko ist nicht höher als in der Allgemeinbevölkerung. Etwa ¾ der
Betroffenen sind fertil, ihr Nachwuchs ist theoretisch einem Risiko von 50% unterworfen. In der Praxis sind die Kinder aber meistens normal.

Klinik

Die sterilen Patienten entsprechen endokrinologisch den Klinefelter-Männern, sie
weisen ebenfalls kleine Hoden auf. Die Intelligenz ist meistens normal, auch liegen keine
Dysproportionen des Skeletts vor. Die Diagnose wird meistens im Rahmen einer
Fertilitätsuntersuchung gestellt, gelegentlich auch als Folge einer pränatalen Diagnostik,
wenn das vorhergesagte Mädchen als anscheinend klinisch normaler Knabe geboren
wird.

Ätiologie

Die Ätiologie liegt in einer zufälligen Rekombination zwischen den kurzen Armen von X
und Y während der väterlichen Meiose. Dabei werden Y-Sequenzen auf X übertragen,
darunter der Testis-determinierende Faktor (TDF). Gelegentlich geht der Xg-Lokus
vom X-Chromosom als Folge des Transfers verloren.

Wiederholungsrisiko

Betroffene Vettern sind zwar beschrieben, scheinen jedoch eher Neumutationen zu sein.
Das Risiko der Allgemeinbevölkerung wird nicht überschritten.

45, X (Turner-Syndrom)

Inzidenz

Insgesamt beträgt die Häufigkeit 1:5000 bei weiblichen Geburten. Sie ist bei der
Konzeption erheblich höher, jedoch enden 99% der Feten als Spontanaborte.

Klinik

Die Diagnose bietet sich an, wenn bei einem Neugeborenen redundante Haut am Hals
(»Flügelfell« – Pterygium colli) und ein peripheres Lymphödem festgestellt werden
(Abb. 14.6 und 14.7). Oft wird die Diagnose erst später im Rahmen einer Suche nach den
Ursachen einer gedrungenen Statur oder primärer Amenorrhoe gestellt.
  Proportionierter Minderwuchs schon in der frühen Kindheit, Ausbleiben des adoles-
zenten Wachstumsschubs und eine Endgröße von 125–150 cm charakterisieren die
Statur. Eine breite Schildbrust mit weit auseinanderstehenden Brustwarzen, niedriger
Haaransatz und »Flügelfell« vervollständigen das Bild (Abb. 14.8). Die Ellenbogen sind
überstreckbar und die vierten Metacarpalia kurz. Nagelhypoplasie und multiple Pig-
mentnävi sind häufig, peripheres Lymphödem in unterschiedlichen Graden finden sich
bei 40% der Betroffenen. Die Ovarien sind nur bindegewebig angelegt, eine Entwicklung sekundärer Geschlechtsmerkmale bleibt aus. Sehr selten ist die Degeneration der

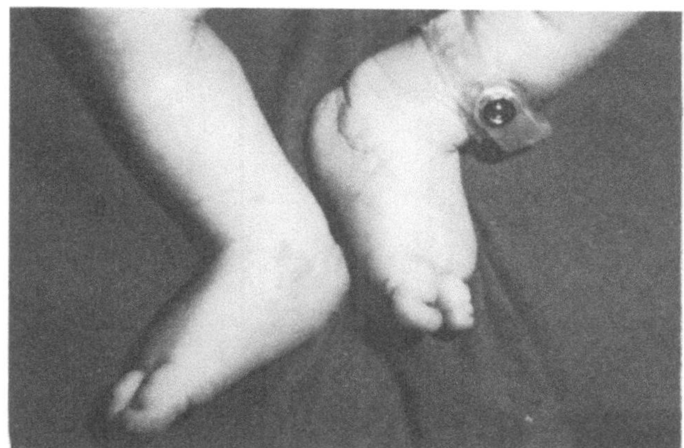

Abb. 14.6. 45 X: Lymphödem des Neugeborenen

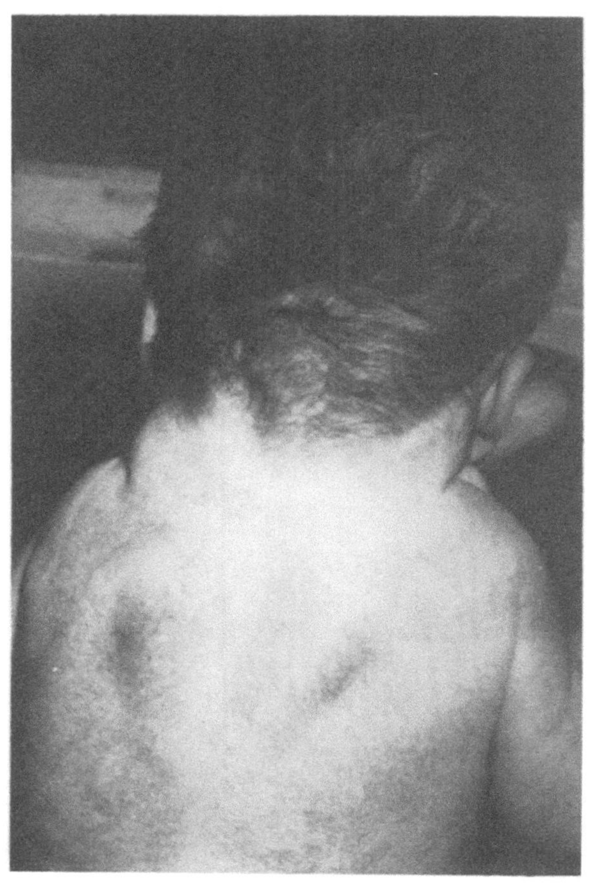

Abb. 14.7. 45 X: Redundante Nakkenhaut

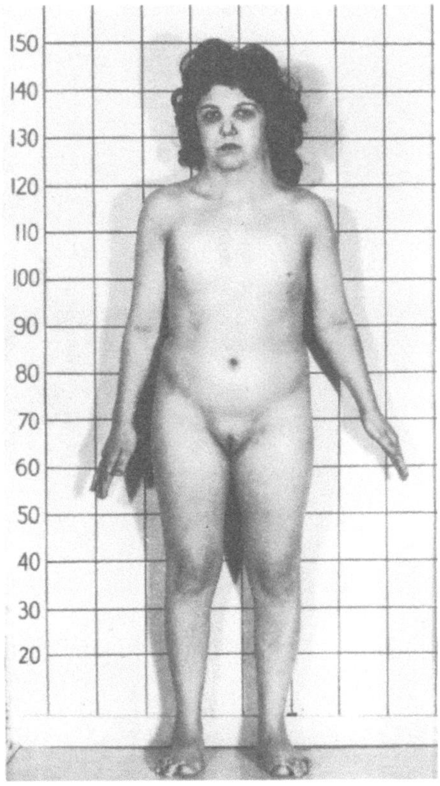

Abb. 14.8. Erwachsene mit Turner-Syndrom

Ovarien inkomplett, Monatsblutungen setzten für wenige Monate ein, und eine Schwangerschaft kann sehr selten möglich sein.

Weitere Symptome sind kongenitale Herzfehler (20%), insbesondere die Koarktation der Aorta und Vorhofseptumdefekte. Außerdem besteht ein erhöhtes Risiko für essentielle Hypertonie (27%), Hashimoto-Thyreoiditis und gastrointestinale Blutungen. Intelligenz und Lebenserwartung sind normal. Eine Substitution von Sexualhormonen fördert die Ausprägung sekundärer Geschlechtsmerkmale, nimmt jedoch keinen Einfluß auf Statur oder Fertilität.

Ätiologie

Monosomie X ist die Folge von Non-disjunction bei einem Elternteil. In 75% ist nur das mütterliche X präsent, der Fehler lag also in der Spermiogenese. Insgesamt besitzen 57% der Patientinnen den Karyotyp 45 X; 17% haben ein Isochromosom des langen Armes von X; 16% sind Mosaikbildungen und 10% weisen eine Deletion des kurzen Armes eines der X-Chromosomen auf. Generell hat eine Deletion des kurzen X-Armes den Turner-Phänotyp zur Folge, eine isolierte Deletion der langen Arme führt zu bindegewebig angelegten Ovarien, jedoch ohne die anderen Mißbildungen.

Wiederholungsrisiko

Es scheint nicht über dem vernachlässigbaren Risiko der Allgemeinbevölkerung zu liegen.

Trisomie 18 (Edward-Syndrom)

Inzidenz

Die Häufigkeit liegt bei 1:3000 Lebendgeburten mit einer Zunahme bei höherem Alter der Mutter. 95% der befallenen Feten gehen spontan ab, die Inzidenz ist bei der Konzeption also erheblich höher. Mehr befallene Mädchen werden geboren. Dies weist auf eine größere Absterberate männlicher Feten hin.

Klinik

Das Geburtsgewicht ist niedrig, und das Neugeborene hat viele Mißbildungen: Die charakteristische Schädelform mit kleinem Kinn und prominentem Hinterhaupt, tief angesetzte, verformte Ohren, zur Faust geballte Händchen mit überkreuzten Zeige- und Kleinfingern, »Affenfurche«, Sichelfüße und verkürztes Sternum (Abb. 14.9). Die Fingerabdrücke zeigen vornehmlich Bögen, und Kryptorchismus ist beim männlichen Neugeborenen die Regel.

Mißbildungen von Herz, Nieren und anderen Organen sind häufig, und 30% der Kinder sterben innerhalb eines Monats. Nur 10% überleben das erste Jahr, und alle weisen eine starke Entwicklungsverzögerung auf.

Ätiologie

Non-disjunction in der ersten oder zweiten Reifeteilung eines Elternteils ergibt das überzählige Chromosom 18, selten ist eine Translokation die Ursache. Gelegentlich werden Mosaikbildungen mit milderer Symptomatik beobachtet.

Wiederholungsrisiko

Für die Eltern eines Kindes mit regulärer Trisomie 18 liegt das Risiko einer Wiederholung zum Zeitpunkt der Amniozentese bei 1,2%.

Trisomie 13 (Patau-Syndrom)

Inzidenz

Die Häufigkeit beträgt 1:5000 mit einer Zunahme bei höherem Alter der Mutter.

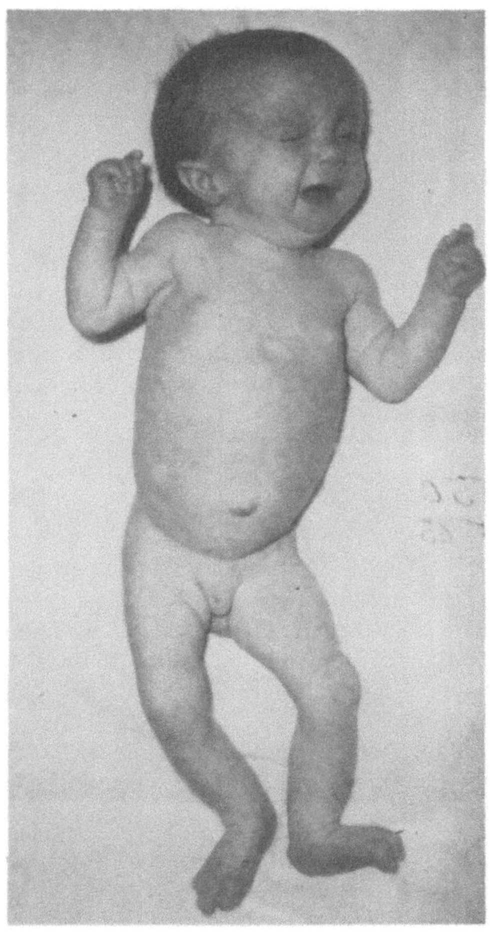

Abb. 14.9. Phänotyp der Trisomie 18

Klinik

Bei der Geburt finden sich multiple Mißbildungen, die Hypotelorismus (als Zeichen für Holoprosenzephalie), Mikroophthalmie, Lippen- und Gaumenspalte, abnormale Ohren, Defekte der Kopfbehaarung, redundante Nackenhaut, verkrampfte Fäuste, »Affenfurche« (60%), Polydaktylie, Hackenfüße und Kryptorchismus des männlichen Neugeborenen einschließen (Abb. 14.10).

Kongenitale Herzfehler sind häufig und 50% der Kinder sterben innerhalb des ersten Monats, nur 10% überleben das erste Jahr.

Ätiologie

Non-disjunction in der ersten und zweiten Reifeteilung bei einem der beiden Eltern führt zu diesem Krankheitsbild. In ca. 20% der Fälle ist ein Elternteil Träger einer balancierten Translokation. 5% der Betroffenen weisen Mosaikbildungen auf.

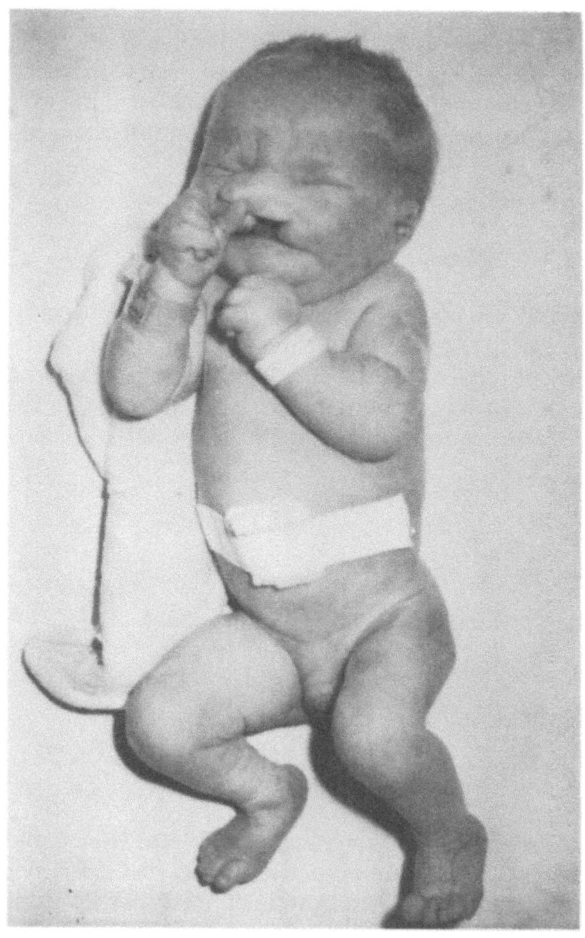

Abb. 14.10. Phänotyp der Trisomie 13

Wiederholungsrisiko

Das Risiko ist geringer als 1%, vorausgesetzt, kein Elternteil ist Träger einer balancierten Translokation.

Triploidie

Inzidenz

Triploidie kommt bei 2% aller Konzeptionen vor, führt aber in der Regel zu frühem Spontanabort. Ein Überleben bis zur Ausreifung ist daher extrem selten.

Klinik

Das triploide Neugeborene weist multiple Mißbildungen auf: Niedriges Geburtsgewicht, Disproportion zwischen kleinem Körper und großem Kopf, Syndaktylie, multiple kongenitale Mißbildungen, und außerdem findet man meist eine große Plazenta mit hydatidiformen Veränderungen.

Ätiologie

In den meisten Fällen ist der zusätzliche Chromosomensatz von einem Elternteil geerbt, in 66% durch doppelte Befruchtung, in 24% durch Befruchtung mit diploidem Spermium und in 10% durch Befruchtung eines diploiden Eies. 60% der Betroffenen besitzen 69, XXY-Chromosomen, und die übrigen haben meistens 69, XXX-Chromosomen. Hydatidiforme Veränderungen der Plazenta werden nur bei doppeltem väterlichen Satz beobachtet.

Wiederholungsrisiko

Das Wiederholungsrisiko ist unbekannt, wahrscheinlich ist es nicht erhöht.

Mit fragilem X assoziierter Schwachsinn (Martin-Bell-Syndrom)

Klinik

Die Schlüsselzeichen zur Diagnose sind geistige Behinderung, vergrößerte Hoden und eine fragile Zone des X-Chromosoms. Das Hodenvolumen beträgt bei 50% der betroffenen Erwachsenen 30–50 ml (normal: 20 ml) und kann schon vor der Pubertät erhöht sein. Die geistige Behinderung ist mild bis mittelgradig mit einer Neigung zum Stottern. Geringgradige geistige Behinderung wird bei 20–30% der weiblichen Heterozygoten gefunden.

4–60% der Zellen eines Betroffenen zeigen eine fragile Zone auf dem X-Chromosom bei Xq27.3 (Abb. 14.11). Die Konduktorinnen, insbesondere solche mit geistiger Behinderung, weisen ebenfalls in einem kleinen Prozentsatz ihrer Zellen dieses Phänomen auf, die Hälfte der obligaten Konduktorinnen ist jedoch zytogenetisch normal.

Genetische Aspekte

X-gebundene geistige Behinderung trifft einen von 1000 Knaben, und bei der Hälfte besteht eine familiäre Assoziation zum fragilen X. Mit fragilem X assoziierter Schwachsinn ist, nach der Trisomie 21, die zweithäufigste Ursache für mittel- bis schwergradige geistige Behinderung bei Männern. 7% der Fälle milden und 1% mittleren und schweren Schwachsinns bei Frauen betrifft Heterozygote. Die Beratung erfolgt wie bei einem X-chromosomal-rezessiven Merkmal. Die pränatale Diagnostik erfordert nach der

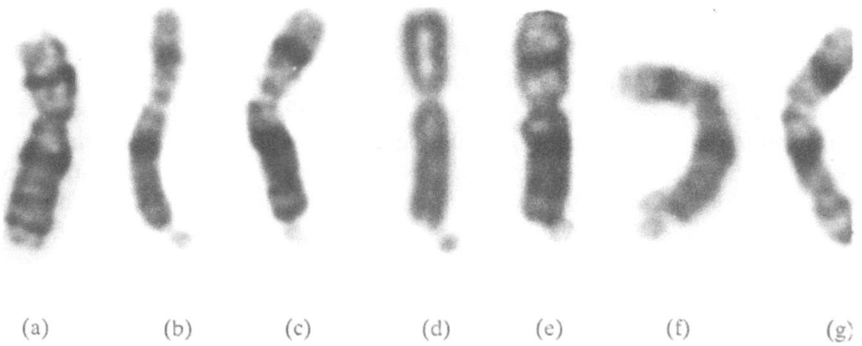

(a)   (b)   (c)   (d)   (e)   (f)   (g)

Abb. 14.11. Fragile Zone auf Xq27.3. (a) Normales X-Chromosom (G-banding), (b) Zone als Lücke zu sehen, (c–e) Chromosomenbruch in der Lücke zu sehen (d: aceto-Orcein), (f) Triradial durch Chromosomenbruch nach vorheriger Teilung mit anschließendem Non-disjunction des distalen Fragments, (g) Verlust von Xq28 als Folge eines doppelten Chromatidbruchs

Geschlechtsbestimmung eine Blutprobe der männlichen Feten, um die fragilen X nachzuweisen. Ein Ausschluß des Konduktorinnenstatus ist mit zytogenetischen Tests zur Zeit nicht möglich, und die Verwendung gekoppelter DNS-Marker wird durch die hohe Rate von Rekombinationen in diesem Gebiet des X-Chromosoms behindert.

Seltsamerweise gibt es einige Familien, bei denen das Merkmal oder eine Veranlagung dazu von normal erscheinenden Männern auf ihre Töchter und damit auf ihre betroffenen Enkel vererbt wurde. Dieser für ein X-gebundenes Merkmal anormale Erbgang ist bei genetischer Beratung zu berücksichtigen.

Deletionen und Duplikationen

Eine große Anzahl von chromosomal unbalancierten Kindern mit Deletionen, Duplikationen oder Kombinationen von beiden wurden beschrieben. Die Geburtsrate liegt insgesamt bei 1:2000.

Deletionen und Duplikationen können sich in der Meiose ereignen, wenn ein Elternteil eine balancierte strukturelle Aberration oder eine Neumutation aufweiset. Jede sichtbare Imbalanz der Chromosomen führt stets zu einem abnormalen Phänotyp mit multiplen Mißbildungen und geistiger Behinderung. Das klinische Bild scheint nicht spezifisch zu sein, obwohl es bei Geschwistern mit der gleichen Aberration oft ähnlich ist. Das Vorhandensein duplizierter bzw. das Fehlen deletierter Gene kann durch Gendosisstudien festgestellt werden, die nicht nur die genetische Imbalanz sichern, sondern auch bei der Lokalisation helfen. (Die Kinder mit der Imbalanz von Chromosom 9 auf der Abb. 14.4 halfen, den Lokus von GALT und Ak-1 festzustellen, siehe Abb. 8.8.) Bei jeder kindlichen Deletion oder Duplikation müssen die Chromosomen der Eltern untersucht werden, um balancierte strukturelle Störungen auszuschließen. Sind die Chromosomen der Eltern normal, so liegt das Wiederholungsrisiko nicht über dem der Allgemeinbevölkerung, ist ein Elternteil aber Träger einer balancierten Aberration, so gilt das in Tabelle 14.3 Gesagte.

Das Kind auf der Abbildung 14.12 ist geistig behindert, hat ein Iriskolobom und eine Mißgestaltung des Gesichts als Folge einer Teildeletion des kurzen Arms von Chromosom 4. In diesem Fall waren die Chromosomen der Eltern normal, und das Wiederholungsrisiko ist damit vernachlässigbar (Abb. 14.13). Im Gegenteil dazu haben zwei Kinder der Familie von Abbildung 14.14 eine partielle Duplikation von 9p und eine partielle Deletion von 15p. Die Symptome sind eine Gesichtsmißbildung und eine Retardation. Die Mutter dieser Kinder ist klinisch normal, aber Trägerin der balancierten Translokation, so auch der Bruder, dessen Frau vor jeder Schwangerschaft eine pränatale Diagnostik durchführen und einen betroffenen Feten abtreiben ließ.

Prader-Willi-Syndrom

Klinik

Beim Neugeborenen fallen Schluckbeschwerden und ein geringer Tonus auf. Das Gesicht ist flach mit zeltartiger Oberlippe, die äußeren Genitalien sind hypoplastisch. Später in der Kindheit bessert sich der Tonus, eine Fettsucht entsteht. Der Gesichtsschädel wird prominent mit bitemporaler Verschmälerung. Die Lidspalten sind mandelförmig geschnitten, Hände und Füße sind klein, es besteht eine geistige Behinderung (Abb. 14.15).

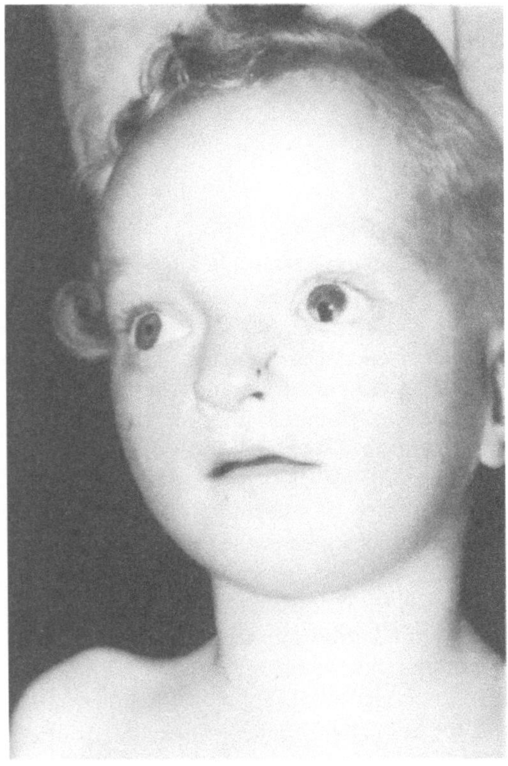

Abb. 14.12. Gesicht eines Kindes mit partieller Deletion des kurzen Arms von Chromosom 4 (4p-Wolf-Syndrom)

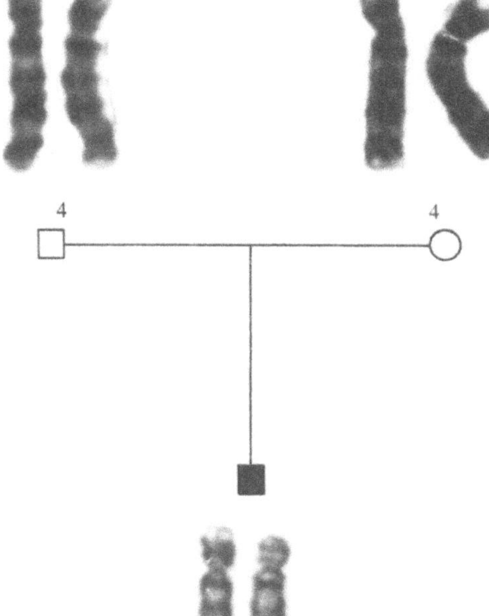

del 4p

Abb. 14.13. Ausschnitt aus dem Karyotyp von Eltern und Kind, um eine de-novo partielle Deletion des kurzen Arms von Chromosom 4 zu zeigen

Abb. 14.14. (a, b) Legende siehe folgende Seite

(a)

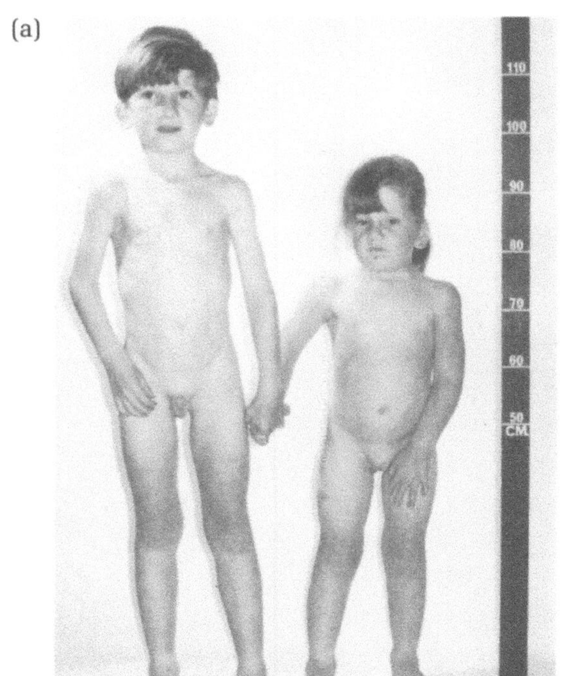

(b)

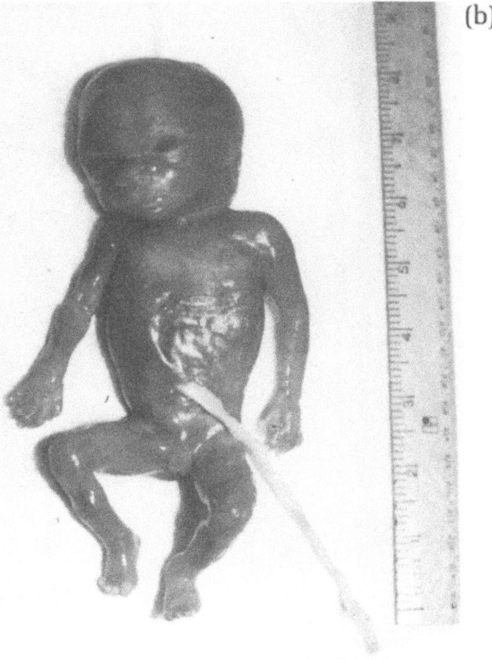

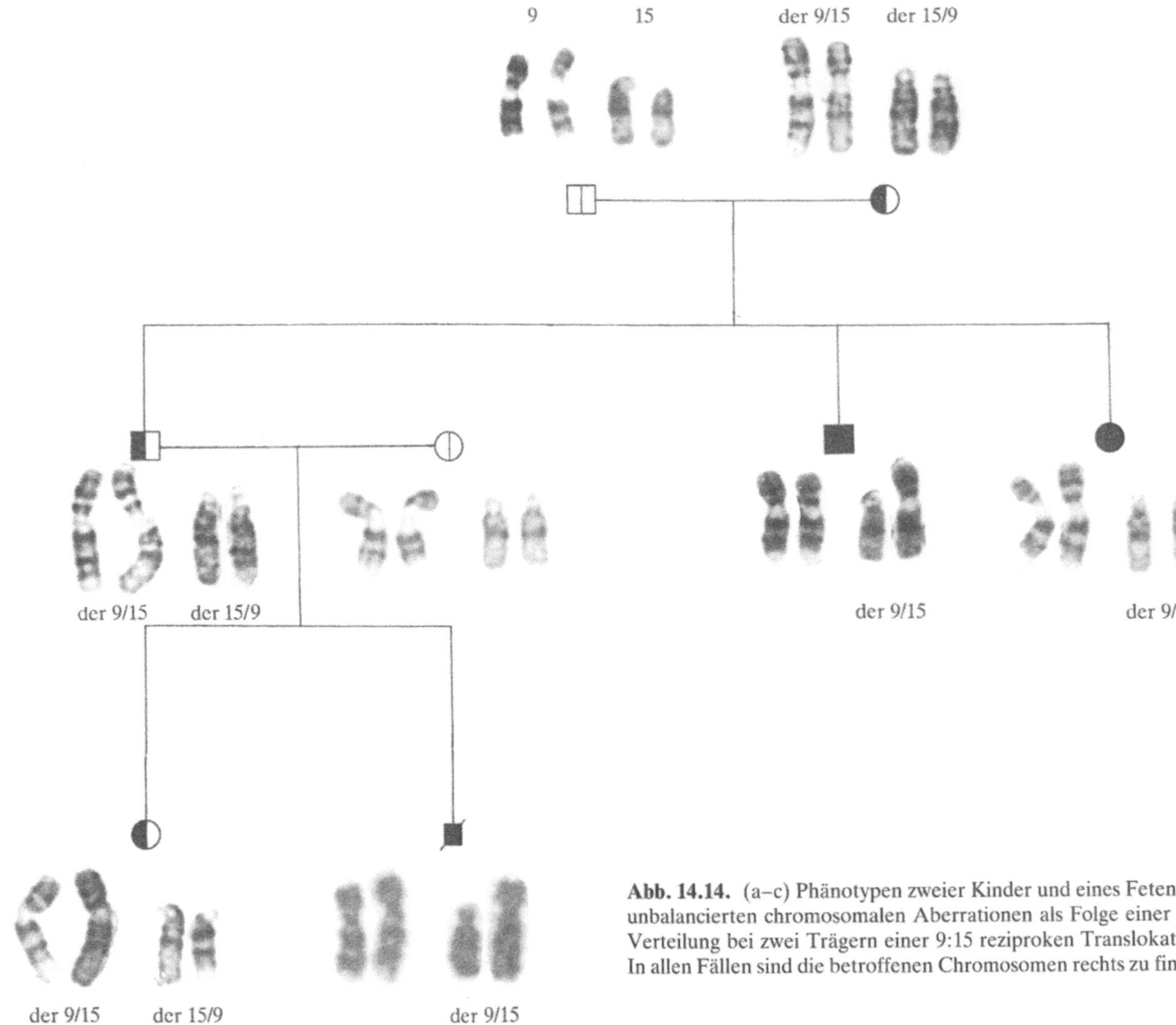

Abb. 14.14. (a–c) Phänotypen zweier Kinder und eines Feten mit unbalancierten chromosomalen Aberrationen als Folge einer 2:2-Verteilung bei zwei Trägern einer 9:15 reziproken Translokation. In allen Fällen sind die betroffenen Chromosomen rechts zu finden

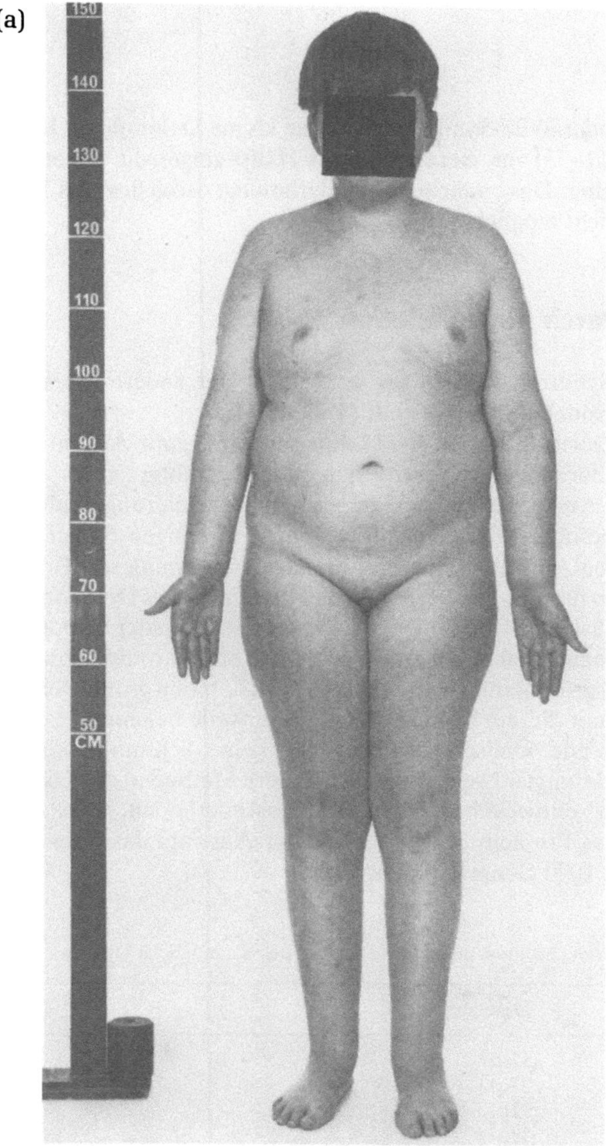

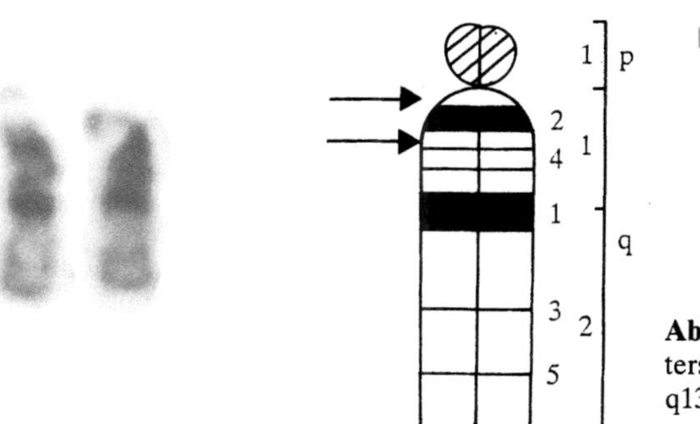

Abb. 14.15. (a) Prader-Will-Phänotyp. (b) Interstitielle Deletion von Chromosom 15 (q11–q13) eines Patienten mit diesem Syndrom

Genetische Aspekte

Bei 50% der Patienten mit Prader-Willi-Syndrom liegt eine kleine Deletion am langen Arm des Chromosoms 15 (15q11–13) vor. Bei der anderen Hälfte zeigen die Chromosomen keine sichtbare Veränderung. Das empirische Wiederholungsrisiko liegt bei 1,6%, und pränatale Diagnostik ist nicht möglich.

Andere Erkrankungen durch Mikrodeletion

Zusätzlich zum Prader-Willi-Syndrom wurden bis jetzt noch fünf andere Merkmale aufgrund einer sichtbaren Mikrodeletion festgestellt (Tabelle 14.4).

Die kleinste noch sichtbare Deletion umfaßt 4000 Kilobasen, eine große Anzahl Gene kann also ohne sichtbare Veränderungen verlorengehen oder überzählig sein.

Der klinische Effekt solcher Abnormitäten kann in geistiger Retardierung, multiplen kongenitalen Dysmorphien und/oder Mißbildungen bestehen. In einigen Fällen kann eine Deletion zum gleichzeitigen Auftreten mehrerer monogen determinierter Erkrankungen beim gleichen Patienten führen. Das beste Beispiel für ein solches Deletionssyndrom ist die Verbindung von Muskeldystrophie Typ Duchenne mit adrenaler Hypoplasie und Glyzerolkinasedefizienz (manchmal besteht auch zusätzlich eine chronisch granulomatöse Erkrankung). Verantwortlich dafür ist eine 6000–8000 Kilobasen große Deletion von Xp21.2. Einige Patienten mit diesem Syndrom sind mittlerweile bekannt.

Für Kinder, die entsprechende klinische Bilder, aber keine lichtmikroskopisch sichtbare Chromosomenveränderung aufweisen, müssen andere Methoden der Diagnostik chromosomaler Imbalanz entwickelt werden. Gendosismethoden, wie zuvor beschrieben, bieten sich an, das Problem liegt jedoch in der Auswahl des relevanten Genproduktes unter mehreren 1000 Genprodukten.

Tabelle 14.4. Syndrome mit sichtbaren chromosomalen Mikrodeletionen als mögliche Ursache

Syndrom	Deletierte Zone
Prader-Willi	15q12
DiGeorge	22q11
Wilms-Tumor, Aniridie	11p13
Retinoblastom	13q14
Langer-Gideon	8q23
Muskeldystrophie Duchenne	Xp21
Miller-Dieker-Lisenzephalie	17p13

Chromosomenbruchsyndrome

Die normalerweise niedrige Rate spontaner Chromosomenbrüche ist bei einigen monogenen Erkrankungen deutlich erhöht (Tabelle 14.5). Alle diese Merkmale werden autosomal rezessiv vererbt und sind durch früh auftretende Neoplasien charakterisiert, zusätzlich individuell durch andere, in der Tabelle aufgelistete Symptome. In allen

Tabelle 14.5

Merkmal	Klinik
Ataxia teleangiektasia	Beginn einer progressiven zerebellaren Ataxie in der Kindheit, Teleangiektasien, rekurrierende Brustinfektionen, α-Fetoprotein erhöht.
Bloom-Syndrom	Geburtsgewicht niedrig, Zwergwuchs, photosensitives Gesicht
Fanconi-Syndrom	Panzytopenie, Hautpigmentation, kongenitale Mißbildungen, speziell radiale Gliedmaßen
Xeroderma pigmentosum	Multiple Hautkrebse, Narben der Cornea

Fällen ist eine pränatale Diagnostik möglich, außerdem kommen verschiedene prä- und postnatale Testmethoden zur Anwendung.

Bei der Teleangiektasie mit zerebellarer Ataxie sind die Chromosomen stark radiosensitiv, und End-zu-End-vereinigte Chromosomen sind häufig. Das Bloom-Syndrom besteht in einer starken Erhöhung der Rate der Schwesterchromatidaustausche und Quadriradialbildung nach Rekombination zwischen Homologen (die anderen Syndrome weisen normale Raten aus). Ein Defekt der DNS-Reparaturmechanismen nach UV-Exposition ist die Ursache von Xeroderma pigmentosum. Bei der Fanconi-Anämie liegt eine übermäßige Empfindlichkeit gegenüber Chromosomenbrüche induzierenden Agentien wie Mitomycin C (Abb. 14.16) und Dipoxybutan vor.

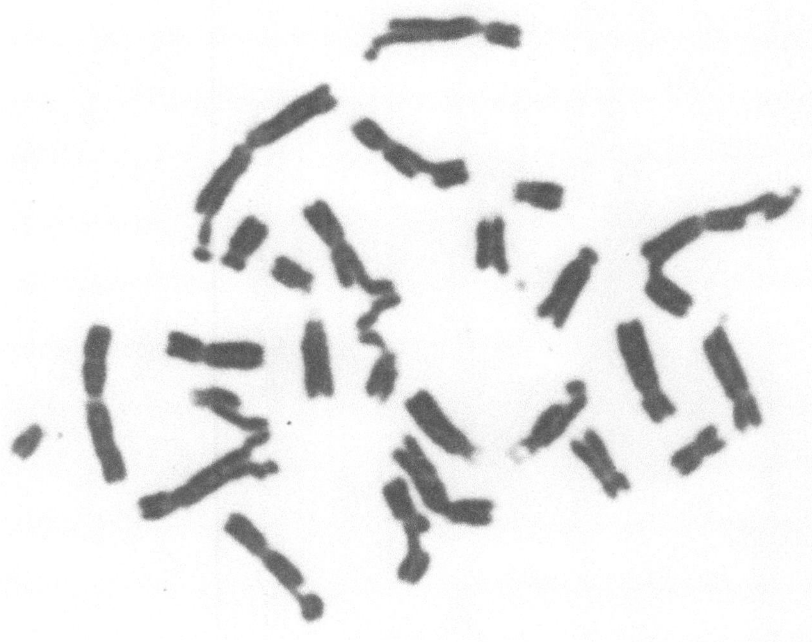

Abb. 14.16. Multiple Chromatidbrüche, durch Mitomycin C hervorgerufen (Blutprobe eines Patienten mit Fanconi-Syndrom)

Weiterführende Literatur

Affara NA, Ferguson-Smith MA, Tolmies JL et al. (1986) Variable transfer of Y-specific sequenzes in XX males. Nucleic Acids Research 14:5375–5387

Borgaonkar DS (1984) Chromosomal variation in man: a catalog of chromosomal variants and anomalies, 4th edition. Alan Liss, New York

Boue A, Gallano P (1984) A collaborative study of the segregation of inherited chromosomal structural rearrangements. Prenatal Diagnosis 4:45–67

Boue A, Gropp A, Boue J (1985) Cytogenetics of pregnancies wastage. Adv Hum Genet 14:1–58

DeGrouchey J, Turleau C (1984) Clinical atlas of human chromosomes, 2nd edition. Wiley & Sons, Chichester

Ferguson-Smith MA, Yates JRW (1984) Maternal age-specific rates for chromosome aberrations and factors influencing them. Report of a collaborative European study on 52.965 amniocenteses. Prenatal Diagnosis 4:5–44

Hassolt T, Chan N, Funkhouser J et al. (1980) A cytogenetic study of 1000 spontaneous abortions. Ann Hum Genet 44:151–178

Hook EB, Porter IH (eds) (1977) Population cytogenetics: Studies in humans. Academic Press, New York

Schinzel A (1984) Catalogue of unbalanced chromosome aberrations in man. de Gruyter, Berlin

15 Durch ein Gen determinierte Krankheiten

Bis heute wurden mehr als 3900 durch ein Gen hervorgerufene Störungen der menschlichen Gesundheit beschrieben. Individuell betrachtet sind diese Störungen selten, insgesamt betreffen sie aber mehr als 1% der Bevölkerung. Für die genetische Beratung besitzen sie dreifache Bedeutung: Erstens ist es wichtig, eine betroffene Familie, ungeachtet der Seltenheit des Merkmals, korrekt zu beraten. Zweitens können Verwechselungen dieser seltenen, hoch riskanten Krankheiten mit häufigeren und mit geringerem Risiko behafteten Ursachen von Krankheiten wie Krebserkrankungen, ischämische Herzkrankheit, Diabetes mellitus und Epilepsie vorkommen. Diese und andere heterogene (d. h. durch verschiedene mögliche Ursachen bewirkte) Erkrankungen des Erwachsenenlebens werden hinsichtlich ihrer genetischen Aspekte in Kapitel 16 abgehandelt. Drittens können Störungen verschiedener einzelner Gene untereinander sehr ähnliche Phänotypen erzeugen (Genetische Heterogenität). Genetisch heterogene Erkrankungen können bei gleichem Krankheitsbild in verschiedenen betroffenen Familien verschiedene Vererbungsmodi aufweisen. Dies kann bei der Beratung zu Problemen führen. Manchmal ist es unmöglich, bei einer Familie eine Entscheidung zwischen zwei oder mehr Erbgängen zu fällen, dann wird ein »kombiniertes Risiko« errechnet.

Merkmale, die für ihre genetische Heterogenität bekannt sind, werden zuerst beschrieben, anschließend werden die häufigsten und klinisch bedeutsamsten durch ein Gen determinierten Krankheiten erläutert. Diese Beschreibungen sollen es dem Leser ermöglichen, Referenztexte zur Vertiefung der Informationen zu finden.

Merkmale mit starker genetischer Heterogenität

Schwachsinn

Etwa 3,4% der Bevölkerung werden mit einem Intelligenzquotienten von weniger als 70 als geistig behindert bezeichnet. Die Mehrheit dieser Individuen (3%) besitzt einen IQ von 50–70 (leichte Retardierung), aufgrund durchgeführter Zwillingskonkordanz- und Familienkorrelationsstudien wird eine multifaktorielle Vererbung vermutet. Gelegentlich finden sich bei Betroffenen auch durch ein Gen determinierte Erkrankungen (z. B. Neurofibromatose) oder chromosomale Aberrationen (z. B. 47 XXY).

Mittel- und schwergradige geistige Behinderung (IQ < 50) findet sich bei 1% der Neugeborenen, der Prozentsatz sinkt jedoch mit zunehmendem Alter auf 0,3–0,4%, da viele dieser Individuen in frühester Kindheit sterben. In ca. zwei Drittel der Fälle kann die Ursache gefunden werden (Tabelle 15.1). Die häufigste Einzelursache ist die Trisomie 21, bei Knaben gefolgt von mit fragilem X assoziiertem Schwachsinn (Kapitel 14).

Sind die Chromosomen unauffällig und konnte keine andere Ursache festgestellt werden, ist das Wiederholungsrisiko abhängig vom Geschlecht der betroffenen Person.

Tabelle 15.1. Ursachen mittel- bis geringgradigen Schwachsinns

40% chromosomal	– Trisomie 21 (32%)
	– andere Autosomen (2%)
	– Gonosomal (6%)
15% monogenetisch	
2% Infektion der Mutter	
7% perinatale Asphyxie	
2% postnatale Infektion oder Trauma	
34% unbekannt	– mit kongenitalen Defekten oder Mißbildungen (14%)
	– mit zusätzlichem Nachweis einer Hirnschädigung (10%)
	– ohne zusätzliche Schädigung (10%)

Das Risiko beträgt für Geschwister eines betroffenen Knaben 1:10, liegt jedoch für die Geschwister eines Mädchens bei 1:25. Dieses Ungleichgewicht reflektiert möglicherweise bisher nicht erkannte Formen X-gebundenen Schwachsinns. Sind zwei Geschwister betroffen, ist das Vorliegen entweder eines autosomal oder X-gebundenen, rezessiven Erbgangs wahrscheinlich. Eine X-gebundene Vererbung muß angenommen werden, wenn ein betroffener Knabe weitere kranke männliche Verwandten in der mütterlichen Linie hat.

Kongenitale Taubheit

Eins von 1000 Kindern weist eine angeborene Taubheit auf. In 50% der Fälle liegt eine genetische Ursache mit von Fall zu Fall verschiedenen Erbgängen zugrunde (Tabelle 15.2). Die Diagnose wird durch mehrere, nicht allele autosomal rezessive Typen noch erschwert. Insgesamt werden 20% des Nachwuchses zweier kongenital tauber Eltern selbst taub sein. In etwa der Hälfte der Fälle werden nur einige Kinder taub sein (autosomal dominante Vererbung), bei den übrigen Fällen weisen alle Kinder eine kongenitale Taubheit auf (allele autosomal rezessive Vererbung).

Für normale Eltern eines kongenital tauben Kindes ohne erkennbare andere Ursachen beträgt das Wiederholungsrisiko 1:6. Dieses kombinierte Risiko wurde aus dem Anteil autosomal dominanter Familien mit vernachlässigbar kleinem Risiko einer Neumutation und dem 1:4-Risiko für Familien mit autosomal rezessivem Erbgang errechnet. Wird ein zweites taubes Kind geboren, so muß eine autosomal rezessive Vererbung angenommen und das Risiko fortan mit 1:4 angesetzt werden.

Tabelle 15.2. Ursachen kongenitaler Taubheit

50% monogenetisch	43,5% autosomal rezessiv
	– 6% autosomal dominant
	– 0,5% X-gebunden rezessiv
30% umweltbedingt	
20% idiopathisch	

Das empirische Risiko für das erste Kind eines kongenital Tauben mit unauffälliger Familienamnese und normalem Partner beträgt 1:20; ist das Kind taub, muß das Risiko auf 1:2 modifiziert werden (autosomal dominante Vererbung).

Kongenitaler Katarakt

Eins von 250 Neugeborenen leidet unter angeborenem Katarakt (grauer Star), dessen Ursache heterogen ist (Tabelle 15.3). Für normale Eltern eines betroffenen Kindes wird das kombinierte Wiederholungsrisiko mit 1:10 angegeben. Wie bei der kongenitalen Taubheit muß im Wiederholungsfall von autosomal rezessiver Vererbung ausgegangen werden.

Tabelle 15.3. Ursachen des kongenitalen Katarakts

22% chromosomal	
25% pränatale Infektion	
9% stoffwechselbedingt	
10% genetisch	– meist autosomal dominant
	– einige autosomal rezessiv
34% idiopathisch	

Retinitis pigmentosa

Eine Retinitis pigmentosa führt zu progressivem Visusverlust, wobei sich Klumpen retinalen Pigments bilden. Zunächst tritt Nachtblindheit bei eingeschränktem Gesichtsfeld auf, später wird auch das retinale Sehen beeinträchtigt. Atypische Formen können Krankheiten wie die myotonische Dystrophie und die Friedreich-Ataxie begleiten.

Die typische Form kann autosomal dominant (15%), autosomal rezessiv (80%) oder X-gebunden rezessiv (5%) vererbt werden, mit einer Gesamtprävalenz von 1/5000. Die Beratung kann einfach sein, wenn mehrere Familienmitglieder betroffen sind. Da jedoch die einzelnen Typen klinisch nicht zu unterscheiden sind, muß in Einzelfällen ein kombiniertes Risiko angegeben werden. Dieses beträgt für ein Kind eines isoliert Betroffenen 1:8, ist das Kind selbst auch betroffen, so muß von autosomal dominanter Vererbung ausgegangen werden.

Die X-gebundene Form ist mit einigen flankierenden Restriktionsfragmentlängenpolymorphismen gekoppelt. Dadurch ist die Identifizierung von Trägern und eine pränatale Diagnostik möglich. Dies ist bei den anderen Typen nicht durchführbar.

Osteogenesis imperfecta

Die Osteogenesis imperfecta ist durch brüchige Knochen, blaue Skleren, verfärbte Zähne und durch eine durch Otosklerose bedingte Taubheit charakterisiert. Die

Gesamthäufigkeit beträgt 1:20000, dabei variiert die klinische Symptomatik zwischen praktisch nicht vorhandenen Merkmalen und perinatalem Tod (Abb. 15.1). In Durchschnittsfällen führen multiple Frakturen und Verbiegungen der Knochen zu stärkster körperlicher Behinderung.

Die Erkrankung ist genetisch heterogen. Letale und intermediäre Formen können entweder autosomal rezessiv oder dominant vererbt werden, die kombinierten Risiken betragen 3% für die letale und 7% für die schwere Form. Die milde Variante weist üblicherweise einen autosomal dominanten Erbgang auf.

Die zugrundeliegenden pathologischen Veränderungen sind heterogen, betreffen aber meist das Strukturprotein Kollagen Typ I, das Hauptkollagen der Knochenmatrix. Das Kollagen Typ I enthält eine Triple-Helix von zwei α-1(I)-Ketten und einer α-2(I)-Kette. Die Gene dieser Polypeptide befinden sich auf den Chromosomen 17 und 7. Jedes Gen besitzt über 50 kodierende Segmente und die Proteine unterliegen exzessiver posttranslationaler Modifikation. Deshalb sind verschiedene Fehler möglich, die alle die Kollagen Typ I-Synthese stören und eine Osteogenesis imperfecta bewirken können. Partielle Deletionen jedes Gens wurden bei Patienten mit der letalen Variante gefunden. Bei einem Kind mit einer partiellen, 500 bp umfassenden Deletion des α-1(I)-Gens wurde die Transkription fortgesetzt und eine abnorm kurze Kette produziert, die die Triple-Helixstrukturen von drei Viertel der vorhandenen Kollagenmoleküle störte. Dieses Phänomen wird als »proteine suicide« (Proteinselbstmord) bezeichnet und macht verständlich, wieso ein einziges mutiertes Gen derartig massive Auswirkungen auf den Phänotyp haben kann.

Liegt der leichte, dominante Typ der Osteogenesis imperfecta vor, kann mit Restriktionsfragmentlängenpolymorphismen ein Fehler entweder im Kollagen α-2(I)- oder im α-1(I)-Gen nachgewiesen werden.

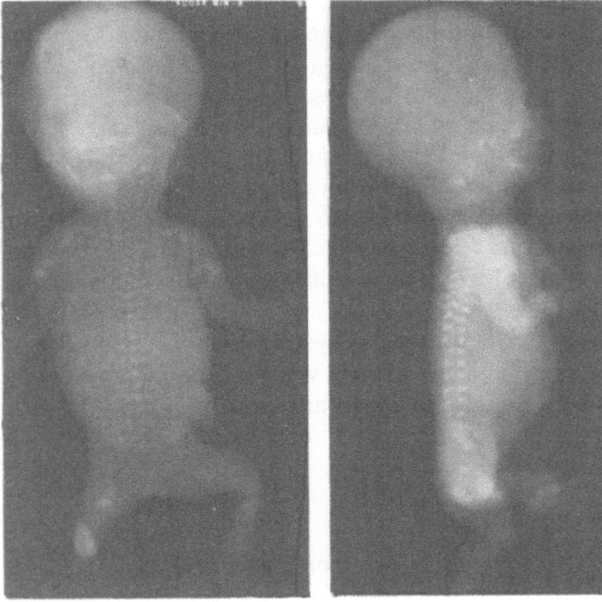

Abb. 15.1. Perinatal letale Variante der Osteogenesis imperfecta

Eine pränatale Diagnostik zumindest der schweren Varianten ist durch Ultraschall möglich und kann auch bei Familien mit bekannter Molekularpathologie durch DNS-Analyse versucht werden.

Arthrogrypose (Arthrogryposis multiplex congenita)

Die Ätiologie dieser Erkrankung (multiple, nicht progressive Gelenkkontrakturen) ist sehr heterogen, da diese Krankheit die Folge einer jeglichen Bewegungseinschränkung eines Gelenks sein kann. Es können vier Hauptkategorien aufgestellt werden: myopatische Störungen (zum Beispiel Amyoplasie), neuropathische Störungen (Neuralrohrdefekt, Chromosomenaberration), Bindegewebsstörungen und äußerlich bedingte Störungen der fetalen Bewegung (zum Beispiel Oligohydramnion bei dem Potter-Syndrom). Werden Neuralrohrdefekte, Chromosomenaberrationen und das Potter-Syndrom ausgeklammert, leiden etwa ein Drittel der Patienten an Amyoplasie mit fibrösem Ersatz vieler Muskeln. Die Amyoplasie tritt sporadisch auf, und mehr als 50 monogene Erkrankungen müssen bei der Diagnostik bedacht werden (siehe weiterführende Literatur). Führen diese Untersuchungen zu keinem Ergebnis, beträgt das empirische Wiederholungsrisiko 5% (15% bei neuropathischer Störung). Die pränatale Diagnostik durch Beobachtung fetaler Bewegungen im Ultraschall ist nicht zuverlässig.

Disproportionierter Zwergwuchs

Diese Erkrankung zeigt sich entweder durch einen kurzen Rumpf oder durch zu kurze Extremitäten. Die Mukopolysaccheridose Typ IV ist die häufigste Ursache für die Rumpfverkürzung und die Achondroplasie verursacht am häufigsten die zu kurzen Extremitäten. Viele genetische und nicht genetische Ursachen können jedoch eine Verschiebung der Körperproportionen bewirken (siehe Spezialliteratur unter weiterführender Literatur).

Durch ein Gen hervorgerufene Erkrankungen des Menschen (alphabetische Reihenfolge)

Achondroplasie

Diagnose: Besonders proximal verkürzte Gliedmaßen, ein normal langer Rumpf mit lumbaler Skoliose, ein prominenter Gesichtsschädel mit eingedrücktem Nasenrücken (Sattelnase), eine Dreizackhand, Röntgenbefund mit kaudal verschmälerten Zwischenwirbelräumen (Abb. 15.2).

Prognose: Erwachsenengröße von 132 cm beim Mann und 123 cm bei der Frau. Der IQ und die Lebenserwartung sind normal. Meistens klagen die Patienten über Rückenschmerzen, selten treten spinale Kompressionssyndrome auf.

Genetische Aspekte: Autosomal dominante Krankheit mit voller Penetranz und geringer Variation des klinischen Bildes. Inzidenz 1:26000 Lebendgeborene, Mutationsrate 14:1000000 Gameten, mit zunehmendem Alter des Vaters erhöht.

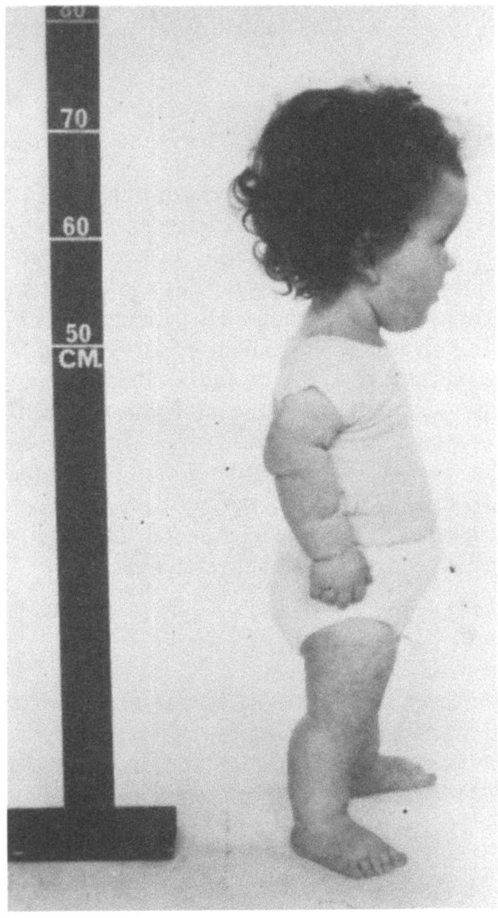

Abb. 15.2. Achondroplasie

α-I-Antitrypsinmangel

Diagnose: Untersuchung der Proteaseinhibitorenaktivität und genaue Bestimmung durch isoelektrische Fokussierung.

Prognose: Nur ZZ-Homozygote sind betroffen. Eine juvenile Zirrhose (10%) und ein Lungenemphysem in der 3.–4. Lebensdekade, besonders bei Rauchern (60–70%) werden beschrieben.

Genetische Aspekte: Autosomal kodominante Erkrankung mit mehr als 30 Allelen für einen Lokus auf Chromosom 14. 88% der Bevölkerung weisen MM, 3,5% MZ und 0,06% ZZ auf. Die Z-Variante ist eine Punktmutation mit Austausch von Glutaminsäure gegen Lysin auf der Aminosäureposition 53 und resultierender Störung der Freisetzung aus den Hepatozyten. Eine pränatale Diagnostik mittels DNS-Analyse ist entweder durch Oligonukleotidproben oder intragenetische Restriktionsfragmentlängenpolymorphismen möglich. Der größte Teil aller Z-Allele besitzt ein identisches Muster benachbarter Restriktionsfragmentlängenpolymorphismen, dies spricht für eine relativ junge Mutation in der kaukasischen Rasse.

Apert-Syndrom

Diagnose: Synostosen mehrerer Schädelnähte und knöcherne Syndaktylien der Finger II–V (Abb. 15.3).

Prognose: Geistige Behinderung (?%), Gaumenspalte (25%).

Genetische Aspekte: Autosomal dominant, niedrige biologische Fähigkeit, so daß die meisten Fälle Neumutationen sind, erhöhte Rate bei höherem Alter des Vaters.

Charcot-Marie-Tooth-Syndrom (Hereditäre motorische und sensorische Neuropathie Typ 1; Peronäusatrophie)

Diagnose: Beginn mit beidseitigen Fußlähmungen in der zweiten Dekade, vergrößerte periphere Nerven, invertierte »Champagnerflaschenbeine«, Hohlfuß, Achillessehnen-

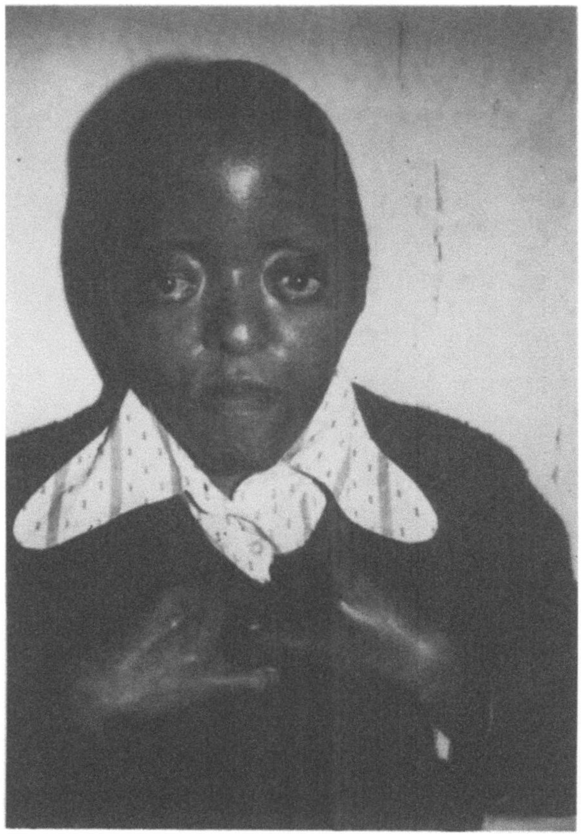

Abb. 15.3. Apert-Syndrom

reflex abgeschwächt, Sensibilitätsverlust, insbesondere für Vibration, reduzierte Nervenleitgeschwindigkeit. Die Muskelbiopsie zeigt eine Demyelisation.

Prognose: Normale Lebenserwartung mit leicht- bis mittelgradiger Behinderung.

Genetische Aspekte: Meist autosomal dominant, selten autosomal oder X-gebunden rezessiv.

Chorea Huntington (Huntington's disease, Huntington-Krankheit)

Diagnose: Beginn üblicherweise in der vierten Dekade, psychatrische Symptome, progressive Chorea und Demenz. Ein Computertomogramm kann die Caudatusatrophie zeigen. Die neuropathologischen Veränderungen sind mit Atrophie der kleinen Neuronen in Nukleus caudatus und im Putamen und der großen Neuronen im Globus pallidus typisch.

Prognose: Progressive Behinderung, Tod 10–12 Jahre nach Beginn der Erkrankung.

Genetische Aspekte: Autosomal dominant mit kompletter, aber altersabhängiger Penetranz: 10% mit 30 Jahren, 30% mit 40, 60% mit 50, 85% mit 60 und 95% mit 70 Jahren. Inzidenz 1:18000 in Großbritannien und den USA, 1:333000 in Japan und 1:5740 in Tasmanien. Präsymptomatische und pränatale Diagnostik mit gekoppelten Restriktionsfragmentlängenpolymorphismen möglich.

Ehlers-Danlos-Syndrom

Diagnose: Viele Varianten mit variablen Kombinationen von Schlottergelenken, hyperelastischer Haut, Gefäßbrüchigkeit und schlechter Wundheilung (Abb. 15.4) sind bekannt.

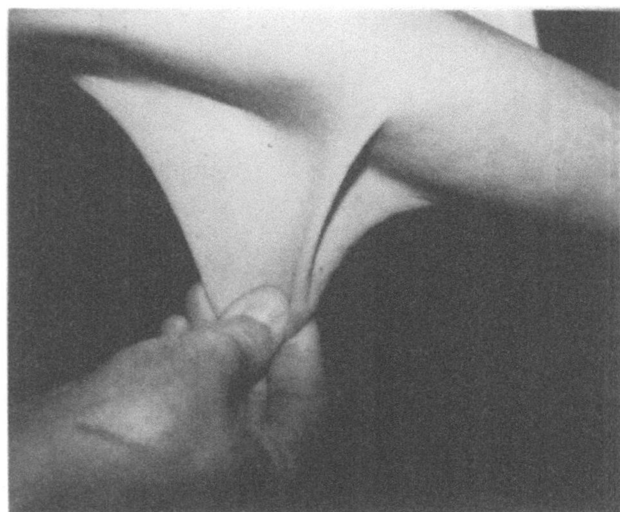

Abb. 15.4. Hyperelastische Haut beim Ehlers-Danlos-Syndrom

Prognose: Die Lebenserwartung ist, ausgenommen bei Varianten mit starker Gefäßbrüchigkeit, normal.

Genetische Aspekte: Autosomal dominante Typen sind am häufigsten, auch X-gebundene und autosomal rezessive Typen kommen vor. Inzidenz in Großbritannien
1:150 000.

Friedreich-Ataxie

Diagnose: Progressive Ataxie, beginnend im 6.–8. Lebensjahr, Hohlfuß, Verlust der
tiefen Beinsehnenreflexe, Babinski-Reflex positiv.

Prognose: Zunehmende Behinderung, Rollstuhl in der zweiten, Tod in der dritten
Lebensdekade.

Genetische Aspekte: Autosomal rezessiv, Trägererkennung und pränatale Diagnostik
nicht möglich. Die häufigste Ursache ererbter zerebellarer Ataxien (1:25 000 in Italien),
jedoch sind verschiedene andere, seltenere genetische Ursachen bekannt.

Galaktosämie

Diagnose: Gewichtsverlust des Neugeborenen, Erbrechen, Hepatomegalie, Ikterus,
Katarakt und Infektionsanfälligkeit; reduzierende Substanz im Urin (Galaktose),
fehlende Galaktose-I-Phosphaturidyltransferase (GALT).

Prognose: Vermeiden von Milch und Milchprodukten bei der Kost ist lebenswichtig, mit
entsprechender Diät sind IQ und Lebenserwartung normal. Eine geistige Behinderung
ist unvermeidlich, wenn die Diät später als im ersten Lebensmonat einsetzt, der Wert des
Neugeborenenscreenings ist damit erklärt.

Genetische Aspekte: Autosomal rezessives Merkmal, GALT-Lokus auf 9p, Trägererkennung (GALT-Bestimmung in Erythrozyten) und pränatale Diagnostik (GALT-
Bestimmung nach Amniozentese) möglich. Die Variante mit dem Allele Duarte bleibt
wegen höher bleibender GALT-Spiegel auch homozygot symptomfrei. Symptome
können auftreten, wenn eine Duarte-Galaktosämie-Doppelmutation vorliegt. Inzidenz
der Galaktosämie 1:40 000.

Hämophilie A (klassische Hämophilie)

Diagnose: Wiederholte spontan und nach Operationen erfolgende Einblutungen in
weiche Gewebe und Gelenke, Faktor VIII unter 30% des Normwertes.

Prognose: Unter Therapie nahezu normale Lebenserwartung.

Genetische Aspekte: X-gebundene rezessive Erkrankung mit Lokus auf Xq28, das
größte bisher geklonte Gen (186 Kb mit 26 Exonen). Inzidenz 1:5000 Knabengeburten.
Molekularpathologisch sind bis jetzt Gendeletionen und Punktmutation mit vorzeitigem
Kettenabbruch bekannt. 6–15 von 100 Patienten entwickeln unter Therapie Antikörper

gegen Faktor VIII, dies korreliert jedoch nicht mit dem Vorhandensein von Deletionen. Trägeridentifizierung durch intragenetische oder eng gekoppelte extragenetische Restriktionsfragmentlängenpolymorphismen ist bei den meisten Familien anwendbar, andernfalls Vergleich der Faktor VIII-Gerinnungsaktivität (FVIII: Ag, FVIII: cAg, FVIII: C) mit kreuzreagierendem Faktor VIII-Antigenspiegel (FVIII: RAg, vWF: Ag). Tritt nur ein Fall in der Familie auf, ist die Mutter in 90% der Fälle eine Konduktorin.

Hämophilie B (Christmas-Krankheit)

Diagnose: Klinisch der Hämophilie A ähnlich, Faktor IX weniger als 30% des Normwertes.

Prognose: Unter Therapie nahezu normale Lebenserwartung.

Genetische Aspekte: X-gebundene rezessive Erkrankung mit Lokus auf Xq27 (Gen 34 Kb groß mit 8 Exonen). Häufigkeit 1:30000 Knabengeburten. Molekularpathologisch wurden bis jetzt komplette oder partielle Gendeletionen und Punktmutationen mit defekter mRNS-Spleissung gefunden. Patienten unter Therapie entwickeln nur selten Antikörper, diese besitzen jedoch meist totale Gendeletionen. Eine Trägeridentifizierung ist für 66% der Konduktorinnen durch intragenetische Restriktionsfragmentlängenpolymorphismen möglich, weniger sicher auch bei dem Rest durch Vergleich der Faktor IX-Gerinnung mit Faktor IX-Antigenspiegeln. Eine pränatale Diagnostik ist durch DNS-Analyse möglich. Wenn diese nicht informativ ist, wird eine fetale Geschlechtsbestimmung und eine Blutprobe bei männlichen Feten zur Bestimmung des Faktor IX-Spiegels durchgeführt.

Hepatolentikuläre Degeneration (M. Wilson)

Diagnose: Beginn in der Jugend oder später mit progressiver Lebererkrankung oder Störungen der Basalganglien, Keyser-Fleischer-Kornealring aus braun-grünem Pigment um die Irisperipherie (Abb. 15.5).
Kupferstoffwechselstörung mit reduziertem Coeruloplasmin bei erhöhtem Kupferanteil des Lebergewebes und, während der Behandlung mit D-Penicillamin, auch im Urin.

Prognose: Unbehandelt führt die Erkrankung zu chronisch aktiver Hepatitis und neurologischen Störungen, bei Therapie normale Lebenserwartung.

Genetische Aspekte: Autosomal rezessiv, Lokus auf 13q14, Trägererkennung in 10% der Fälle möglich, keine pränatale Diagnostik. Inzidenz 1:200000 in Großbritannien, 1:25000 in Japan.

Hereditäres angioneurotisches Syndrom

Diagnose: Wiederholte, ohne Therapie abklingende Ödeme des Unterhautgewebes oder der Darmwände infolge fehlender Funktion des Komplement-C1-Esteraseinhibitors (85% CRM-negativ, 15% CRM-positiv). Reduzierte C4-Titer, speziell, wenn Symptome auftreten.

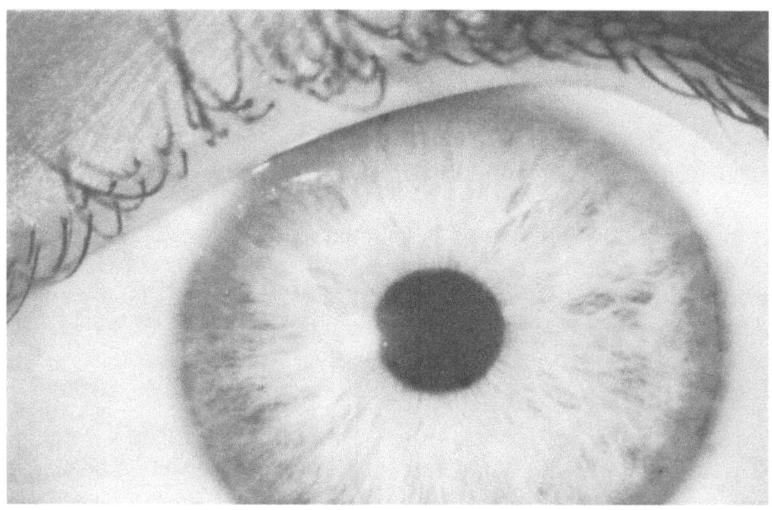

Abb. 15.5. Kayser-Fleischer-Kornealring bei hepatolentikulärer Degeneration

Prognose: Obwohl die Anfälle sich mit zunehmendem Alter vermindern, kann der Tod aufgrund eines Lungenödems eintreten, so daß eine Prophylaxe mit Medikamenten wie zum Beispiel Danazol durchgeführt werden sollte.

Genetische Aspekte: Autosomal dominantes Merkmal mit einem Lokus auf Chromosom 1.

Hereditäre Thrombophilie

Diagnose: Wiederholte oberflächliche und tiefe Venenthrombose mit entweder reduziertem Plasmaprotein C oder reduziertem Antithrombin III.

Prognose: Variabel, abhängig von der Lage und dem Ausmaß der Thromben.

Genetische Aspekte: Beide Erkrankungen werden autosomal dominant vererbt mit einer kombinierten Häufigkeit von mindestens 1:2000. 2–30% der wegen wiederholter oder ausgedehnter Thrombosen hospitalisierten Patienten weisen einen Mangel an Plasmaprotein C oder Antithrombin III auf. Das Gen für Antithrombin III wurde geklont, und sein Lokus ist auf Chromosom 1 zu finden. Das Gen für das Plasmaprotein C wurde provisorisch dem Chromosom 2 zugeordnet.

von Hippel-Lindau-Syndrom

Diagnose: Hämangiome der Retina, zerebellare Hämangioblastome.

Prognose: Nierenkarzinome (20%); Nieren-, Pankreas-, Leber- und Nebenhodenzysten.

Genetischer Aspekt: Autosomal dominante Erkrankung, gelegentlich keine Penetranz, keine pränatale Diagnostik möglich. Kinder mit bestehendem Risiko müssen jährlich untersucht werden.

Hypercholesterinämie (Familiäre Hyperlipidämie Typ II)

Diagnose: Beginn in der dritten oder vierten Dekade mit Xanthomen, Xanthelasmen, Kornealring und erhöhter Gefahr des Auftretens von koronarer Herzkrankheit (Abb. 15.6). Stark erhöhte Hungerwerte des Low-density Lipoproteins (LDL) und des Cholesterins als Folge reduzierter Clearance durch einen defekten LDL-Rezeptor. Bei blander Familienanamnese ist die Abgrenzung zur polygenen Hypercholesterinämie (5% der Bevölkerung) schwierig.

Prognose: Vorzeitiger Tod durch Herzinfarkt (50% der unbehandelten Patienten sterben bis zum 60. Lebensjahr). 3–8% der Männer mit koronarer Herzkrankheit leiden unter erblicher Hypercholesterinämie.

Genetische Aspekte: Autosomal dominant, Lokus auf Chromosom 19p13. Das LDL-Rezeptorgen ist 45 Kb groß mit 18 Exonen. Verschiedene Mutationen wie partielle Deletionen, frame shift und vorzeitiger Kettenabbruch wurden bisher nachgewiesen. Eine pränatale Diagnostik mit intragenetischen Restriktionsfragmentlängenpolymorphismen ist möglich.

Incontinentia pigmenti

Diagnose: Beginn in der Kindheit mit Entzündungen der Haut, denen eine irreguläre, fleckige Pigmentation folgt, partielle Alopezie, Zahnhypo- oder -aplasien.

Prognose: Geistige Behinderung (30%) oder Augenprobleme (30%).

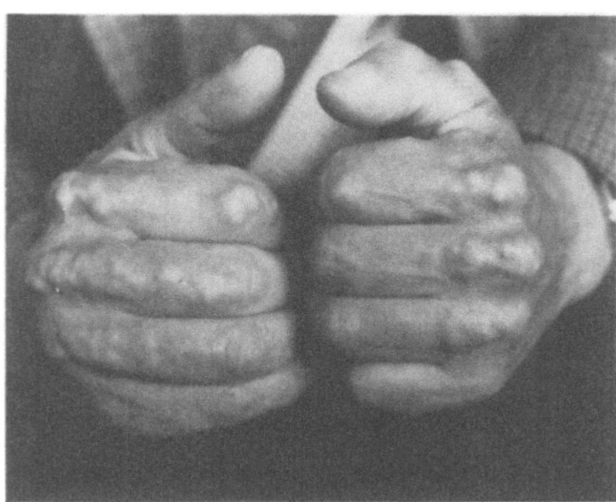

Abb. 15.6. Xanthome der Sehnen bei familiärer Hypercholesterinämie

Genetische Aspekte: X-gebundene, dominante Erkrankung, Letalität in utero für hemizygot betroffene Knaben, somit besteht ein starker Überschuß betroffener Mädchen.

Kongenitales adrenogenitales Syndrom (AGS, 21-Hydroxylase-Mangel)

Diagnose: Erbrechen, Schockzustand und Tod des Neugeborenen bei der mit Salzverlust verbundenen Form, Virilisation des Mädchens mit Zwittergenitalien, Pubertas praecox beim Knaben; erhöhte Ketosteroide und Pregnandiol im Urin, stark erhöhtes 17-α-Hydroxyprogesteron und ACTH im Serum, die jedoch unter Therapie wieder auf Normalwerte zurückgeführt werden können.

Prognose: Normale Lebenserwartung, Gesundheit und Fertilität, wenn die Diagnose sofort erfolgt und eine Therapie mit Hydrokortison und Fluoridkortison eingeleitet wird.

Genetische Aspekte: Autosomal rezessive Erkrankung. In 25% der Fälle Folge einer Deletion des aktiven Cytochrom P450-Gens, das mit MHC-gekoppeltem Lokus auf dem Chromosom 6 lokalisiert ist und dessen Produkt an der Steroid-21-Hydroxylation beteiligt ist (Abb. 11.8, S. 142). Die Formen mit und ohne Salzverlust scheinen Allele zu sein. Träger können durch HLA-Koppelungsstudien entdeckt werden. Eine pränatale Diagnostik ist durch Untersuchung des 17-α-Hydroxyprogesteronspiegels im Fruchtwasser, durch gekoppelte Restriktionsfragmentlängenpolymorphismen im MMC-Komplex oder durch 21-Hydroxylaseproben möglich. Inzidenz 1:40000 in den USA, 1:500 bei Jupik-Eskimos. Der 21-Hydroxylase-Mangel ist die häufigste Ursache (90%), es sind jedoch auch seltenere Enzymmangelerkrankungen mit anderen Stoffwechselstörungen und klinischen Bildern bekannt. Eine leichte Verlaufsform, die in der Pubertät diagnostiziert werden kann, scheint das Resultat einer Duplikation des P450-Cytochromgens zu sein.

Kongenitale Sphärozytose

Diagnose: Chronisch hämolytische Anämie mit Splenomegalie und unkonjugierter Hyperbilirubinämie, Sphärozytose mit erhöhter MCHC (mittlere korpuskuläre Hämoglobinkonzentration), verkürzte Erythrozytenlebensdauer mit erhöhter osmotischer Empfindlichkeit.

Prognose: Eine Splenektomie verhindert die Notwendigkeit wiederholter Bluttransfusionen, normale Lebenserwartung.

Genetische Aspekte: Autosomal dominant, Inzidenz 1:4500 Geburten.

Lesch-Nyhan-Syndrom

Diagnose: Beginn im Kleinkindalter mit progressiver Spastik und Choreoathetose, später offensichtliche geistige Behinderung mit Neigung zur Autoagression. Erhöhte Harnsäurespiegel im Blut und verminderte Konzentration der Hypoxanthin-Guanin-Ribosyl-Transferase in den Erythrozyten (HPGRT).

Prognose: Allopurinol senkt den Harnsäurespiegel, verhindert aber nicht das Auftreten der neurologischen Symptome.

Genetische Aspekte: X-gebundenes rezessives Merkmal mit Lokus auf Xq26, das HPGRT-Gen umfaßt 42 Kb mit 5 Exons. Molekularpathologisch zeigen sich Deletionen unterschiedlicher Größe. Eine pränatale Diagnostik und Identifizierung von Konduktorinnen erfolgt durch intragenetische Restriktionsfragmentlängenpolymorphismen oder durch Messung von HPGRT in den Haarwurzeln.

Marfan-Syndrom

Diagnose: Arachnodaktylie (»Spinnenfinger«), lange Extremitäten mit vermindertem Verhältnis oberes/unteres Segment, überstreckbare Gelenke, offensichtliche Komplikationen (Abb. 15.7).

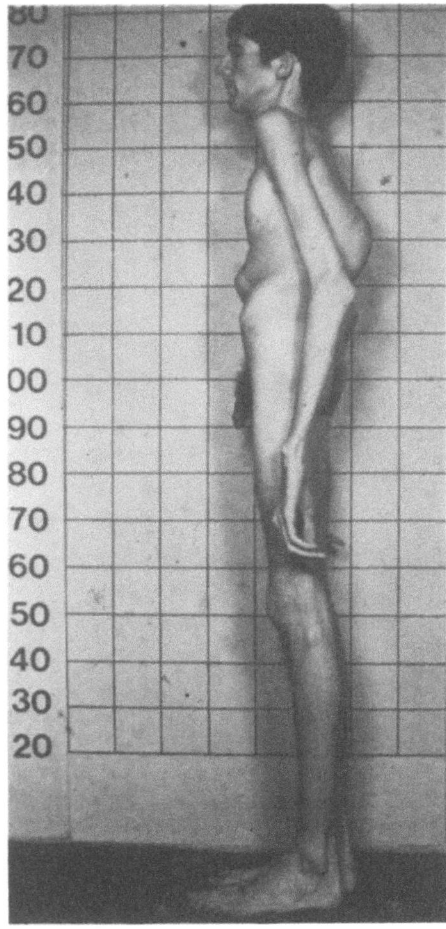

Abb. 15.7. Marfan-Syndrom

Prognose: Linsenluxation, fusiformes oder disseziierndes Aortenaneurysma, Lebenserwartung 40–50 Jahre. Eine Behandlung mit Betablockern kann die Entwicklung der progressiven Aortendilatation verhindern.

Genetische Aspekte: Autosomal dominante Erkrankung, 15% Neumutationen. Eine pränatale Diagnose ist nicht möglich.

Morbus Gaucher

Diagnose: Die chronische, bei Erwachsenen auftretende, Verlaufsform führt zu Knochenschmerzen und zu einer Splenomegalie. Die akute kindliche Form stellt eine progressive neurologische Erkrankung mit Hepatosplenomegalie dar. Zwischentypen sind bekannt, die Leukozyten-β-Glukosidase ist bei beiden Typen erniedrigt.

Prognose: 1–2 Jahre Überlebenszeit bei der infantilen Form, normale Lebenserwartung bei der Erwachsenenform unter supportiver Therapie.

Genetische Aspekte: Autosomal rezessive Erkrankung. Eine Entdeckung von Heterozygoten und eine pränatale Diagnostik sind durch die Untersuchung der Leukozyten-β-Glukosidase möglich. Die größte Häufigkeit findet sich bei Ashkenazi-Juden, deren Trägerfrequenz 1:60 beträgt.

Mukopolysaccharidose

Diagnose: Es existieren vier Haupttypen (sieben Typen sind insgesamt bekannt):

Typ I (Hurler-Syndrom): Mukopolysaccharidurie, α-L-Iduronidasemangel
Typ II (Hunter-Syndrom): Mukopolysaccharidurie, Mangel an Sulfo-Iduronid-Sulfatase
Typ III (Sanfillipo-Syndrom): Mukopolysaccharidurie, Mangel an Heparansulfatsulfatase oder N-Acetyl-α-D-Glukosaminidase
Typ IV (Morquio-Krankheit): Mukopolysaccharidurie, Mangel an Fibroblasten-6-Sulfo-N-Acetylhexosaminido-Sulfatase.

Prognose: Typ I: Grobes Gesicht in der Kindheit, kleine Statur, progressive geistige Behinderung, wolkige Kornea, Tod in der zweiten Dekade (Abb. 15.8).
  Typ II: wie Typ I, jedoch späterer Beginn, klare Korneae, Tod in der dritten Dekade.
  Typ III: progressive Debilität in der frühen Kindheit, Gesicht, Statur und Kornease normal, Tod in der zweiten Dekade.
  Typ IV: Kleine Statur und Skoliose, Intelligenz, Gesicht und Korneae normal, atlantoaxiale Subluxation, Tod in der dritten Dekade.

Genetische Aspekte: Autosomal rezessive Erkrankung mit Ausnahme von Typ II (X-gebunden rezessiv). Kombinierte Häufigkeit 1:20000. Der Typ III tritt am häufigsten auf. Eine pränatale Diagnostik durch Analyse der Glukosaminoglykane im Fruchtwasser (zweidimensionale Elektrophorese) oder durch Enzymassay in der Amniozyten- oder Chorionvillikultur. Eine Trägeridentifizierung ist mit Ausnahme von Typ II nicht möglich.

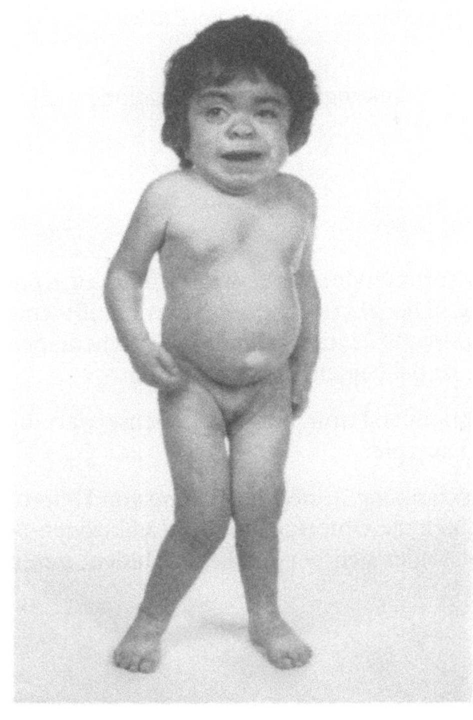

Abb. 15.8. Mukopolysaccharidose Typ I
(Hurler-Syndrom)

Multiple endokrine Adenome (MEA)

Diagnose: Es existieren drei Typen:

Typ I: Hypophysenadenom, Hyperparathyreoidismus, Pankreasadenom (M. Wermer)
Typ II: Phäochromozytom, medulläres Schilddrüsenkarzinom, Hyperparathyreoidismus (M. Sipple)
Typ III: Schleimhautneurome, Blasenlippen, myelinisierte Kornealnervenfasern, Megakolon, medulläres Schilddrüsenkarzinom, Phäochromozytom

Prognose: Abhängig von den Malignomen und der Überproduktion der Adenome.

Genetische Aspekte: Alle drei Typen werden autosomal dominant vererbt, eine pränatale Diagnostik ist nicht möglich.

Multiple kartilaginäre Exostosen (Diaphysale Aklasie)

Diagnose: Multiple knorpelgedeckte Knochenauswüchse.

Prognose: Betroffene Knochen können verkürzt sein, eine maligne Entartung bei einem Wachstum nach der Pubertät ist möglich (2%).

Genetische Aspekte: Autosomal dominante Erkrankung, in 30% der Fälle besteht eine Neumutation, volle Penetranz, Inzidenz 1:2000.

X-gebundene Muskeldystrophie

Diagnose: Zwei Haupttypen:

Typ Duchenne (DMD): Beginn in der frühen Kindheit mit progressiver proximaler Muskelschwäche, Pseudohypertrophie der Waden (»Gnomenwaden«), starke Erhöhung der Serum-Kreatinkinase (CK). Das Elektromyogramm und das Ergebnis der Muskelbiopsie sind pathologisch.

Typ Becker (BMD): Beginn mit progressiver Muskelschwäche in der späten Kindheit, Pseudohypertrophie der Waden, deutlich erhöhte Serum-Kreatininkinase. Das Elektromyogramm und das Ergebnis der Muskelbiopsie sind pathologisch.

Prognose: Typ Duchenne: Geringgradige geistige Behinderung (25%), mit 10 Jahren sind die Patienten an den Rollstuhl gefesselt, der Tod tritt meistens im Alter von 20 Jahren ein.

Typ Becker: Etwa 25 Jahre nach Beginn der Erkrankung sind die Patienten nicht mehr gehfähig, die Lebenserwartung kann normal sein.

Genetische Aspekte: Beide Typen werden X-gebunden rezessiv vererbt, es existieren fragliche Allele des Krankheitslokus auf Xp21, Inzidenz (DMD) 1:3000 Knabengeburten, Inzidenz (BMD) 1:20000 Geburten. Eng gekoppelte DNS-Proben wie pERT 87.1 (Abb. 7.8, S. 94) beweisen bei 10% der DMD-Fälle Deletionen, die wahrscheinlich den DMD-Lokus ganz oder teilweise betreffen. Eine Trägeridentifizierung und eine pränatale Diagnostik ist bei einigen Familien durch DNS-Analyse mit eng gekoppelten Sonden möglich. Bei den verbleibenden Familien haben sich Bestimmungen der Kreatininkinase (Mittelwert aus drei Messungen) bewährt, die erhaltenen Informationen werden mit Bayes' Theorem (Anhang III) kombiniert. Ergibt die DNS-Analyse keine Ergebnisse, muß die pränatale Diagnostik auf die fetale Geschlechtsbestimmung mit Abtreibung männlicher Feten beschränkt bleiben.

Myotonische Muskeldystrophie

Diagnose: Progressive Muskelschwäche im frühen Erwachsenenleben. Speziell sind das Gesicht, die Sternocleidomastoidmuskeln und die distalen Gliedermuskeln betroffen. Bei der körperlichen Untersuchung oder im Elektromyogramm fällt die Unfähigkeit, zur Faust geballte Hände zu entspannen, auf.

Prognose: Katarakt (85%), Stirnglatze beim Mann, Gonadenatrophie, schwere Behinderungen meist 15–20 Jahre nach Beginn. Eine Vollnarkose kann gefährlich sein, dem Anästhesisten sollte daher die Erkrankung des Patienten bekannt sein.

Genetische Aspekte: Autosomal dominante Erkrankung, Lokus auf Chromosom 19, Inzidenz 1:20000. Für eine betroffene Frau gilt: 50% der Kinder sind nicht betroffen, 29% erkranken später, 12% sterben als Neugeborene, 9% weisen eine schwere neonatale Myotonie und eine geistige Behinderung auf (Abb. 15.9). Dagegen ist der Nachwuchs eines betroffenen Mannes zu 50% erkrankt und zu 50% gesund, hier existieren keine perinatalen Fälle. Eine präsymptomatische Trägeridentifizierung erfolgt durch klinische Untersuchung, durch Untersuchung mit der Spaltlampe und

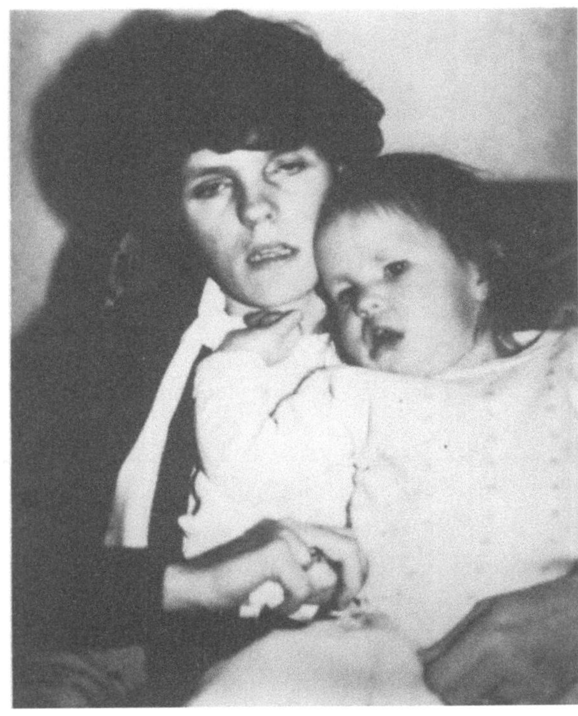

Abb. 15.9. Mutter und Kind mit myotonischer Dystrophie

durch das Elektromyogramm. Für die pränatale und präsymptomatische Diagnostik stehen gekoppelte Restriktionsfragmentlängenpolymorphien zur Verfügung.

Neurofibromatose (Recklinghausen-Krankheit)

Diagnose: Multiple Café-au-lait-Flecken, Neurofibrome der Haut, gefleckte Axillen, Irisharmatome (Lisch-Knoten, Abb. 15.10).

Prognose: Etwa 75% der Erkrankten weisen keine der nachfolgend genannten Komplikationen auf. Skoliose, geringgradige geistige Behinderung (10% der Fälle), systemische Hypertension als Folge fibromuskulärer Dysplasie der Nierenarterien, Krampfanfälle (3%), Spinalmark- oder Wurzelkompressionssyndrome, ZNS-Tumoren (5%), Pseudarthrose der Tibia (1%), Phäochromozytom (< 1%) und maligne Neurofibrome, besonders bei plexiformer Neurofibromatose.

Genetische Aspekte: Autosomal dominante Erkrankung mit voller Penetranz. Eine pränatale Diagnostik ist nicht möglich, Häufigkeit 1:3000. 50% der Fälle sind Neumutationen.

226

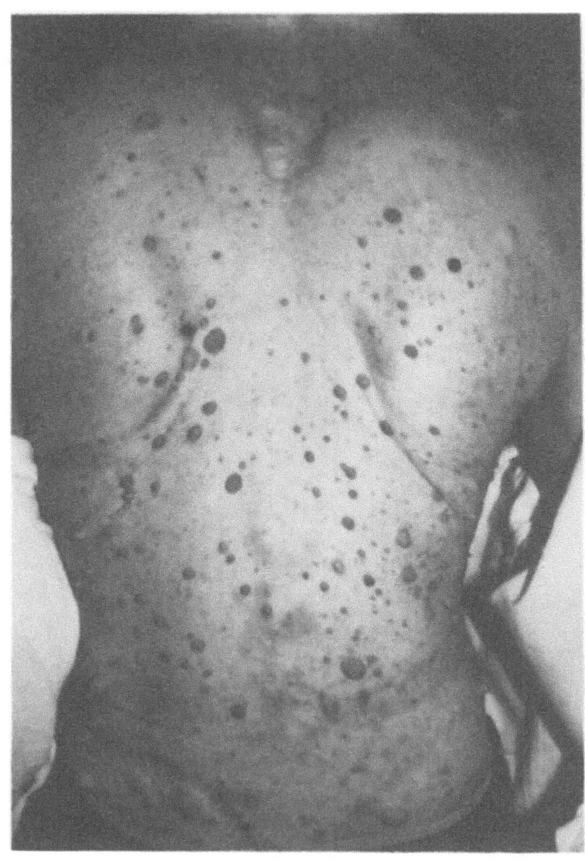

Abb. 15.10. Neurofibromatose, Narbe nach operativer Dekompression des Rückenmarks

Otosklerose

Diagnose: Progressive Schalleitungsschwerhörigkeit mit intakten Trommelfellen.

Prognose: Operative Wiederherstellung des Hörvermögens.

Genetische Aspekte: Autosomal dominante Erkrankung mit einer Penetranz von 25–40%, Häufigkeit 1:330 bei Kaukasiern, 1:3300 bei Negern, 1:333000 bei Orientalen.

Phenylketonurie

Diagnose: Erhöhte Spiegel von Phenylalanin in Blut und Urin, weil der Leber das Enzym Phenylalaninhydroxylase fehlt.

Prognose: Normale Entwicklung und Lebenserwartung bei phenylalaninarmer Diät, ohne Therapie geistige Behinderung. Gefahr der Geburt geistig behinderter Kinder bei behandelten Frauen, wenn die Diät nicht vor der Schwangerschaft eingeleitet und der mütterliche Blutphenylalaninspiegel nicht bei 120–480 mikromol/l gehalten wurde.

Genetische Aspekte: Autosomal rezessive Erkrankung, Genlokus auf Chromosom 12; Trägererkennung und pränatale Diagnostik durch DNS-Analyse möglich; Häufigkeit 1:5000 Lebendgeburten in Schottland, 1:15000 in den USA, selten bei Negern, Ashkenazi-Juden und Indianern.

Polyposis intestinii

Diagnose: Typ I (Polyposis coli): Polypenausdehnung auf das Kolon beschränkt. Typ II (Peutz-Jeghers-Syndrom): Polypen im gesamten Intestinum, Melaninflecke auf Lippen und Finger. Typ III (Gardner-Syndrom): Kolorektale Polypen, Osteome des Gesichtsschädels, Epidermoid- oder Talgzysten.

Prognose: Typ I: Tod ohne Kolonresektion durch entartete Polypen. Typ II: Intestinale Malignome selten, Intussuszeption, Granulosazelltumor der Ovarien (10–15%). Typ III: Tod ohne Kolektomie durch maligne Entartung.

Genetische Aspekte: Alle drei Typen werden autosomal dominant vererbt, keine pränatale Diagnostik möglich, kombiniertes Risiko 1:10000.

Retinoblastom

Diagnose: Beginn üblicherweise in den ersten zwei Lebensjahren mit weißem Augenreflex (»Katzenaugenreflex«) oder Schielen, in 20–30% der Fälle doppelseitig.

Prognose: 90% der Fälle werden geheilt, wenn das Retinoblastom einseitig auftritt und eine geringe Größe aufweist.

Genetische Aspekte: Bei familiärem Auftreten autosomal dominante Erkrankung, 90% Penetranz. Lokus auf Chromosom 13q14, eine pränatale Diagnose ist gelegentlich mittels eng gekoppelter Restriktionsfragmentlängenpolymorphismen möglich, Inzidenz 1:18000 Geburten. Bei einer sporadischen, einseitigen Erkrankung beträgt das Risiko für Geschwister 1,6% und für Kinder des Betroffenen 6%. Obwohl diese Risiken als niedrig bezeichnet werden müssen, sollten diese Kinder bis zur Mitte der zweiten Dekade regelmäßig ophthalmologisch untersucht werden. Selten kommt es zu Spontanremissionen, in diesen Fällen bleibt eine Narbe auf der Retina zurück. Danach sollte auch bei den Eltern eines scheinbar nur einmal in der Familie aufgetretenen Falles gesucht werden.

Rett-Syndrom

Diagnose: Beginn im ersten Lebensjahr mit Entwicklungsrückstand, Automatismen wie zum Beispiel »Hände waschen«, später Krampfanfälle.

Prognose: Antikonvulsiva helfen bei der Anfallsbekämpfung, beeinflussen aber nicht den Krankheitsverlauf. Schwere Behinderungen sind die Regel.

Genetische Aspekte: Fraglich X-gebundenes dominantes Merkmal mit bestehender Letalität bei Männern, so daß nur Frauen betroffen sind. Niedriges Wiederholungsrisiko für normale Eltern. Häufigkeit: 1:10000 Schottinnen.

Spinale Muskelatrophie

Diagnose: Progressive Muskelschwäche durch Verlust der Vorderhornzellen, schwach auslösbare oder fehlende Sehnenreflexe, Faszikulieren, normale Kreatinphosphokinase. EMG: Degenerationszeichen, Muskelbiopsie: Zeichen der Atrophie. Die Werdnig-Hoffmann-Krankheit mit Beginn in der Kindheit tritt am häufigsten auf, es existieren jedoch auch Varianten mit späterem Krankheitsbeginn.

Prognose: Die infantile Form führt innerhalb von 1–2 Jahren zum Tod. Die juvenilen Formen können langsam fortschreiten mit geringer Verkürzung der Lebenserwartung, der IQ ist normal.

Genetische Aspekte: Alle Varianten werden autosomal rezessiv vererbt, es besteht eine kollektive Häufigkeit 1:25000 Geburten. Eine pränatale Diagnose und eine Trägererkennung sind nicht möglich. Es existiert eine Trägerhäufigkeit von 1:30 für infantile Varianten und von 1:90 für die anderen Formen.

Tay-Sachs-Krankheit

Diagnose: Progressive neurologische Ausfälle beginnend in der späten Kindheit, kirschrote Macula, erniedrigter Hexosaminidase-A-Spiegel im Serum.

Prognose: Tödlicher Verlauf innerhalb von 3–4 Jahren.

Genetische Aspekte: Autosomal rezessive Erkrankung, Trägererkennung und pränatale Diagnostik durch Hexosaminidase-A-Bestimmung möglich, größte Häufigkeit (1:3600 Geburten) bei Ashkenazi-Juden mit einer Trägerfrequenz von 1:30, Trägerfrequenz bei Nichtjuden 1:300.

Testikuläre Feminisierung

Diagnose: Weiblicher Phänotyp mit normaler Brustentwicklung, jedoch primäre Amenorrhoe und geringe Körperbehaarung (»hairless woman«); blind endende Vagina, intraabdominelle Hoden, Karyotyp 46XY.

Prognose: Leistenhernie (50%), Neoplasien der Gonaden, wenn diese nicht entfernt wurden, 100% Infertilität bei normaler Intelligenz und Lebenserwartung.

Genetische Aspekte: X-gebundenes rezessives Merkmal. Die Erkrankung führt zu einem Zellrezeptormangel für Testosteron und Dihydrotestosteron. Eine Trägererkennung ist nicht möglich, Häufigkeit 1:62400 männlicher Lebendgeburten.

Treacher-Collins-Syndrom (Mandibulofaziale Dysostose)

Diagnose: Kleine Mandibulae, hypoplastische Backenknochen, deformierte Ohren (Abb. 15.11).

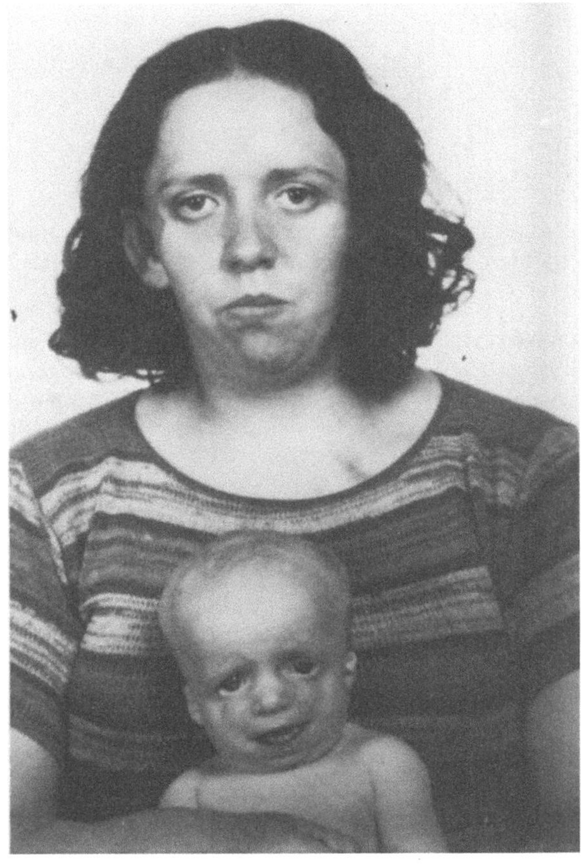

Abb. 15.11. Mutter und Kind mit Treacher-Collins-Syndrom. Es ist die variable Expressivität zu beachten.

Prognose: Schalleitungstaubheit (28%), Kieferspalte (32%), geistige Behinderung (5%).

Genetische Aspekte: Autosomal dominantes Merkmal mit voller Penetranz, aber sehr variabler Expression, 60% der Fälle sind Neumutationen.

Tuberöse Sklerose

Diagnose: Weiße Hautflecken, eventuell nur bei UV-Licht (Woodlichtlampe) zu erkennen (bei 82% der Erkrankten innerhalb von 5 Jahren auftretend), fibroangiomatöse Entzündung des Gesichts (Adenoma sebaceum, Abb. 15.12, in 50% der Fälle innerhalb von 5 Jahren zu erkennen), fibromatöse Plaques der Haut (Chagrin-Plaques), weißliche Phakomata der Retina, intrakranielle Verkalkungen oder periventrikuläre Harmatome im CT (Abb. 15.13), Auftreten von Komplikationen (Abb. 15.13).

Prognose: Epilepsie (90%), geistige Behinderung (60%). Die Lebenserwartung ist abhängig vom Grad der Behinderung. Renale Angiomyolipome und kardiale Rhabdomyome können auftreten. Maligne Hirntumoren werden in 6% der Fälle gefunden.

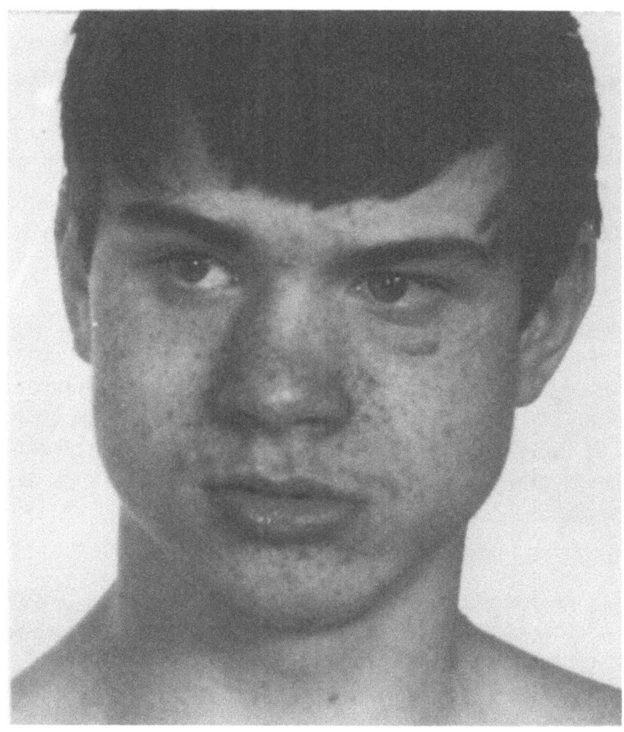

Abb. 15.12. Tuberöse Sklerose

Genetische Aspekte: Autosomal dominante Erkrankungen, welche auf 9q34 lokalisiert ist. 85% der Fälle sind Neumutationen, bevor dieser Schluß gezogen wird, sollten bei beiden Eltern schwach ausgeprägte Stigmata gesucht werden, gegebenenfalls mit CT. Die pränatale Diagnostik kann mit eng gekoppelten Restriktionsfragmentlängenpolymorphismen möglich sein. Häufigkeit 1:30000.

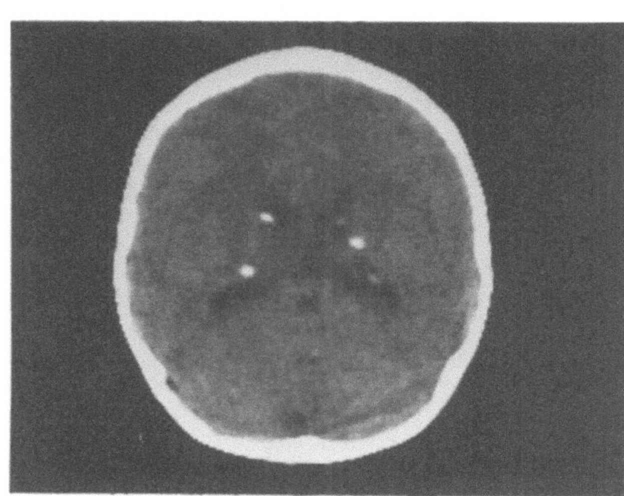

Abb. 15.13. Periventrikuläre Kalzifikationen im CT bei tuberöser Sklerose

Waardenburg-Syndrom

Diagnose: Lateralverschiebung der inneren Augenwinkel, weiße Stirnlocke, heterochrome Iriden, Taubheit.

Prognose: Beidseitig schwere sensoneurale Taubheit.

Genetische Aspekte: Autosomal dominante Erkrankung, eine pränatale Diagnose ist nicht möglich, Häufigkeit 1:42000.

Zellwegger-Syndrom (Zerebrohepatorenales Syndrom)

Diagnose: Deutliche Hypotonie, Hepatomegalie, Krampfanfälle und ein ähnlicher Gesichtsausdruck wie bei Trisomie 21. Erhöhte Spiegel von Dicarboxylsäure im Urin. Erhöhtes Verhältnis von C26/C21-Fettsäuren im Plasma und Hautfibroblasten. Reduzierte Spiegel von Dihydroxyacetonphophat-Acetyltransferase (DHAP-AT) in den Hautfibroplasten und Thrombozyten.

Prognose: Progressiver Verlauf und Tod meist im ersten Lebensjahr.

Genetische Aspekte: Autosomal rezessives Merkmal mit geringer Anzahl zum Teil funktionsgestörter Leberperoxysomen. Eine pränatale Diagnostik ist durch Messung der Fettsäureratio oder DHAP-AT in den Chorionvilli oder Amniozyten möglich.

Zystinurie

Diagnose: Erhöhte Urinausscheidung und verminderte intestinale Resorption von Zystin, Lysin, Arginin und Ornithin.

Prognose: Rezidivierende Nierensteine, unter Therapie normale Lebenserwartung.

Genetische Aspekte: Autosomal rezessive Erkrankung. Eine pränatale Diagnostik durch Fruchtwasseruntersuchung und Trägererkennung ist möglich, Inzidenz 1:10000.

Zystische Fibrose (Mukoviszidose)

Diagnose: Natrium- und Chloridüberschuß im Schweiß (60 mEq/1), Trypsin fehlt im Pankreassaft, neonatales Screening durch erhöhten Spiegel des immunreaktiven Trypsins möglich.

Prognose: Pankreasinsuffizienz, chronische Lungenerkrankungen sekundär durch häufig rezidivierende Infektionen, Rektumprolaps (5–10%), Mekoniumileus (5–10%), Leberzirrhose (1–5%). Mittlere Lebenserwartung 19 Jahre, jedoch variables klinisches Bild (multiple Allelie?).

Genetische Aspekte: Autosomal rezessive Erkrankung mit einem Lokus auf 7q21–31, Häufigkeit in Nordeuropa 1:2000 bei einer Trägerfrequenz von 1:20, seltener bei Negern und Orientalen, Trägererkennung nicht möglich. Mit gekoppelten DNS-Sonden ist bei den meisten Familien mit einem lebenden betroffenen Kind eine pränatale Diagnostik möglich (Abb. 13.7, S. 181 und Anhang III). Bei den anderen Familien kann die Diagnose durch den Nachweis erniedrigter Spiegel von γ-Glutamyltranspeptidase und von intestinaler alkalischer Phophatase als Folge eines fetalen Mekoniumileus gestellt werden. Dieser kann auch bei einer detaillierten Ultraschalluntersuchung durch echoreiche Zonen im fetalen Ileum entdeckt werden (Abb. 18.8a und b, S. 286). Innerhalb einer betroffenen Familie können mit DNS-Sonden auch Träger gefunden werden.

Weiterführende Literatur

Beighton P (1978) Inherited disorders of the skeleton. Churchill Livingston, Edinburgh

Bergsma DS (1979) Birth defect atlas and compendium, 2nd edition. Williams and Wilkins, Baltimore

Harris H (1980) The principles of human biochemical genetics, 3rd edition. Biomedical Press, Amsterdam

Der Kaloustian VM, Hurtan AK (1979) Genetic diseases of the skin. Springer, Berlin Heidelberg New York

Konigsmark BW, Gorlin RJ (1976) Genetic and metabolic deafness. WB Saunders, Philadelphia

McKusick VA (1986) Mendelian inheritance in man: Catalogs of autosomal dominant, autosomal recessive and X-linked phenotyps, 7th edition. The John Hopkins University Press, Baltimore

Monaco AP, Neve RL, Coletti-Feener C et al. (1986) Isolation of candidate DNAs for portions of the Duchenne muscular dystrophy gene. Nature 323:646–650

Spranger JW, Langer LO, Wiedemann HR (1974) Bone dysplasias, an atlas of constitutional disorders of skeletal development. WB Saunders, Philadelphia

Stanbury B, Wyngaarden JB, Frederickson DS, Goldstein JL (1983) The metabolic basis of inherited diseases, 5th edition. McGraw-Hill, New York

Wynne-Davies R, Hall C, Apley AG (1984) Atlas of skeletal dysplasias. Churchill Livingstone, Edinburgh

16 Multifaktoriell determinierte Erkrankungen

Im Gegensatz zu den durch ein Gen bewirkten Krankheiten werden multifaktorielle Erkrankungen durch den additiven Effekt mehrerer Gene auf verschiedenen Lozi sowie durch Umweltfaktoren determiniert. Wie in Kapitel 9 ausgeführt, liegt den meisten normalen Charakteristika, außerdem vielen kongenitalen Mißbildungen und häufigen Krankheiten des erwachsenen Menschen eine multifaktorielle Vererbung zugrunde. Im folgenden Kapitel werden häufige Erkrankungen im Erwachsenenalter besprochen, die kongenitalen Mißbildungen werden in Kapitel 17 erläutert.

Im Grenzbereich zwischen den durch ein Gen verursachten und den multifaktoriell determinierten Erkrankungen befindet sich eine Gruppe von Erkrankungen, welche durch ein Gen hervorgerufen werden, die aber einen Umweltfaktor benötigen, um in Erscheinung zu treten (Trigger-Effekt, Tabelle 16.1). Diese Krankheiten werden als ekogenetische Erkrankungen bezeichnet. Ein Lokus oder relativ wenige Lozi determinieren auch viele Varianten des Arzneimittelmetabolismus (Pharmakogenetik) und beeinflussen die Resistenz gegenüber einigen Infektionen.

Glukose-6-Phosphat-Dehydrogenasemangel

Die Aktivität der Glukose-6-Phosphat-Dehydrogenase (G6PD) wird durch ein Gen nahe der Spitze des langen Arms des X-Chromosoms determiniert (Xq28). Dieses Enzym ist wichtig für die Bereitstellung einer essentiellen reduzierenden Substanz der Erythrozyten, des NADPH. Es sind mehr als 315 Varianten des Enzyms bekannt (multiple Allelie), einige führen zu normalen, andere zu erniedrigten Wirkspiegeln (Tabelle 16.2). Einige seltene Varianten verursachen erhöhte Wirkspiegel (zum Beispiel G6PD Hektoen). Die größte Häufigkeit dieser Erkrankung wird in noch akuten oder

Tabelle 16.1. Beispiele für die krankheitserzeugende Interaktion zwischen Einzelgenkomponente und Umwelt-Triggern

Risiko-Genotyp	Umwelt-Trigger(s)	Ekogenetische Krankheit
G-6-P-D-Mangel	Bestimmte Medikamente Favabohnen, Mottenkugeln	Hämolytische Anämie
Uroporphyrinogen-I-Synthetasemangel	Bestimmte Medikamente	Porphyrie
Pseudocholinesterasemangel	Succinylcholin	Prolongierte Apnoe
Autosomal dominantes Merkmal	Halothan, Succinylcholin	Maligne Hypertermie
Ornithin-Transcarbamylasemangel	Insektenrepellent	Koma

Tabelle 16.2. Häufige Varianten der G-6-PD

Variante	Enzymaktivität	Häufigkeit
B	100%	Normal
A	90%	1:5 männlichen US-Negern
A–	15%	1:10 männliche US-Neger 1:50 Negerinnen
B–	4%	Häufig im Mittelmeerraum

ehemaligen Malariagebieten beobachtet, weltweit wird die Zahl der Personen mit erniedrigter Aktivität dieses Enzyms auf 100 Millionen geschätzt.

Ungeachtet des erniedrigten Wirkspiegels treten auch beim hemizygoten Mann keine klinischen Symptome auf, bis der Betreffende einem Umwelt-Trigger ausgesetzt ist (Tabelle 16.3). Die Exposition führt zu akuter hämolytischer Anämie, Männer mit der B-Variante können auch einen prolongierten neonatalen Ikterus oder eine spontan auftretende chronisch hämolytische Anämie aufweisen. Eine heterozygote Frau zeigt jedoch auch bei entsprechender Exposition keine Symptome. Familienmitglieder können anhand quanti- und qualitativer Bestimmung der Erythrozyten-G6PD bezüglich ihres Risikos untersucht werden.

Akute intermittierende Porphyrie

Das Enzym Uroporphyrinogen-I-Synthetase ist das Produkt eines Gens, welches nahe der Spitze des langen Arms von Chromosom 11 lokalisiert ist. Die autosomal dominant vererbte Erkrankung stellt eine Ausnahme von der Regel dar, daß Enzymdefekte allgemein autosomal rezessiv vererbt werden.

Die meisten Betroffenen weisen keine Symptome auf, wenn der Umwelt-Trigger fehlt (Tabelle 16.4). Der Erkrankte erscheint häufig als ein »sporadischer« Fall, bis der Enzymdefekt bei der Familie gefunden wird. Eine entsprechende Exposition führt zu der Porphyrie-Krise mit Abdominalschmerz, Erbrechen, rot gefärbtem Urin, psychischer Verwirrung und einer Neuropathie, die eine Atemlähmung bewirken kann. Familienmitglieder mit bestehendem Erkrankungsrisiko können durch Bestimmung der Uroporphyrinogen-I-Synthetase festgestellt werden.

Tabelle 16.3. Umwelt-Trigger für hämolytische Anämie bei G-6-PD-Mangel

Medikamente: Antimalariamittel, Sulfonamide, Nitrofurantoin, Acetylsalizylsäure, Probenezid, Chloramphenicol, Chinin

Chemikalien: Naphthalen

Andere: Favabohnen (Favismus), Infektionen

Tabelle 16.4. Faktoren, die eine akute Porphyrie auslösen können

---

Medikamente: Barbiturate, Sulfonamide, Griseofulvin, Diphenylhydantoin, Östrogene

Andere: Infektionen, Hungern

Succinylcholin-Empfindlichkeit

Das Enzym Serumcholinesterase wird von einem Gen auf dem Chromosom 3 produziert. Für diesen Lokus existieren zwei kodominante Allele $E1^u$ und $E1^a$ mit drei möglichen Genotypen (Tabelle 16.5). Jeder dieser Genotypen ist asymptomatisch, bis dem Betroffenen eine Vollnarkose verabreicht wird. Diese wird meist mit Succinylcholin (Suxamethonium) als Muskelrelaxans eingeleitet, das normalerweise rasch durch die Serumcholinesterase hydrolysiert wird. Eine Ausnahme bilden $E1^a E1^a$-Individuen, bei denen die Hydrolyse verzögert erfolgt. Die Muskelrelaxation verlängert sich, und es wird eine künstliche Beatmung bis zur Rückkehr der Normalfunktion notwendig. Familienmitglieder mit bestehendem Erkrankungsrisiko können durch quantitative Untersuchung der Cholinesterase und der in Prozent angegebenen Inhibition durch Dubicain (Dubicainzahl) festgestellt werden.

Tabelle 16.5. Genotypen der Serumcholinesterase

Genotyp	Häufigkeit	Dibucainzahl
$E_1^u E_1^u$	96%	ca. 80
$E_1^u E_1^a$	4%	ca. 60
$E_1^a E_1^a$	1:2500	ca. 20

Maligne Hyperthermie

Das autosomal dominante Merkmal findet sich bei einem unter 20000 Menschen. Die Betroffenen sind bis zu einer Vollnarkose asymptomatisch. Als Trigger fungieren entweder Succinylcholin oder das Narkosegas Halothan. Es kommt zu explosionsartigem Fieber- und Serumkreatininanstieg, Hypertonie und in 60% der Fälle sterben die Patienten. Muskelbiopsie und in vitro-Exposition eines Biopsats mit den Triggersubstanzen können zur Erkennung der Genträger in einer Familie führen.

Andere pharmakokinetische Interaktionen

Viele Medikamente (endogene Steroide und Umweltgifte) werden über die mikrosomalen Enzyme des Cytochrom P450-Systems in der Leber verstoffwechselt. Jede Monooxydase dieses Systems kann verschiedene Stoffe metabolisieren. Vor kurzem gelang es, die Gene einiger Komponenten dieses Systems, etwa das P450-phenobarbitalinduzierbare Enzym, zu klonen. Die Isolierung dieser Gene kann dazu beitragen, die molekulare

236

Basis der vererbten unterschiedlichen Stoffwechseltätigkeit verschiedener Individuen gegenüber bestimmten Stoffen zu definieren. Die N-Acetyltransferase der Leber zum Beispiel besitzt ein normales Allel (schnelle Acetylierung) und ein Allel, daß eine langsame Acetylierung bewirkt. 50–65% der kaukasischen Rasse sind homozygot für das langsame Allel. Dies führt bei Medikamenten, die auf diesem Weg metabolisiert werden, zum Beispiel Isoniazid, zu prolongiertem Abbau. »Schnelle Acetylierer« haben einen niedrigen Serumspiegel und somit eine geringere therapeutische Wirkung, dagegen sind die »langsamen Acetylierer« mit außerhalb des Normbereichs liegenden, hohen Serumspiegeln trotz normaler Dosierung besonders sensibel für mögliche Nebenwirkungen.

10% der Bevölkerung (rezessiv und homozygote Merkmalsträger) weisen eine langsame Metabolisierung (4-Hydroxylation) des antihypertensiven Medikaments Debrisoquin auf. Dies hat nicht nur therapeutische Auswirkungen, sondern könnte auch eine Ursache für das erhöhte Risiko der Betroffenen darstellen, an einem Bronchialkarzinom oder an M. Parkinson zu erkranken.

Empfindlichkeit gegenüber Infektionen

Eineiige Zwillinge besitzen eine größere Konkordanz für einige Infektionskrankheiten, eingeschlossen Tuberkulose und Lepra, als zweieiige Zwillinge (Kapitel 10). Dies erlaubt den Rückschluß auf eine genetische Komponente der Empfänglichkeit für Infektionen, obwohl die Natur dieser Komponente noch völlig im Dunkeln liegt. Bei Eskimos in Alaska, die durch Haemophilus influenzae Typ B deutlich meningitisgefährdet sind, scheint diese Gefährdung mit genetischem Polymorphismus der Uridinmonophosphatkinase 3 gekoppelt zu sein.

Häufige chronische Erkrankungen des Erwachsenen

Tabelle 16.6 listet die häufigsten chronischen Erkrankungen des Erwachsenen auf. Die meisten, jedoch nicht alle Erkrankungen, sind heterogen, und bei jeder Erkrankung kann eine deutliche, multifaktoriell vererbte Komponente nachgewiesen werden (Kapitel 9).

Zum Beispiel die Epilepsie kann durch ein Gen oder multifaktoriell vererbt werden. Sie kann ein Symptom einer chromosomalen Aberration sein oder auch keine genetische Ätiologie aufweisen.

Bei den folgenden multifaktoriellen Erkrankungen ist die Natur der genetischen und der umweltbedingten Komponente noch weitgehend unbekannt. Einige Erkrankungen können, wie die bereits genannten Beispiele, das Ergebnis eines einzigen Gens und eines Umwelt-Triggers sein, während in anderen Fällen multiple Lozi mit kleinem, aber additiven Effekt das Krankheitsbild prägen.

Für jede der häufigen und einige der selteneren Krankheiten des Erwachsenen wird die relative Bedeutung der genetischen Komponente und das empirische Wiederholungsrisiko angegeben. Letzteres wurde durch Beobachtung von Familien mit den entsprechenden Merkmalen gewonnen, nicht jedoch durch Berechnungen, wie sie bei den durch ein Gen determinierten Erkrankungen möglich sind.

Tabelle 16.6. Häufige chronische Erkrankungen des Erwachsenen

Krankheit	Häufigkeit/1000
Peptisches Ulkus	40–50
Rheumatoide Arthritis	20
Diabetes mellitus – insulinabhängig	2
– insulinunabhängig	20
Herzinfarkt < 65 Jahre	10–20
Schizophrenie	10
Manisch-depressive Erkrankung	4
Epilepsie	10
Andere	4
Total	140/1000

Krebserkrankungen

Krebserkrankungen sind in der Kindheit selten (1:600), treffen jedoch ein Viertel der Erwachsenen. Die Ätiologie ist heterogen, es ist jedoch wahrscheinlich, daß mehrere, ähnliche Vorgänge beteiligt sind (Kapitel 12).

Obwohl mehr als 200 durch ein Gen determinierte Merkmale eine Krebserkrankung als Komplikation aufweisen, gilt diese nur für einen kleinen Teil dieser Erkrankungen. In all diesen Fällen ist die Krebserkrankung entweder atypisch oder mit anderen phänotypischen Merkmalen kombiniert (Tabelle 16.7). Die Diagnose dieser seltenen Krebsformen ist wichtig für Beratung und das Erkennen anderer Familienmitglieder mit einem entsprechenden Risiko.

Viele sehr häufige Krebsarten wie Lungen-, Prostata- und Darmkrebs zeigen gleiche Konkordanz bei ein- und zweieiigen Zwillingen, das Risiko von Familienmitgliedern ist nicht über das Risiko der Allgemeinbevölkerung erhöht. Brustkrebs stellt eine Ausnahme dar, besonders wenn diese Erkrankung früh und beidseitig auftritt. Eine Frau, deren Mutter oder Schwester an beidseitigem Brustkrebs erkrankt ist, besitzt ein Risiko

Tabelle 16.7. Beispiele für durch ein Gen determinierte Erkrankung mit Krebs als Komplikation

Polyposis coli
Neurofibromatose
Retinoblastom
Wilms-Tumor
Multiple Exostosen
von-Hippel-Lindau-Syndrom
Multiple endokrine Adenomatose
Multiple selbstheilende Epitheliome
Xeroderma pigmentosum
Ataxia teleangiectasia
Tuberöse Sklerose

von 25%, selbst an einem Mammakarzinom zu erkranken; 15% (verglichen mit 7% der weiblichen Allgemeinbevölkerung) beträgt ihr Risiko, wenn ihre Mutter oder Schwester einseitig erkrankt ist. Kommt es zu einer auffälligen Häufung von Krebserkrankungen in einer Familie, ist eine Chromosomenanalyse indiziert, um eine strukturelle Chromosomenveränderung in der Region eines Onkogens auszuschließen. Einige Individuen können durch Variationen ihres Stoffwechsels besonders empfindlich auf Umweltgifte reagieren und damit über den Metabolismus des Karzinogens im Cytochrom-P450-System krebsgefährdet sein. Zigarettenrauchen kann zum Beispiel für Menschen, die Debrisoquin schnell metabolisieren können, besonders gefährlich sein. Das Risiko, an Blasenkrebs zu erkranken, ist bei Personen, die mit Anilinfarben arbeiten, besonders hoch, wenn sie »langsame Acetylierer« sind.

Koronare Herzkrankheit

Koronare Atherosklerose ist die häufigste Todesursache beim Erwachsenen. Im Alter von 55 Jahren leidet einer von 60 Männern und eine von 90 Frauen an dieser Krankheit. Die Prävalenz steigt im höheren Alter dramatisch an, und die Krankheit ist für 25% der Todesfälle bei Erwachsenen verantwortlich.

Sind in einer Familie junge Menschen betroffen, müssen die familiäre Hypercholesterinämie oder andere erbliche Lipidstoffwechselstörungen ausgeschlossen werden. Ein Drittel aller Menschen mit früh (< 55 Jahre) einsetzender koronarer Herzkrankheit besitzen außerhalb des Normbereichs liegende Lipidwerte, die Hälfte dieser Fälle ist durch ein Gen bedingt. Auch wenn genetisch bedingte Lipidstoffwechselstörungen ausgeschlossen sind, besteht ein erhöhtes Risiko, wenn ein Eltern- oder ein Geschwisterteil vor dem 55. Lebensjahr an Koronarsklerose leidet (Tabelle 16.8). Das Risiko ist nicht erhöht, wenn die Beschwerden später beginnen.

Tabelle 16.8. Herzinfarkttodesrisiko um das 55. Lebensjahr für Verwandte von Probanden mit koronarer Herzkrankheit und Beginn vor dem 55. Lebensjahr

| Proband | Verwandte ersten Grades | |
	Männlich	Weiblich
Männlich	1:12	1:36
Weiblich	1:10	1:12

Hypertonie

In der Allgemeinbevölkerung folgt die Verteilung der systolischen und diastolischen Blutdruckwerte etwa der Gauss-Normalverteilung. Vereinbarungsgemäß gilt der Blutdruck eines jungen Erwachsenen bei Werten über 140/90 als erhöht. Insbesondere der systolische Blutdruck steigt mit zunehmendem Alter an, die oberen Schwellenwerte sind also altersabhängig. Bei Anwendung der Obergrenzen des derzeitigen Standardwertes sind etwa 10% der Bevölkerung an Hypertonie erkrankt oder werden unter erhöhtem

Blutdruck leiden. Die meisten Patienten mit anhaltender Hypertonie sind asymptomatisch, eine Ursache kann nicht gefunden werden (essentielle Hypertonie). Bei dieser Gruppe kann eine multifaktorielle Vererbung angenommen werden. Für die Geschwister und die Kinder der Erkrankten besteht ein erhöhtes, aber krankheitsdefiniertes Risiko. Deshalb sollten sich die Angehörigen betroffener Personen einer regelmäßigen klinischen Kontrolle unterziehen.

Diabetes mellitus

Der Diabetes mellitus weist eine heterogene Natur auf, es können mindestens drei klinische Subtypen unterschieden werden: Insulinabhängiger (juveniler) Typ, nicht insulinabhängiger Typ (»Altersdiabetes«) und »Erwachsenentyp der Jugendlichen«. Letzterer wird autosomal dominant vererbt, den beiden anderen Typen liegt eine multifaktorielle Vererbung zugrunde. Die Angaben in der Tabelle 16.9 gelten für die westeuropäische Bevölkerung, bestimmte ethnische Gruppen haben eine höhere oder niedrigere Diabeteshäufigkeit. Zum Beispiel sind 30% der Pima-Indianer und 20% der Malteser Diabetiker, dagegen sind weniger als 0,5% der Eskimos an Diabetes mellitus erkrankt. Die Unterschiede können umweltbedingt (unterschiedliche Ernährungsformen) sein oder sind auf unterschiedliche Allelenfrequenzen zurückzuführen.

Insulinabhängiger Diabetes mellitus ist mit HLA DR3 und DR4 assoziiert (siehe Kapitel 11) und scheint dann aufzutreten, wenn sich ein empfindlicher Wirt mit einem bestimmten Virus infiziert. Der insulinunabhängige Diabetes ist nicht HLA-assoziiert. Selten (< 12% aller Fälle) beruht der Diabetes mellitus auf einer Punktmutation im Insulingen, die die Funktion des Insulins oder dessen posttranslationale Weiterverarbeitung stört.

Bronchialasthma

Einer von 25 Menschen in der Bevölkerung leidet unter Bronchialasthma, welches oft zusammen mit Heuschnupfen (⅕ der Bevölkerung) oder atopischem Ekzem (⅟₂₅ der Bevölkerung) auftritt. Zwillings- und Familienstudien lassen für das extrinsic Asthma (allergische Genese) einen multifaktoriellen Erbgang mit einem Verwandtenrisiko von 1:8 vermuten. Verwandte eines Patienten mit intrinsic Asthma (nicht allergische Genese) haben ein Risiko von 1:20, an Asthma bronchiale zu erkranken.

Peptisches Ulkus

Einer von 25 Männern und eine von 50 Frauen werden in einer Phase ihres Lebens ein peptisches Ulkus bekommen. Finden sich außergewöhnlich schwere Ulzerationen oder sind endokrine Störungen vorhanden, sollten die multiplen endokrinen Adenome (MEA) ausgeschlossen werden. Bei den übrigen Ulkuspatienten beträgt das Erkrankungsrisiko für die Kinder und die Geschwister 1:10. Bei etwa der Hälfte der Familien mit zwei oder mehr Betroffenen kann eine nach dem Muster der autosomal dominanten Vererbung verteilte, erhöhte Pepsinogenproduktion festgestellt werden, nicht alle

Tabelle 16.9. Risiko für Verwandte eines Diabetikers

Art	Häufigkeit	Risiko	
		Geschwister	Nachwuchs
Insulinabhängig	1:500	1:33	1:33
Insulinunabhängig	1:50	1:10	1:10

betroffenen Personen weisen jedoch Ulzera auf. Umwelt-Trigger sind nicht bekannt, jedoch gehören Rauchen und bestimmte Ernährungsgewohnheiten zu den auslösenden Faktoren.

Entzündliche Darmerkrankungen

Bisher sind zwei Typen der nicht infektiösen Darmentzündung bekannt: Die Colitis ulcerosa (Häufigkeit 1:1500) und der Morbus Crohn (1:5000). Viele Umweltfaktoren werden als Trigger für diese Erkrankungen vermutet, bisher war jedoch keiner beweisend. Zwillings- und Familienstudien lassen eine multifaktorielle Vererbung mit einem Risiko von 1:100–1:200 für Geschwister und Kinder möglich erscheinen.

Glutenenteropathie (Zöliakie)

Etwa einer von 2000 Nordeuropäern leidet an einer durch Glutenintoleranz sekundär hervorgerufenen Malabsorption. Das Wiederholungsrisiko der symptomatischen Erkrankung liegt für Geschwister und Kinder bei 1:33, obwohl in dem betroffenen Personenkreis einer von zehn ein pathologisches Ergebnis der Jejunumbiopsie aufweist. Verwandte zweiten Grades haben ein Erkrankungsrisiko von weniger als 1:100. Gluten ist der Umwelt-Trigger dieser Erkrankung, die Assoziation mit bestimmten HLA-Antigenen kann zur Erforschung der genetischen Komponente führen.

Ankylosierende Spondylitis (Bechterew)

Diese charakteristische Arthropathie kann isoliert oder als Komplikation einer der entzündlichen Darmerkrankungen auftreten. Insgesamt weisen zwei von 1000 Männern und 0,2 von 1000 Frauen entsprechende Symptome auf. 95% der Betroffenen tragen das HLA-Antigen B27, während dieses in der Normalbevölkerung nur bei 7% gefunden wird. Nicht alle Träger dieses Allels entwickeln die Erkrankung, und es wird vermutet, daß Umweltfaktoren mit diesem Allel oder einem eng gekoppelten Gen (Koppelungsungleichgewicht) in Interaktion treten. Träger des HLA B27 besitzen ein deutliches Risiko, an M. Bechterew zu erkranken (ohne einen betroffenen Verwandten 2%). Ohne dieses Allel beträgt das Risiko geringer als ein Prozent.

Rheumatoide Arthritis

Die Häufigkeit dieser Erkrankung beträgt 1:50, dabei kommen drei kranke Frauen auf einen erkrankten Mann. Es besteht eine schwache Assoziation der Arthritis zu HLA DR4, Untertyp Dw14, dies konnte mit Oligonukleotiden nachgewiesen werden. Das Risiko für Kinder und Geschwister beträgt 1:20.

Systemischer Lupus erythematodes (SLE)

SLE kann idiopathisch, medikamenteninduziert oder sekundär bei Komplementdefizienz (zum Beispiel C2, C4, C1q) auftreten. Die idiopathische Form ist die häufigste, 5% der Fälle haben eine positive Familienanamnese. Eine Konkordanz bis zu 67% konnte bei eineiigen Zwillingen gefunden werden. Dies läßt auf eine multifaktorielle Vererbung schließen. Das relative Risiko ist bei Personen mit HLA-Haplotyp A1, B8, DR3 2–5fach erhöht, deshalb kann man ein Koppelungsungleichgewicht mit einem C4-Allel, das zu SLE prädisponiert, erwägen.

Die medikamenteninduzierte Form ist als erstes Beispiel einer »Zwei-Gen-ein-Umweltfaktor-Interaktion« interessant. Medikamente wie Isoniazid und Hydralazin können das Krankheitsbild hervorrufen, besonders gefährdet sind »langsame Acetylierer«. Die erhöhten Serumspiegel der Medikamente hemmen bei diesen Individuen direkt das Komplement C4, das an der Elimination von Immunkomplexen aus dem Kreislauf beteiligt ist. Nicht alle »langsamen Acetylierer« sind betroffen, ein Hinweis auf die zweite genetische Komponente gibt die Assoziation mit HLA DR4 bei einigen Betroffenen. Dies legt nahe, daß ein bestimmtes, gegen Medikamenteninhibition außergewöhnlich empfindliches Allel zu C4 sich im Koppelungsungleichgewicht mit DR4 befindet. Besonders gefährdete Personen (»langsame Acetylierer« mit HLA DR4) können daher identifiziert werden, und die Krankheit kann durch die Wahl anderer Medikamente verhindert werden.

Psoriasis (Schuppenflechte)

1–2% der Bevölkerung leiden unter Psoriasis. Zwillings- und Familienstudien legen eine multifaktorielle Vererbung nahe, das Risiko für Geschwister und Kinder beträgt 1:10.

Glaukom (grüner Star)

Das primäre Glaukom kommt bei 1:200 der älteren Leute vor. Das Risiko für Geschwister und Kinder beträgt 1:10, daher sind regelmäßige ophthalmologische Untersuchungen indiziert.

Multiple Sklerose

In Großbritannien beträgt die Häufigkeit 1:2000. Auf der Welt scheint die Prävalenz mit zunehmendem Breitengrad zu steigen, eine Ausnahme ist Japan mit extrem geringer

Häufigkeit. Es besteht eine schwache Assoziation zu HLA DR2. Das Erkrankungsrisiko für Kinder beträgt 1:100, liegt jedoch bei 6% für Geschwister. Dieser Unterschied suggeriert, daß das Alter, in dem eine Exposition gegenüber einem Umweltfaktor erfolgt, entscheidend ist. Für eine Mutter mit Multipler Sklerose verdoppelt sich das Risiko auf 1:5, einen Schub in der Schwangerschaft und im Puerperium zu erleiden.

Epilepsie

Die Ätiologie der Epilepsie ist extrem hetrogen (Tabelle 16.10), es können zum Beispiel über 140 mendelnde Erkrankungen epileptische Anfälle hervorrufen und stellen zusammen 1% der Ursachen für Epilepsie dar.

Einer von 200 Menschen in der Bevölkerung leidet an einer Grand mal-Epilepsie. Kann keine Ursache gefunden werden, beträgt das Wiederholungsrisiko für Geschwister und Kinder 1:25 und steigt auf 1:10, wenn zwei Verwandte zweiten Grades betroffen sind oder der Beginn der Anfälle beim Probanden vor dem vierten Lebensjahr lag.

Die Petit mal-Epilepsie tritt seltener auf und ist typischerweise mit »spike and wave«-Komplexen (drei pro Sekunde) im EEG assoziiert. Die Vererbung des EEG-Musters scheint autosomal dominant zu sein, jedoch entwickeln nicht alle Patienten mit diesem EEG-Muster auch eine Petit mal-Epilepsie (ein oder mehrere Anfälle bei 13%, chronische Epilepsie bei 8%). Bei der idiopathischen Temporallappenepilepsie besteht ein Risiko von 7% für die Geschwister Betroffener.

An Fieberkrämpfen (Konvulsionen nur bei stark erhöhter Temperatur) leiden 2–5% der Kinder in Europa und in den USA. In Japan erkranken 7% und in Guam 14% der Kinder. Geschwister und Kinder der Betroffenen haben ein 3–4fach erhöhtes Risiko.

Narkolepsie

Diese Schlafstörung ist durch Schlafanfälle am Tag, Tagträume, anfallsartige Muskelparalyse und Atonie (Kataplexie) charakterisiert. Die Prävalenz beträgt 1:2000, das Risiko für Verwandte 1. Grades Betroffener beträgt 10–50%. Es besteht eine starke, aber unerklärte Assoziation zu HLA DR 2.

Tabelle 16.10. Ursachen der Epilepsie

Zerebrale Mißbildungen
Trauma
Neoplasien
Einzelgenstörung
Chromosomale Aberration
Multifaktorielle Vererbung
Infektion
Gefäßruptur oder -thrombosierung
Toxine
Degenerative Erkrankungen
Idiopathisch

Affektive Psychosen

Zu den affektiven Psychosen zählen zyklische Depressionen und/oder Manien. Einer von 20 Personen ist in geringem Ausmaß betroffen, 1% der Bevölkerung zeigt eine schwerere Ausprägung. Zwillings- und Familienstudien deuten auf eine multifaktorielle Vererbung hin. Das Risiko für Geschwister und den Nachwuchs schwer Betroffener beträgt 1:6.

Schizophrenie

Es handelt sich um eine schwere psychische Erkrankung, die einen von 100 Menschen in der Bevölkerung betrifft und für etwa die Hälfte aller Langzeithospitalisierungen verantwortlich ist. Geringgradige Denkstörungen, die sich nicht zum Vollbild ausweiten, werden als schizoid bezeichnet, dabei sind die Grenzen zum Normalen fließend.

Die Schizophrenie wird in mehrere klinische Gruppen unterteilt, das Risiko beträgt aber für Geschwister und den Nachwuchs Betroffener in allen Fällen ca. 1:10.

Parkinson-Erkrankung

Die charakteristische Läsion bei Morbus Parkinson ist der Untergang dopaminerger Neurone in der Substantia nigra. Die Anzahl sinkt normalerweise altersabhängig, klinische Symptome treten nach einer Reduktion auf 30% auf. Die Parkinsonprävalenz liegt bei 1% im 50. Lebensjahr und steigt im 85. Lebensjahr auf 3%. Das Risiko für Verwandte eines sporadischen Falls liegt nur geringgradig über dem der Allgemeinbevölkerung, sind aber zwei Verwandte ersten Grades erkrankt, steigt es auf 30% im 75. Lebensjahr. Das spricht für eine individuelle Empfindlichkeit dieser Familien, vielleicht bei der Metabolisierung von Umweltgiften durch Cytochrom P450-Varianten (zum Beispiel die langsamen Verstoffwechsler des Debrisoquins).

Demenz

Die Ätiologie des progressiven Verlusts höherer Hirnfunktionen ist heterogen. Mögliche, erkennbare Ursachen sind Alkoholabusus, Vitamin-B$_{12}$-Mangel und Hirntumoren. Beginnt die Demenz vor dem 65. Lebensjahr, wird sie als präsenile Demenz bezeichnet. Einer von 20 Menschen leidet unter präseniler Demenz mit starker Zunahme der Häufigkeit in höherem Alter (Senile Demenz, 2,5% überleben bis zum 80. Lebensjahr).

Die präsenile Demenz hat üblicherweise (80%) keine genetischen Ursachen, allerdings existieren drei häufige genetische Ursachen: Chorea Huntington, Morbus Alzheimer und Morbus Pick. Die Huntington-Erkrankung wird autosomal dominant vererbt, und auch die beiden anderen Erkrankungen folgen möglicherweise diesem Erbgang. Morbus Alzheimer und Morbus Pick sind nur auf neuropathologischer Basis zu unterscheiden. Für die zuerst genannte Erkrankung beträgt das Risiko der Eltern Betroffener 10% und der Geschwister Erkrankter 5%. Bei Morbus Pick liegt das Risiko entsprechend bei 25% bzw. 7%. Ist die neuropathologische Ursache unbekannt, betragen bei einem sporadischen Fall die Risiken für die Eltern 15%, für die Geschwister 5% und für die Kinder 10%. Ein Einzelfall präseniler Demenz bringt Eltern und Kindern ein Risiko von 5%.

Alterungsprozeß

Der Alterungsprozeß ist zwar allgemein festzustellen, es bestehen jedoch individuelle Unterschiede. Diese könnten genetisch determiniert sein, ein Beweis dafür steht jedoch noch aus.

In Gewebekulturen gehen fetale Fibroblasten eine definierte Anzahl Teilungen (ca. 50) ein, bevor sie absterben. Fibroblasten älterer Personen durchlaufen immer weniger Teilungen vor dem Zelltod, dies läßt vermuten, daß zumindest diese Zellinie eine ererbt eingeschränkte Lebenserwartung besitzt.

Weiterführende Literatur

Rotter RI, Samloff IM, Rimoin DL (eds.) (1980) The genetics and heterogeneity of common gastrointestinal disorders. Academic Press, New York
Schimke RN (1978) Genetics and cancer in man. Churchill Livingstone, Edinburgh

17 Kongenitale Mißbildungen

Häufigkeit

Kongenitale Mißbildungen sind die Folge einer unvollkommenen Embryogenese. Sie sind zum Geburtszeitpunkt vorhanden, auch wenn sie erst später diagnostiziert werden. Kongenitale Mißbildungen können allein oder multiple auftreten. Ihre klinische Bedeutung ist sehr unterschiedlich. Etwa 14% der Neugeborenen weisen eine einzelne unbedeutende Mißbildung auf, 0,7% der Neugeborenen haben mehrere schwerere Mißbildungen (Tabelle 17.1). Die Häufigkeit der schwereren Mißbildungen ist zum Zeitpunkt der Konzeption höher (10–15%), die Mehrheit der betroffenen Feten endet jedoch als Spontanabort (Abb. 17.1). Etwa 7–10% der Spontanaborte werden durch schwere Mißbildungen verursacht.

Ein Untergang eines zuvor normalen Organ- oder Gewebesystems in jedem Stadium der Schwangerschaft nach initialer Morphogenese wird als sekundäre Insuffizienz oder Mißbildung (Disruption) bezeichnet. Änderungen der Figur des Feten durch anormale mechanische Krafteinwirkung können als sekundäre Dysmorphien oder Deformitäten gewertet werden. Etwa 2% der Neugeborenen sind davon betroffen, bei einem Drittel der Fälle treten multiple Deformitäten auf. Mißbildungen und Deformitäten können gemeinsam auftreten, und es besteht ein erhöhtes Risiko für Deformitäten (8%), wenn bereits eine schwerere Mißbildung, insbesondere des Zentralnervensystems und des Urogenitalsystems vorliegt.

Ätiologie

Bei 60% aller schwereren Mißbildungen ist die Ätiologie unbekannt. Tabelle 17.2 zeigt die bekannten Ursachen für kongenitale Mißbildungen. Die multifaktorielle Vererbung ist die häufigste Ursache, gefolgt von monogenen und chromosomalen Aberrationen. Genetische Ursachen liegen damit mindestens einem Drittel aller kongenitalen Mißbildungen oder nahezu 90% der kongenitalen Mißbildungen mit bekannter Ätiologie zugrunde.

Tabelle 17.1. Klassifikation und Häufigkeit kongenitaler Mißbildungen und Deformitäten bei der Geburt

Geringgradige Mißbildungen	Einzeln	140:1000
	Multipel	5:1000
Schwere Mißbildungen	Einzeln	30:1000
	Multipel	7:1000
Deformitäten	Einzeln	14:1000
	Multipel	6:1000

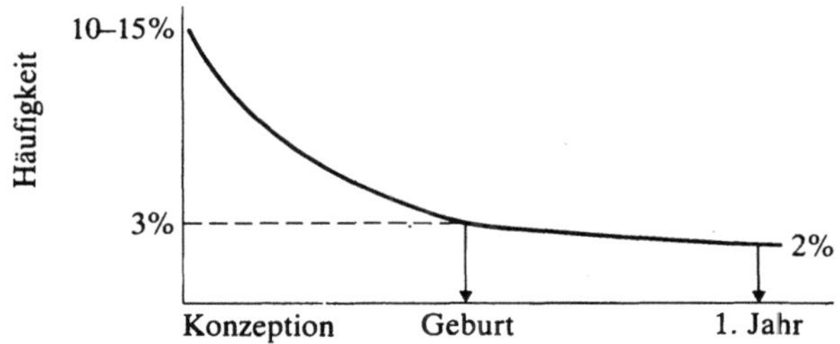

Abb. 17.1. Häufigkeit schwerer kongenitaler Mißbildungen

Durchgeführte Experimente mit Drosophila melanogaster führten zur Definition mehrerer für die Entwicklungssteuerung essentieller Gene. Diese Gene besitzen eine häufige DNS-Sequenz, die etwa 180 Basenpaare umfaßt und als Homeobox bezeichnet wird. Mindestens 10–15 menschliche Gene scheinen die Homeobox-Sequenz zu enthalten, neuere Daten legen nahe, daß diese Gene eine Rolle in der Embryogenese spielen. Die zellulären Onkogene (c-onc, Kapitel 12) beeinflussen vermutlich ebenfalls aktiv die Entwicklungssteuerung. Beide Gengruppen sind für die Erforschung der Ätiologie menschlicher Mißbildungen nützlich.

Eine sichtbare Duplikation oder Deletion eines Autosoms ist immer mit einer geistigen Behinderung, einer Gedeihstörung und körperlichen Mißbildungen verknüpft. Multiple Mißbildungen und ein Wachstumsrückstand in utero sind ebenfalls häufig und korrelieren bezüglich ihres Schweregrades grob mit dem Ausmaß der zugrundeliegenden chromosomalen Imbalanz. Die Phänotypen von über 250 monogen determinierten Erkrankungen weisen häufig schwere kongenitale Mißbildungen (einschließlich Gewebedysplasien) auf. Das Erkennen der mendelnden Merkmale und der vererbten strukturellen Chromosomenaberrationen ist im Hinblick auf ihre Wiederholungsrisiken von größter klinischer Bedeutung. Erkrankungen der Mutter wie insulinpflichtiger Diabetes mellitus, Epilepsie, Alkoholabusus und Phenylketonurie führen zu erhöhtem Risiko fetaler Mißbildungen. Kinder einer diabetischen Mutter besitzen ein Risiko von 5–15% für das Auftreten von kongenitalen Mißbildungen (besonders Mißbildungen des Herzens, des Neuralrohrs und eine sakrale Agenesie). Das Risiko ist von der Qualität der Zuckereinstellung abhängig. Diese Fakten gelten nicht für den nichtinsulinpflichtigen oder transistorischen Diabetes mellitus der Schwangeren. Ebenfalls ein erhöhtes Risiko besteht für die Kinder einer Epileptikerin; die Entscheidung, ob das Risiko jedoch auf die Krankheit oder die medikamentöse Therapie zurückzuführen ist, ist schwer zu treffen. Auch die unbehandelte mütterliche Phenylketonurie birgt für den Feten ein hohes Risiko, eine mentale Retardation zu erleiden oder eine Mikrozephalie aufzuweisen.

Tabelle 17.2. Ätiologie schwerer kongenitaler Mißbildungen

Idiopathisch	60%
Multifaktoriell	20%
Monogen	7,5%
Chromosomal	6%
Erkrankung der Mutter	3%
Kongenitale Infektion	2%
Drogen, Röntgen, Alkohol	1,5%

Kongenitale Deformitäten

Deformitäten werden durch eine länger dauernde abnormale Position des Feten infolge einer Bewegungseinschränkung verursacht. Dies kann auf Störungen des fetalen Organismus (intrinsic) oder auf äußeren Einflüssen (extrinsic) beruhen (Tabelle 17.3). Deformitäten können durch korrigierende Druckausübung behandelt werden, meist wird eine komplette Rückbildung in der Neugeborenenperiode erreicht (Tabelle 17.4).

Kongenitale Hüftluxation

Vier bis sieben von 1000 Lebendgeburten leiden unter vorübergehend instabilen oder bei der klinischen Untersuchung »klickenden« (Ortolani-Zeichen) Hüften, eine akute Luxation wird einmal bei 1000 untersuchten Kindern gefunden. Das Geschlechtsverhältnis von Mädchen zu Knaben beträgt 6:1. Das Wiederholungsrisiko für Geschwister liegt bei 1:20 (3% für Brüder, 8% für Schwestern). Der Nachwuchs betroffener Kinder besitzen ein Erkrankungsrisiko von 1:8. Die Risiken sind bei männlichen Probanden leicht, aber signifikant erhöht.

Klumpfuß

Fünf von 1000 Lebendgeburten weisen Klumpfüße auf. 20% der Kinder zeigen eine schwere Ausprägung dieser Erkrankung. Das Geschlechtsverhältnis von Knaben zu Mädchen beträgt 2:1, die Risiken für Geschwister liegen bei Knaben bei 1:50 und bei Mädchen bei 1:20. Für die Kinder der Erkrankten besteht unabhängig vom Geschlecht ein Risiko von 1:33.

Tabelle 17.3. Ursachen kongenitaler Deformität

Intrinsic	– Neuromuskuläre Erkrankung, Defekte der Gewebeverbindung, ZNS-Mißbildungen
Extrinsic	– Primigravidae, kleine mütterliche Statur, Oligohydramnion, Steißlage, Uterusmißbildungen, Mehrlingsschwangerschaften

Tabelle 17.4. Typen kongenitaler Deformitäten

Klumpfüße
Kongenitale Hüftluxation
Kongenitale lageabhängige Skoliose
Plagiozephalie (Asymmetrie der Schädelhälften)
Torticollis (Schiefhals)
Mandibuläre Asymmetrie

Leichtere kongenitale Mißbildungen

Tabelle 17.5 listet die häufigsten leichteren kongenitalen Mißbildungen auf. Sie haben keine funktionelle Bedeutung, sollten jedoch den in der Klinik tätigen Arzt zum Ausschluß begleitender, schwererer Mißbildungen, von denen 90% der Kinder mit multiplen leichteren Mißbildungen betroffen sind, bewegen.

Schwerere kongenitale Mißbildungen

Bei 30 von 1000 Neugeborenen sind einzelne schwere kongenitale Mißbildungen vorhanden. Tabelle 17.6 zeigt die relativen Häufigkeiten für jedes Organ.

Zentralnervensystem

Die Neuralrinne ist während der fetalen Entwicklung nach 20 Tagen zu erkennen und am 23. Tag ist sie meistens geschlossen. Der vordere Neuroporus schließt sich am 24. Tag, der hintere nach 28 Tagen. Obwohl sich die Hauptaktivitätsphase der Embryogenese in der dritten bis 12. Schwangerschaftswoche (SSW) befindet, erstreckt sich die neuronale Organisation und Myelisation auf den Zeitraum der gesamten Schwangerschaft und

Tabelle 17.5. Leichtere kongenitale Mißbildungen

Epikanthusfalten
Mongoloide oder antimongoloide (Lid)-Achse
Kolobom
Ohr: Polypen oder Löcher
Gespaltene Uvula
Affenfurche
Klinodaktylie 5. Finger
Syndaktylie der Finger (Weichteile)
Mongolian spot (2–15 cm großer Naevus, meist Sakralregion)
Hämangiome
Umbilikale Hernie
Leichte Hypospadie
Einzelne Nabelarterie

Tabelle 17.6. Geburtshäufigkeit schwererer kongenitaler Mißbildungen

Organ	Häufigkeit/1000 Geburten
Hirn	10
Herz	8
Niere	4
Extremitäten	2
Andere	6
Total	30/1000

dauert bis zum zweiten bzw. dritten Lebensjahr an. Das Gehirn besitzt also von allen Organen die längste Entwicklungsphase. Darauf ist der relativ hohe Anteil an Mißbildungen zurückzuführen. Einige der häufigeren Mißbildungen werden in dieser Sektion vorgestellt, jedoch geht nur ein kleiner Anteil dieser Mißbildungen mit äußeren Veränderungen einher. Es ist zum Beispiel sehr schwierig, eine idiopathische geistige Behinderung ohne detaillierte Neuropathologie zu diagnostizieren.

Holoprosenzephalie

Die Holoprosenzephalie ist eine Mangelentwicklung des Vorderhirns und des assoziierten Mittelgesichts. Sie führt zu Hypotelorismus, zweiseitig gespaltenen Lippen ohne Philtrum und schwerer geistiger Behinderung. In schwersten Fällen ist nur ein zentrales Auge angelegt (Zyklop, Abb. 17.2). Der Tod tritt meist innerhalb von sechs Monaten ein.

Die Hälfte der Erkrankungen ist auf die Trisomie 13 zurückzuführen. Die übrigen Fälle sind ungeklärt und besitzen ein empirisches Wiederholungsrisiko für Geschwister von 2–6%. Zur pränatalen Diagnostik sind detaillierte Ultraschalluntersuchungen erforderlich.

(a)   (b)

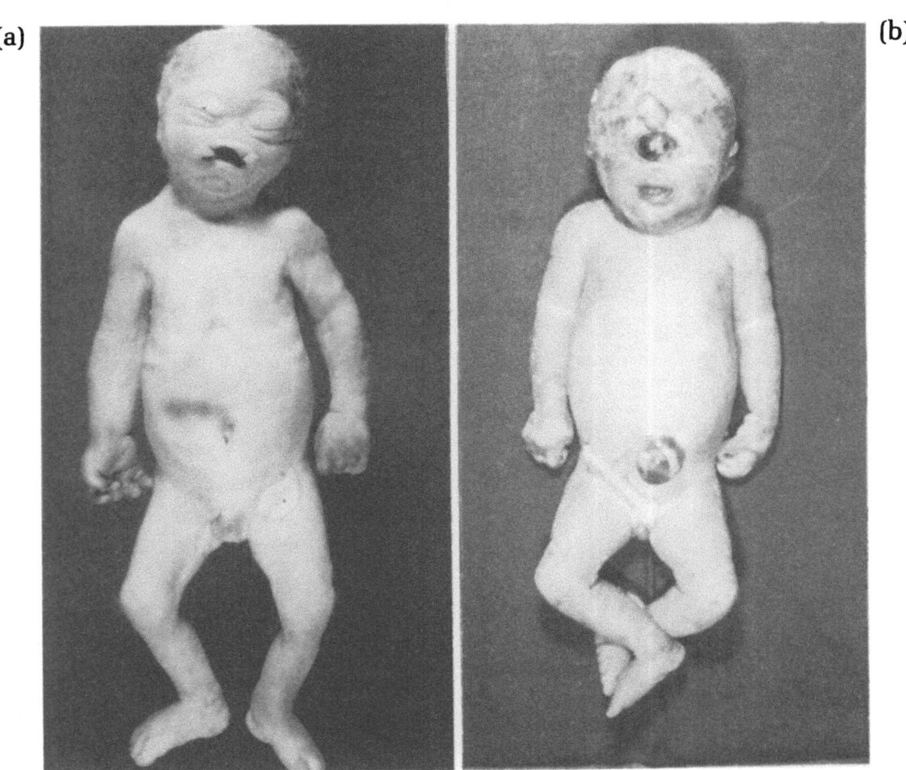

Abb. 17.2. (a und b) Holoprosenzephalie variablen Schweregrades

Isolierter Hydrozephalus

Ein Hydrozephalus ist ein durch Störung der normalen Liquorzirkulation mit nachfolgendem Druckanstieg hervorgerufener, vergrößerter Schädel. Nach erfolgreicher Shunt-Operation entwickeln 80% der betroffenen Kinder eine normale Intelligenz.

Eins von 1000 Neugeborenen weist einen Hydrozephalus auf. Diese Erkrankung ist meist multifaktoriell vererbt und besitzt ein Wiederholungsrisiko von 1,5% für Geschwister. Weniger als 1% der Fälle sind auf einen X-gebundenen, rezessiven Erbgang zurückzuführen und diese Knaben haben charakteristische, hypoplastische und gebeugte Daumen (Abb. 17.3). Außerdem ist eine Aquädukt-Stenose und eine Trennung der Pyramiden von medullären Anteilen vorhanden. Gibt es keine Anzeichen für eine X-gebundene Vererbung oder fehlen diese Symptome, besteht ein geringes Wiederholungsrisiko eines unerklärten Falls (3%).

Eine pränatale Diagnostik ist oft, aber nicht immer, durch regelmäßige Ultraschalluntersuchungen im zweiten Trimenon möglich.

(a)

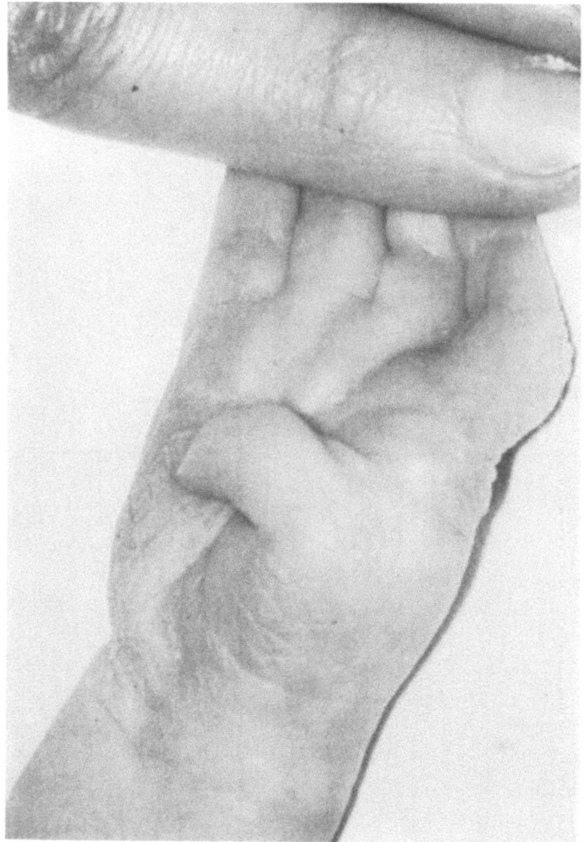

Abb. 17.3. (a–c) Stammbaum einer Familie mit X-gebundenem Hydrozephalus. Man beachte den charakteristisch gebeugten Daumen bei einem Betroffenen.

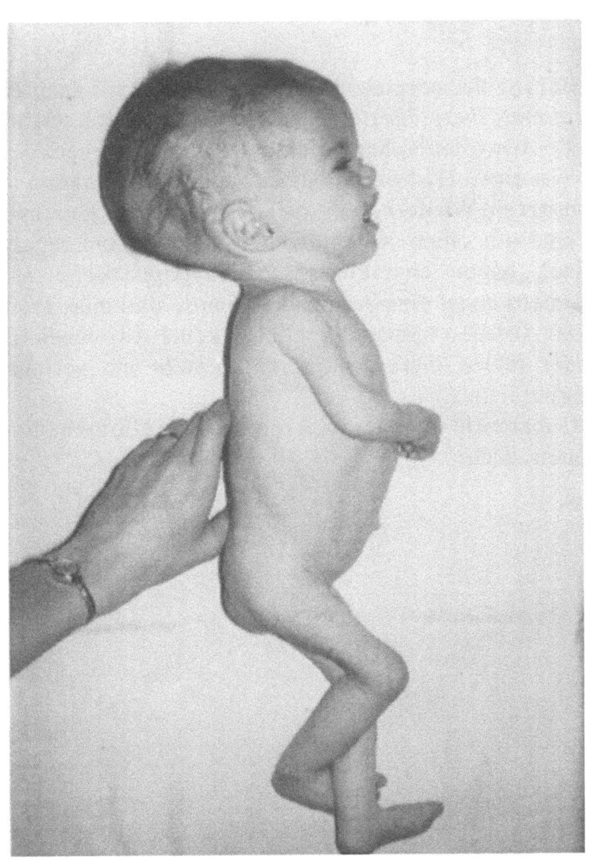

(b)

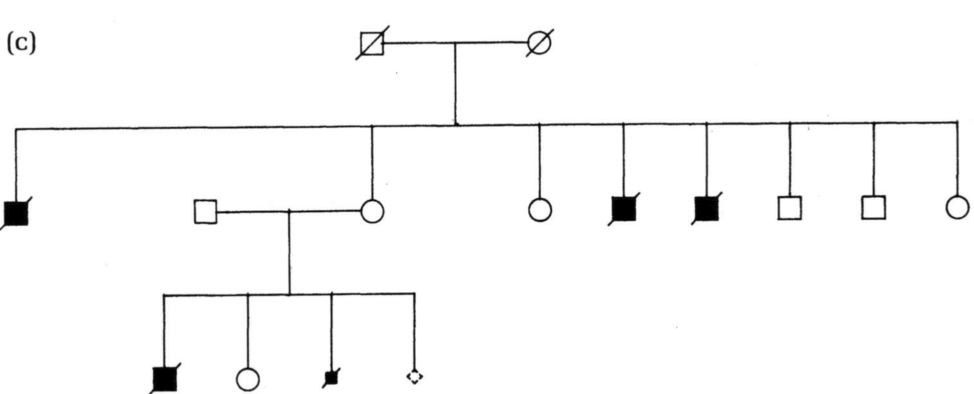

(c)

Abb. 17.3. (b und c) Legende siehe vorherige Seite

252

Mikrozephalie

Es handelt sich um einen abnorm kleinen Kopf als Folge einer Unterentwicklung des Gehirns. Identifizierbare Ursachen sind kongenitale Infektionen, Geburtstraumen, chromosomale Imbalanz, Phenylketonurie der Mutter und einige autosomal rezessive Merkmale.

Das Wiederholungsrisiko ist von der Ätiologie abhängig. Besteht bei den Eltern eine Blutsverwandtschaft oder sind zwei Kinder betroffen, ist ein autosomal rezessiver Erbgang zu vermuten (Abb. 17.4a, b, c). Das empirische Risiko für einen idiopathischen Fall von Mikrozephalie kann bis zu 20% betragen, deshalb ist wahrscheinlich eine autosomal rezessive Vererbung ein wesentlicher Faktor. Eine pränatale Diagnostik ist durch regelmäßige Sonographie möglich, gelegentlich kann die Verzögerung des Kopfwachstums aber erst nach dem gesetzlichen Zeitlimit für Abtreibungen festgestellt werden.

Neuralrohrdefekte

Ein mangelhafter Schluß des Neuralrohrs kann in jeder Höhe stattfinden. Ein Versagen am zephalen Ende (Neroporus anterior) führt zu Anenzephalie, ereignet sich der mangelhafte Schluß des Neuralrohrs kaudal, spricht man von einer Spina bifida. Spina bifida und Anenzephalie sind gleich häufig und in 20% der Fälle gleichzeitig vorhanden.

(a) (b)

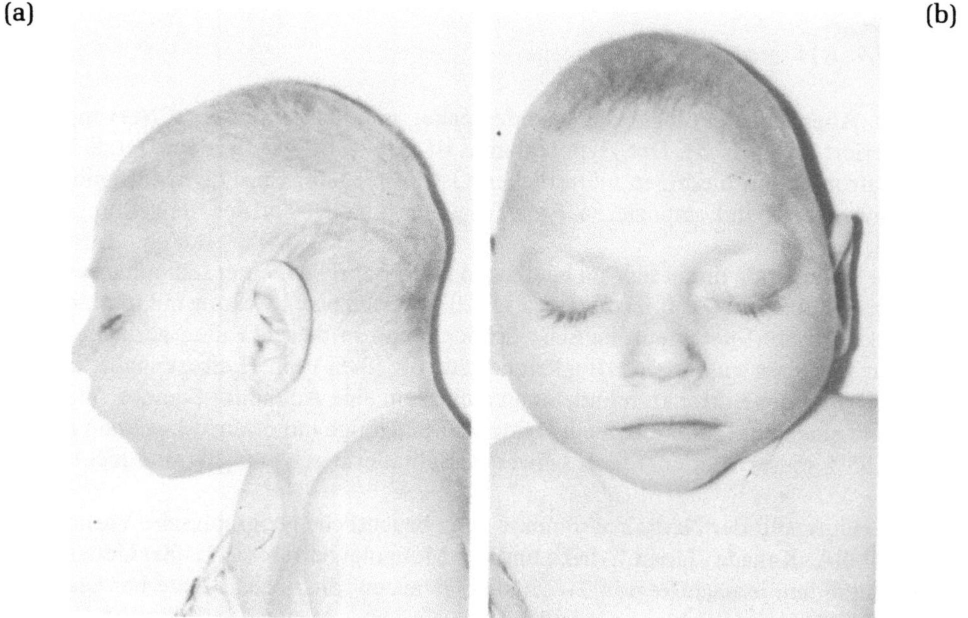

Abb. 17.4. (a–c) Autosomal rezessive Mikrozephalie, betroffenes Kind einer blutsverwandten Familie (als Proband markiert, siehe S. 254). Die Ohren wirken an dem kleinen Kopf übergroß.

(c)

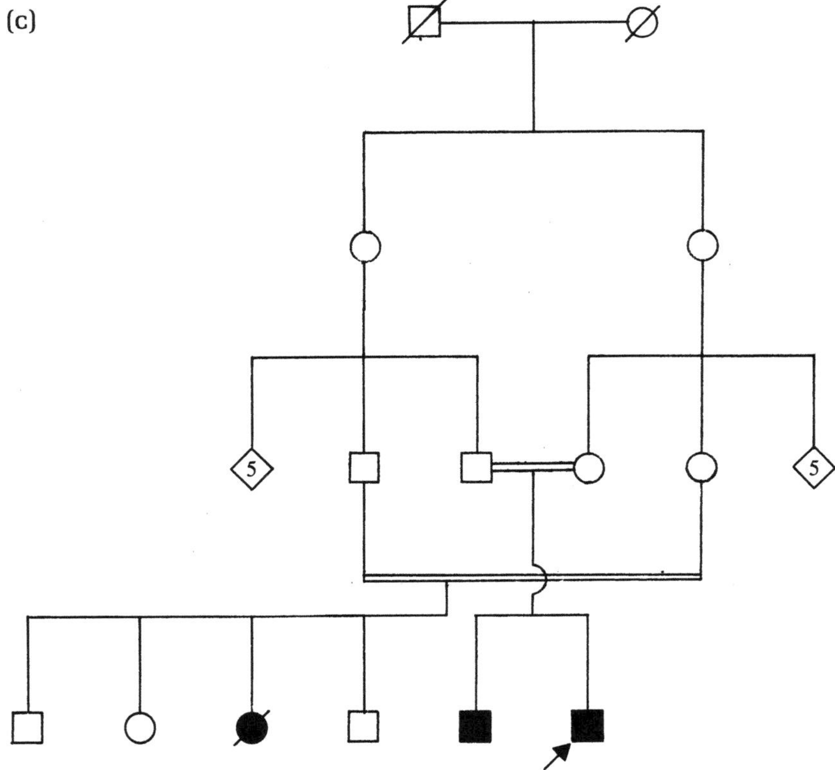

Abb. 17.4. (c) Legende siehe vorherige Seite

Den Anenzephalen fehlt die Schädeldecke, und das exponierte Nervengewebe degeneriert (Abb. 17.5). Der Hypothalamus ist defekt, es resultiert eine fetale Nebennierenatrophie mit niedrigen mütterlichen Östriolspiegeln. Ein Polyhydramnion kann die Schwangerschaft komplizieren. Eine Totgeburt oder der Tod des Neugeborenen sind obligat.

Eine Spina bifida findet sich am häufigsten lumbosakral mit einer Lähmung der Beine und der Sphinkteren (Abb. 17.6). Etwa 15–20% weisen eine Deckung mit intakter Haut (gedeckte Läsion) auf, neurologische Schäden sind in diesen Fällen geringer als bei offenen Läsionen ausgeprägt. Begleitend tritt oft (80%) ein Hydrozephalus auf, bei einem Drittel der Erkrankten findet man außerdem eine Aquädukt-Stenose. Wird eine Therapie eingeleitet, überleben ein Drittel der Säuglinge mit offenen Läsionen für fünf Jahre. 85% dieser Kinder weisen schwerste Behinderungen auf, 5% sind nicht behindert.

Die Häufigkeit der Neuralrohrdefekte zeigt beachtliche geographische Variationen. In den USA, Kanada, Japan, Afrika und der Mongolei beträgt sie 1:1000 Geburten, in Großbritannien je nach Region 3–8,6:1000 Geburten, die höchste Rate hat Irland mit 10:1000 Geburten.

Neuralrohrdefekte kommen bei 4,9% aller Aborte vor, etwa 16 von 1000 Konzeptionen sind also betroffen.

254

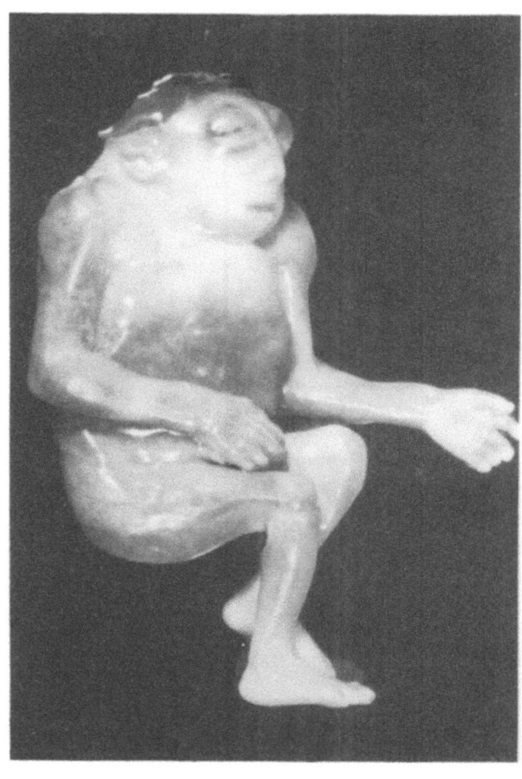

Abb. 17.5. Anenzephalie

Diese Erkrankungen treten anscheinend besonders häufig bei Kindern aus niedrigen sozialen Schichten und bei im Winter Geborenen auf. Diese epidemiologische Evidenz und genetische Analysen sprechen für ein multifaktoriell vererbtes Merkmal mit starker Umweltkomponente.

In Großbritannien beträgt das Wiederholungsrisiko nach der Geburt eines betroffenen Kindes 1:25, dies gilt auch für den Nachwuchs Betroffener. Verwandte zweiten Grades besitzen ein Risiko von 1:70, Verwandte dritten Grades haben ein Risiko von 1:150. Nach der Geburt von zwei oder mehr betroffenen Kindern in einer Familie steigt das Risiko auf 1:10.

In Ländern mit geringerer Inzidenz ist das Risiko niedriger, im allgemeinen beträgt es etwa das 10fache der Häufigkeit für Verwandte ersten Grades. Eine pränatale Diagnostik ist durch die Kombination von Sonographie und Messung des α-Fetoproteins möglich. Dadurch können 100% der Anenzephalen und 98% der Träger einer offenen Spina bifida entdeckt werden. In Anbetracht der Häufigkeit dieser schweren Mißbildungen wird bei gefährdeten Bevölkerungsgruppen mit hohem Risiko eine Screeninguntersuchung durch Bestimmung des α-Fetoproteins bei der Mutter durchgeführt (Kapitel 19).

Obwohl die meisten Neuralrohrdefekte multifaktoriell vererbt werden, stellen einige Formen Folgen teratogener Einflüsse (Natriumvalproat, mütterlicher Diabetes mellitus), chromosomaler oder monogener Störungen dar. Existieren noch andere Mißbildungen, so sollte die Trisomie 18 erwogen werden. Die Kombination Enzephalozele,

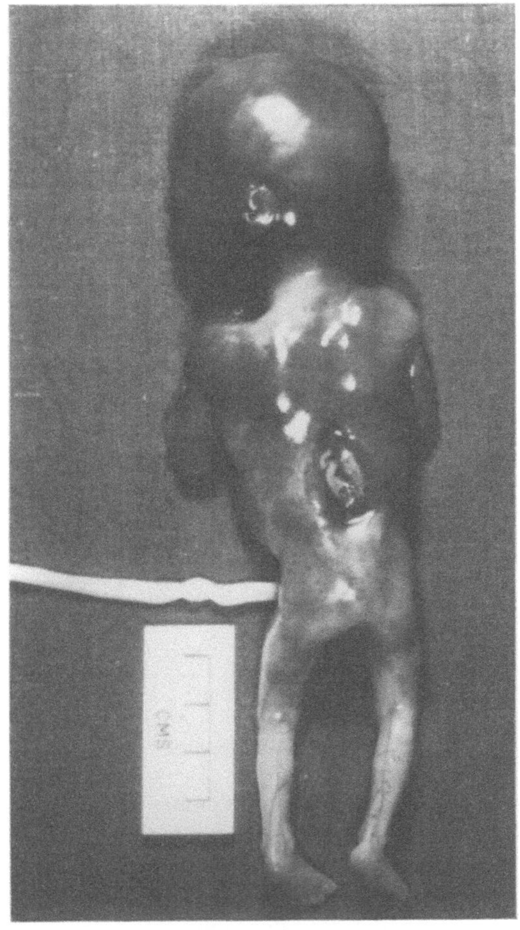

Abb. 17.6. Lumbosakrale Spina bifida

Polydaktylie und Zystennieren ist typisch für das Meckel-Syndrom, ein autosomal rezessives Merkmal. Besteht außerdem bei dem Erkrankten eine tracheo-ösophageale Fistel oder kongenitale Skoliose, besteht ebenfalls ein erhöhtes, aber nicht erklärbares Risiko für Neuralrohrdefekte bei Geschwistern.

Herz

Die aktive Organogenese findet von der dritten bis zur achten Schwangerschaftswoche statt. Es wurden viele verschiedene kongenitale Herzfehler beschrieben, die häufigsten in Tabelle 17.7 mit entsprechendem Wiederholungsrisiko für Familienangehörige aufgelistet. Allgemein weisen acht von 1000 Neugeborenen kongenitale Herzfehler auf, mit einem Risiko für Geschwister und Nachwuchs von 1:25. Verwandte zweiten Grades besitzen ein Erkrankungsrisiko von weniger als 1:100. Das Risiko ist nicht für einen

Tabelle 17.7. Inzidenz und Wiederholungsrisiko für verschiedene Typen kongenitaler Herzfehler

Läsion	Inzidenz zum Zeitpunkt der Geburt	Wiederholungsrisiko	
		Geschwister	Nachwuchs
Ventrikelseptumdefekt	1/400	1/25	1/25
Vorhofseptumdefekt	1/1000	1/33	1/33
Offener Ductus Botalli	1/830	1/33	1/25
Koarktation der Aorta	1/1600	1/50	1/50
Aortenstenose	1/2000	1/50	1/33
Endokardkissendefekt (ASD II)	1/2500	1/50	?
Totale Pulmonalvenendislokation	1/5000	?	?
Transposition der großen Gefäße	1/16000	1/50	?
Fallot-Tetralogie	1/1000	1/33	1/25

bestimmten Herzfehler spezifisch, die Prognose ist jedoch von der Art des Herzfehlers abhängig. Die Herzchirurgie kann heute manchen früher tödlichen Herzfehler heilen. Eine pränatale Diagnostik um die 18.–20. SSW ist durch detaillierte fetale Echokardiographie in Spezialzentren möglich.

Gastrointestinaltrakt

Die Periode der aktiven Organogenese liegt in der dritten bis achten Schwangerschaftswoche. Die intestinalen Schlingen liegen gewöhnlich in der zwölften Schwangerschaftswoche wieder im Abdomen.

Vordere Bauchwanddefekte

Das Ausbleiben der Rückkehr der Darmschlingen in die Bauchhöhle kommt bei einer von 6000 Schwangerschaften vor. Es werden drei Typen dieser Läsion unterschieden (Tabelle 17.8, Abb. 17.7–17.9). Wenn nicht eine Chromosomenaberration oder andere Mißbildungen begleitend auftreten, können Exomphalos und Gastroschisis chirurgisch korrigiert werden.

Eine pränatale Diagnostik ist durch eine Ultraschalluntersuchung möglich. Diese Mißbildungen können aber auch Fruchtwasserüberschuß und einen Anstieg des maternalen Serum-α-Fetoproteins bewirken, letzterer kann bei Routineuntersuchungen auf Neuralrohrdefekte erkannt werden (Kapitel 19).

Tabell 17.8. Klassifikation der Defekte der vorderen Bauchwand

Typ	Beschreibung
Exomphalos	Nabelschnur an der Spitze des Bruchsackes, Sack kann Leber und/oder Darm enthalten, Chromosomen bei 30% abnorm.
Gastroschisis	Kein Sack, Nabelschnur nicht beteiligt, eventuell Zonen atretischen Darms und kongenitale Herzfehler (20%).
Fröhlich-Syndrom	Sehr kurze Nabelschnur an der Spitze des Sacks, schwere Mißbildung des Rückenmarks, Kloakenexstrophie, hypoplastische Beine.

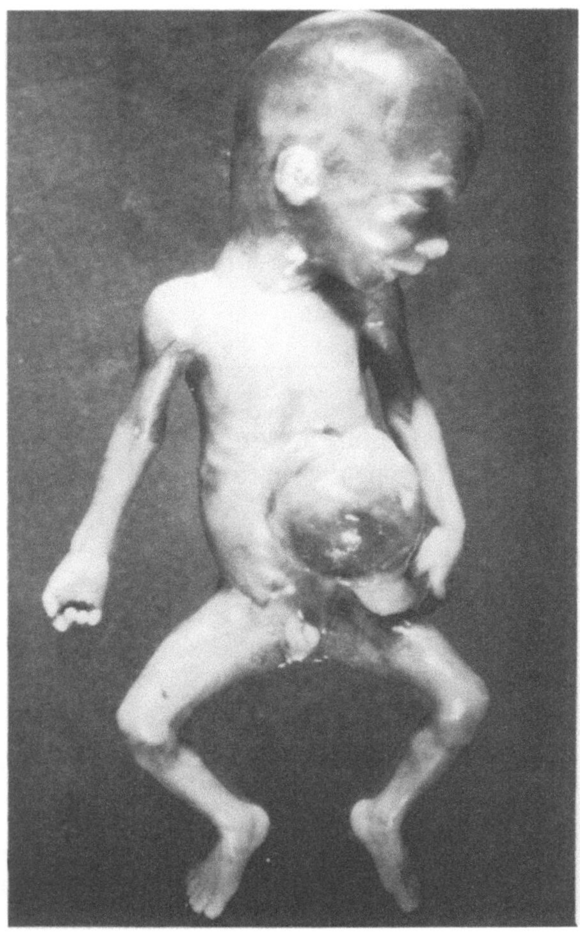

Abb. 17.7. Exomphalos

Lippen- und/oder Gaumenspalte (Wolfsrachen)

Die Lippe ist gewöhnlich am 35. Schwangerschaftstag geschlossen. Bleibt die Lippenspalte bestehen, kann der Schluß der Kieferplatten, der normalerweise in der 8.–9. Schwangerschaftswoche erfolgt, dadurch beeinträchtigt werden (Abb. 9.6, S. 120). Lippen- und/oder Gaumenspalten kommen bei einer von 500 Geburten vor und werden meistens multifaktoriell vererbt, obwohl sie gelegentlich Ausdruck einer monogenen (Treacher-Collins-Syndrom) oder einer chromosomalen Aberration (zum Beispiel Trisomie 13) sein können. In der Regel erfolgt die Heilung durch chirurgische Korrektur. Liegt eine multifaktorielle Vererbung der Spaltbildung vor, so beträgt das Erkrankungsrisiko für weitere Kinder gesunder Eltern eines Betroffenen 1:50 bei einseitiger Lippenspalte und 1:20 bei beidseitiger Lippen- und Gaumenspalte. Verwandte zweiten Grades besitzen ein Risiko von 1:150, und bei Verwandten dritten Grades beträgt das Risiko 1:300.

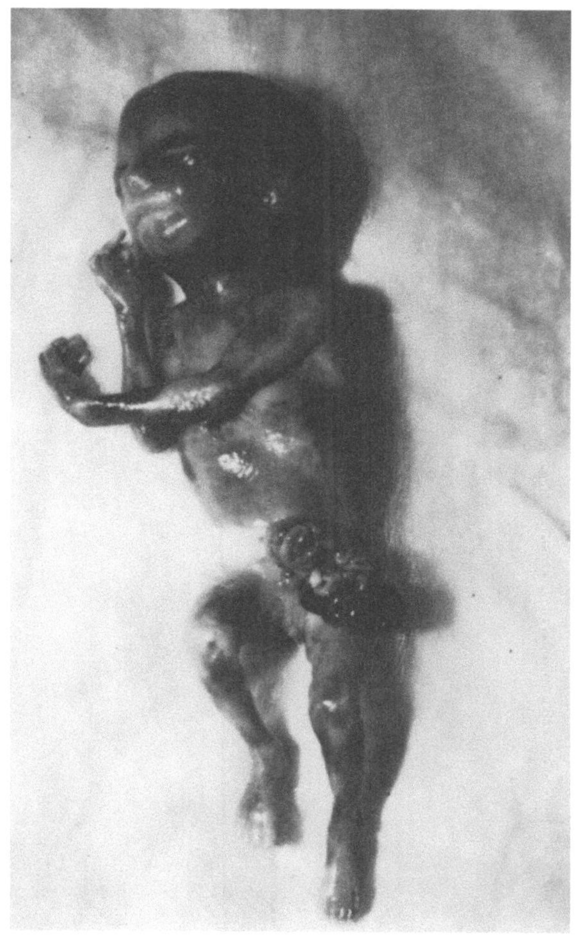

Abb. 17.8. Gastroschisis

Eine Spaltung des Gaumens ohne Lippenspalte (Wolfsrachen) ist ein eigenständiges, multifaktoriell vererbtes Merkmal mit einer Häufigkeit von 1:2500 Geburten und einem Wiederholungsrisiko von 1:50 für Geschwister und Kinder des Betroffenen.

Morbus Hirschsprung (Aganglionose des Kolons)

Obstipation und ein aufgetriebenes Abdomen weisen auf diese Erkrankung hin. Das Ergebnis der Rektumbiopsie zeigt das Fehlen submuköser und myenterischer Ganglionzellen. Das betroffene Segment beginnt im Rektum und kann kürzer oder länger sein.

Eins von 8000 Neugeborenen leidet unter der Krankheit. Es besteht ein Verhältnis von Knaben zu Mädchen von 3:1. Die Krankheit wird multifaktoriell vererbt. Allgemein beträgt das Risiko für die Geschwister betroffener Knaben 1:25 und weniger als 1:100 für den Nachwuchs des Erkrankten. Letzteres gilt auch für betroffene Mädchen, das Risiko für deren Geschwister beträgt allerdings 1:8. Das Risiko variiert auch mit der Ausdehnung der Aganglionose im Darm.

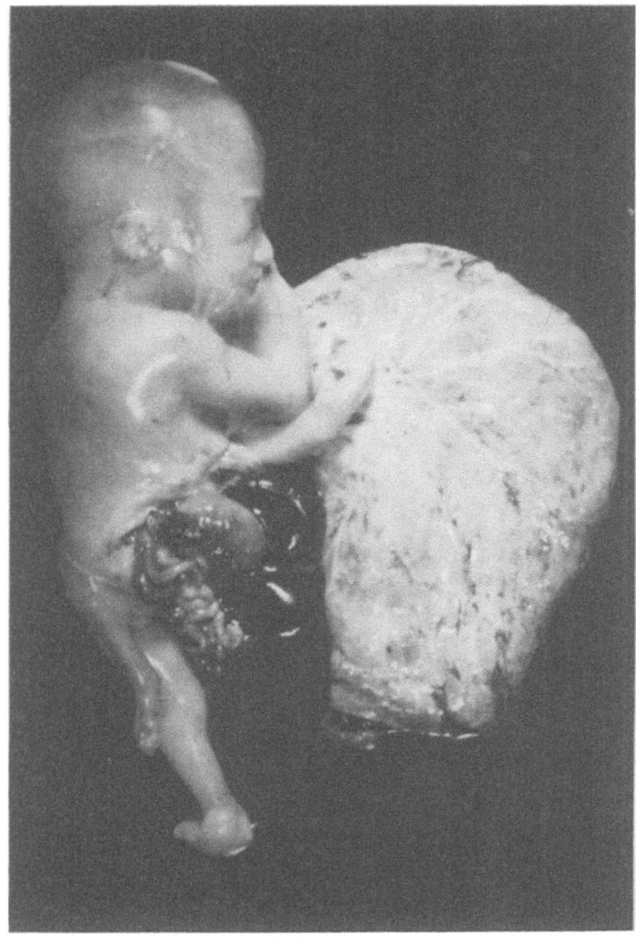

Abb. 17.9. Fröhlich-Syndrom
(Bauchdeckenaplasiesyndrom)

Pylorusstenose

Betroffene Kinder fallen in den ersten Wochen durch schwallartiges Erbrechen und einen tastbar hypertrophischen Pylorus auf. Die Häufigkeit beträgt 1:200 für Knaben und 1:1000 für Mädchen. Die empirischen Wiederholungsrisiken legen eine multifaktorielle Vererbung nahe und werden in Tabelle 9.10, S. 121, aufgeführt.

Intestinale Atresie

Eine Atresie kann in jedem Teil des Darms vorkommen und führt zu den Symptomen einer Verstopfung. Eins von 330 Neugeborenen ist betroffen. Die Läsion tritt normalerweise sporadisch ohne erhöhtes Wiederholungsrisiko auf. Eine Ausnahme stellt das »apple peel«-Syndrom dar, welches als autosomal rezessives Merkmal vererbt wird.

Seinen Namen (Apfelschalensyndrom) erhält es durch das charakteristische Erscheinungsbild in situ mit einer Agenesie des Mesenteriums und Umschlingung der Marginalarterie mit dem distalen Dünndarm.

Ösophagusatresie

Ösophagusatresien und/oder tracheoösophageale Fisteln kommen bei einem von 3000 Lebendgeborenen vor und stellen wie die intestinalen Atresien sporadische Ereignisse dar.

Niere

Die aktive Organogenese der Nieren findet von der vierten bis zur siebten Schwangerschaftswoche statt. Die Gesamthäufigkeit von Anormalien der Niere und des Harntraktes beträgt 4:1000.

Beidseitige Nierenatresie

Das beidseitige Fehlen der Nieren führt zu der Entstehung eines Oligohydramnions, daraus resultiert das Potter-Syndrom. Das Gesicht des Betroffenen ist flach und breit, und die großen Ohren weisen einen niedrigen Ansatz auf. Es werden auch andere Mißbildungen gefunden, und meist liegt eine Lungenhypoplasie vor (Abb. 17.10). Der Tod tritt in der Neugeborenenperiode ein.

Eins von 3000 geborenen Kindern ist von dieser Erkrankung betroffen. Das empirische Wiederholungsrisiko liegt für die Eltern eines solchen Kindes bei 1:33. Eine pränatale Diagnostik ist durch eine Ultraschalluntersuchung möglich.

Renale Hypo- und Dysplasie

Bei dieser Erkrankung sind kongenital kleine, fehlerhafte Nieren vorhanden. Dies kann eine Niereninsuffizienz zur Folge haben. Die Ätiologie der renalen Hypo- und Dysplasie ist heterogen. Nur wenige Fälle werden durch ein Gen verursacht (zum Beispiel Branchio-otorenales Syndrom), einige sind Teil eines Syndroms (zum Beispiel Noonan-Syndrom, Klippel-Feil-Syndrom oder Turner-Syndrom), die Mehrheit ist jedoch ungeklärt und besitzt ein niedriges empirisches Wiederholungsrisiko.

Obstruktive Uropathie

Die fetale obstruktive Uropathie ist eine häufige sekundäre Folge von vorhandenen Urethralklappen. Diese Erkrankung tritt vorwiegend bei Knaben auf (Verhältnis Knaben zu Mädchen 20:1). Die Prognose hängt von dem Schweregrad der Obstruktion ab und zeigt eine große Variationsbreite. Die Erkrankten können ein Potter-Syndrom

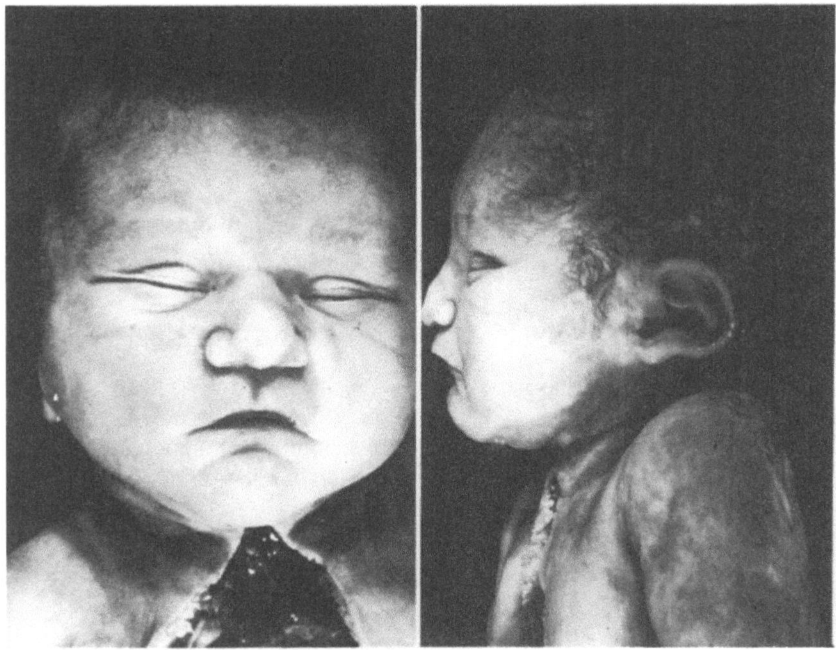

Abb. 17.10. Gesicht bei bilateraler Nierenagenesie

aufweisen, andere Betroffene überleben mit einem dilatierten Harntrakt, partieller Niereninsuffizienz und fetaler abdominaler Aufblähung (Pflaumenbauch, Abb. 17.11). Der erweiterte Harntrakt kann durch eine sonographische Untersuchung erkannt werden. In der Vergangenheit wurde versucht, die Nieren in utero zu entlasten. Das Wiederholungsrisiko dieser Merkmalsgruppe ist gering.

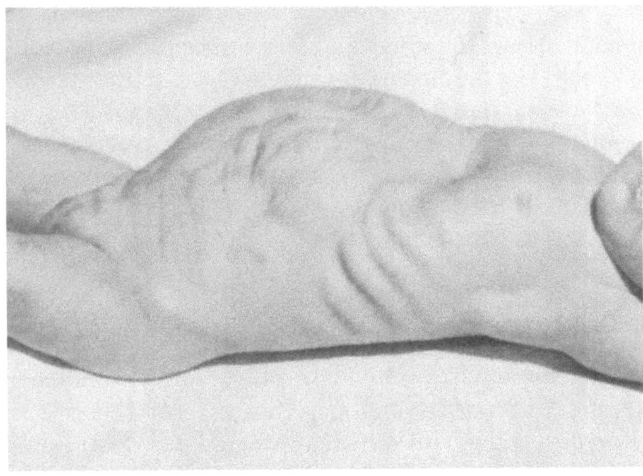

Abb. 17.11. »Pflaumenbauch«, sekundäre Folge fetaler obstruktiver Uropathie

Branchio-oto-renales Syndrom (BOR-Syndrom)

Das BOR-Syndrom stellt ein autosomal dominantes Merkmal dar und ist durch präaurikuläre Grübchen, schon in der Kindheit auftretende Taubheit (variable Typen) und renale Hyperplasie (in 6% der Fälle Niereninsuffizienz) charakterisiert. Die Häufigkeit beträgt 1:40000.

Polyzystisches Syndrom, infantiler Typ

Dieses autosomal rezessive Syndrom ist gekennzeichnet durch Zysten der Leber, Nieren und des Pankreas mit Funktionsstörungen, die zum Tod in der frühen Kindheit führen. Eine pränatale Diagnostik kann durch eine Ultraschalluntersuchung möglich sein.

Polyzystisches Syndrom, adulter Typ

Diese häufigere, autosomal dominante Erkrankung betrifft einen von 1000 Menschen in der Bevölkerung und führt zu Zysten in den Nieren, in der Leber, im Pankreas und in der Milz (Abb. 17.12). Die Nierenzysten sind üblicherweise asymptomatisch, bis Hypertension oder Nierenversagen in der vierten Dekade auftreten. Obwohl die Hälfte der Betroffenen das Endstadium der Erkrankung mit 70 Jahren nicht erreicht, verursacht

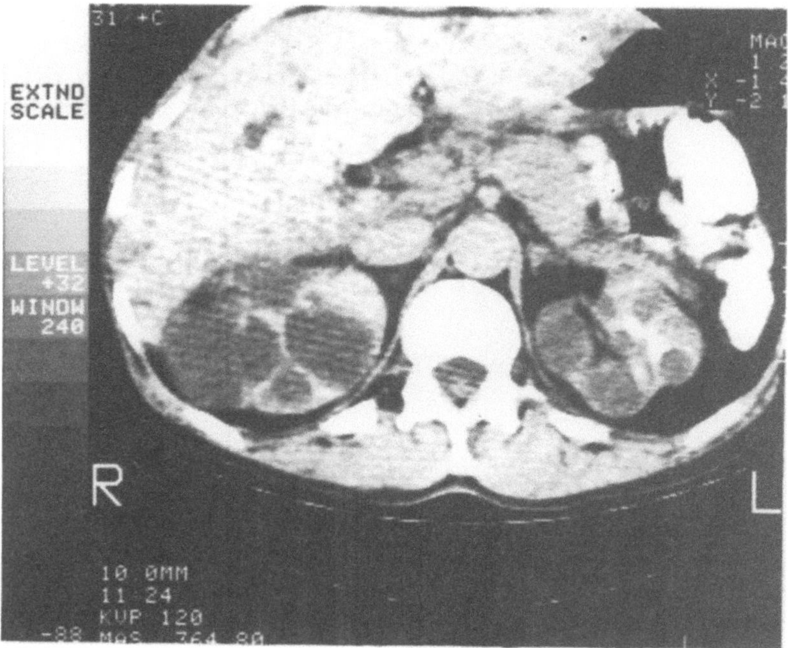

Abb. 17.12. Abdominales CT bei polyzystischem Nierensyndrom. Multiple Zysten in Nieren und Leber

dieses Syndrom 7–9% aller Niereninsuffizienzen des Erwachsenen. Die Kinder einer betroffenen Person können sonographiert werden, die falsch negative Rate beträgt jedoch 34% in der zweiten Dekade und 14% in der dritten Dekade. Es wurde eine enge Koppelung mit dem hypervariablen Polymorphismus 3′ zum α-Globin-Lokus auf dem Chromosom 16 entdeckt. Dies ist sowohl für die präsymptomatische wie auch die pränatale Diagnostik nützlich.

Extremitäten

Die vierte bis siebte Schwangerschaftswoche ist die Periode der Extremitätenbildung. Schwere Mißbildungen der Extremitäten finden sich bei zwei von 1000 Neugeborenen. Die Abbildungen 17.13–17.19 zeigen die häufigeren Mißbildungen.

Zusätzliche Finger bzw. Zehen können auf der Seite des Daumens bzw. der Großzehe (präaxial) oder auf der Kleinfinger- bzw. -zehenseite (postaxial) auftreten. Sie können Zeichen einer chromosomalen Aberration (zum Beispiel Trisomie 13) oder einer monogenen Erkrankung (zum Beispiel autosomal dominante Polydaktylie) sein. Bei manchen Mißbildungen ist die Ätiologie unbekannt. Tritt die Polydaktylie allein und bei blander Familienanamnese auf, ist das Wiederholungsrisiko normaler Eltern gering. Bei Kaukasiern beträgt die Häufigkeit dieser Erkrankung 1:2000.

Syndaktylien (zusammengewachsene Finger) können knöchern oder durch Haut verbunden sein. Schließt man kleinere Weichteilsyndaktylien zwischen der zweiten und dritten Zehe aus, beträgt die Inzidenz 1:1000. Die Ätiologie ist heterogen, wenn die Syndaktylie das einzige Symptom ist. In diesem Fall besteht ein nur geringes Wiederholungsrisiko für normale Eltern.

Die Inzidenz transverser Gliedmaßendefekte beträgt 1:5000. Die meisten, aber nicht alle Gliedmaßendefekte, entstehen durch Abschnürungen mit Amnionsträngen. Diese sind das Resultat einer vorzeitigen Fruchtblasenruptur. Wenn auch das Chorion beteiligt

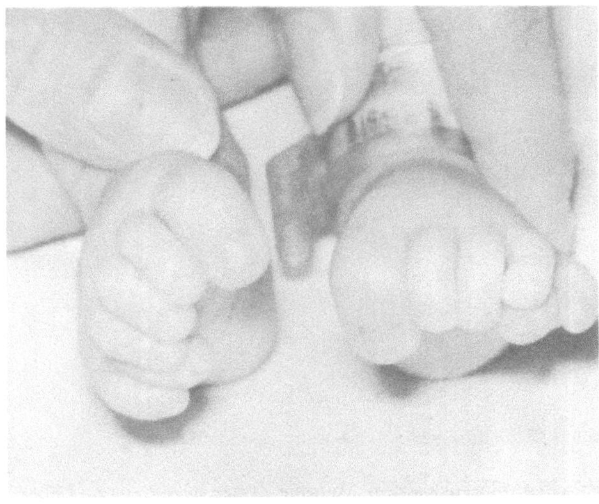

Abb. 17.13. Postaxiale Polydaktylie

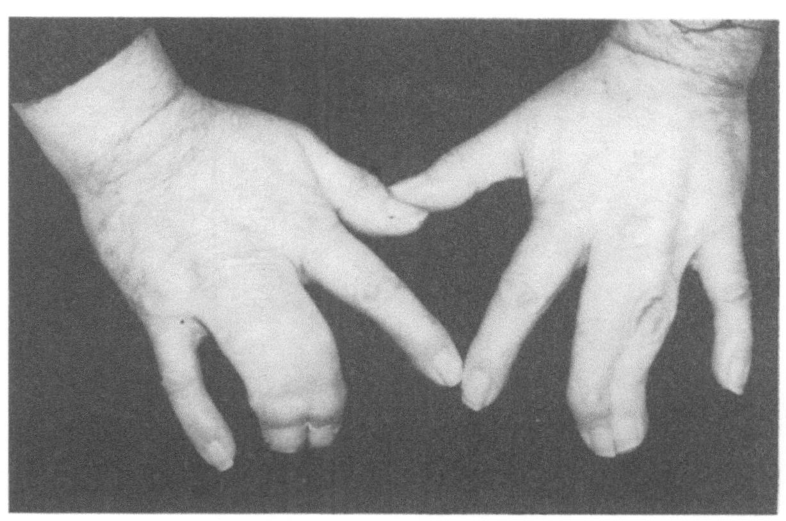

Abb. 17.14. Syndaktylie

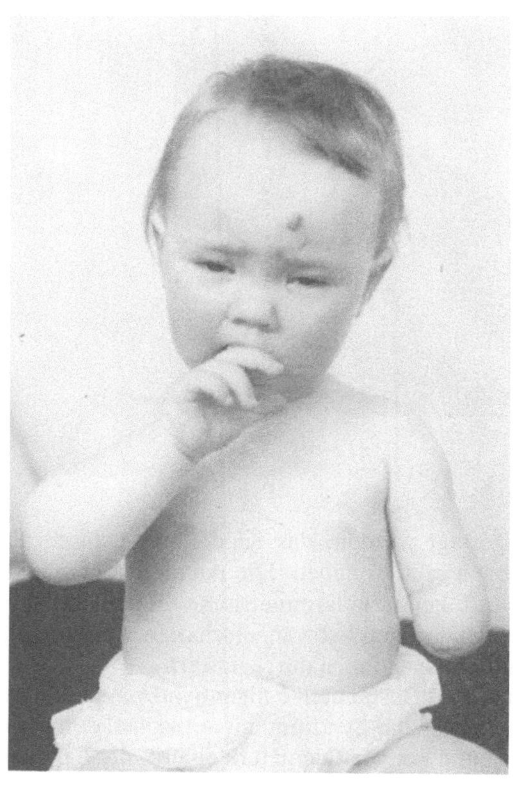

Abb. 17.15. Transverse Armamputation
(Abschnürung durch ein Amnion-Band)

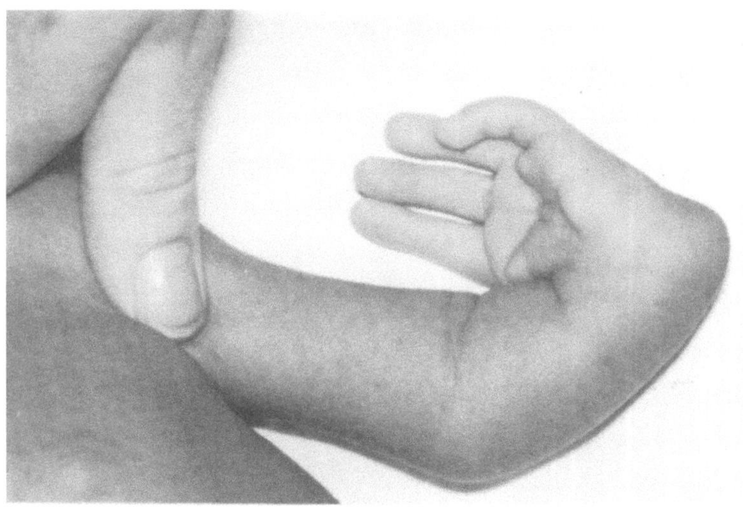

Abb. 17.16. Radiale Aplasie

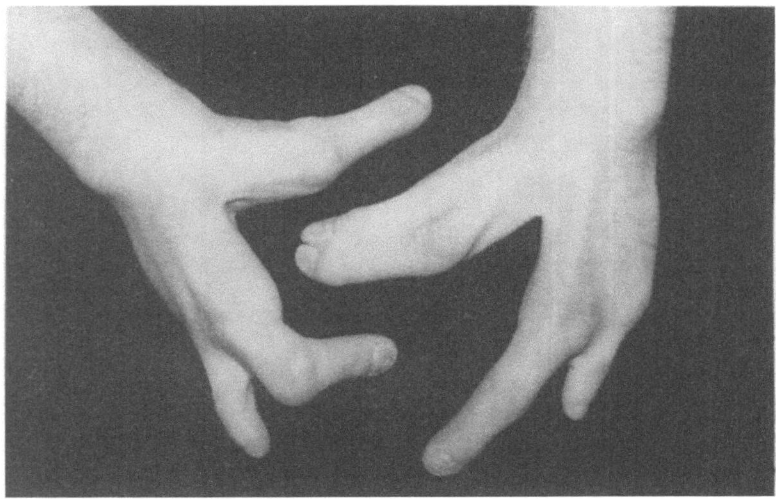

Abb. 17.17. Ektrodaktylie

ist, sollte nach Fruchtwasseraustritten gefragt werden, das Kind könnte durch das Oligohydramnion kongenitale Mißbildungen erlitten haben. Die Amnionstränge können auch andere Defekte hervorrufen, dazu gehören asymmetrische Gesichtsspalten. Das Wiederholungsrisiko ist gering. Bei zukünftigen Schwangerschaften werden zum Ausschluß dieser Erkrankung Ultraschalluntersuchungen durchgeführt.

Radiusaplasien können isoliert, aber auch als Bestandteil einiger Syndrome vorkommen. Dazu gehören die Trisomie 18, das Herz-Hand-Syndrom mit autosomal dominant vererbten, variablen Gliedmaßendefekten und kongenitalen Herzfehlern, die Fanconi-

266

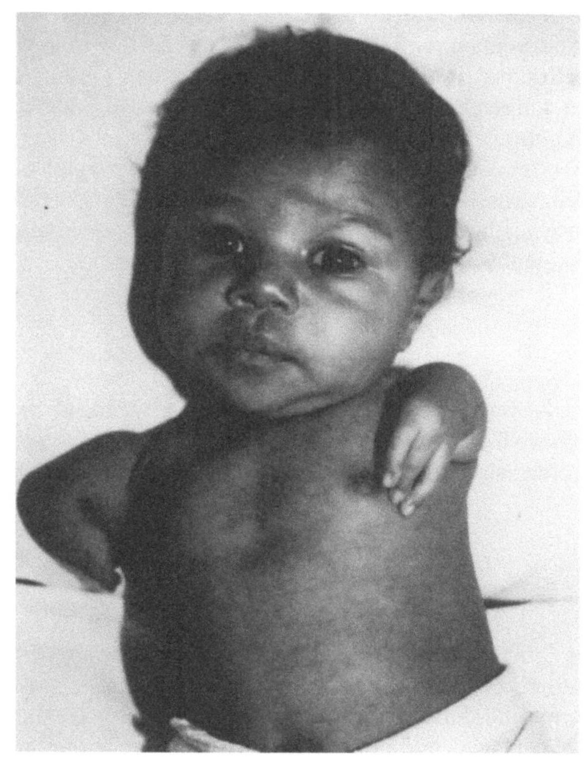

Abb. 17.18. Phokomelie

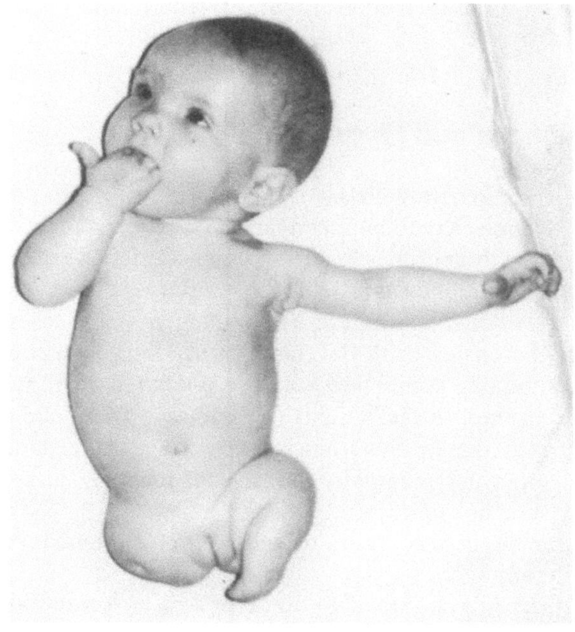

Abb. 17.19. Amelie

Anämie (Kapitel 14) oder das TAR-Syndrom, eine autosomal rezessive Thrombozyto-
penie mit fehlenden Radii, aber intakten Daumen.

Gespaltene Hände oder Füße (Ektrodaktylie) kommen bei einer von 90 000 Geburten
vor. Die Ätiologie ist heterogen; bei einigen Familien wurde ein autosomal dominanter
Erbgang mit variabler Expressivität gefunden.

Fehlen von Gliedmaßen (Amelie) oder »Seehundsflossen« (Phokomelie) sind glücklicherweise selten. Thalidomid ist ein klassischer Umweltfaktor, Gliedmaßendefekte
diesen Schweregrades können jedoch auch beim Herz-Hand-Syndrom oder als Folge
eines mütterlichen Diabetes mellitus beobachtet werden.

Schilddrüse

Die Schilddrüse entsteht aus einer Aussackung des Pharyngealbodens während der
dritten bis vierten Schwangerschaftswoche. Diese Aussackung sinkt im Hals nach
kaudal, erreicht ihre Endposition in der siebten Schwangerschaftswoche und ist nach
dem dritten Monat funktionsfähig.

Schilddrüsendysgenesie

Bei einer von 3500 Lebendgeburten fehlt die Schilddrüse oder ist stark hypoplastisch.
Das Verhältnis betroffener Mädchen zu betroffenen Knaben beträgt 4:1. Geburtsgewicht und -länge sind normal, die Symptome sind in den ersten Lebensmonaten vage und
uneinheitlich. Ohne Therapie sind Kleinwuchs und geistige Behinderung die Regel, so
daß die Schilddrüsenparameter in das neonatale Screeningprogramm aufgenommen
wurden (Kapitel 19). Das Merkmal tritt sporadisch ohne erhöhtes Wiederholungsrisiko
auf.

Multiple kongenitale Mißbildungen und Dysmorphien

Etwa 0,7% der Neugeborenen weisen multiple Mißbildungen auf, oft sind schwerere mit
leichteren Mißbildungen kombiniert. Diese Kombinationen sind meistens zufällig, in
einigen Fällen jedoch kann ein typisches dysmorphes Syndrom diagnostiziert werden.
Syndrome können in Sequenzen und Assoziationen unterteilt werden. Bei einer Sequenz
kann eine ursprünglich vorhandene Mißbildung weitere Mißbildungen verursachen
(zum Beispiel Potter-Sequenz bei der Nierenagenesie). Bei einer Assoziation liegen zwei
oder mehr strukturelle Defekte nicht zufällig kombiniert vor. Diese können nicht auf
einen einzelnen Defekt in der Embryogenese zurückgeführt werden (zum Beispiel die
VATER-Assoziation). Die Suche nach diesen Syndromen ist wichtig, da genaue
Wiederholungsrisiken und Möglichkeiten der pränatalen Diagnostik für viele dieser
Syndrome, Sequenzen und Assoziationen bekannt sind.

Die Suche nach seltenen Syndromen in der Literatur wird durch Datenbänke
erleichtert (siehe weiterführende Literatur).

Unzweifelhaft sind einige idiopathische dysmorphe Syndrome und Fälle von zufälligen multiplen kongenitalen Mißbildungen Folgen von submikroskopischen Läsionen, da

sie viele Symptome mit bekannten chromosomalen Syndromen gemeinsam haben. In der folgenden Sektion werden einige dysmorphe Syndrome, die nicht in Kapitel 14 (chromosomale Aberrationen) oder Kapitel 15 (monogene Erkrankungen) erläutert werden, beschrieben.

Beckwith-Wiedemann-Syndrom

Das klinische Bild besteht aus Makroglossie (90%), Defekten der vorderen Bauchwand (90%), hohem Geburtsgewicht, Grübchen der Ohrmuscheln und Hemihypertrophie (15%) (Abb. 17.20). Gelegentlich kommt es zu einer Hypoglykämie des Neugeborenen. Unbehandelt kann die Erkrankung zu Schwachsinn führen. Neoplasien, insbesondere der Wilmstumor und das Nebennierenrindenkarzinom, kommen bei 7,5% (40% bei Hemihypertrophie, 3% bei fehlender Hemihypertrophie) der Fälle vor. Betroffene sollten regelmäßig in den ersten drei Jahren sonographisch untersucht werden. Eine von 13 700 Geburten ist betroffen, und die Ätiologie kann heterogen sein, da eine Duplikation des Chromosoms 11p15 bei einigen Patienten beobachtet werden konnte. Bei normalen Eltern ist das Wiederholungsrisiko für Geschwister gering, eine pränatale Diagnostik ist durch eine Ultraschalluntersuchung möglich.

CHARGE-Krankheit

Es handelt sich bei dieser Krankheit um eine sporadische Kombination immer der gleichen Mißbildungen:

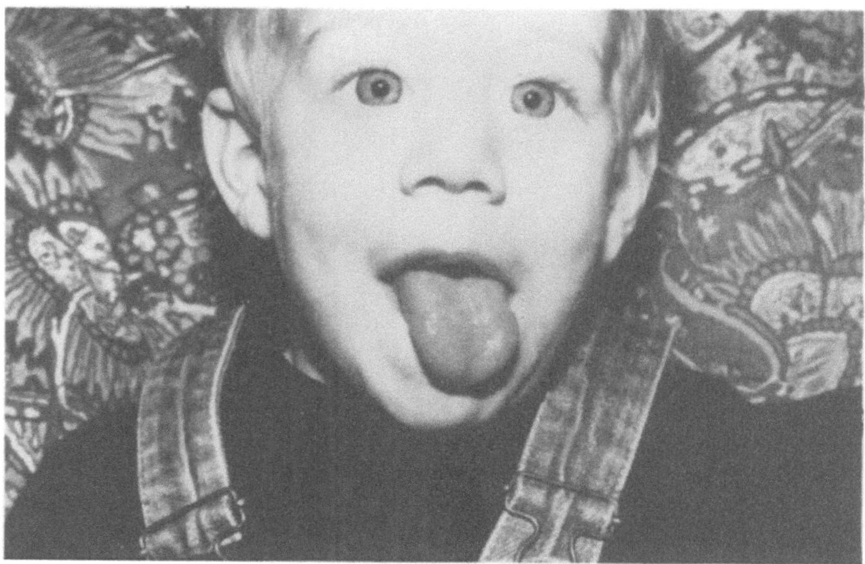

Abb. 17.20. Beckwith-Wiedemann-Syndrom. Man beachte die Makroglossie und die Ohrläppchenfurchen.

Kolobome (80%), Herzfehler, Choanalatresie (58%), Minderwuchs und -entwicklung, Abnormitäten der Genitalien (78%) und Ohrdeformitäten (88%). Der Name ist ein Akronym für die englischen Bezeichnungen der Mißbildungen: (*C*oloboma, *H*eart defects, choanal *A*tresia, *R*etardation, *G*enitals and *E*ars abnormal).

de Lange-Syndrom (Amsterdamer Zwergwuchs)

Die Häufigkeit dieses Syndroms beträgt 1:30000 Geburten mit einem empirischen Wiederholungsrisiko für Geschwister von 1:50. Eine pränatale Diagnostik ist nicht möglich. Das klinische Bild besteht aus schwerer geistiger Behinderung, Minderwuchs, Mißbildungen der Extremitäten, kongenitalen Herzfehlern (29%) und einer Gaumenspalte (20%); außerdem haben die Betroffenen ein charakteristisches Gesicht mit dünnen Lippen, über der Nasenwurzel vereinten Augenbrauen und antevertierten Nasenlöchern (Stupsnase, Abb. 17.21). Meist tritt der Tod in der frühen Kindheit ein.

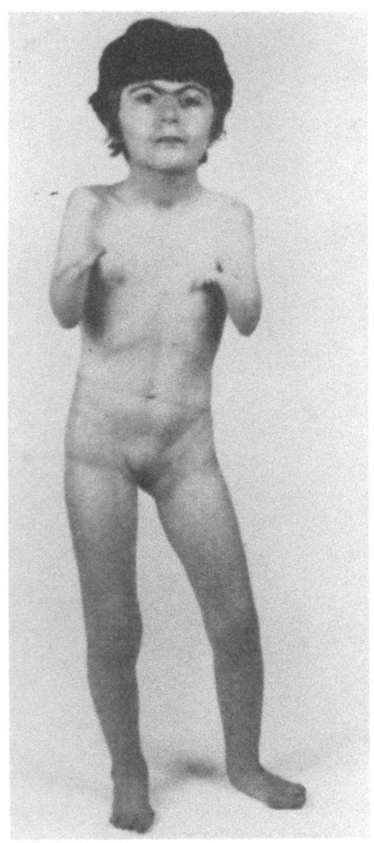

Abb. 17.21. de Lange-Syndrom

Klippel-Feil-Syndrom

Das Syndrom wird durch mißgebildete Halswirbel charakterisiert, die sekundär zu einem steifen Hals mit niedrigem Haaransatz führen. Gleichzeitig können andere Mißbildungen wie kongenitale Herzfehler (25%), Mißbildungen der Nieren (30%) und die »Sprengel-Schulter« (einseitiger Schulterblatthochstand mit Flügelstellung) vorkommen. Diese Erkrankung ist ein sporadisches Syndrom mit einer Häufigkeit von 1:42 000.

Noonan-Syndrom (Männliches Turner-Syndrom)

Dieses Syndrom wird durch proportionierten Zwergwuchs (72%), variablen Hypogonadismus, gering- bis mittelgradige geistige Behinderung (61%), kongenitale Herzfehler, besonders Pulmonalstenose (55%), niedrigen Ohransatz, Hypertelorismus, Ptosis, »Flügelfell« des Halses, Brustdeformitäten, Kubitus valgus und Mißbildungen des Harntraktes (27%) charakterisiert (Abb. 17.22).

Die Genetik des Noonan-Syndroms ist, zum Teil aufgrund diagnostischer Schwierigkeiten mit leichteren Fällen, noch nicht sicher bekannt. Es besteht ein geringes Wiederholungsrisiko für normale Eltern.

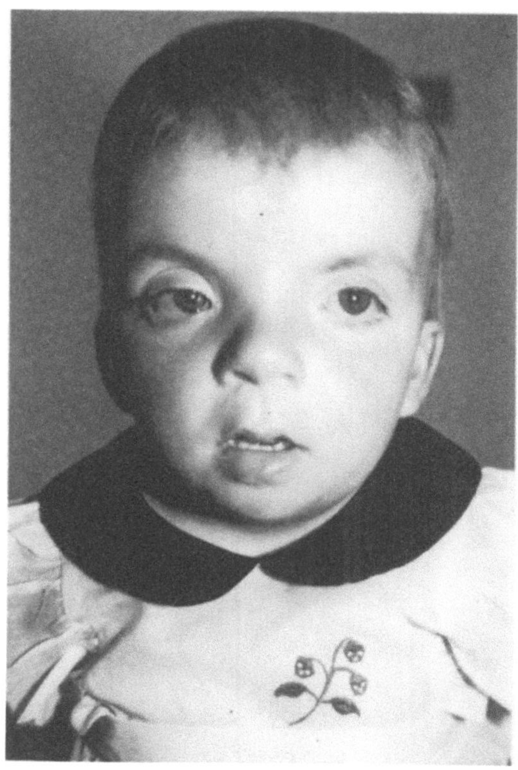

Abb. 17.22. Noonan-Syndrom

Sturge-Weber-Syndrom

Dieses Syndrom wird durch Gesichtshämangiome im Trigeminusbereich und durch gleichseitig auftretende pia-arachnoidale Hämangiome gekennzeichnet. Begleitend können Glaukom, Epilepsie, Hemiplegie und geistige Behinderung auftreten.

VATER-Komplex

Diese Erkrankung stellt eine sporadische Kombination gemeinsam auftretender Mißbildungen dar: *V*ertebrale Defekte (70%), *A*nalatresie (70%), *T*racheoösophageale Fistel (70%), *r*enale Schädigungen, radiale Armdysplasie (65%), kongenitale Herzfehler und eine einzige Nabelarterie. Der Name ist ein Akronym für die beteiligten Organe. Die Intelligenz ist normal.

Williams-Syndrom

Die Häufigkeit dieses sporadischen Syndroms beträgt 1:20000. Die klinischen Zeichen sind: kurze Statur, geistige Behinderung, transiente Hyperkalzämie, supravalvuläre Aortenstenose und ein charakteristisches Gesicht mit prominenten Lippen und kleiner Stupsnase (Abb. 17.23).

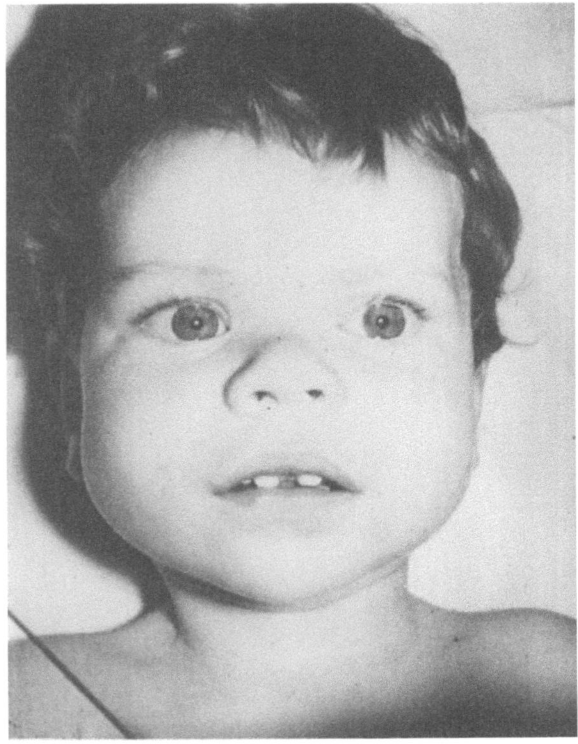

Abb. 17.23. Williams-Syndrom

Durch bekannte Teratogene bewirkte multiple Mißbildungen

Einige Umweltfaktoren sind für ihre Fähigkeit, Mißbildungen hervorzurufen, bekannt und werden als Teratogene bezeichnet (Tabelle 17.9). Bei vielen anderen, in der Tabelle nicht erwähnten Substanzen, vermutet man eine teratogene Wirkung, der Nachweis ist jedoch oft schwierig, da Tierversuche nicht immer die nötigen Informationen vermitteln. Thalidomid zum Beispiel ist für Affen und Kaninchen teratogen, nicht jedoch für Ratten und Mäuse. Außerdem werden retrospektive Studien durch die Tatsache, daß 6% aller Frauen eine andere virale Erkrankung als eine banale Erkältung während der Schwangerschaft erleiden und über 80% mehr als ein Medikament einnehmen, behindert.

Mißbildungen durch fetale Infektionen wie Röteln, Zytomegalie oder Toxoplasmose sind heutzutage selten. Jede Infektion produziert ein eigenes Muster von Mißbildungen, und oft ist eine neonatale Infektion mit Gelbsucht, Purpura und Hepatosplenomegalie vorhanden. Die Diagnose kann durch den Nachweis spezifischer Antikörper, besonders IgM, beim Neugeborenen gesichert werden. Die Immunität der Mutter verhindert eine erneute Infektion in einer folgenden Schwangerschaft.

Zeigt eine Schwangere in der kritischen Phase eine Serokonversion, ist eine fetale Blutprobe und eine Untersuchung des Feten hinsichtlich einer vorhandenen Infektion indiziert, um eine Entscheidung über einen Schwangerschaftsabbruch fällen zu können.

Tabelle 17.9. Erkannte Teratogene des Menschen

Teratogen	Kritische Periode	Mißbildungen
Röteln	50% betroffen, wenn Infektion in 1.–4. Schwangerschaftswoche, 0% > 12. Schwangerschaftswoche	Herzfehler, Katarakt, Mikrozephalie, geistige Behinderung, sensorineurale Taubheit
Zytomegalie	3. oder 4. Monat	Schwachsinn, Mikrozephalie
Toxoplasmose	1. Trimester (?)	Schwachsinn, Mikrozephalie
Alkohol	1. Trimester (?)	Schwachsinn, Mikrozephalie, Herzfehler, Nieren abnormal, Kleinwuchs, Wolfsrachen
Hydantoin	1. Trimester	Hypoplasie distaler Phalangen, Lippen- und Gaumenspalte, Schwachsinn
Thalidomid	34–50 Tage nach letzter Periode	Phokomelie, Herzfehler, Analstenose, Atresie des äußeren Gehörganges
Warfarin	1. Trimester	Hypoplastische Nase, stippled Epiphysis, kurze distale Phalangen, Schwachsinn
Chloroquin		Taubheit, Kornealdefekte, Chorioretenitis
Lithium		Angeborene Herzerkrankungen
Natriumvalproat		Neuralrohrdefekt

Die Behandlung mit Spiramycin vermindert das Risiko fetaler Toxoplasmose, wenn die Mutter infiziert ist. Kommt es dennoch zur fetalen Serokonversion, kann eine Behandlung (über die Mutter) mit Trimethoprim die Folgen mindern.

Ein Alkoholkonsum der Mutter über 150 g täglich führt zur sicheren Schädigung des Feten, aber auch geringere Mengen können schädlich wirken. Das Gesicht des Neugeborenen nach fetaler Alkoholschädigung ist mit kurzen Lidspalten und verstrichenem Philtrum charakteristisch (Abb. 17.24).

Für alle teratogenen Agenzien konnte eine kritische Periode, innerhalb der diese Schäden induziert wurden, festgestellt werden, außerdem besteht eine individuelle Empfindlichkeit gegenüber den Substanzen. Zum Beispiel sind nur 10–40% des Nachwuchses von Müttern, die Hydantoin und nur 25% der Kinder von Müttern, die Warfarin einnahmen, geschädigt. Diese Unterschiede bezüglich der Empfindlichkeit könnten auf unterschiedlichem Metabolismus durch das Cytochrom P 450-Monooxygenasen-System der Substanzen bei Mutter und Feten beruhen.

Bestimmte Medikamente, zum Beispiel Thalidomid, Phenytoin oder Warfarin sind als teratogen bekannt. Wenige Substanzen wie Acetylsalicylsäure, Paracetamol, Cephalosporine und Aminoglykoside wirken nicht teratogen. Bei der Mehrheit der Medikamente ist die Harmlosigkeit nicht gesichert, daher sollten sie, wenn möglich, während der Schwangerschaft gemieden werden.

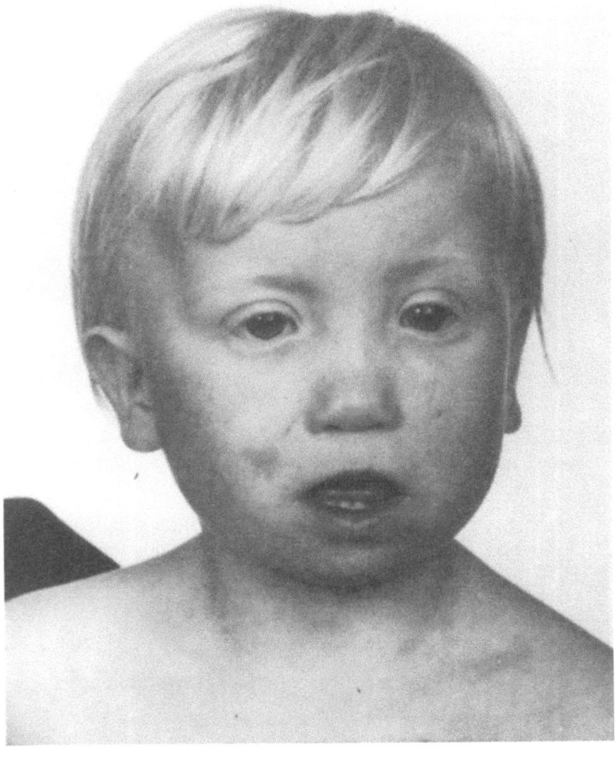

Abb. 17.24. Gesicht bei fetalem Alkoholsyndrom

Weiterführende Literatur

Ames BN, Durston WE, Yamasai E, Lee FD (1973) Carzinogens are mutagens: a simple test system combining liver homogenates for activation and bacteria for detection. Proc Natl Acad Sci USA 70:2281–2285

Bonaiti-Pellie C, Smith C (1974) Risk tables for genetic counselling in some common congenital malformations. J Med Genet 11:374–377

Gehring WJ (1985) The homeobox: a key to the understanding of early development. Cell 40:3–5

Gorlin RJ, Pindborg JJ, Cohen MM (1976) Syndromes of the head and neck, 2nd edition. McGraw-Hill, New York

Kalter H, Warkany J (1983) Congenital malformations. Ethiologic factors and their role in prevention. N Engl J Med 308:424–431, 491–497

Shepard TH (1983) A catalog of teratogenic agents, 4th edition. John Hopkins University Press, Baltimore

Smith DW (1981) Recognisable patterns of human deformations. WB Saunders, Philadelphia

Smith DW (1982) Recognisable patterns of human malformations, 3rd edition. WB Saunders, Philadelphia

Smithells RW, Sheppard S, Schorah CJ et al. (1980) Possible prevention of neural-tube defects by periconceptional vitamin supplementation. Lancet 1:339–340

Strickler SM, Dansky LV, Miller MA et al. (1985) Genetic predisposition to phenytoin-induced birth defects. Lancet 2:746–749

Temtamy SA, McKusick VA (1978) The genetics of hand malformations. Birth defects original article series, vol. XIV. Alan R Liss, New York

Wald NJ (1984) Neural tube defects and vitamins: the need for a randomised clinical trial. Br J Obstet Gynaecol 91:516–532

Warkany J (1971) Congenital malformations. Year Book. Medical Publishers, Chicago

Winter RM, Baraitser M, Douglas JM (1984) A computerised data base for the diagnosis of rare dysmorphic syndromes. J Med Genet 21:121–123

Woychik RP, Stewart TA, Davis LG et al. (1985) An inherited limb deformity created by insertional mutagenesis in a transgenic mouse. Nature 318:36–40

18 Prävention und Therapie genetisch bedingter Erkrankungen: Pränatale Diagnostik

Unter pränataler Diagnostik versteht man alle Aspekte embryonaler und fetaler Untersuchungen. Zur Zeit ist eine pränatale Diagnostik bei ca. 8% aller Schwangerschaften indiziert. Paaren mit erhöhtem Risiko für schwere genetische Erkrankungen ermöglicht sie das angstfreie Eingehen einer Schwangerschaft, die sonst meist unterblieben wäre. In der Praxis geben 93% aller pränatalen Tests zukünftigen Eltern Sicherheit, in 7% der Fälle sind Abtreibungen indiziert.

Die Beendigung einer Schwangerschaft ohne ernste Mißbildungen des Feten ist nicht erlaubt, insbesondere sind selektive Abtreibungen allein zur Geschlechtswahl mit Abtreibung des unerwünschten Geschlechts verboten.

Besteht eine positive Familienanamnese, sollte einem Paar eine genetische Beratung oder pränatale Tests (zum Beispiel Amniozentese bei älteren Müttern oder Bestimmung des mütterlichen Serumalphafetoproteins (siehe Kapitel 19) bei klinischem Verdacht auf Anormalität des Feten) angeboten werden. Unabhängig von der Indikation für den Test, sollten dem Paar die Grenzen einer Untersuchung erläutert werden, und man sollte darauf hinweisen, daß ein einzelner Test nicht alle Mißbildungen ausschließen kann. Bei Vorliegen eines positiven Testergebnisses mit anschließender Abtreibung sollte das ganze Abortmaterial zur Bestätigung der Diagnose an Laboratorien geschickt werden.

Die pränatale Diagnostik kann in zwei Hauptgruppen unterteilt werden, nämlich in invasive und nicht invasive (Tabelle 18.1).

Amniozentese

Unter Amniozentese versteht man die Gewinnung von Amnionflüssigkeit, dem Fruchtwasser. Sie wird meist in der 16.–18. Schwangerschaftswoche durchgeführt, in diesem Zeitraum befinden sich ca. 180 ml Fruchtwasser in der Fruchtblase, und das Verhältnis lebensfähiger Zellen zu abgestorbenen Zellen ist am höchsten.

Unter aseptischen Kautelen wird nach Lokalisation der Plazenta mittels Ultraschall eine Nadel durch die Bauchwand der Mutter in die Amnionhöhle vorgeschoben und 10–20 ml Fruchtwasser aspiriert, welches für verschiedene Tests verwendet werden kann (Tabelle 18.2). Die Gefahr der Kontamination mit mütterlichen Zellen wird stark verringert, wenn ein Mandrin verwendet wird und die ersten gewonnenen Tropfen verworfen werden.

Tabelle 18.1. Techniken der pränatalen Diagnose

Invasiv	– Amniozentese – Fetoskopie – Chorionvilli-Biopsie
Nicht invasiv	– Ultraschall – Röntgen

Tabelle 18.2. Tests mit Fruchtwasserzellen und Überständen

Fetale Geschlechtsbestimmung
Fetaler Karyotyp
Fetaler Enzymassay
Labor des Fruchtwassers
Fetale DNS-Diagnostik

Geschlechtsbestimmung des Feten

Indikationen bestehen beispielsweise bei Konduktorinnen schwerer X-gebundener rezessiver Erkrankungen, wenn ein Abbruch jeder männlichen Schwangerschaft erforderlich ist (zum Beispiel Muskeldystrophie Typ Duchenne), und als erster Schritt vor einer Fetoskopie, die unter dem Verdacht einer Hämophilie oder eines mit fragilem X gekoppeltem Schwachsinns durchgeführt wird.

Eine Suche nach dem Barrkörperchen erlaubt die Geschlechtsbestimmung des Feten meist innerhalb von drei Stunden (Abb. 18.1). Die Y-Fluoreszenz kann wegen fluoreszierender autosomaler Heteromorphie irreführend sein.

Feststellung des fetalen Karyotyps

Die Feststellung des fetalen Karyotyps ist indiziert, wenn das Alter der Mutter 35 Jahre übersteigt, zuvor ein Kind mit Aneuploidie geboren wurde, ein Elternteil eine balancierte strukturelle Aberration aufweist und zur Geschlechtsbestimmung bei X-gebundenen Erkrankungen.

Die Fruchtwasserzellen werden kultiviert, und das Resultat kann nach zwei bis drei Wochen vorliegen. 1,5% der Proben wachsen nicht an, insbesondere in den Fällen, wenn dem Fruchtwasser viel Blut beigemengt war, weniger als 5 ml eingeschickt, Proben verspätet abgeschickt oder Lokalanästhetika verwendet wurden. Eine Kontamination der Kulturen mit mütterlichen Zellen sind in erfahrenen Laboratorien unwahrscheinlich, sollte aber bedacht werden, wenn die Kulturen mehr Zeit als üblich zum Anwachsen benötigen und Fibroblasten über Epitheloidzellen dominieren.

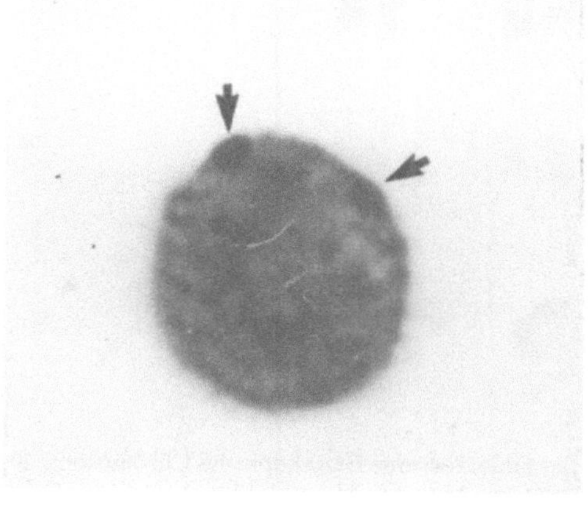

Abb. 18.1. Geschlechtsbestimmung mit Fruchtwasserzellen durch Darstellung der Barrkörperchen. In diesem Fall sind zwei Barrkörperchen zu sehen (Pfeile). Dies bedeutet das Vorhandensein von drei X-Chromosomen. Die vollständige Analyse der Chromosomen ergab 47, XXX.

Chromosomale Mosaikbildungen können die Diagnostik erheblich erschweren. Bei echter Mosaikbildung (d. h. im Feten oder in der Plazenta) wird die abnorme Zellinie in mehreren Kulturansätzen gefunden, bei Pseudomosaikbildung (d. h. in vitro-Artefakt) nur in einem Ansatz. In Zweifelsfällen muß eine fetale Blutprobe die Bestätigung erbringen. Abbildung 18.2 zeigt eine Extrakopie von Chromosom 20, die in 25% der Zellen vorhanden war. Eine fetale Blutprobe dagegen ergab einen normalen Karyotyp, und das Baby war normal, in diesem Fall stammte die Mosaikbildung aus der Plazenta. Zum Zeitpunkt der Chorionvilli-Biopsie beträgt der Anteil an Zwillingsschwangerschaften 1:65, geboren werden Zwillinge jedoch nur im Verhältnis 1:89. Diese Diskrepanz wird auf Spontanaborte eines der beiden oder beider Zwillinge zurückgeführt. Ist einer der Zwillinge chromosomal abnormal, kann er in utero versterben (»vanishing twin«), und eine Chorion-Biopsie kann dann eine »Mosaikbildung« zeigen. Konsequenterweise sollten alle mit einer Chorionvilli-Biopsie diagnostizierten Mosaikbildungen auch auf andere Art überprüft werden.

Fetale Stoffwechselstörungen

Eine pränatale Diagnose ist für mehr als 70 fetale Stoffwechselstörungen möglich. Sie ist indiziert, wenn beide Eltern Genträger sind (Tabelle 18.3).

Fruchtwasserzellen werden vier bis sechs Wochen kultiviert, um geeignete Zellen für eine Bestimmung des betreffenden Enzyms zu gewinnen. Der Enzymspiegel dieser Zellen wird mit bekannten Daten von normalen und homozygot defekten Zellen sowie mit Werten von Fibroblasten des Probanden und dessen Eltern verglichen. Viele dieser

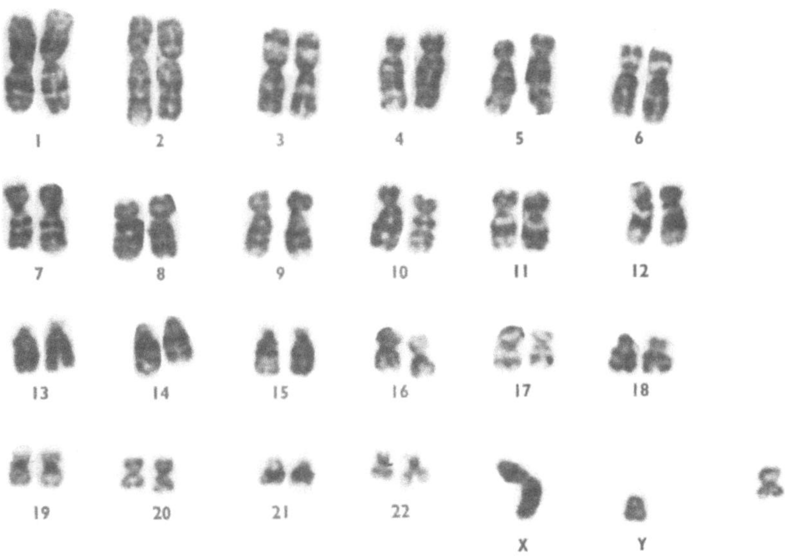

Abb. 18.2. Karyotyp aus einer Fruchtwasserprobe. Hier findet sich eine Extrakopie des Chromosoms 20, die bei 25% der Zellen mehrerer Kulturen nachgewiesen wurde (echte Mosaikbildung).

278

Tabelle 18.3. Beispiele für pränatal diagnostizierte Stoffwechselstörungen

Fettstoffwechsel
Tay-Sachs, M. Gaucher, Niemann-Pick, familiäre Hypercholesterinämie, Adrenoleukodystrophie, metachromatische Leukodystrophie

Mukopolysaccharidose

Aminosäurestoffwechsel
Methylmalonsäureämie, Homozystinurie, Zystinose, Ahornsirup-Krankheit, Argininosuccinylacidurie

Kohlenhydratstoffwechsel
Galaktosämie, Glykogenspeicherkrankheiten (einige Typen)

Andere
Lesch-Nyhan-Syndrom, akute intermittierende Porphyrie, Adenosin-deaminase-Mangel, Xeroderma pigmentosum

---

Enzyme befinden sich in den Chorionvilli. In diesen Fällen ist eine frühe pränatale Diagnostik möglich. Es ist vorteilhaft, daß Messungen nicht nur im ersten Trimester durchgeführt werden können, und es wird auch keine Zellkultur benötigt. Bei fetalen Stoffwechselstörungen, für die erst geringe klinische Erfahrungen vorliegen, sollte sicherheitshalber eine Amniozentese angeschlossen werden.

Fruchtwasserbiochemie

Eine Bestimmung des α-Fetoproteins (AFP) im Fruchtwasser ist bei bestehendem Risiko für einen Neuralrohrdefekt indiziert. Es ist ein Erkrankungsrisiko vorhanden, wenn die Geschwister von der Krankheit betroffen sind und das Serum-AFP der Mutter erhöht ist (siehe Kapitel 19).

Der Spiegel des 17-α-Hydroxyprogesterons im Fruchtwasser wird bei Verdacht auf 21-Hydroxylasemangel (adrenogenitales Syndrom) gemessen.

Die zweidimensionale Elektrophorese der Glykosaminoglykane kann zur pränatalen Diagnostik bei einigen Typen der Mukopolysaccharidosen eingesetzt werden. Isoenzymassays von alkalischer Phosphatase und γ-Glutyl-Transpeptidase sind für die pränatale Diagnostik der zystischen Fibrose wertvoll (siehe Kapitel 15).

Fetale DNS-Diagnostik

Die heutigen Indikationen für fetale DNS-Diagnostik sind in Tabelle 18.4 aufgelistet. In letzter Zeit waren die Fortschritte auf diesem Gebiet rasant, zweifelsohne werden bald viel mehr durch ein Gen determinierten Erkrankungen durch diese Technik diagnostiziert werden können.

Die DNS wird aus Fruchtwasserzellen entweder direkt oder nach Kultivierung extrahiert. Die Diagnose kann einerseits durch direkten Nachweis des Molekulardefekts, andererseits durch gekoppelte Fragmentlängenpolymorphismen (siehe Kapitel 12) erfolgen. Da DNS auch aus einem Chorionvilli-Biopsat extrahiert werden kann, und zwar ohne Anlage einer Zellkultur, ist die Biopsie die Technik der ersten Wahl zur Gewinnung von fetalem Gewebe.

Tabelle 18.4. Hauptindikationen fetaler DNS-Diagnostik

Erkrankung	Methode der Diagnostik			
	Koppelung mit Restrikionsfragmentlängenpolymorphismen		Direktnachweis	
	Intragenetisch	Extragenetisch	Veränderte Schnittstelle oder Sondendeletion	Oligonukleotidsonde
Polyzystische Nieren (adulter Typ)	−	+	−	−
α-Thalassämie	+	+	(+)	(+)
α-1-Antitrypsindefizienz	+	+	+	(+)
β-Thalassämie	+	+	(+)	(+)
Kongenitale adrenale Hyperplasie	+	+	(+)	−
Zystische Fibrose	−	+	−	−
Familiäre Hypercholesterinämie	+	+	(+)	−
Hämophilie A	+	+	(+)	(+)
Hämophilie B	+	+	(+)	(+)
Huntington-Krankheit	−	+	−	+
Lesch-Nyhan-Syndrom	+	+	(+)	−
Muskeldystrophie (Duchenne u. Becker)	+	+	(+)	−
Myotonische Dystrophie	−	+	−	−
Ornithin-Transcarbamylase-Defizienz	+	+	(+)	−
Osteogenesis imperfecta	(+)	−	−	−
Phenylketonurie	+	−	(+)	(+)
Retinoblastom	+	+	(+)	−
Sichelzellanämie	+	+	+	+
X-gebundene Retinitis pigmentosa	−	+	−	−

Intragenetische Restriktionsfragmentlängenpolymorphismen schließen solche innerhalb eines Genclusters ein. (+) = einige Typen.

Risiken der Amniozentese

Die Amniozentese beinhaltet ein nur kleines, zusätzliches Risiko für eine Schwangerschaft. Für alle Schwangerschaften besteht in der 16. Schwangerschaftswoche ein Risiko von 2,5% für einen Spontanabort. In erfahrenen Zentren folgte in 2,8% der Fälle nach der Amniozentese ein Spontanabort, so daß das zusätzliche Risiko dieser Maßnahme 0,3% oder 3:1000 beträgt.

Besteht die Indikation der Amniozentese in einer erhöhten AFP-Rate im Serum der Mutter, beträgt die Spontanabortrate 7%, da AFP bei vielen nicht lebensfähigen Schwangerschaften erhöht ist. Das Risiko für die Mutter ist vernachlässigbar gering.

Ein Abort in der Anamnese ist keine Kontraindikation für eine Amniozentese, in diesem Fall besteht eher eine zusätzliche Indikation. 26% der Mütter eines Kindes mit Trisomie 21 weisen eine Anamnese mit prologierten Blutungen im ersten Trimester auf. In der Kontrollgruppe haben nur 1% der Mütter eine entsprechende Krankengeschichte.

Fetoskopie

Hierbei wird der Fetus endoskopisch betrachtet. Der optimale Zeitraum für diese Untersuchung ist die 18.–20. Schwangerschaftswoche. Die Fetoskopie ist nur wenigen spezialisierten Zentren vorbehalten. Die Größe des Instruments läßt nur ein eingeschränktes Blickfeld zu, eine Ansicht des ganzen Feten ist nicht erreichbar. Die Fetoskopie ermöglicht auch die Entnahme fetaler Blutproben sowie Haut- und Leberbiopsien. Tabelle 18.5 zeigt die Hauptindikationen für die Fetoskopie.

In erfahrenen Händen beträgt das Risiko für Spontanaborte nach einer Fetoskopie weniger als 5%. Wiederholtes Austreten von Fruchtwasser ist in 4% der Fälle problematisch, vorzeitige Wehen setzen in 7–8% der Fälle ein.

Chorionvilli-Biopsie

Einige Chorionvilli des Feten werden in der 8.–12. Schwangerschaftswoche gewonnen. Die Biopsie wird durch den Cervix uteri unter direkter Sicht oder Ultraschallüberwachung durchgeführt, eine Anästhesie ist nicht notwendig. Gelegentlich ist ein transabdominaler Zugang erforderlich, wenn der transzervikale Zugang unadäquat ist oder die Biopsie nach der 12. Schwangerschaftswoche durchgeführt werden muß. Mit jeder Biopsie gewinnt man 12–50 mg Gewebe, das zur fetalen Geschlechtsbestimmung (Abb. 18.3), Karyotypisierung, biochemischen Untersuchungen und DNS-Analyse verwendet werden kann.

Das Verfahren hat den Vorteil schnellerer Diagnostik, da die Zellen nicht erst kultiviert werden müssen. Die Analyse der fetalen Chromosomen ist innerhalb von 24 Stunden möglich (Abb. 18.4). Eine DNS-Analyse oder biochemische Untersuchungen können innerhalb 1–2 Wochen vorliegen. Eine eventuell nötige Abtreibung kann dann noch innerhalb des ersten Trimesters durchgeführt werden.

Die Spontanabortrate in der 10. Schwangerschaftswoche beträgt 7%, und in den meisten Fällen kann bei Präaborten durch eine sonographische Untersuchung ein anembryonaler Sack oder toter Fetus festgestellt werden (Abb. 18.5). Konnten aber fetale Bewegungen beobachtet werden, beträgt die Spontanabortrate 1–2%, wenn die

Tabelle 18.5. Indikationen der Fetoskopie

Fetale Begutachtung	– Syndrome mit Mißbildungen des Gesichts und der Extremitäten
Fetale Blutprobe	– Hämophilie A und B*, mit fragilem X assoziierter Schwachsinn, β-Thalassämie*, Alpha-1-Antitrypsinmangel, SCID, fetale Infektionen, V. a. Mosaikbildung, in utero-Transfusion zur Rh-Isoimmunisation. Unerklärter Hydrops, Versagen der Fruchtwasserzellkultur oder Termin überschritten, potentiell behandelbare kongenitale Mißbildungen, unerklärter schwerer Entwicklungsrückstand des Feten
Fetale Hautbiopsie	– Letale Epidermolysis bullosa
Fetale Leberbiopsie	– Ornithin-Transcarbamylase-Mangel*

* In Fällen, wo DNS-Diagnostik nicht möglich ist.

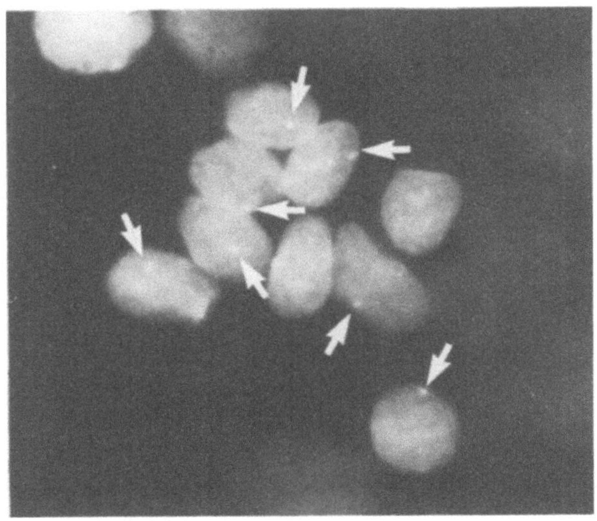

Abb. 18.3. Geschlechtsbestimmung aus Chorionvilli durch direkte Präparation mit Demonstration der Y-Fluoreszenz

Mutter jünger als 35 Jahre alt ist. Die Spontanabortrate wird durch die Biopsie auf 2–4% erhöht, je nach Erfahrung des Durchführenden. Das Risiko einer transzervikalen Infektion ist mit 1–3:1000 sehr gering. Eine Rhesusautoimmunisierung kann bei unsensibilisierten Müttern durch die Gabe von Anti-D verhindert werden.

Ist das höhere Alter der Mutter die Indikation für die Biopsie, wird in 4% der Fälle eine Chromosomenaberration gefunden. Bei nicht chromosomalen Indikationen tritt sie in 2% der Fälle auf. Das beweist die große Häufigkeit chromosomaler Aberrationen in der Frühschwangerschaft (Abb. 14.1, S. 185 und 14.2, S. 188) und verpflichtet zum Karyotypisieren aller Biopsate (falls das Material ausreicht), unabhängig von der ursprünglichen Indikation.

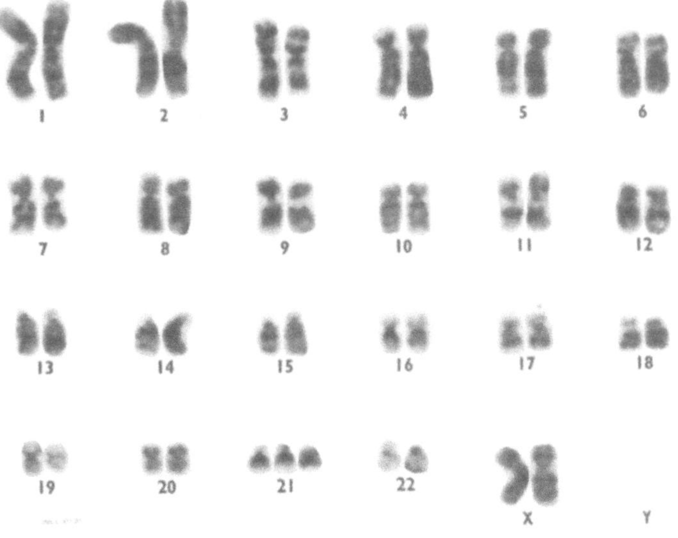

Abb. 18.4. Trisomie-21-Karyotyp aus Chorionvilli, am Entnahmetag durchgeführt (Giemsa-banding)

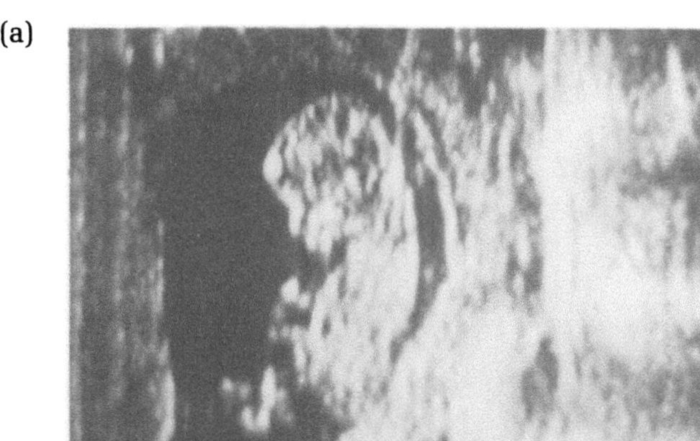

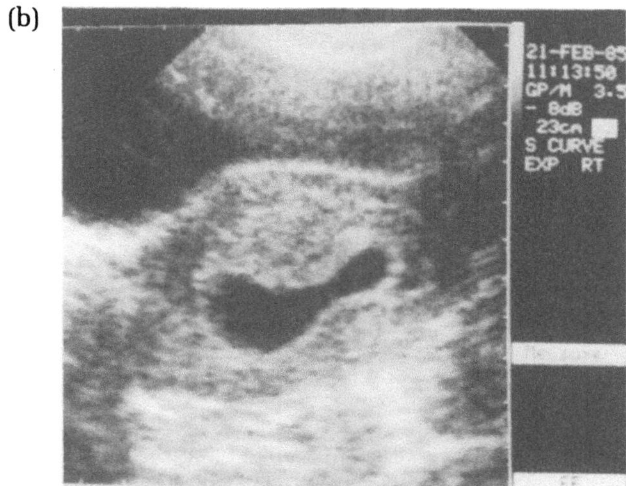

Abb. 18.5. (a) Normaler Fetus in der 10. Schwangerschaftswoche. (b) Anembryonaler Sack in der 10. Schwangerschaftswoche

Ultraschalldiagnostik (Sonographie)

Die Ultraschalluntersuchung stellt für Mutter und Kind kein Risiko dar. Ein erfahrener Untersucher kann einen großen Bereich kongenitaler Mißbildungen diagnostizieren (Tabelle 18.6). Die Sonographie ist bei Schwangerschaften mit erhöhtem Risiko für jede dieser Erkrankungen indiziert. Wiederholte Untersuchungen können besonders zur Entdeckung abnormalen Wachstums zum Beispiel des Kopfes oder der Gliedmaßen führen (Abb. 18.5–18.7).

Obwohl die fetalen Genitalien ab der 16. Schwangerschaftswoche sichtbar werden, reicht dieser Nachweis des fetalen Geschlechts bei einer ernsten genetischen Erkrankung sicher nicht aus. Schwangerschaften mit bestehendem Risiko für zystische Fibrose (Mukoviszidose) können durch eine Ultraschalluntersuchung auf das Vorhandensein eines Mekoniumileus untersucht werden (Abb. 18.8, siehe Kapitel 15).

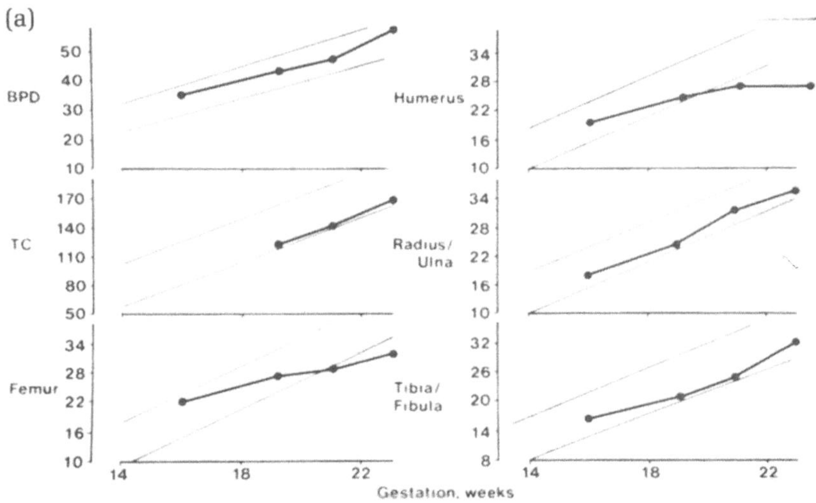

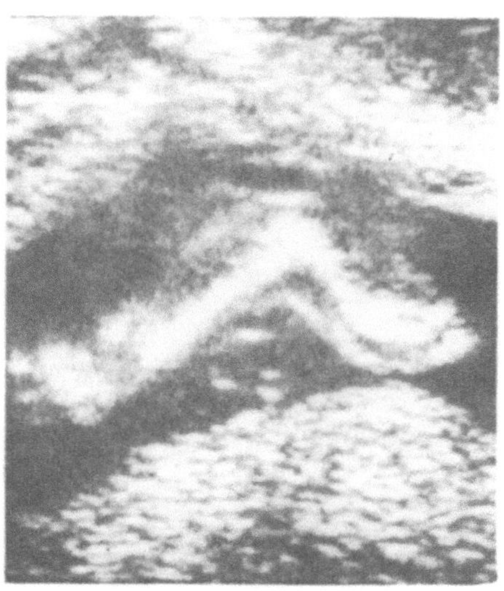

Abb. 18.6. (a) Serienmessungen von biparietalem Durchmesser, Rumpfumfang und Femur, Humerus, Radius, Tibia eines Feten mit letaler kurzgliedriger Chondrodysplasie. (b) Aussehen des Feten von (a) im Ultraschall mit proximaler Gliederverkürzung

Tabelle 18.6. Kongenitale Mißbildungen, die mittels Ultraschall diagnostiziert werden können

ZNS	– Anenzephalus, Spina bifida (90%), Hydrozephalus*, Mikrozephalus*, Enzephalozele
Extremitäten	– Schwerer Zwergwuchs mit verkürzten Beinen, Polydaktylie, schwere Osteogenesis imperfecta
Herz	– Schwere kongenitale Herzfehler
Niere	– Nierenagenesie, Harnblasenobstruktionen, polyzystische Nieren (infantiler Typ)
Gastrointestinaltrakt	– Duodenalatresie, Defekte der vorderen Bauchwand

* Kann nicht in allen Fällen vor der 28. Schwangerschaftswoche entdeckt werden.

284

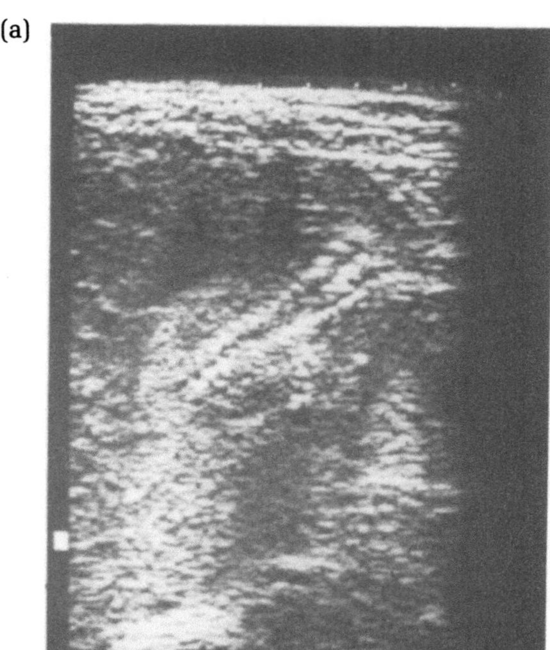

(a)

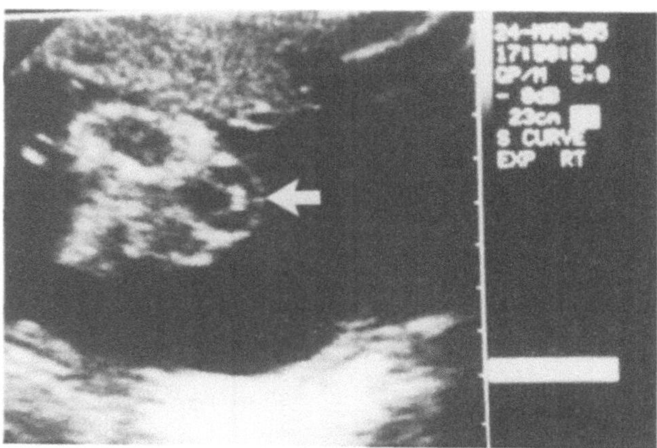

(b)

Abb. 18.7. (a) Lumbosakrale Spina bifida. Beachte Erweiterung des Spinalkanals. (b) Sakrale Spina bifida mit Sack (Pfeil)

Radiographie

Der Fetus kann ab der 10. Schwangerschaftswoche auf dem Röntgenbild gesehen werden. Gelegentlich kann eine Röntgenuntersuchung des Feten bei Verdacht auf eine Skelettdysplasie indiziert sein. Der optimale Zeitpunkt einer solchen Untersuchung ist die 20. Schwangerschaftswoche.

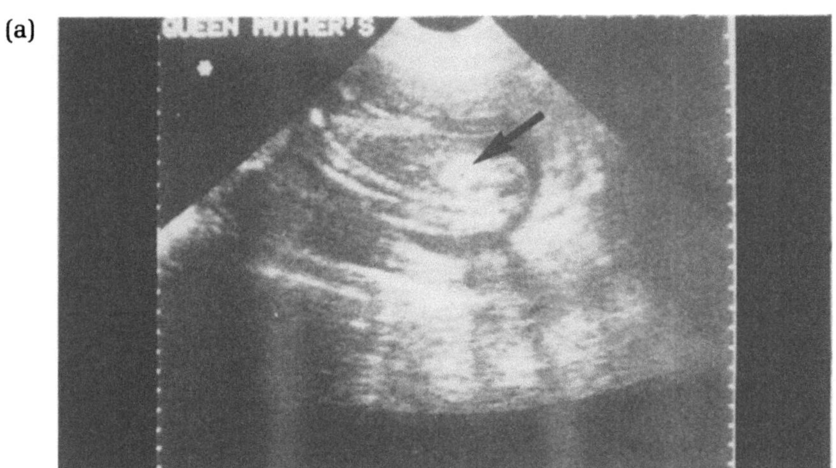

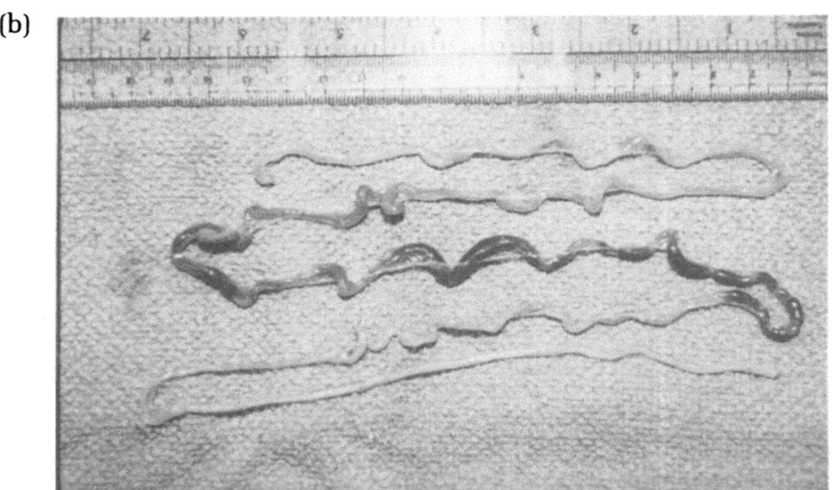

Abb. 18.8. (a) Mekoniumileus bei zystischer Fibrose mit echoreichen Zonen im Dünndarm (Pfeil). (b) Autopsiebild des gleichen Feten

Fetale Therapie

Die oben gezeigten Methoden der pränatalen Diagnostik dienen im Wesentlichen der Diagnostik schwerer fetaler Anomalien im Hinblick auf eine Abtreibung.

Eine begrenzte Anzahl von Krankheiten spricht auf eine bereits in utero begonnene Therapie besser an, als wenn diese erst zum Zeitpunkt der Geburt einsetzt (Tabelle 18.7). Bis jetzt wurde die direkte fetoskopische Bluttransfusion bei schwerer Erythroblastose am häufigsten eingesetzt, jedoch scheinen auch andere Anwendungsgebiete möglich zu sein.

Tabelle 18.7. Beispiele für fetale Therapie

Bluttransfusion – Rhesusisoimmunisation

Bypassoperation (fetoskopische Kanülierung) – obstruktive Uropathie, Hydrozephalus

Medikamentöser Eingriff (Diät der Mutter, Kofaktoren für Enzyme) – Methylmalonylacidurie, kongenitale adrenale Hyperplasie

---

Weiterführende Literatur

Brock DJH, Sutcliffe RG (1972) Alphafetoprotein in the antenatal diagnosis of anencephaly and spina bifida. Lancet 2:197–199

Farral M, Law HY, Rodeck CH et al. (1986) First-trimester prenatal diagnosis of cystic fibrosis with linked DNA probes. Lancet 1:1402–1405

Ferguson-Smith MA (1983) Early prenatal diagnosis. Br Med Bull 39:301–404

Galjaard H (1980) Genetic metabolic diseases. Early diagnosis and prenatal analysis. Elsevier/North Holland. Biomedical Press, Amsterdam

Rodeck CH, Nicolaides KH (1984) Prenatal diagnosis. John Wiley & Sons, Chichester

Stephenson SR, Weaver DD (1981) Prenatal diagnosis – a complication of diagnosed conditions. Am J Obstet Gynecol 141:319–343

Tabor A, Philip S, Madsen M et al. (1986) Randomized controlled trial of genetic amniocentesis in 4606 low risk women. Lancet 1:1287–1293

UK Collaborative Study (1979) Alphafetoprotein in relation to neural tube defects. Lancet 2:651–662

19 Screeninguntersuchungen der Bevölkerung

Screeninguntersuchungen der Bevölkerung bedeuten die Untersuchung einer ganzen Bevölkerung auf Mitglieder mit bestehendem Risiko für eine genetische Erkrankung. Dies kann nicht für alle genetischen Erkrankungen durchgeführt werden, da bestimmte Prinzipien zu beachten sind (Tabelle 19.1). Obwohl viele Erbkrankheiten gut definiert sind, treten sie zu selten auf, um ein solches Programm zu rechtfertigen. Außerdem muß ein Fortschritt in Hinblick auf frühere Diagnostik möglich sein, zum Beispiel erlaubt das Erkennen von Trägern die Durchführung einer genetischen Beratung und eine pränatale Diagnostik bei einer zukünftigen Schwangerschaft. Die pränatale Diagnostik ermöglicht gegebenenfalls eine selektive Abtreibung, und die neonatale Diagnostik erlaubt die Therapie einer Erkrankung, bevor die Symptomatik in vollem Umfang aufgetreten ist.

Jeder für das Populationsscreening eingesetzte Test muß sensitiv sein, um keine betroffenen Personen zu übersehen, außerdem muß er Spezifität aufweisen, um ausgedehnte Wiederholungsuntersuchungen bei falsch positiven Ergebnissen zu vermeiden. Die Sensitivität eines Screeningtests wird durch den Anteil entdeckter Betroffener ausgedrückt, seine Spezifität ergibt sich aus dem Anteil der gesunden Personen, die als normal erkannt werden.

Screening zur Erkennung der Träger

Zur Zeit existiert keine genetische Erkrankung, für die ein solches Screening notwendig wäre. Dies kann sich jedoch ändern, wenn es gelingt, eine Methode zur Identifikation von Trägern der zystischen Fibrose zu entwickeln. Ein Screening für Träger steht zur Zeit nur für Hämoglobinopathien, die Tay-Sachs-Krankheit und wenige andere Merkmale für ethnische Gruppen mit besonderem Risiko zur Verfügung (Tabelle 19.2).

Tabelle 19.1. Prinzipien für ein Screeningprogramm

1. Gesuchte Erkrankung klar definiert
2. Sinnvolle Häufigkeit
3. Fortschritt gegenüber früheren Diagnosen
4. Wenig falsch Positive (Spezifität)
5. Wenig falsch Negative (Sensitivität)
6. Kosten-Nutzen-Relation stimmt

Tabelle 19.2. Indikationen für ein Genträgerscreening

Erkrankung	Ethnische Gruppen
β-Thalassämie und Glucose-6-Phosphatase-Mangel	Italiener, Griechen, Zyprioten, Inder, Türken, Thais, Chinesen, Neger
Sichelzellanämie	US- und afrikanische Neger, Westinder
Tay-Sachs-Krankheit	Ashkenazi-Juden

β-Thalassämie

Die Häufigkeit von Heterozygoten für die β-Thalassämie wechselt stark in verschiedenen Populationen, ist jedoch extrem hoch im Mittelmeerraum und Südostasien (Tabelle 12.6, Kapitel 12). Mitglieder dieser ethnischen Gruppen sollten bezüglich ihrer Trägereigenschaften untersucht werden. Erkannt werden können die Träger an einer Mikrozytose (MCV < 75 fl) mit niedrigem mittleren Zellhämoglobin (weniger als 25 pg; normal: 27–30 pg) und einer erhöhten Hämoglobin-A2-Konzentration (> 3,5%; normal: < 2,5%). Die erkannten Träger können genetisch beraten werden, und eine pränatale Diagnostik kann eingeleitet werden, wenn beide Eltern heterozygot sind.

Sichelzellkrankheit

Diese Erkrankung kommt besonders bei Negern vor (Tabelle 12.3, Kapitel 12). Heterozygote Merkmalsträger werden aufgrund der Sichelform ihrer Erythrozyten unter extrem niedriger Sauerstoffspannung (Sickledex-Test) erkannt. Die Entdeckung Heterozygoter erlaubt ihre genetische Beratung, und Anästhesisten können vor der Durchführung einer Vollnarkose auf die Krankheit hingewiesen werden.

Tay-Sachs-Krankheit

Die Häufigkeit der heterozygoten Merkmalsträger dieser autosomal rezessiven Erkrankung beträgt bei Ashkenazi-Juden 1:30, bei anderen ethnischen Gruppen nur 1:300. Träger können durch Messung des Hexosaminidase-A-Spiegels im Plasma (unzuverlässig während der Schwangerschaft) erkannt werden. In diesen Fällen ist eine genetische Beratung und eine pränatale Diagnostik bei bestehendem Risiko möglich.

Pränatales Screening

Zur Zeit existieren zwei Hauptprogramme: Die Untersuchung auf fetale Chromosomenaberrationen bei älteren Müttern und die Bestimmung des Alphafetoproteins bei Verdacht auf Neuralrohrdefekte. Ultraschalluntersuchungen zur Diagnostik kongenitaler Mißbildungen gehören in der Bundesrepublik Deutschland zum Vorsorgeuntersuchungsprogramm für alle Schwangeren.

Chromosomenaberrationen

Die Häufigkeit der Trisomie 21 nimmt mit steigendem Alter der Mutter deutlich zu (Abb. 14.2, S. 188). Das Risiko beträgt in der 16. Schwangerschaftswoche für eine 25 Jahre alte Mutter 1:1000. Mit 36 Jahren steigt es auf 1:200, mit 39 Jahren auf 1:100 und mit 42 Jahren auf 1:50.

Auch andere Aneuploidien nehmen mit höherem Alter der Mutter zu. Diese ganzen Abnormitäten können durch Anlage eines fetalen Karyotyps ausgeschlossen werden.

Eine allgemein akzeptierte Empfehlung besagt, daß Frauen, die am Tag ihrer Niederkunft 35 Jahre oder älter sind, eine Amniozentese angeraten werden sollte. In Großbritannien gibt es jährlich etwa 700000 Schwangerschaften, dabei sind 6% der Mütter (42000) älter als 35 Jahre. In der Praxis finden ca. 26000 Amniozentesen statt, davon etwa 15000 zur Durchführung einer fetalen Chromosomenanalyse bei Frauen dieser Altersgruppe. 30% dieser Frauen weisen ein entsprechendes Risiko auf. Das durchgeführte pränatale Screening bei Müttern dieser Altersgruppe führte bereits zu einer Reduktion der Trisomie 21 um 15–20%.

Alphafetoprotein-Screening

Da über 95% der Kinder mit Neuralrohrdefekten bei Paaren mit blander Familienanamnese auftreten, ist es einleuchtend, daß die meisten dieser Erkrankungen nur durch Screening aller Schwangeren erkannt werden können.

Das Alphafetoprotein (AFP) ist das Hauptprotein des fetalen Plasmas und besitzt eine strukturelle Ähnlichkeit mit dem Albumin des Erwachsenen. Deren Lozi liegen gekoppelt auf dem Chromosom 4 und könnten das Ergebnis einer früher erfolgten Genduplikation sein.

Das AFP wird zunächst vom Dottersack, später von der Leber produziert. Die höchsten Spiegel im Fetalkreislauf erreicht es mit 2–3 g/l um die 12.–14. Schwangerschaftswoche, später fällt der AFP-Spiegel wieder ab. Beim Neugeborenen sinkt der Blutspiegel sehr schnell, jedoch verbleibt ein Basisspiegel von 25 µg/l bis in das Erwachsenenalter.

$\frac{1}{100}$ der fetalen AFP-Serumkonzentration kann auch im Fruchtwasser nachgewiesen werden. Hiervon stammt der größte Anteil vom fetalen Urin, die Maximalkonzentration liegt in der 12.–14. Schwangerschaftswoche bei 50 mg/l, es folgt ein Abfall auf 10 mg/l in der 22. Schwangerschaftswoche. AFP gelangt in den mütterlichen Kreislauf und wird dort mittels Radioimmunoassay (RIA) oder immunoradiometrischem Assay (IRMA) gemessen, in Mengen, die 1000mal geringer sind als im Fruchtwasser.

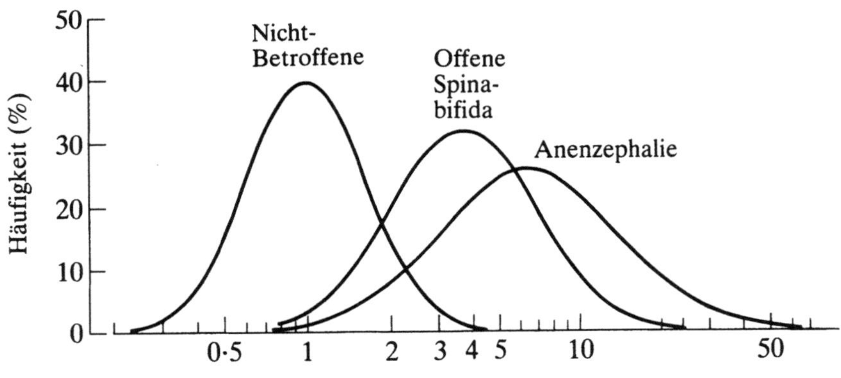

Abb. 19.1. AFP im mütterlichen Serum bei normalen Schwangerschaften und Schwangerschaften mit Neuralrohrdefekten

Der AFP-Wert im mütterlichen Serum steigt ab der 13. Schwangerschaftswoche an mit Spitzenwerten um die 32.–34. Schwangerschaftswoche (500 µg/ml), bevor er bis zum Termin wieder abfällt.

Liegen beim Feten ein Neuralrohrdefekt oder andere bestimmte Mißbildungen vor, gelangt über eröffnete Kapillaren mehr AFP in das Fruchtwasser und in das mütterliche Serum, und erhöhte AFP-Werte werden registriert (Abb. 19.1 und 19.2). Die AFP-Messung wird in der 16.–20. Schwangerschaftswoche (Optimum: 17. Schwangerschaftswoche) vorgenommen (Abb. 19.3). Ist der Spiegel über die 95. Perzentile hinaus (entspricht dem 21fachen Median) erhöht, so muß eine zweite Blutprobe gewonnen und eine Ultraschalluntersuchung zum Ausschluß einer »missed abortion« (Fruchttod ohne Abgang) oder einer Mehrlingsschwangerschaft durchgeführt werden. Übersteigen die Werte bei der zweiten Blutprobe die 95. Perzentile, sind sowohl eine Amniozentese zur AFP-Messung im Fruchtwasser als auch eine detaillierte Sonographie des Feten indiziert (Abb. 19.4).

Mögliche Ursachen für erhöhte AFP-Werte im mütterlichen Serum und Fruchtwasser sind in Tabelle 19.3 aufgelistet. Zur Differentialdiagnose kann die Polyacrylamidgel-Elektrophorese der Cholinesterasen aus dem Fruchtwasser herangezogen werden. Normales Fruchtwasser erzeugt nur ein einziges Band der Pseudocholinesterase, bei offenen Neuralrohrdefekten findet sich dagegen immer ein weiteres, schneller wanderndes Band der Acetylcholinesterasen (AChE), dieses kann auch bei 50% der Bauchwanddefekte gefunden werden. Selten kommt es vor, daß ein normaler Fet ein zweites Band aufweist, so daß dieser Test zusammen mit der AFP-Bestimmung und der Sonographie interpretiert werden muß. Da falsch negative Ergebnisse des AChE-Tests bei offenen Neuralrohrdefekten bisher nicht beobachtet wurden, kann dieser Test als wertvolle Bestätigung angesehen werden.

Die Rate von Amniozentesen beträgt mit einem solchen Screeningprogramm ein Prozent, die Sensitivität der Messung von AFP im Fruchtwasser liegt bei 100% für Anenzephalie und 88% für die offene Spina bifida. In Westschottland wird bei 75% aller

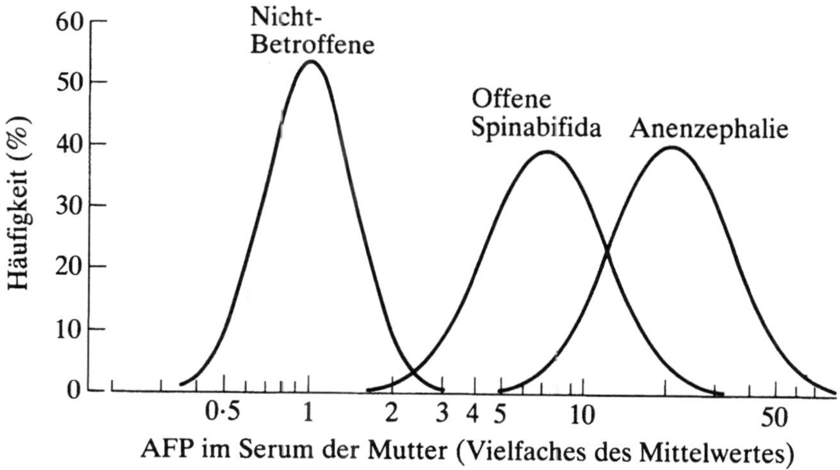

Abb. 19.2. AFP im Fruchtwasser bei normalen Schwangerschaften und Schwangerschaften mit Neuralrohrdefekten

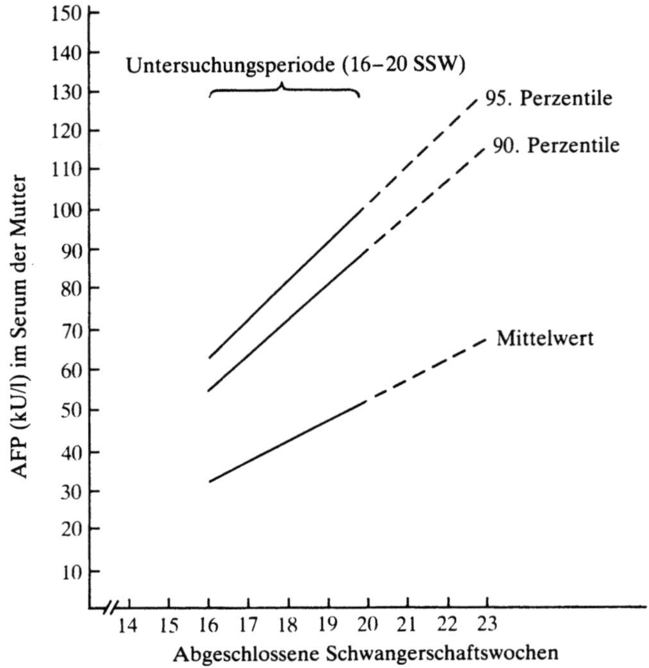

Abb. 19.3. Die Perzentilen für AFP im mütterlichen Serum in der Untersuchungsperiode

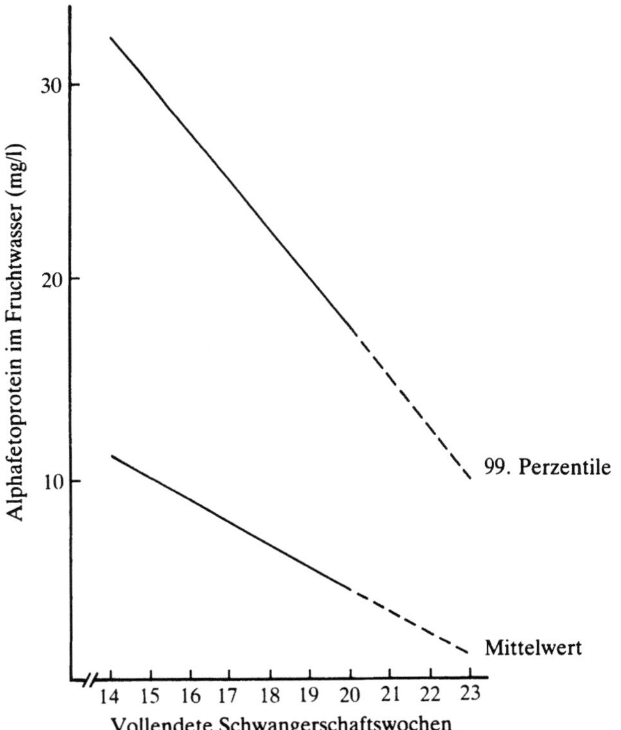

Abb. 19.4. Die Perzentilen für AFP im Fruchtwasser während der Untersuchungsperiode

292

Tabelle 19.3. Ursachen für AFP-Erhöhung in mütterlichem Serum und Fruchtwasser

Ursache	AFP im mütterlichen Serum	Fruchtwasser
Gestationsalter zu spät angesetzt	+	−
Gestationsalter zu früh angesetzt	−	+
Fetales Blut im Fruchtwasser	(+)	+
Mehrlingsschwangerschaft	+	−
Drohender Abort	+*	−
Anenzephalie	++	++
Offene Spina bifida	+	+
Geschlossene Spina bifida	−	−
Isolierter Hydrozephalus	−	−
Defekt der vorderen Bauchwand	+	+
Fetales Teratom	+/−	+/−
Erbliche AFP-Persistenz der Mutter	++	−
Kongenitales nephrotisches Syndrom	+	+
Hautdefekte	+	+
Plazentares Hämangiom	+	+

* MS-AFP wird nach Abklingen der Symptome innerhalb einer Woche normal.

Schwangeren das MSAFP (AFP in mütterlichem Serum) in der 16.–20 Schwanger-schaftswoche bestimmt. Dies führte zu einer Reduktion aller Neuralrohrdefekte um 74%.

Der durchschnittliche mütterliche AFP-Wert ist anscheinend beim Austragen von Föten mit Trisomie 21 erniedrigt, deshalb wird eine mögliche Beteiligung von AFP bei chromosomalen Aberrationen untersucht.

Ultraschallscreening

Ein großes Spektrum schwerer kongenitaler Mißbildungen kann mittels Ultraschalluntersuchung pränatal diagnostiziert werden (Tabelle 18.6, S. 284).

Zur Standardkontrolle in der Bundesrepublik Deutschland gehören regelmäßige Sonographien. Dabei werden die Plazentalage und der Kopfdurchmesser bestimmt, außerdem können Mehrlingsschwangerschaften erkannt und die Entwicklung des Feten überwacht werden. Aufwendigere Untersuchungen wie In-utero-Echokardiographie sind speziellen Indikationen vorbehalten.

Screening des Neugeborenen

1961 wurde das Neugeborenenscreening zunächst für die Phenylketonurie eingeführt. Der damit erzielte Erfolg förderte die Entwicklung anderer Neugeborenentests, allerdings existieren in verschiedenen Ländern Unterschiede bezüglich des Testumfangs (Tabelle 19.4). Alle Tests werden mit einem getrockneten Blutstropfen, der durch einen Stich in die Ferse gewonnen wird, innerhalb der ersten zwei Lebenswochen durchgeführt (Guthrie-Karte). Jedes Neugeborene wird auf diese Weise getestet.

Tabelle 19.4. Erkrankungen, die in einem Neugeborenenscreening enthalten sein können

Phenylketonurie
Galaktosämie
Kongenitaler Hypothyreoidismus
Kongenitale Nebennierenhyperplasie
Zystische Fibrose
Ahornsirupkrankheit
Homozystinurie
Muskeldystrophie Typ Duchenne

Phenylketonurie

Eine frühe Diagnose und Therapie sind obligat, um bei der Phenylketonurie eine normale Entwicklung zu gewährleisten. Allerdings sind beim Neugeborenen nur wenige Symptome zu registrieren. Manchmal findet man auch keine pathologischen körperlichen Zeichen. Der Guthrie-Test (Prinzip der Bakterieninhibition) erlaubt die Feststellung erhöhter Spiegel von Phenylalanin im Blut. Leicht erhöhte Spiegel, verursacht durch unreife oder verspätete Verstoffwechselung, sind häufiger, durch wiederholte Tests können jedoch falsch positive Ergebnisse erkannt werden. Falsch negative Resultate sind selten.

Kongenitaler Hypothyreoidismus

Für eine normale Entwicklung sind eine frühe Diagnose und Therapie essentiell. Auch beim kongenitalen Hypothyreoidismus weisen nur wenige Symptome beim Neugeborenen auf die Erkrankung hin (Tabelle 19.5). Im getrockneten Blutstropfen wird das Thyreoidea stimulierende Hormon (TSH) gemessen, welches bei Neugeborenen mit primären Hypothyreoidismus erhöht ist. Die Recall-Rate beträgt 0,05%, und falsch negative Ergebnisse sind selten. Die Inzidenz des konnatalen Hypothyreoidismus beträgt in Großbritannien zur Zeit 1:3000–4000. Obwohl rezessive, meist mit einer Strumaentwicklung einhergehenden, Enzymdefekte gelegentlich vorkommen, stellen die meisten Fälle des kongenitalen Hypothyreoidismus sporadische Fehlentwicklungen der Schilddrüse mit geringem Wiederholungsrisiko dar.

Tabelle 19.5. Symptome bei Säuglingen mit kongenitalem Hypothyreoidismus zum Zeitpunkt der Diagnose durch Neugeborenenscreening

Prolongierter Ikterus	80%
Offene Fontanelle	60%
Schlecht zu füttern	60%
Makroglossie	47%
Hypothermie	40%
Nabelhernie	35%
Heiseres Schreien	18%
Erhöhtes TSH	100%

Präsymptomatisches Screening von Erwachsenen

Das präsymptomatische Screening von Erwachsenen ist zur Zeit auf wenige autosomal dominante Erkrankungen mit spätem Beginn der Symptomatik beschränkt (Tabelle 19.6). Es erlaubt die genetische Beratung Betroffener und kann für eine effektive Therapie notwendig sein, zum Beispiel Kolektomie bei Polyposis coli, bevor es zur malignen Entartung der Polypen kommt. In Zukunft wird vielleicht eine Erkennung von »Risikogenotypen« für die häufigen Erkrankungen der Erwachsenen möglich sein. Durch eine Screeninguntersuchung könnten betroffene Personen gefunden werden, die sich anschließend durch Meidung der Umwelt-Trigger um eine Verhütung der Krankheit bemühen.

Tabelle 19.6. Präsymptomatisches Screening der Erwachsenen

Erkrankung	Screeningtest	Absicht
Polyposis coli	Sigmoidoskopie	Beratung und Frühkolektomie
Familiäre Hypercholesterinämie	Blutfette bestimmen	Beratung und medikamentöse Therapie
Chorea Huntington	Gekoppelte Restriktions-fragmentlängenpolymorphismen	Beratung
Dystrophia myotonica	EMG, Augenuntersuchung, gekoppelte Restriktions-fragmentlängenpolymorphismen	Beratung
Polyzystische Nieren (adulter Typ)	Gekoppelte Restriktions-fragmentlängenpolymorphismen	Beratung und medikamentöse Therapie
von-Hippel-Lindau-Erkrankung	CT von Schädel und Abdomen	Beratung und frühe Tumor-entfernung

Weiterführende Literatur

Clow CL, Scriver CR (1977) Knowledge about and attitudes towards genetic screening among high school students: the Tay-Sachs experience. Pediatrics 59:86–91
Hamerton JL, Ferguson-Smith MA (1984) Collaborative studies in prenatal diagnosis of chromosome aberrations. Prenatal Diagnosis 4, Special Issue, 11–162
Modell B (1983) Prevention of the haemoglobinopathies. Br Med Bull 39:386–391
UK Collaborative Study (1977) Maternal serum alphafetoprotein in antenatal screening for anencephaly and spina bifida in early pregnancy. Lancet 1:1323–1332
UK Collaborative Study (1981) Amniotic fluid acetylcholinesterase electrophoresis as a secondary test in the diagnosis of anencephaly and open spina bifida in early pregnancy. Lancet 2:321–324

20 Prävention und Behandlung genetischer Erkrankungen

Das alte Sprichwort, daß Vorbeugen besser als Heilen sei, trifft sowohl auf genetische als auch auf erworbene Erkrankungen zu. Das Verhältnis zwischen Gesundheit und durch Umwelteinflüsse (zum Beispiel Infektionen) erworbener Krankheit wird in Abb. 20.1 gezeigt. Bei genetischen Erkrankungen ist das Verhältnis komplexer, da die Symptome und somit die Krankheit bei abnormem Genotyp auch erst im Erwachsenenalter oder nach Exposition zu bestimmten Umwelt-Triggern auftreten können. Eine primäre Prävention eines abnormalen Genotyps würde bedeuten, noch vor der Konzeption einzugreifen (Abb. 20.2). Die pränatale Diagnostik und selektive Abtreibung (sekundäre Prävention) verändern zwar die Geburtsfrequenz einer Krankheit, verzögern aber auch die Entwicklung der primären Prävention genetischer Erkrankungen. Versagt die Prävention, wird eine Therapie notwendig.

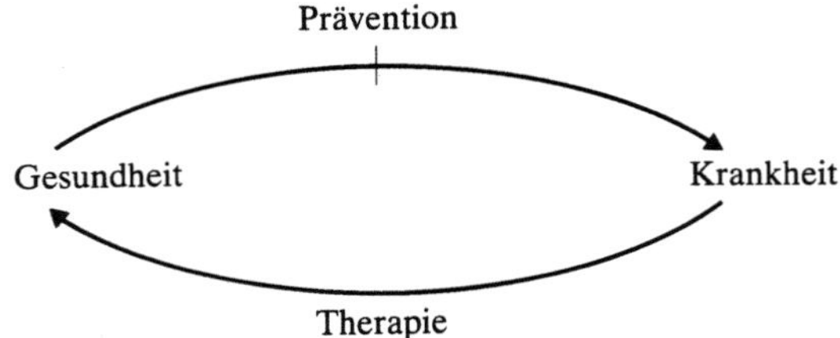

Abb. 20.1. Verhältnis zwischen Prävention und Therapie für erworbene Krankheiten

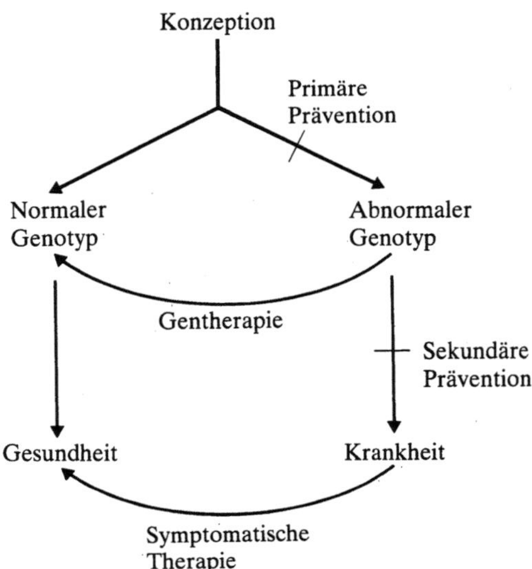

Abb. 20.2. Verhältnis zwischen Prävention und Therapie für genetische Erkrankungen

Allgemeine Belastung durch genetisch bedingte Krankheiten

Alle Populationen seit prähistorischen Zeiten litten unter genetischen Erkrankungen. Das in letzter Zeit zunehmende Interesse an dieser Erkrankungsgruppe reflektiert die abnehmende Bedeutung der Infektionskrankheiten.

Die Säuglingssterblichkeit (Anzahl gestorbener Babies bis zum ersten Lebensjahr/ 1000 Geburten) beweist diesen Trend. Sie lag im Jahr 1900 für England und Wales bei 154/1000 mit 4,5/1000 als Folge genetischer Erkrankungen. 1980 war sie, dank verbessertem Gesundheitswesen und der Kontrolle der Infektionskrankheiten, auf 12/1000 gefallen, der Anteil der genetischen Erkrankungen blieb jedoch unverändert und stieg damit von 3 auf 40%. Das gleiche Bild bietet sich bei Aborten, bei Kinderkrankheiten und bei Erkrankungen im Erwachsenenalter. Mindestens 7,5% aller Konzeptionen weisen chromosomale Aberrationen auf, die Mehrheit endet aber früh als Spontanaborte. Diese Frühaborte weisen häufiger (10–15%) als Neugeborene (3%) Mißbildungen auf. Bei einem Drittel der Mißbildungen liegen genetische Ursachen vor. Nahezu die Hälfte der Totgeburten und 20% der Todesfälle im frühen Neugeborenenalter sind Folgen schwerer kongenitaler Mißbildungen. Genetische Erkrankungen verursachen heutzutage etwa die Hälfte aller Todesfälle in der Kindheit und ein Drittel aller pädiatrischen Krankenhauseinweisungen. Zwischen 0,3 und 0,4% aller Kinder sind schwer, 3% sind leicht geistig behindert und 1–2% sind schwer körperbehindert. Die meisten dieser Behinderungen haben eine genetische Ursache. Chronische Erkrankungen mit deutlicher genetischer Komponente sind bei 10–20% der Erwachsenen vorhanden.

Die Kosten genetischer Erkrankungen für Individuen, Familien und Gesellschaft sind nicht zu kalkulieren. Familien empfinden ihr Schicksal oft als unverdiente Strafe, dies kann zu Scheidungen und zur Vernachlässigung normaler Kinder führen. Die Kosten für die lebenslange Pflege eines einzigen Patienten mit Trisomie 21 beliefen sich im Jahr 1982 auf ca. 1,32 Millionen Mark.

Tabelle 20.1. Inzidenz genetisch bedingter Erkrankungen

Typ	Inzidenz	
	/1000 Lebendgeburten	/1000 Konzeptionen
Chromosomal	6	75
Ein Gen		
– autosomal dominant	10	
– autosomal rezessiv	2	14
– X-gebunden rezessiv	2	
Multifaktoriell		
– schwere kongenitale Mißbildungen	6*	30*
– chronisch bei Erwachsenen	50**	50**
Total	76/1000	169/1000

* Geschätzter Anteil multifaktorieller Ursachen von 20% (schließt chromosomale und monogene Ursachen aus).

** Geschätzter Anteil multifaktorieller Ursachen von 33% (schließt monogene Ursachen aus).

Typen genetisch bedingter Erkrankungen

Wie in Tabelle 20.1 gezeigt, kann eine Einteilung genetischer Krankheiten in chromosomale, monogene und multifaktorielle Typen erfolgen. Zahlenmäßig sind die multifaktoriellen Erkrankungen am bedeutendsten, da sie für 20% aller kongenitalen Mißbildungen und etwa ein Drittel aller chronischen Erkrankungen des Erwachsenen verantwortlich sind.

Behandlung genetisch bedingter Erkrankungen

Es ist ein weit verbreitetes Mißverständnis, daß genetisch bedingte Erkrankungen nicht therapierbar sind. In der Praxis kann der größte Teil der genetischen Erkrankungen symptomatisch behandelt werden, bei einigen ist trotz fortbestehendem pathologischen Genotyp unter Therapie ein normales Leben möglich. Zur Zeit befinden sich die Reparaturversuche am abnormen Genotyp noch im Versuchsstadium und werden durch die Notwendigkeit, das neue Gen im richtigen Gewebe zum normalen Grad an Expression und Regulation zu bringen, stark erschwert.

Chromosomale Aberrationen

Bei einigen Aberrationen der Geschlechtschromosomen erlaubt die Substitution von Geschlechtshormonen eine normale Entwicklung der sekundären Geschlechtsmerkmale. Fertilität kann jedoch nicht erzielt werden. Autosomale Imbalanz führt zu geistiger Behinderung und multiplen kongenitalen Mißbildungen, hier ist nur eine symptomatische Therapie, zum Beispiel die medikamentöse Behandlung der begleitenden Epilepsie und die chirurgische Behandlung einiger Mißbildungen, möglich.

Durch ein Gen determinierte Krankheiten

Tabelle 20.2 zeigt einige der häufigen, durch ein Gen bedingten Erkrankungen, für die es eine effektive Therapie gibt.

Multifaktorielle Krankheiten

Tabelle 20.3 listet einige der häufigen multifaktoriellen Erkrankungen auf, für die eine effektive Therapie existiert. Der Diabetes mellitus war die erste Erbkrankheit, für die eine effektive Behandlung möglich wurde.

Sekundäre Prävention genetisch bedingter Erkrankungen

Unter sekundärer Prävention versteht man alle Aspekte der pränatalen Diagnostik mit selektiver Abtreibung der betroffenen Feten.

Tabelle 20.2. Beispiele für monogene Erkrankungen mit effektiver Therapie

Kongenitale Nebennierenhyperplasie	Hormonsubstitution
Phenylketonurie	Diätetische Reduktion von Phenylalanin
Galaktosämie	Diätetische Reduktion von Galaktose
Hämophilie	Faktorsubstitution
SCID	Knochenmarkstransplantation
Zystinurie	Viel Flüssigkeit, D-Penicillamin
Polyposis coli	Kolektomie
Agammaglobulinämie	Immunglobulinsubstitution
β-Thalassämie	Knochenmarkstransplantationen
Methylmalonylazidurie	Vitamin-B_{12}-Enzym-Kofaktor
Polyzystische Niere (adult)	Nierentransplantation
Morbus Wilson	D-Penicillamin
Familiäre Hypercholesterinämie	Diät, Medikamente
Hereditäre Sphärozytose	Splenektomie
Hämochromatose	Wiederholte Phlebotomien

Tabelle 20.3. Multifaktorielle Erkrankungen mit effektiver Therapie

Lippen-/Gaumenspalte	Operation
Pylorusstenose	Operation
Kongenitale Herzfehler	Operation, Medikamente
Hydrozephalus	Operation, Medikamente
Diabetes mellitus	Medikation
Hypertension	Medikation
Peptisches Ulkus	Medikation, Operation
Epilepsie	Medikation

Chromosomale Aberrationen

Theoretisch müßte eine sekundäre Prävention das Auftreten von genetisch bedingten Krankheiten verhindern, in der Praxis aber sind die Screeninguntersuchungen auf ältere Mütter und andere Gruppen mit erhöhtem Risiko beschränkt (siehe Kapitel 19).

Wenn sich alle Mütter über 35 Jahre einer Amniozentese unterziehen würden, könnte die Häufigkeit genetischer Erkrankungen um 30% gesenkt werden, obwohl nur 4–7% der Schwangeren in dieser Altersgruppe zu finden sind. Das vermehrte Auftreten von Aneuploidien bei diesen Schwangerschaften ist für den Überschuß verantwortlich. Würde man als »Stichalter« 40 Jahre wählen, so könnte nur eine Reduktion um 10% erreicht werden. In Großbritannien werden pro Jahr etwa 26 000 Amniozentesen zum Ausschluß chromosomaler Aberrationen durchgeführt (somit bei 4% aller Schwangerschaften), 250 bei dieser Untersuchung nachgewiesene, abnormale Feten abgetrieben.

Nicht alle Mütter mit bestehendem genetischen Risiko für den Feten nehmen bislang die Möglichkeit der Amniozentese wahr. Die häufigste Ursache für dieses Versäumnis ist die Unterlassung der Berater, auf diese Möglichkeit hinzuweisen. Seltener sind zu späte Terminvergabe oder Widerstand der Patientin gegen die Abtreibung die Ursachen (Tabelle 20.4).

Tabelle 20.4. Amniozentese bei höherem Alter der Mutter in Westschottland

33% untersucht	
67% nicht untersucht	– Termin zu spät (16%)
	– Wunsch der Patientin (7%)
	– Nicht angeboten (77%)

Durch ein Gen determinierte Erkrankungen

Durch Laboruntersuchungen des Fruchtwassers und der Chorionvilli gelingt eine pränatale Diagnostik bei 8% der autosomal rezessiven Erkrankungen. Nur etwa 120 Schwangerschaften wurden in Großbritannien wegen dieser zuvor diagnostizierten fetalen Stoffwechselstörungen unterbrochen, jedoch hat sich mittlerweile ihre Zahl verdreifacht, da der pränatale Test auf zystische Fibrose voll entwickelt ist. Wenn eine Trägeridentifizierung durch Bevölkerungsscreening möglich wäre, dann würden jährlich etwa 1500 Schwangerschaften in Großbritannien eine pränatale Diagnostik auf zystische Fibrose benötigen.

Bei den meisten X-gebundenen Krankheiten beschränkt sich die pränatale Diagnostik auf Geschlechtsbestimmung mit anschließender Abtreibung aller männlichen Feten. Spezifische pränatale Tests durch DNS-Sonden sind für über zehn X-gebundene Erkrankungen möglich.

Nur wenige autosomal dominante Krankheiten sind bis jetzt vor der Geburt diagnostizierbar. Wichtige Ausnahmen stellen die familiäre Hypercholesterinämie, die myotonische Dystrophie, die Huntington-Erkrankung und die polyzystischen Nieren des Erwachsenentyps dar.

Die Kosten-Nutzen-Relation der Suche nach Trägern durch eine pränatale Diagnostik für Paare mit bestehendem Risiko kann anhand der β-Thalassämie unter zypriotischen Einwanderern in London demonstriert werden. Die Kosten für ein Screeningprogramm in Großbritannien liegen beim jährlichen Einsatz unter den Behandlungskosten eines Homozygoten für ein Jahr.

Tabelle 20.5. Neuralrohrdefekte in Westschottland

Jahr	1977	1978	1979	1980	1981	1982	1983	1984	1985
Schwangerschaften insgesamt	27 782	35 081	37 714	37 651	38 201	35 784	36 013	35 456	37 974
Anteil untersuchter Personen (%)	41,7	49,1	60,8	69,9	73,0	79,4	76,4	74,5	74,0
Neuralrohrdefekte:									
Abtreibungen	43	63	87	75	107	95	73	70	61
Geburten	109	119	106	80	78	58	38	36	21
Geburtsfrequenz /1000	3,9	3,4	2,8	2,1	2,0	1,6	1,1	1,0	0,5

Multifaktorielle Erkrankungen

Sekundäre Prävention ist heutzutage für einen weiten Bereich kongenitaler Mißbildungen durch kombinierten Einsatz der AFP-Bestimmung im mütterlichen Serum und Sonographie durchführbar. Mit diesem Screeningprogramm konnte die Geburtsfrequenz für Neuralrohrdefekte im Westen Schottlands um über 74% gesenkt werden (Tabelle 20.5).

Eine sekundäre Prävention für multifaktorielle Erkrankungen des Erwachsenen ist vorerst nicht möglich.

Primäre Prävention genetisch bedingter Erkrankungen

Die meisten Paare, die eine genetische Beratung aufsuchen, kommen aufgrund dieser Beratung zu einer bestimmten Entscheidung (Tabelle 20.6). Deshalb ist schon die genetische Beratung selbst ein Faktor der primären Prävention aller Typen genetischer Erkrankungen.

Trotz deutlicher Wirkung auf die beratene und betroffene Familie zeigt sich nur eine geringe Wirkung auf die Genfrequenz, da die meisten Familien erst nach dem Auftreten einer genetisch bedingten Erkrankung von ihrem Risiko erfahren. Nur eine systematische Beratung bei einer autosomal dominanten Erkrankung mit geringer Mutationsrate wie zum Beispiel die Chorea Huntington mag eine Ausnahme dazu bilden. Es müssen daher andere Methoden entwickelt werden.

Chromosomale Aberrationen

Da chromosomale Aberrationen durch Non-disjunction oder Chromosomenbrüche entstehen, ist ein verbessertes Verständnis dieser Vorgänge Bedingung für eine primäre Prävention.

Durch ein Gen determinierte Erkrankungen

Schließlich sind alle durch ein Gen bedingten Störungen das Ergebnis einer Mutation, so daß die Forschung hier in Richtung der Definition von Ursachen für Mutationen beim Menschen gehen muß.

Tabelle 20.6. Entscheidungen über Kinderwunsch nach genetischer Beratung (Daten: Great Ormond Street)

	Mehr Kinder	Keine Kinder mehr
Hohes Risiko (< 1:10)	1/3*	2/3
Geringes Risiko (> 1:10)	3/4	1/4

* Geringgradige Beeinträchtigung oder perinataler Tod

Multifaktorielle Störungen

Hier bietet sich vielleicht der größte Anwendungsbereich primärer Prävention an, wenn Umwelt-Trigger und genetische Komponente identifiziert werden können. Personen mit bestehendem Risikogenotyp könnten dann versuchen, den Umwelt-Trigger zu vermeiden und damit die Krankheit verhüten.

Beispielsweise könnte ein Multivitaminpräparat helfen, das Auftreten von Neuralrohrdefekten zu vermindern. Zwei Gruppen von Frauen, jeweils mit einem betroffenen Kind und einem bestehenden Wiederholungsrisiko von 1:25, wurden verglichen. Während einer folgenden Schwangerschaft erhielt nur eine Gruppe das Multivitaminpräparat. Wie Tabelle 20.7 zeigt, erreichte die unbehandelte Gruppe tatsächlich den Erwartungswert an Neuralrohrdefekten, während die behandelte Gruppe nur einen Wiederholungswert von 1:140 aufwies. Obwohl die zwei Gruppen nicht den Matched-pair-Status (Statistik: Bei Matched-pair-Tests werden zwei Gruppen aus Individuen so gebildet, daß je eine Testperson in Alter, Milieu, Vorgeschichte etc. in der einen Gruppe einer Testperson in der anderen Gruppe möglichst genau entspricht. Im Idealfall besteht nur der getestete Unterschied.) erfüllten, zeigte der Test, daß ein Bestandteil des Präparats helfen kann, Neuralrohrdefekte bei bestehendem Risiko zu vermeiden.

Ein randomisierter Test ergänzend zu dieser Arbeit und zur Identifikation der aktiven Komponente des Multivitaminpräparates wird zur Zeit durchgeführt.

Zusammenfassung

Tabelle 20.8 faßt die Aufgaben zur primären Prävention genetischer Erkrankungen zusammen.

Weiterführende Literatur

Harper PS, Tyler A, Smith S et al. (1981) Decrease in the predicted incidence of Huntington's chorea associated with systematic genetic counseling and family support. Lancet 2:411–413

Smithells RW, Nevin NC, Sellar MJ et al. (1983) Further experience of vitamin supplementation for prevention of neural tube defect recurrences. Lancet 1:1027–1031

Tabelle 20.7. Multivitaminprophylaxe von Neuralrohrdefekten

	Perikonzeptionelle Vitamingabe	Kontrolle
Schwangerschaften insgesamt	459	529
Schwangerschaften mit Neuralrohrdefekten	3	24
Wiederholungsrate (%)	0,7	4,7

Tabelle 20.8. Zusammenfassung zur primären Prävention

Chromosomal	Reduktion von Non-disjunction und Chromosomenbrüchen, genetische Beratung
Monogen	Reduktion der Mutationsrate, genetische Beratung
Multifaktoriell	Umweltprophylaxe, genetische Beratung

Anhang I

Chi-Quadrat-Test der Signifikanz

Dieser Test wird zur Ermittlung der Signifikanz einer beobachteten Abweichung eines Erwartungswertes verwendet. Die Signifikanz ist abhängig von der Anzahl der durchgeführten Untersuchungen. Wird zum Beispiel eine Ratio von 1:1 erwartet, wäre eine Ratio von 4:2 bei 6 Testpersonen noch dem Zufall zuzuordnen, dagegen wäre eine Ratio von 400:200 bei 600 Testpersonen eine auffällige Abweichung, vorausgesetzt, der Erwartungswert von 1:1 ist richtig.

Der Chi-Quadrat-Test wurde zur Beurteilung der Signifikanz von Abweichungen vom Normwert in Abhängigkeit von der Anzahl der Untersuchungen oder Beobachtungen konzipiert. Er faßt die Werte vieler verschiedener Proben verschiedener Größe und Abweichung zu einem brauchbaren Wert für Vergleiche zusammen.

Die Formel lautet:

$$\chi^2 = \Sigma(O-E)^2/E, \text{ dabei ist}$$
$$\chi^2 = \text{Chi-Quadrat}, \; O = \text{beobachteter Wert}, \; E = \text{erwarteter Wert}.$$

Die Signifikanz des Chi-Quadrat-Wertes kann von Referenztabellen (Beispiel siehe unten) abgelesen werden. In einer solchen Tabelle wird unter dem möglichen Freiheitsgrad nachgesehen, dieser ist immer um eines kleiner als die Anzahl der Klassen. Je größer der Chi-Quadrat-Wert ausfällt, desto unwahrscheinlicher ist es, daß eine beobachtete Abweichung nur zufällig ist. Liegt die Wahrscheinlichkeit, daß die Abweichung zufällig ist, unter 0,05 kann davon ausgegangen werden, daß andere Einflüsse eine Rolle spielen und die Abweichung von der Hypothese (Erwartungswert) signifikant ist.

In Kapitel 5 zum Beispiel wurde die Hypothese »autosomal rezessive Erkrankung für Familienmitglieder mit Albinismus« geprüft. Nach Korrektur des Ermittlungsfehlers ergab sich, daß 40 von 174 (23%) Kinder von Trägern das Merkmal zeigten. Gemäß der Hypothese – autosomal rezessiv – hätte die Kinderzahl 1:4 oder 43,5 betragen müssen. Wie wahrscheinlich ist eine solche Abweichung allein durch Zufall bedingt?

$$\chi^2 = (40-43,5)^2/43,5 = 0,28 \text{ der befallenen Klasse}$$
$$\chi^2 = (134-130,5)^2/130,5 = 0,09 \text{ der nicht befallenen Klasse}$$
$$\text{Total} = 0,37 \text{ (ein Freiheitsgrad)}$$

Nach der Tabelle entspricht diesem Chi-Quadrat-Wert eine Zufallswahrscheinlichkeit von 0,5–0,8. Damit ist die Abweichung nicht statistisch signifikant, die Hypothese »Albinismus ist eine autosomal rezessive Erkrankung« wird unterstützt.

Tabelle A1.1. Chi-Quadrat-Werte

Anzahl der Freiheitsgrade	Wahrscheinlichkeit						
	0,99	0,8	0,5	0,1	0,05	0,01	0,001
1	0,00002	0,064	0,45	2,71	3,84	6,635	10,83
2	0,02	0,446	1,39	4,61	5,99	9,21	12,81
3	0,115	1,005	2,37	6,25	7,81	11,34	16,27
4	0,297	1,649	3,36	7,78	9,49	13,28	18,47
5	0,554	2,343	4,35	9,24	11,07	15,09	20,52

Anhang II

Wahrscheinlichkeitsrechnung

Die Wahrscheinlichkeit eines Ereignisses ist der Anteil der Häufigkeit, mit dem dieses Ereignis bei einer langen Serie von Experimenten vorkommt. Üblicherweise wird sie als Bruch oder Dezimal zwischen 0 (kommt nie vor) und 1 (kommt immer vor) angegeben. Wird beispielsweise eine Münze geworfen, so ist die Wahrscheinlichkeit, daß »Kopf« erscheint, genau so groß wie die für »Zahl«, nämlich 1/2. In diesem Beispiel fallen entweder Kopf oder Zahl, niemals beide gleichzeitig, dies wird als »wechselseitig ausschließendes« Ereignis bezeichnet. Bei dieser Ereignisform ist die Wahrscheinlichkeit für den einen oder anderen Ausgang gleich der Summe der individuellen Wahrscheinlichkeit, die Summe der Wahrscheinlichkeit aller möglichen Ausgänge muß 1 betragen. Zum Beispiel ist die Wahrscheinlichkeit, beim Würfeln eine 5 oder 6 zu werfen, 1/3 (1/6 + 1/6).

Im Gegensatz dazu sind unabhängige Ereignisse dadurch charakterisiert, daß das Eintreten eines Ereignisses keinen Einfluß auf das Eintreten eines anderen Ereignisses hat (und es folglich auch nicht ausschließt). Werden zum Beispiel zwei Münzen auf einmal geworfen und die erste zeigt Kopf, so kann die andere völlig unbeeinflußt Kopf oder Zahl zeigen. Bei zwei unabhängigen Ereignissen entspricht die Wahrscheinlichkeit, daß die Ereignisse A und B auftreten, dem Produkt der individuellen Wahrscheinlichkeiten von A und B. Somit beträgt die Wahrscheinlichkeit, daß zum Beispiel beide Münzen Kopf zeigen, 1/4 (1/2 × 1/2).

Ein homozygot krankes Kind zum Beispiel stellt eine von vier Möglichkeiten eines Paares aus Trägern eines autosomal rezessiven Erbleidens wie der zystischen Fibrose dar. Die Chance für normale Kinder beträgt folglich 75% (ein homozygotes und zwei heterozygot normale Kinder). Die ist die Summe der Wahrscheinlichkeiten zweier sich gegenseitig ausschließender Ereignisse (1/4 + 2/4).

Im Gegenteil dazu beträgt das Risiko eines nicht blutsverwandten Paares mit leerer Familienanamnese für ein Kind mit zystischer Fibrose 1/1600, bestehend aus der Kombination von drei unabhängigen Ereignissen: 1/20 (Trägerrisiko der Mutter) × 1/20 (Trägerrisiko des Vaters) × 1/4 (Risiko für ein krankes Kind, wenn beide Eltern Träger sind).

Anhang III

Anwendung des Bayes-Prinzips

Das Bayes-Prinzip wird in der genetischen Beratung zur Verknüpfung anderweitig beschaffter Informationen mit Daten aus dem Stammbaum verwendet, um das Risiko eines Individuums, Träger eines X-gebundenen oder autosomal rezessiven Merkmals oder einer spät beginnenden autosomalen Erkrankung zu sein, abschätzen zu können. Außerdem kommt es bei der pränatalen Diagnostik mit Restriktionsfragmentlängenpolymorphismen zum Einsatz. Beispiele für diese Anwendung werden hier gegeben.

Trägerrisiko eines X-gebunden rezessiven Merkmals

Abbildung A3.1 zeigt den Stammbaum einer Familie mit Muskeldystrophie Typ Duchenne. I2 ist eine obligate Konduktorin, da sie zwei betroffene Söhne hat. Ihre Tochter II3 besitzt daher ein Risiko von 1:2, gleichfalls Konduktorin zu sein. Wenn sie eine Konduktorin wäre, so müßte die Hälfte ihrer Söhne erkranken. Sie hat aber vier gesunde Söhne und ist daher entweder eine Konduktorin mit großem Glück oder aber – und dies ist wahrscheinlicher – keine Konduktorin. Mit dem Bayes-Prinzip wird diese Information (gesunde Söhne) mit dem Stammbaumrisiko von 1:2 zu einem modifizierten Risiko verknüpft (Tabelle A3.1).

Das endgültige Risiko für II3, eine Konduktorin zu sein, ist damit von 1:2 auf 1:17 deutlich reduziert.

Das Konduktorinnenrisiko von II3 wird erneut sinken, wenn sie einen normalen CK-Spiegel aufweist. Beträgt ihr CK-Spiegel beispielsweise 50 IE/1, liegt das Risiko gemäß Abbildung 7.3 bei 1:3. Erneut wird die Information (normaler Kreatinkinasespiegel) mit dem Stammbaumrisiko verknüpft, und es wird ein modifiziertes Endrisiko von 1:49 errechnet (Tabelle A3.2). Bei Muskeldystrophie Typ Duchenne kann das Risiko durch mit Restriktionsfragmentlängenpolymorphismen gewonnene Informationen noch wei-

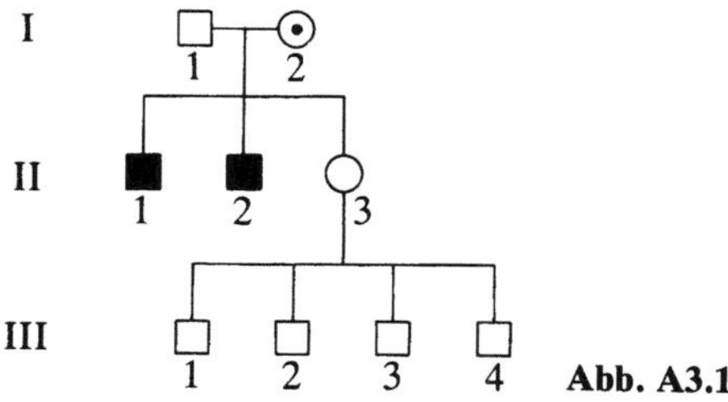

Abb. A3.1

Tabelle A3.1

	II3 ist Träger	kein Träger
Risiko nach Stammbaum	1/2	1/2
Klinische Information (vier gesunde Söhne)	$(1/2)^4$	1^4
Produkt der beiden Fakten	1/32	$1/2 = 16/32$
Endrisiko (beide Produkte durch ihre Summe geteilt)	1/17	16/17

Verwendung des gleichen Nenners beim Errechnen des Produkts erleichtert die Endkalkulation, da jeder Nenner Zähler über der Summe der Zähler wird.

Tabelle A3.2

	II3 ist Träger	kein Träger
Stammbaumrisiko	1/2	1/2
Klinische Informationen (vier normale Söhne und normale CK)	$(1/2)^4 \times 1/3$	$1^4 \times 1$
Produkt der zwei Fakten	1/96	48/96
Endrisiko	1/49	48/49

ter modifiziert werden. Abbildung A3.2 zeigt die gleiche Familie mit einem DNS-Marker, der die Fragmentgrößen 1 und 2 erzeugt. Beträgt die Rekombinationsfraktion zwischen Krankheit und Marker 5%, dann ist, da die Konsultandin (II3 in Abb. A3.2) den nicht krankheitsgebundenen mütterlichen Marker geerbt hat, ihr Risiko, eine Konduktorin zu sein, auf 1/913 gesunken (Tabelle A3.3). Die enge Koppelung des Markers zur Krankheit wird genutzt, um das zuvor errechnete Risiko von 1/2:1/2 in 1/20:19/20 zu ändern. Sollte sich später herausstellen, daß einige ihrer Söhne Fragment 1 und einige Fragment 2 geerbt haben, kann das Risiko noch niedriger veranschlagt werden.

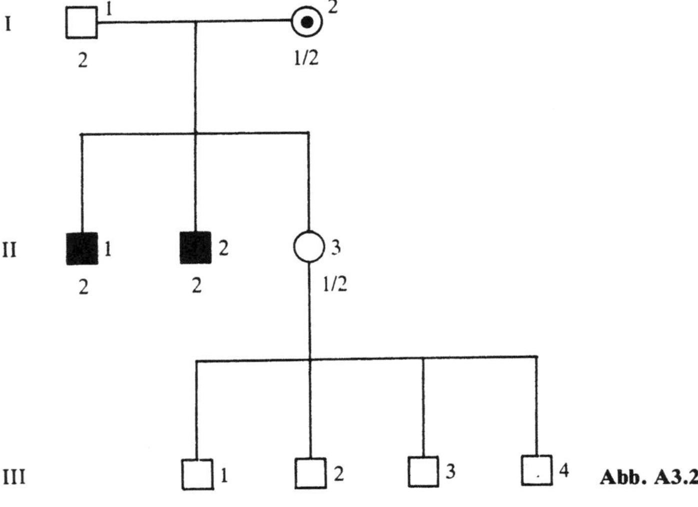

Abb. A3.2

Tabelle A3.3

	II3 ist Träger	kein Träger
Stammbaumrisiko	1/20	19/20
Klinische Informationen (vier normale Söhne und normale CK)	$(1/2)^4 \times 1/3$	$1^4 \times 1$
Produkt der zwei Fakten	1/960	$19/20 = 912/960$
Endrisiko	1/913	912/913

Könnte man von zwei Markern, die beide auf der gleichen Seite des Krankheitslokus liegen, Informationen gewinnen, so wäre der näher gelegene hilfreicher. Lägen sie dagegen auf beiden Seiten (flankierende Marker) und schiene die Rekombination der Marker untereinander ausgeschlossen zu sein, würde die Irrtumsrate dem Produkt der individuellen Rekombinationsfraktionen entsprechen. In der Praxis verhindert ein Chiasma weitere Chiasmata in benachbarten Regionen, so daß die Wahrscheinlichkeit einer doppelten Rekombination zwischen den flankierenden Markern erheblich geringer als in dieser Berechnung ist.

Autosomal dominante Erkrankungen mit spätem Beginn

Abbildung A3.3 zeigt den Stammbaum einer Familie mit Chorea Huntington. In dieser Familie vererbt II1 mit einer Wahrscheinlichkeit von 1:2 das mutierte Gen. Das Risiko für III1 beträgt 1:4. Der Beginn der Erkrankung ist altersabhängig (siehe Kapitel 15), und im Alter von 70 Jahren sind 95% der Träger mutierter Allele manifest erkrankt. II1 zeigt keine Symptome der Chorea Huntington im 70. Lebensjahr, diese Information kann durch das Bayes-Prinzip mit dem Stammbaumrisiko verknüpft werden (Tabelle A3.4). Das Endrisiko, daß II1 das mutierte Allel trägt, kann dann mit 1:21 angesetzt werden, das Risiko für III1 beträgt die Hälfte davon oder 1:42. Das Risiko wird weiter modifiziert, wenn der Betroffene und seine Mutter gesund bleiben.

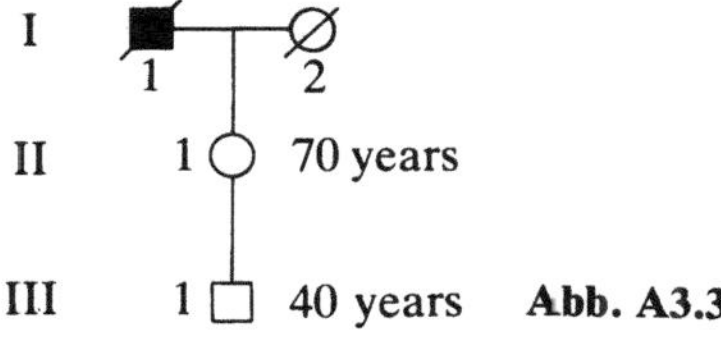

Tabelle A3.4

	III1 trägt mutierte Allele	normale Allele
Risiko nach Stammbaum	1/2	1/2
Klinik (keine Symptome der Chorea Huntington im 70. Lebensjahr)	5/100	1
Produkt	5/200	100/200
Endrisiko	1/21	20/21

Bei der Huntington-Erkrankung können die Risiken durch bei eng gekoppelten Restriktionsfragmentlängenpolymorphismen gewonnene Informationen weiter modifiziert werden. Abbildung A3.4 zeigt die gleiche Familie mit einem DNS-Marker und dessen Fragmentlängen 1 und 2. Beträgt die Rekombinationsfraktion zwischen Marker und Krankheit 5%, dann ist, da der Konsultand (III1 in Abb. A3.3) das nicht krankheitsgebundene Fragment geerbt hat, sein Risiko, noch zu erkranken 1:420 (Wahrscheinlichkeit von II1, an der Krankheit zu leiden × Wahrscheinlichkeit einer Rekombination (1/21 × 1/20). Glücklicherweise existierte bei dieser Familie eine DNS-Probe der Großmutter, die vor deren Tod gewonnen wurde. Wäre diese Probenentnahme unterblieben, hätte das Verhältnis zwischen Marker und Krankheit nicht ermittelt werden können, und der Test hätte das ursprünglich errechnete Risiko nicht modifiziert. Auch Informationen von flankierenden Markern können in der bei Muskeldystrophie Typ Duchenne gezeigten Weise verwendet werden.

Pränatale Diagnostik bei einem autosomal rezessiven Merkmal mit gekoppelten Markern

Abbildung A3.5 zeigt eine Familie mit zystischer Fibrose. Die Eltern haben ein Wiederholungsrisiko von 1:4 und sind informativ für flankierende Restriktionsfragmentlängenpolymorphismen (A und B), die beide Fragmente der Größe 1 und 2 aufweisen. Beide betroffenen Kinder haben das gleiche DNS-Muster. Bei jedem Elternteil trägt das Homologon von Chromosom 7 mit A1 und B1 das Allel für zystische Fibrose, vorausgesetzt, daß bei beiden Kindern nicht zufällig eine ähnliche Rekombination stattgefunden hat. Der Fetus hat von einem Elternteil den krankheitsgekoppelten Marker geerbt, von dem anderen das gesunde Allel. Somit ist der Fetus ein Merkmalsträger. Bei Verwendung sehr eng gekoppelter Marker ist die Irrtumsrate zu vernachlässigen. Kann jedoch die Information nur aus einem Marker bezogen werden oder ist nur ein betroffenes Kind vorhanden, wird die Irrtumsrate relevant. Sie sollte bestimmt und bei der genetischen Beratung berücksichtigt werden.

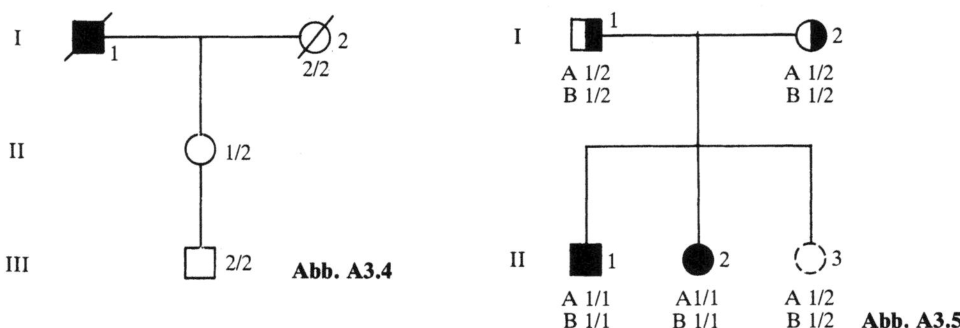

Abb. A3.4

Abb. A3.5

Weiterführende Literatur

Emery AEH (1986) Methodology in medical genetics. An introduction to statistical methods, 2nd edition. Churchill Livingstone, Edinburgh
Fisher RA (1973) Statistical methods for research workers, 14th edition. Hafner Press, New York
Maynard-Smith S, Pendrose LS, Smith CAB (1961) Mathematical tables for research workers in human genetics. Churchill Livingston, Edinburgh
Murphy EA, Chase GA (1975) Principles of genetic counselling. Year Book Medical Publishers, Chicago

Anhang IV

Kalkulation der Koeffizienten der Verwandtschaft und der Inzucht

Der Koeffizient der Verwandtschaft ist das Verhältnis aller Gene zweier Individuen, insbesondere der Gene, die durch Abstammung beider Individuen von einem gemeinsamen Vorfahren identisch sind. Die Berechnung dieses Koeffizienten kann bei der Abschätzung des Wiederholungsrisikos eines autosomal rezessiven Merkmals von Mitgliedern einer Familie mit vorhandener Inzucht hilfreich sein.

Der Koeffizient wird nach der Formel

$$r = (1/2)^n$$

berechnet, wobei n die Anzahl der Generationen zwischen den beiden Individuen und ihren gemeinsamen Vorfahren ist.

Gibt es mehr als einen gemeinsamen Vorfahren, so werden ihre Erbbeiträge zu einem gemeinsamen r-Wert addiert.

Beispielsweise haben die Cousins ersten Grades in Abbildung A4.1 einen r-Wert von

$$r = (1/2)^4 + (1/2)^4 \text{ oder } 1/8.$$

Das bedeutet, daß eins von acht Genen bei beiden Cousins ersten Grades durch die gemeinsamen Vorfahren identisch ist.

Der Koeffizient der Inzucht (F) entspricht der Anzahl Lozi bei einem Individuum, die durch Inzucht homozygot wurden.

Wenn Cousins ersten Grades heiraten, so beträgt die Anzahl der durch gemeinsame Vorfahren homozygot besetzten Lozi bei ihren Kindern die Hälfte der Anzahl der bei den Eltern identischen Gene, also r/2. Daraus folgt:

$$F = r/2$$

In Abbildung A4.2 hat ein Mann mit seiner ersten Frau ein Kind mit einer autosomal rezessiven Erkrankung gezeugt. Dann heiratet er eine Cousine ersten Grades. Wie groß ist das Wiederholungsrisiko?

Dieser Mann ist für die Erkrankung obligat heterozygot. Da r für Cousins ersten Grades 1/8 beträgt, muß die Wahrscheinlichkeit, daß seine neue Frau das gleiche rezessive Allel von dem gemeinsamen Vorfahren geerbt hat, 1:8 betragen. Für zwei Heterozygote besteht ein Wiederholungsrisiko von 1:4. Das Endrisiko errechnet sich aus dem Produkt dieser möglichen Risiken:

$$1 \text{ (Trägerrisiko des Mannes)} \times 1/8 \text{ (Trägerrisiko der Frau)} \times 1/4 = 1/32.$$

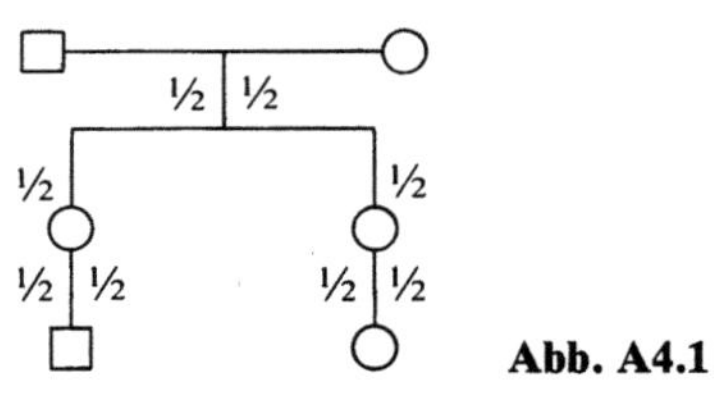

Abb. A4.1

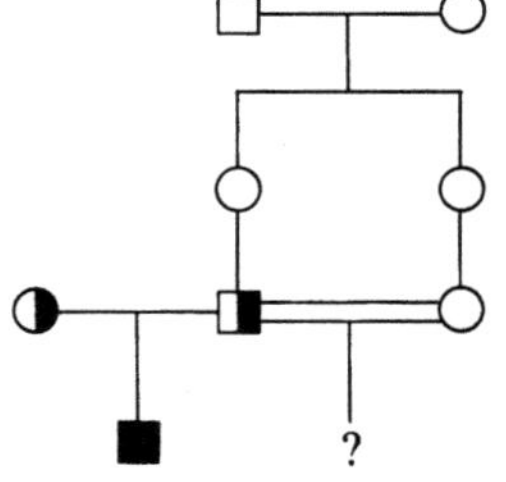

Abb. A4.2

310

Anhang V

Testfragen für den Leser

Die folgenden Fragen entsprechen in ihrer Reihenfolge dem Textaufbau. Bei jeder Frage kann jede Lösungsmöglichkeit richtig oder falsch sein, es sind also mehrere richtige Lösungen möglich (entspricht in etwa der IMPP-»Mehrfachauswahl«). Lösungen auf Seite 321 und 322.

1. Menschliche DNS

a) Enthält Purine (Adenin und Thymin).
b) Ist doppelsträngig.
c) Enthält im haploiden Genom 3 Millionen Kilobasen.
d) Enthält lange, anscheinend funktionslose Segmente.
e) Kodiert ca. 50000 Strukturgene.

2. Menschliche Boten-RNS (mRNS)

a) Kann doppel- und einsträngig sein.
b) Enthält statt Thymin Uracil.
c) Ist zum transkribierten Gen komplementär.
d) Translation geht vom 3′- zum 5′-Ende.
e) Muß metabolisiert werden, um ihre Funktion zu erfüllen.

3. Insulin

a) Wird durch ein Gen auf Chromosom 12 kodiert.
b) Kann durch Gentechnologie synthetisiert werden.
c) Enthält 55 Aminosäuren.
d) Wird bei Diabetes mellitus benötigt, da das Gen verloren ging.

4. Punktmutationen

a) Können im Lichtmikroskop gesehen werden.
b) Führen in 50% nicht zu Aminosäuresequenzänderungen.
c) Können durch ionisierende Strahlen häufiger auftreten.
d) Kommen etwa einmal pro 1000000 Genreplikationen vor.

5. Restriktionsendonukleasen

a) Sind lysosomale Enzyme der Bakterien.
b) Teilen die DNS nur an bestimmten Sequenzen.
c) EcoRI produziert »flush ends« (glatte Enden).
d) Können der pränatalen Diagnostik dienen.

6. Restriktionsfragmentlängenpolymorphismen

a) Gibt es nur beim X-Chromosom.
b) Kommen alle 200–500 Kilobasen vor.
c) Können mit einem zu erforschenden Lokus gekoppelt sein.
d) Können intra- oder extragenetisch vorliegen.

7. Chromosomen

a) Befinden sich in allen menschlichen Zellen.
b) Werden in der Routine nach Giemsa gefärbt (G-banding).
c) Zeigen bei mindestens 30% der Bevölkerung Polymorphien.
d) 13, 14, 15, 21 und 22 besitzen Satelliten.
e) Finden sich auch in Mitochondrien.

8. Mitose

a) Kommt nur nach der Pubertät vor.
b) Benötigt in der Säugetierzellkultur etwa 24 Stunden.
c) Erfolgt unmittelbar nach G 1.
d) Ein Austausch zwischen Schwesterchromatiden kann in der Mitose vorkommen.

9. Meiose

a) Durchläuft während der Prophase der ersten Teilung fünf Phasen.
b) Führt beim Mann zu etwa 72 Crossing over.
c) Kann mehr als 8 000 000 verschiedene Chromosomenkombinationen erzeugen.
d) Dauert beim Mann etwa 75 Tage.
e) Sistiert bei Mädchen bis zur Pubertät im Diplotän.

10. Lyonisierung

a) Beginnt im oder vor dem 2000-Zellstadium des Menschen.
b) Führt zur Inaktivierung aller Gene eines der X-Chromosomen in der weiblichen Körperzelle.
c) Führt zu einem inaktiven X, das sich langsam repliziert.
d) Führt zu einem inaktiven X, das als Barrkörperchen gesehen werden kann.
e) Kann bei einer Trägerin einer X-gebundenen rezessiven Krankheit zu klinischen Symptomen führen.

11. Chromosomenaberrationen

a) Betreffen ca. 7,5% aller Konzeptionen.
b) Werden bei 0,5% aller Totgeburten gefunden.
c) Entstehen prinzipiell aufgrund von Non-disjunktion oder Chromosomenbrüchen.
d) 69 XYY ist die häufigste Form der Triploidie.

12. Translokationen

a) Die Lebenserwartung bei Trägern balancierter Translokationen ist niedrig.
b) Können reziprok, vom Typ der Insertion oder zentrischen Fusion sein.

c) Zentrische Fusion führt zu einer Dreiergruppe in der Meiose.
d) Zentrische Fusion der Chromosomen 13 und 14 ist der häufigste Typ menschlicher Translokationen.

13. Deletionen

a) Der kleinste noch sichtbare Stückverlust beträgt ca. 4 Millionen Basenpaare.
b) Autosomale Deletionen sind problematischer als gonosomale.
c) Können vorkommen, wenn ein Elternteil eine balancierte Translokation vom Typ der zentrischen Fusion aufweist.
d) Können vorkommen, wenn ein Elternteil eine perizentrische Inversion aufweist.

14. Chromosomale Aberrationen

a) Mosaikbildung entsteht stets nach der Befruchtung.
b) Mosaikbildungen sind auf die Gonaden beschränkt.
c) Eine Chimäre stammt von zwei verschiedenen Zygoten.
d) Eine hydatidiforme Mole zeigt immer den Karyotyp 46 XY.

15. Autosomal dominante Merkmale

a) Führen gewöhnlich zu gleich viel betroffenen Männern und Frauen.
b) Können von Männern auf Männer und Frauen und umgekehrt vererbt werden.
c) Zeigen oft variable Expressivität.
d) Können nicht penetrant sein.
e) Können eine Neumutationsrate in Abhängigkeit vom Alter der Mutter zeigen.

16. Autosomal rezessive Merkmale

a) Führen gewöhnlich zu gleicher Anzahl betroffener Männer und Frauen.
b) Führen zu horizontalem Vererbungsmuster.
c) Kommen bei Kindern aus Blutsverwandtenehen häufiger vor.
d) Können genetische Heterogenität zeigen.
e) Schließen die Tay-Sachs-Krankheit und die kongenitale Sphärozytose ein.

17. X-gebundene rezessive Merkmale

a) Führen zu einem Überschuß an betroffenen Männern.
b) Werden nicht von Mann zu Mann vererbt.
c) Können bei Konduktorinnen durch atypische Lyonisierung auftreten.
d) Können bei Frauen mit X-Autosomtranslokation vorkommen.
e) Kommen bei Kindern von Blutsverwandten häufig vor.

18. X-gebundene dominante Merkmale

a) Schließen die Incontinentia pigmenti und die Vitamin D-resistente Rachitis ein.
b) Werden von der Mutter auf alle Töchter, aber nur auf die Hälfte der Söhne vererbt.
c) Sind bei Frauen wegen der Lyonisierung sehr variabel.
d) Kommen insgesamt bei Frauen doppelt so häufig vor wie bei Männern.

19. Koppelung

a) Bedeutet: Zwei Lozi in meßbarem Abstand auf dem gleichen Chromosom.
b) Stört die Zufallsverteilung der Gene.
c) Der Log10-Wert ist ein Maß der Wahrscheinlichkeit der Störung der unabhängigen Genverteilung durch Zufall allein.
d) Ein Log10-Wert von 5 ist ein Zeichen von Koppelung zweier Lozi.
e) Koppelung in Paaren ist häufiger als Koppelung in Repulsion.

20. Genkartieren

a) Die Lozi des Nail-Patella-Syndroms und der ABO-Blutgruppe sind gekoppelt und liegen auf Chromosom 8.
b) Der Lokus für β-Thalassämie befindet sich auf Chromosom 11.
c) pERT87.1 ist eine DNS-Sequenz, die mit dem Lokus der Muskeldystrophie Typ Duchenne gekoppelt ist.
d) Autosomale Crossing over sind bei Männern häufiger als bei Frauen.
e) Saure Phosphatase wird durch ein Gen auf 22p determiniert.

21. Genkartieren

a) Lokus für das Immunglobulin Kappa – leichte Kette liegt auf Chromosom 2.
b) Das Insulingen befindet sich auf Chromosom 11.
c) Thymidinkinase konnte durch Zellhybridisation auf Chromosom 15 angesiedelt werden.
d) Lozi für Enzyme des gleichen Stoffwechselweges erscheinen üblicherweise auf dem gleichen Chromosom.
e) Ca. 25% der Lozi für durch ein Gen determinierte Krankheiten sind nun fest zugeordnet.

22. Multifaktorielle Vererbung

a) Die Diagnose gelingt in der Regel aus dem Vererbungsmuster.
b) Gilt für kontinuierliche und diskontinuierliche Merkmale.
c) Wird durch Zwillingskonkordanz- und Familienkoppelungsstudien erforscht.
d) Ist von geringer praktischer Bedeutung.

23. Zwillinge

a) Kommen einmal bei 189 Schwangerschaften vor.
b) Sind identisch, wenn nur eine Chorionplatte vorliegt.
c) Sind identisch, wenn nur ein Amnionsack (Fruchtblase) vorliegt.
d) Identische Zwillinge haben für alle Merkmale eine höhere Konkordanz als nicht identische.

24. Kontinuierliche multifaktorielle Merkmale

a) Zeigen oft eine Gauss-Normalverteilung.
b) Enthalten Größe, Intelligenz und Hautfarbe.
c) Entstehen durch die Interaktion mehrerer Lozi mit Umweltfaktoren.
d) Zeigen eine Regression zum Mittelwert.

25. Diskontinuierliche multifaktorielle Merkmale

a) Enthalten viele kongenitale Mißbildungen und häufige Krankheiten des Erwachsenen.
b) Treten auf, wenn eine bestimmte Schwelle überschritten wird.
c) Haben generell ein geringeres Wiederholungsrisiko als durch ein Gen determinierte Krankheiten.
d) Zeigen ein erhöhtes Wiederholungsrisiko, wenn der Proband das seltener betroffene Geschlecht aufweist.

26. Das Hardy-Weinberg-Gesetz

a) Zeigt, warum dominante Merkmale nicht automatisch an Häufigkeit zunehmen.
b) Kann zur Berechnung der Mutationsrate verwendet werden.
c) Zeigt, daß selbst für sehr seltene autosomal rezessive Merkmale hohe Trägerfrequenzen bestehen.
d) Wird durch Selektion beeinträchtigt.

27. Selektion

a) Ist oder war an der Entwicklung der Artenvielfalt beteiligt.
b) Wirkt schnell, wenn sie gegen einen rezessiv Homozygoten gerichtet ist.
c) Wirkt bei den Heterozygoten der Sichelzellanämie.
d) Kann zu Allelenfixation führen.

28. Genetische Polymorphie

a) Das seltenste Allel besitzt eine Häufigkeit von $1:\leq 50$.
b) Wird bei ca. 3% der Enzyme gefunden.
c) Schließt die ABO-Blutgruppe und viele Fragmentlängenpolymophismen ein.
d) Ist bei Koppelungsstudien hilfreich.

29. Immunglobuline

a) Sind Ausnahmen von der »ein Gen-, ein Polypeptid-Regel«.
b) Besitzen alle die gleichen zwei Typen leichter Ketten.
c) Fehlen bei SCID.
d) Fehlen bei dem DiGeorge-Syndrom.
e) Isoagglutinine sind hauptsächlich IgG.

30. Fetale Erythroblastose

a) Kann heutzutage immer verhindert werden.
b) Kann auftreten, wenn eine Rhesus-positive Mutter einen Rhesus-negativen Feten austrägt.
c) Kann zu Hydrops fetalis führen.
d) Kann zu Kernikterus führen.

31. HLA

a) Ist ein Genkomplex auf Chromosom 16.
b) Bestimmte HLA-Haplotypen führen zu Krankheiten wie zum Beispiel die ankylosierende Spondylitis.
c) Ist für Knochenmarktransplantationen bedeutungslos.
d) Die HLA-Antigene sind auf Sperma und Erythrozyt nicht angelegt.

32. Hämoglobin

a) HbA_2 ist das Haupthämoglobin des Erwachsenen.
b) In HbF werden α-Globinketten gefunden.
c) Der Lokus für die α-Ketten befindet sich auf Chromosom 11.
d) Der Lokus für die β-Ketten befindet sich auf Chromosom 16.
e) Mehr als 350 abnorme Hämoglobine wurden beschrieben.

33. Sichelzellanämie

a) Beruht auf einer Punktmutation des β-Globins.
b) Führt beim Homozygoten nur zu geringer Symptomatik.
c) Homozygote sind für Pneumokokkeninfektionen sehr empfänglich.
d) Pränatale Diagnostik durch DNS-Analyse ist möglich.

34. α-Thalassämie

a) Wird in der Regel durch Gendeletion verursacht.
b) HbH beruht auf dem Verlust von drei der vier α-Gene.
c) Die Trägererkennung ist bald möglich.
d) Pränatale Diagnostik ist möglich, erfordert aber eine Fetalblutprobe.

35. β-Thalassämie

a) Beruht gewöhnlich auf einer Gendeletion.
b) Zeigt eine große Heterogenität der Molekularpathologie.
c) Trägererkennung ist bald möglich.
d) Pränatale Diagnostik ist möglich, erfordert jedoch immer eine Fetalblutprobe

36. Onkogene

a) Sind normale Bestandteile menschlicher DNS.
b) Können bösartige Neubildungen verursachen, wenn die normale Regulation gestört wird.
c) Enthalten c-*abl* und c-*myc*.
d) Könnten durch Translokation in den Immunglobulinkomplex aktiviert werden.

37. Indikationen für eine Chromosomenanalyse sind

a) Wiederholte Fehlgeburten.
b) Prader-Willi-Syndrom.
c) Multiple kongenitale Mißbildungen.

d) Treacher-Collins-Syndrom.
e) Ungeklärte geistige Behinderung.

38. »Fallen« in der genetischen Beratung sind

a) Ungenügende Kenntnis der Literatur.
b) Genetische Heterogenität.
c) Fehlende Penetranz.
d) Gonadale Mosaikbildung.
e) Fehldiagnosen.

39. Chromosomale Störungen

a) Werden bei 60% der frühen Spontanaborte gefunden.
b) Trisomie 16 wird besonders häufig bei frühen Spontanaborten gefunden.
c) 45 X tritt besonders häufig bei frühen Spontanaborten auf.
d) Deletionen sind gefährlicher als Duplikationen.
e) Die Geburtsfrequenz balancierter Translokationen beträgt 1/1000.

40. Trisomie 21

a) Hat eine Gesamthäufigkeit von 1:700 Geburten.
b) Zeigt eine deutliche Abhängigkeit vom Alter der Mutter.
c) Führt immer zu geistiger Behinderung (außer bei einer Mosaikbildung).
d) Kann durch Hypothyreoidismus kompliziert werden.

41. Klinefelter-Syndrom

a) Findet sich bei 10% der infertilen Männer.
b) Führt immer zu geistiger Retardierung.
c) Ist meist auf väterliches Non-disjunction zurückzuführen.
d) Hat ein Wiederholungsrisiko von 1:100.

42. Mit fragilem X assoziierter Schwachsinn

a) Betroffene Männer können vergrößerte Hoden haben.
b) 20–30% der Trägerinnen zeigen verschiedene Ausprägungsgrade des Schwachsinns.
c) Pränatale Diagnostik ist zur Zeit nicht möglich.
d) Trägererkennung ist bald möglich.

43. Geistige Behinderung

a) Betrifft 3–4% der Bevölkerung.
b) Hat ein durchschnittliches Wiederholungsrisiko, wenn die Ursache nicht gefunden
   werden kann.
c) Ist eine Komplikation von 45 X.
d) Ist eine Komplikation von 47 XXX.

44. Achondroplasie

a) Ist die häufigste Ursache des Zwergwuchses mit kurzem Rumpf.
b) Zeigt charakteristische Verkürzung der distalen Interpedikulardistanz.
c) Kann zu Rückenmarkskompression führen.
d) Beruht auf einem mutierten Gen für Kollagen auf Chromosom 13.

45. Adrenogenitales Syndrom (21-Hydroxylasemangel)

a) Hohe Prävalenz bei Apatchen.
b) Pränatale Diagnostik nicht möglich.
c) Trägererkennung nicht möglich.
d) Der Lokus befindet sich auf Chromosom 6.

46. Zystische Fibrose

a) Betrifft 1:12000 Kaukasier.
b) Trägererkennung ist nicht möglich.
c) Kommt bei Orientalen selten vor.
d) Kann beim Neugeborenenscreening diagnostiziert werden.

47. Chorea Huntington

a) Beruht auf einem mutierten Gen von Chromosom 4.
b) Hat eine völlige – aber altersabhängige – Penetranz.
c) Kommt häufig in Tasmanien vor.
d) Ist unheilbar.

48. Muskeldystrophie Typ Duchenne

a) Beruht auf einem mutierten Gen auf Xp21.
b) Ein anderes Allel des gleichen Lokus ist die Muskeldystrophie Typ Becker.
c) Pränatale Diagnostik ist noch nicht anders als durch fetale Geschlechtsbestimmung möglich.
d) Trägererkennung durch CK-Bestimmung ist nicht absolut sicher.

49. Phenylketonurie

a) Pränatale Diagnostik ist möglich.
b) Neugeborenenscreening ist möglich.
c) Trägererkennung ist ohne DNS-Analyse nicht möglich.
d) Der Lokus befindet sich auf Chromosom 13.

50. Glukose-6-Phosphatdehydrogenasemangel

a) Der Genort ist Xpter.
b) Mehr als 1500 Varianten sind bekannt.
c) Trägerinnen sind meist asymptomatisch.
d) Kohlenhydrate können eine hämolytische Krise einleiten.

51. Diabetes mellitus

a) Kommt bei Eskimos selten vor.
b) »Spätbeginnender Jugenddiabetes« wird autosomal dominant vererbt.
c) Insulinunabhängiger Diabetes betrifft ca. 10% der Bevölkerung.
d) Das Wiederholungsrisiko nach der Geburt eines Kindes mit insulinabhängigem Diabetes mellitus beträgt 1:33.

52. Multiple Sklerose

a) Betrifft 1:2000 Individuen in Großbritannien.
b) Ist mit HLA-B-27 assoziiert.
c) Hat ein Geschwister- und Nachwuchsrisiko von 1:100.
d) Pränatale Diagnostik ist möglich.

53. Schwere kongenitale Mißbildungen

a) Kommen bei 10–15% der Konzeptionen vor.
b) Sind sehr oft nicht erklärbar.
c) Treten häufiger bei Kindern einer Mutter mit Diabetes mellitus oder Epilepsie auf.
d) Sind stets bei der Geburt vorhanden, obwohl sie gelegentlich erst später diagnostiziert werden.

54. Neuralrohrdefekte

a) Treten vor dem 21. Tag der Gestation auf.
b) Haben eine maximale Prävalenz in Westschottland.
c) Haben ein Wiederholungsrisiko von 1:125.
d) Pränatale Diagnostik ist möglich.

55. Defekte der vorderen Bauchwand

a) Es existieren drei Haupttypen.
b) Chromosomenaberrationen treten in 10% gleichzeitig mit einer Gastroschisis auf.
c) Bei den meisten Anomalien des Rumpfes finden sich kongenitale Herzfehler.
d) Pränatale Diagnostik ist möglich.

56. Bilaterale Nierenagenesie

a) Kann zu Oligohydramnion führen.
b) Kommt bei einer von 30000 Geburten vor.
c) Hat ein Wiederholungsrisiko von 1:33.
d) Pränatale Diagnostik ist nicht möglich.

57. Fetales Alkoholsyndrom

a) Kann bei Alkoholabusus der Eltern auftreten.
b) Enthält geistige Retardierung.
c) Ein verstrichenes Philtrum ist charakteristisch.
d) Ist eine Ursache fetaler Leberzirrhose.

58. Indikationen der Amniozentese sind

a) Fetale Geschlechtsbestimmung.
b) Risikoschwangerschaft für Neurofibromatose.
c) Risikoschwangerschaft für Mukopolysaccharidose.
d) Balancierte perizentrische Inversion von Chromosom 9 bei einem Elternteil.
e) Pränatale Diagnostik der α-Thalassämie.

59. Probenentnahme der Chorionvilli

a) Sollte frühstens in der 8. SSW durchgeführt werden.
b) Erlaubt ein schnelles Karyotypisieren des Feten.
c) Kann für die pränatale Diagnostik der Thalassämie verwendet werden.
d) Kann für die pränatale Diagnostik der Anenzephalie verwendet werden.

60. Das α-Fetoprotein ist im mütterlichen Serum meist erhöht, wenn die Schwangerschaft mit folgenden Komplikationen behaftet ist.

a) Offener Neuralrohrdefekt.
b) Offene vordere Bauchwand.
c) Kongenitales nephrotisches Syndrom.
d) Plazentares Hämangiom.
e) Isolierter Hydrozephalus.

Lösungen

Kapitel 2

1 a) F
   b) R
   c) R
   d) R
   e) R

2 a) F
   b) R
   c) R
   d) F
   e) R

3 a) F
   b) R
   c) F
   d) F

4 a) F
   b) F
   c) R
   d) F

5 a) F
   b) R
   c) R
   d) R

6 a) F
   b) F
   c) R
   d) R

Kapitel 3

7 a) F
   b) R
   c) R
   d) R
   e) R

8 a) F
   b) F
   c) F
   d) R

Kapitel 4

9 a) R
   b) F
   c) R
   d) F
   e) F

10 a) R
   b) F
   c) R
   d) R
   e) R

Kapitel 5

11 a) R
   b) F
   c) R
   d) F

12 a) F
   b) R
   c) R
   d) R

13 a) R
   b) R
   c) F
   d) R

14 a) R
   b) R
   c) R
   d) F

Kapitel 6

15 a) R
   b) R
   c) R
   d) R
   e) F

16 a) R
   b) R
   c) R

   d) R
   e) F

Kapitel 7

17 a) R
   b) R
   c) R
   d) R
   e) F

18 a) R
   b) F
   c) R
   d) R

Kapitel 8

19 a) R
   b) R
   c) R
   d) R
   e) F

20 a) F
   b) R
   c) R
   d) F
   e) F

21 a) R
   b) R
   c) F
   d) F
   e) R

Kapitel 9

22 a) F
   b) R
   c) F
   d) F

23 a) F
   b) R
   c) R
   d) R

24 a) R
   b) R
   c) R
   d) R

25 a) R
   b) R
   c) R
   d) R

Kapitel 10

26 a) R
   b) F
   c) R
   d) R

27 a) R
   b) F
   c) R
   d) F

28 a) R
   b) F
   c) R
   d) R

Kapitel 11

29 a) R
   b) R
   c) R
   d) F
   e) F

30 a) F
   b) F
   c) R
   d) R

31 a) F
   b) F
   c) F
   d) R

Kapitel 12

32	a)	F
	b)	R
	c)	F
	d)	F
	e)	R

33	a)	R
	b)	F
	c)	R
	d)	R

34	a)	R
	b)	R
	c)	F
	d)	F

35	a)	F
	b)	R
	c)	R
	d)	F

36	a)	R
	b)	R
	c)	R
	d)	R

Kapitel 13

37	a)	R
	b)	R
	c)	R
	d)	F
	e)	R

38	a)	R
	b)	R
	c)	R
	d)	R
	e)	R

Kapitel 14

39	a)	R
	b)	R
	c)	R
	d)	R
	e)	F

40	a)	R
	b)	R
	c)	R
	d)	R

41	a)	R
	b)	F
	c)	F
	d)	F

42	a)	R
	b)	R
	c)	F
	d)	F

Kapitel 15

43	a)	R
	b)	F
	c)	F
	d)	R

44	a)	F
	b)	R
	c)	R
	d)	F

45	a)	F
	b)	F
	c)	F
	d)	R

46	a)	F
	b)	R
	c)	R
	d)	R

47	a)	R
	b)	R
	c)	R
	d)	R

48	a)	R
	b)	R
	c)	F
	d)	R

49	a)	R
	b)	R
	c)	R
	d)	F

Kapitel 16

50	a)	F
	b)	F
	c)	R
	d)	F

51	a)	R
	b)	R
	c)	F
	d)	R

52	a)	R
	b)	F
	c)	F
	d)	F

Kapitel 17

53	a)	R
	b)	R
	c)	F
	d)	R

54	a)	F
	b)	F
	c)	F
	d)	R

55	a)	R
	b)	F
	c)	F
	d)	R

56	a)	R
	b)	F
	c)	R
	d)	F

57	a)	F
	b)	R
	c)	R
	d)	F

Kapitel 18

58	a)	R
	b)	F
	c)	R
	d)	F
	e)	R

59	a)	R
	b)	R
	c)	R
	d)	F

Kapitel 19

60	a)	R
	b)	R
	c)	R
	d)	R
	e)	F

Weiterführende Literatur

Connor JM, Yates JRW (1986) Self-Assessment in Medical Genetics. Blackwell Scientific Publications, Oxford

Glossar

Akrozentrisch: Chromosom, dessen Zentromer nahe einem Ende liegt

Allele: Alternativformen eines Gens am gleichen Lokus

Allotransplantat: Transplantat stammt von einer genetisch verschiedenen Person der gleichen Spezies

Amniozentese: Aspiration von Amnionflüssigkeit (Fruchtwasser)

Aneuploid: Jede Chromosomenzahl, die nicht dem Mehrfachen des haploiden Satzes entspricht

Assoziation: Nicht zufälliges Auftreten mehrerer Strukturdefekte, die auch keine Folge eines einzelnen Defektes in der Embryogenese sind

Autosom: jedes Chromosom außer den Gonosomen X und Y

Autozygot: durch Inzucht an einem Lokus homozygot auftretende Allele

Bakteriophage: ein Virus, der nur Bakterien befällt

Bivalent: ein verklebtes Paar Chromosomen (Synapse vor der ersten Reifeteilung)

Blutsverwandt: Individuen mit mindestens einem gemeinsamen Vorfahren

Bürde: Berechnung der Belastungen des Konsultanden (emotional, physisch und finanziell) bei einer genetischen Erkrankung

Chiasma: Überkreuzung zweier Chromatidstränge homologer Chromosomen während der Meiose als Ergebnis einer meiotischen Rekombination

Chimäre: ein Individuum, dessen Zellen von mehr als einer Zygote abstammen

Chorionvillibiopsie: Ansaugen von Chorionvilli zur pränatalen Diagnostik

Chromatid: Duplizierte DNS vor der mitotischen Teilung

Chromatin: Die Nukleoproteinfibrille eines Chromosoms

Chromosomale Aberration: jede lichtmikroskopisch sichtbare Abnormität der Chromosomen in Anzahl oder Struktur

Codon: drei benachbarte DNS- oder RNS-Basen, die eine Aminosäure spezifizieren

Compound: Doppelmutante, zwei verschieden mutierte Allele an einem Lokus

Cosmid: ein synthetischer Klonvektor, der große Mengen fremder DNS aufnehmen kann

Crossing over: Austausch genetischen Materials zwischen homologen Chromosomen während der Meiose

Deformation, Deformität: Veränderungen der Form als Folge abnormer mechanischer Kraftausübung

Denaturierung: Umwandlung doppelsträngiger in einsträngige DNS

Diploid: der Chromosomensatz der Körperzellen

Diskordant: nur ein Zwilling besitzt das Merkmal, der andere nicht

Disruption: sekundärer Schaden eines zuvor normalen Systems

Dizentrisch: abnormes Chromosom mit zwei Zentromeren

Dominant: ein Merkmal, daß sich auch beim Heterozygoten ausprägt

Ekogenetisch: Merkmal, welches durch ein Gen und einen Umweltfaktor (Umweltfaktoren) bestimmt wird

Empirisches Risiko: ein Wiederholungsrisiko, dessen Angaben eher auf Beobachtung
  als auf Berechnung beruhen
Epistasis: ein Gen verhindert die Expression eines anderen Gens an einem anderen
  Lokus
Eukaryont: ein Organismus mit Zellkern und Kernmembran
Exon: kodierende Region eines Gens
Expressivität: Variationen in der Ausprägung eines genetisch bedingten Merkmals
F1-Generation: erstes Paar einer Abstammungslinie
Familiär: Eigenschaft, die allgemein bei Verwandten eines Betroffenen häufiger ist als
  in der Allgemeinbevölkerung
Fetoskopie: endoskopische Besichtigung des Feten in situ
Flankierende Marker: Marker auf beiden Seiten eines Krankheitslokus
Flankierende Sequenz: Sequenz vor oder hinter der transkribierten Region eines Gens
Flow-Karyotyp: Histogramm von DNS-Messungen in Chromosomen durch einen
  fluoreszenzgesteuerten Zell-Sorter
Forme fruste: reduzierte oder milde Form eines Merkmals oder Syndroms
Gen: eine Basensequenz der DNS, die ein Polypeptid determiniert
Genpool: alle möglichen Gene an einem bestimmten Lokus in einer Bevölkerung
Genberatung: Information und Beratung über Erbkrankheiten
Genetic engeneering: Gentechnologie, die künstliche Produktion neuer Kombinationen
  vererbbaren Materials
Genetischer Tod: eine genetische Erkrankung, die den Betroffenen keine Fortpflanzung
  mehr erlaubt
Genkonversion: Modifikation eines oder beider Allele durch das andere Allel
Genom: genetische Konstitution eines Individuums
Genotyp: Allele, die an einem Genlokus vorhanden sind
Geschlechtslimitiert: Merkmal, daß nur bei einem Geschlecht auftritt
Geschlechtsgebunden: Vererbung eines Gens auf den Gonosomen
Haploid: Chromosomenzahl der Gameten
Haplotyp: Gruppe eng gekoppelter Allele, die als Einheit vererbt werden
Heredität: Vererbung von Merkmalen auf den Nachwuchs
Heritabilität: Maß für die genetische Komponente eines Merkmals
Heterochromatin: Chromatin, das in der Interphase verdichtet bleibt
Heterogenität: gleicher Phänotyp verschiedener Genotypen
Heterozygot: ein Individuum mit normalen und mutierten Allelen auf einem bestimm-
  ten Lokus eines homologen Chromosomenpaares
Holandric (engl.): Y-gebundene Vererbung
Homolog: entsprechend, zugehörig
Homöostase: Tendenz des Körpers, trotz unterschiedlicher äußerer Einflüsse ein
  inneres Gleichgewicht zu wahren
Homozygot: identische Allele am gleichen Lokus eines homologen Chromosomen-
  paares
Housekeeping genes (engl.): Gene, die in allen Zellen expressiv sind, da sie essentielle
  Proteine kodieren
Hybrid: Kreuzung zwischen zwei Spezies
Idiogramm: Aufzeichnung des vollständigen Chromosoms
Intron: nicht kodierende Regionen eines Chromosoms

Inzucht: Paarung blutsverwandter Individuen

Isochromosom: abnormes Chromosom mit Duplikation des einen und Deletion des anderen Arms infolge transverser Teilung des Zentromers

Isolat: genetisch isolierte Gruppe

Isotransplantat: Transplantat genetisch identisch

Isoenzyme: multiple molekulare Formen eines Enzyms

Karyotyp: der klassifizierte Gesamtspiegel der Chromosomen eines Individuums oder einer Zelle

Kilobasen: Längenmaß, entspricht 1000 Basenpaaren in der RNS oder DNS

Kindred (engl.): ausgedehnte Familie

Klon: durch Mitose von einer diploiden Zelle gewonnene Zellinie

Kodominant: beide Allele eines Chromosomenpaares sind expressiv

Koeffizient der Inzucht (F): Anzahl der durch Inzucht homozygot gewordenen Lozi eines Individuums

Koeffizient der Verwandtschaft (r): Anzahl aller Gene zweier Individuen, die durch gemeinsame Vorfahren identisch sind

Koeffizient der Kollinearität: Verhältnis der Basensequenz der DNS eines Gens und der Aminosäuresequenz des korrespondierenden Peptids

Konduktorin: Trägerin einer X-rezessiven Erkrankung

Kongenital: bei der Geburt vorhanden

Konkordanz: beide Zwillinge zeigen das gleiche Merkmal

Konsultand: jede Person, die genetische Beratung sucht

Koppelung: Gene mit Lozi in meßbarem Abstand auf demselben Chromosom

Lokus: der exakte Ort eines Gens auf dem Chromosom

Lod-Score (engl.): dek. Logarithmus zur Angabe der Wahrscheinlichkeit, daß sich zwei Lozi in meßbarer Entfernung zueinander befinden

Lyonisierung: Inaktivierung eines X-Chromosoms in Körperzellen

Megabase: 1 000 000 Basenpaare der DNS

Meiose: Reifeteilungen zur Reduktion des Chromosomensatzes in der Gametenproduktion

Mißbildung: primäre Schädigung infolge Fehlentwicklung

Mitose: Körperzellteilung

Mongrel: eine vielfältige Kreuzung

Monogen: durch ein Gen determiniert

Monosomie: ein Partner des Chromosomenpaares fehlt

Mosaik(bildung): ein Individuum mit Zellinien mit zwei oder mehr Genotypen, die aber von derselben Zygote stammen

Multifaktoriell: additiver Effekt von multiplen Genen an verschiedenen Lozi und von Umweltfaktoren

Mutation: Veränderung genetischen Materials

Non-disjunktion: Ausbleiben der Trennung eines Chromosomenpaares in der Anaphase

Nukleotide: Purin- oder Pyrimidinbasen, verbunden mit einer Zucker- und Phosphatgruppe

Onkogen: eine Gensequenz, die die Umwandlung in eine bösartige Neubildung verursachen kann

Palindrom: DNS-Strang, bei dem identische Sequenzen gegenläufig verlaufen

Penetranz: Häufigkeit der Ausprägung eines Genotyps

Phänokopie: Umwelteinflüsse imitieren das Bild einer genetischen Erkrankung

Phänotyp: zu beobachtende Charakteristika eines Individuums

Pharmakogenetik: genetisch kontrollierte Reaktion auf Arzneimittel

Plasmid: extrachromosomales, ringförmiges DNS-Molekül bei Bakterien

Pleiotropie: viele Effekte, die durch ein Gen bewirkt werden

Polygen: determiniert durch kleine, aber additive Effekte vieler Gene an verschiedenen Lozi

Polymorphie: gleichzeitiges Auftreten von zwei oder mehr diskontinuierlichen Merkmalen in einer solchen Häufigkeit, daß das seltenste Merkmal nicht nur durch wiederholte Neumutation bewirkt sein kann

Polyploid: abnorme Chromosomenzahl, die den diploiden Satz überschreitet und ein ganzzahliges Vielfaches des haploiden Satzes darstellt

Proband: Betroffener einer genetischen Erkrankung

Probe (engl.): eine radioaktiv markierte DNS-Sequenz zur Identifikation einer komplementären Sequenz, im Deutschen als Sonde bezeichnet

Prokaryot: Einzeller ohne Kernmembran

Pseudogen: inaktive Kopie eines funktionalen Gens

Quasidominanz: direkte Vererbung eines rezessiven Merkmals über mehrere Generationen durch Inzucht oder große Genhäufigkeit

Rasse: historisch verwandte Gruppe mit eigenem Genpool

Random mating (engl.): Idealpaarung, nur durch den Zufall bestimmt

Rezessiv: Merkmal, das nur bei Homozygoten ausgeprägt ist

Rekombinant: Individuum in einer Koppelungsstudie, bei dem Marker- und Krankheitslokus während der elterlichen Meiose getrennt wurden

Rekombination: Bildung neuer Koppelungsgruppen der Gene durch Crossing over in der Meiose

Rekombinierte DNS: künstlicher Einbau eines DNS-Stücks von einem Organismus in das Genom eines anderen

Restriktionsenzym (-endonuklease): Enzyme, die die DNS bei bestimmten Sequenzen (Schnittstellen) zerteilen

Restriktionsfragmentlängenpolymorphismen (RFLPn): Schnittstellen für Restriktionsenzyme, die vorhanden sind oder nicht und damit zu verschiedenen DNS-Fragmentlängen führen können

Reverse Transkriptase: Enzym, das nach einer RNS-Vorlage komplementäre DNS erzeugt

Rückkreuzung: Kinder eines Heterozygoten mit einer rezessiv Homozygoten und umgekehrt

Schnittstellen: Kennzonen für Endonukleasen, die sich bei bestimmten Sequenzen an die DNS anlagern und diese zerschneiden

Schwesterchromatidaustausch: DNS-Austausch zwischen Schwesterchromatiden

Segregation: die Trennung von allelen Genen in der Meiose

Sequenz: Gruppe von Symptomen als Folge einer einzelnen Mißbildung

Spezies: eine Gruppe Individuen, die sich untereinander fortpflanzen können

Spindelfasern: Proteinfasern, die bei der Zellteilung Zentromer und Zentriole verbinden

Sonde: siehe Probe

Southern blotting: Technik zum Transfer von DNS-Fragmenten vom Elektrophoresegel auf einen Filter

Sporadisch: genetische Grundlagen nicht bekannt

Syndrom: Gruppe von Symptomen, die nicht zufällig immer wieder gemeinsam auftreten

Syntenie: Lozi auf dem gleichen Chromosom, gekoppelt oder nicht gekoppelt

Teratogen: fruchtschädigendes Agens, das zu kongenitalen Mißbildungen führt

Träger(in): rezessiv Heterozygoter (Heterozygote)

Transformation: In vitro-Aufnahme von Plasmiden durch Bakterien

Transkription: Produktion der mRNS nach der DNS-Vorlage

Translation: Produktion der Proteinkette nach der mRNS-Sequenz

Translokation: Übertragung genetischen Materials zwischen Chromosomen

Transposible Elemente: kleine Stücke DNS, die von Region zu Region wandern können

Triploid: Zelle mit dreifach haploidem Chromosomensatz

Trisomie: das gleiche Chromosom ist in der Zelle dreifach vorhanden

Vektor: Plasmid, Phage oder Cosmid zum Einsatz fremder DNS in Mikroorganismen zum Zweck des Klonens

Wildtyp: das ursprüngliche, »normale« Allel

Zygote: das befruchtete Ei

Stichwortverzeichnis

332